TRAITÉ

DE

L'AFFECTION CALCULEUSE,

OU

RECHERCHES

SUR LA FORMATION, LES CARACTÈRES PHYSIQUES ET CHIMIQUES,
LES CAUSES, LES SIGNES ET LES EFFETS PATHOLOGIQUES DE LA PIERRE
ET DE LA GRAVELLE,

SUIVIES D'UN

ESSAI DE STATISTIQUE SUR CETTE MALADIE,

AVEC CINQ PLANCHES;

PAR LE DOCTEUR CIVIALE.

PARIS.

CROCHARD ET COMPⁱᵉ, LIBRAIRES-ÉDITEURS,
PLACE DE L'ÉCOLE-DE-MÉDECINE, N° 13.

—

1838.

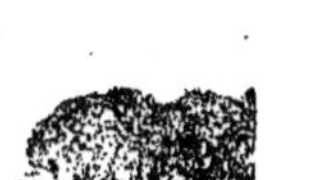

T d 43.

119

T 3562.
5. K.

TRAITÉ

DE

L'AFFECTION CALCULEUSE.

OUVRAGES DE M. CIVIALE.

DE LA LITHOTRITIE ou broiement de la pierre dans la vessie, in-8 , avec planches. Paris, 1827.

LETTRES sur le même sujet, nos 1, 2, 3, 4 et 5, avec planches. De 1827 à 1837. 1 vol. in-8.

PARALLÈLE des divers moyens de traiter les calculeux , in-8, avec planches, 1836.

TRAITÉ pratique sur les maladies des organes génito-urinaires , première partie. Maladies de l'urètre, avec planches, 1837. 1 vol. in-8.

IMPRIMERIE DE TERZUOLO,
RUE DE VAUGIRARD, n° 11.

TRAITÉ

DE

L'AFFECTION CALCULEUSE,

OU

RECHERCHES

SUR LA FORMATION, LES CARACTÈRES PHYSIQUES ET CHIMIQUES,
LES CAUSES, LES SIGNES ET LES EFFETS PATHOLOGIQUES DE LA PIERRE
ET DE LA GRAVELLE,

SUIVIES D'UN

ESSAI DE STATISTIQUE SUR CETTE MALADIE,

AVEC CINQ PLANCHES;

PAR LE DOCTEUR CIVIALE.

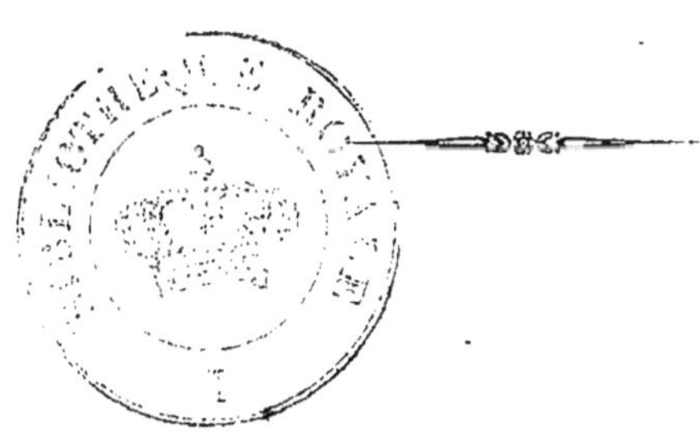

PARIS.

CROCHARD ET COMP^{ie}, LIBRAIRES-ÉDITEURS,
PLACE DE L'ÉCOLE-DE-MÉDECINE, N° 13.

—

1838.

PRÉFACE.

Lorsqu'en 1836 je fis paraître le *Parallèle des divers moyens de traiter les calculeux*, je ne me dissimulai pas qu'il y avait une sorte d'anomalie à discuter un point si important de thérapeutique chirurgicale sans avoir approfondi l'histoire de la maladie à laquelle il se rapporte. C'était pour ainsi dire donner à penser que je regardais la différence des opinions, en ce qui concerne l'affection calculeuse, comme devant rouler uniquement sur les moyens de combattre la pierre vésicale avec le plus d'efficacité, avec le plus de chances de succès.

Telle n'était assurément point ma pensée. Mais les circonstances m'imposèrent la loi de passer par dessus la difficulté ; il s'agissait, en effet, d'un motif pressant : je devais repousser un système qui tout à coup surgissait, visant d'un côté à déprécier une méthode qui comptait déjà dix années d'éclatants succès, et dont l'introduction en chirurgie est considérée par tous les bons esprits comme une des plus belles conquêtes de l'art, d'un autre côté à faire prévaloir une autre opération, qui procure sans doute d'efficaces ressources en certains cas, mais dont l'application, comme méthode générale, serait maintenant un véritable anachronisme.

Aujourd'hui le problème est résolu : l'art de morceler la pierre vésicale a conquis un rang dont on essaierait en vain de le faire descendre, et les diverses manières de le mettre à exécution commencent à être jugées avec le sang-froid et l'impartialité qu'il est rare de voir apporter, même dans les plus graves questions, aussi long-temps que de mesquins intérêts particuliers peuvent se trouver en conflit avec l'intérêt général.

Désormais libre de soucis à cet égard, j'ai pu reprendre la série régulière de mes travaux, rassembler les faits de ma pratique étendue, et examiner jusqu'à quel point ces faits, scrupuleusement observés, et soumis à une analyse rigoureuse, étaient en harmonie avec l'état de la science. C'est dans ce but que j'ai parcouru une grande partie des écrits presque sans nombre dont les pierres urinaires ont été le sujet.

Bien que retardée par des causes indépendantes de ma volonté, l'histoire de l'affection calculeuse que je publie n'en paraîtra pas moins dans un moment opportun ; car une antique doctrine, tant de fois déjà reconnue impuissante, relève de nouveau sa bannière, sur laquelle le mot de *disgrégation* semble vouloir remplacer celui de *dissolution*, et aujourd'hui encore, comme à toutes les phases de sa précaire existence, à côté d'un nombre très-exigu de faits, tous douteux et contestables, elle invoque des recherches de laboratoire, sans tenir aucun compte de l'immense influence que le vase animé dans lequel il s'agit d'opérer, exerce nécessairement sur les résultats.

Je n'ai fait que glisser sur la partie chimique de l'histoire des calculs, et présenter l'énumération des diverses substances qu'on y a rencontrées. De plus amples détails m'ont paru inutiles dans un livre dont la principale tendance est d'élucider des questions obscures de théorie et de pratique. Mais j'ai signalé une série de circonstances qui me paraissent avoir contribué à paralyser les travaux entrepris à cet égard, et j'ai surtout insisté sur les interprétations inexactes auxquelles on s'est livré avec trop de facilité.

Ces remarques devenaient d'autant plus nécessaires que les découvertes dues à la nouvelle chimie organique et celles qu'on est en droit d'attendre d'elle encore permettent d'espérer qu'on arrivera enfin à faire disparaître les lacunes que présente sous ce point de vue l'histoire de l'affection calculeuse. Or, ces lacunes sont plus grandes qu'on ne le pense, soit qu'on envisage la composition de l'urine avant et pendant la formation de la pierre, soit qu'on étudie le mécanisme de cette formation elle-même. Ici se présentent l'influence qu'exercent les modificateurs naturels de l'économie animale, et celle non moins grande que produisent les divers degrés de la phlegmasie de l'appareil urinaire.

Il suffira d'un seul exemple. On était généralement naguère et quelques personnes sont encore aujourd'hui sous l'empire d'une théorie séduisante de la formation des calculs urinaires, dont M. Magendie s'est fait le plus chaud partisan parmi nous. L'étude des circonstances que je viens d'indiquer a suffi pour renverser cette doctrine. On a trouvé l'urée et l'acide urique, même en grande quantité, dans l'urine d'animaux qui, d'après les vues accréditées, n'aurait pas dû en contenir. D'un autre côté, ce que l'analogie avait fait soupçonner, les faits pratiques l'ont établi d'une manière irréfragable ; les calculs d'acide urique sont loin d'être rares à une époque de la vie et dans une classe de la société où la prédominance n'appartient point au régime azoté, tandis qu'on les rencontre à peine dans des cas où ce régime constitue à lui seul la principale nourriture, chez les marins par exemple. On sait aussi que les calculs d'oxalate de chaux se trouvent indistinctement chez les personnes qui ne mangent pas d'oseille et chez celles qui en font usage. Ainsi des faits incontestables, les documents de la statistique, viennent montrer le néant d'une théorie dans laquelle il y a plus d'esprit que de raison.

Les découvertes de la chimie moderne ont amené d'autres résultats qui pourront avoir une grande portée dans les études physiologiques. On a reconnu, par exemple, que l'oxide xanthique différait seulement de l'acide urique par une petite quantité d'oxigène en plus, que la composition était d'ailleurs identique, et que par conséquent l'une de ces substances pouvait aisément succéder à l'autre. Cependant les calculs d'oxide xanthique sont fort rares, comparativement à ceux d'acide urique ; les causes de cette différence ne sont pas connues ; espérons que la chimie viendra en aide à la physiologie et à l'observation, et que ce point encore neuf ne tardera pas à recevoir de nouvelles lumières. On a reconnu aussi que la cystine, en se développant dans l'urine, par des causes jusqu'ici insaisissables, tendait à exclure de ce liquide l'un de ses principes les plus constants ; plusieurs fois, en effet, on a pu se convaincre que l'urée manquait en totalité, ou du moins en partie, lorsque la cystine dominait dans la sécrétion rénale ; mais nos connaissances sont encore bornées à l'égard des calculs que cette substance constitue, et même au sujet de sa propre nature. Les nouveaux faits recueillis dans ces derniers temps ne pourront manquer de fixer l'attention des chimistes ; déjà l'étude de la cystine a fait reconnaître dans l'urine une substance qu'on n'y avait point soupçonnée ; ce corps contient vingt-cinq pour cent de soufre, auquel des chimistes du premier ordre ont rapporté l'odeur spéciale qu'il répand quand on l'expose à la chaleur, et la couleur jaune tendre qu'il présente. Enfin il n'y a point jusqu'à la composition de l'urine elle-même qui a été remise en problème ; M. Morin vient d'y nier l'existence de l'urée, qu'il regarde comme un produit de l'action de l'acide nitrique, comme un composé d'oxide de carbone et d'urile, sorte d'azoture d'hydrogène, que seul il admet dans l'urine, à l'état de combinaison soit avec du chlore, soit avec de l'acide hydrochlorique.

Un autre fait capital, qui avait échappé à l'observation, et qui ne peut manquer de répandre une grande lumière sur la formation des calculs, a été mis en pleine évidence : c'est l'influence que les états morbides des organes urinaires exercent sur la sécrétion rénale et sur les propriétés de l'urine les plus favorables à la formation de ces corps. Des observations multipliées, en révélant cette particularité, ont conduit à établir deux classes de calculeux.

Dans l'une, que je nommerai physiologique, nous voyons les calculs d'acide urique, d'oxalate calcaire et de cystine se former et se développer, sans que le sujet perde beaucoup, ou pour long-temps, les conditions d'une bonne santé ; les divers états morbides propres aux calculeux ne sont que le résultat de l'action du corps déjà formée sur nos organes, soit qu'il chemine, soit qu'il grossisse dans le même lieu ; mais, avant et pendant que le calcul se forme, on ne découvre rien d'extraordinaire dans l'appareil urinaire. Au contraire, dans l'autre classe, qu'on pourrait appeler pathologique, et où nous voyons dominer presque exclusivement l'acide phosphorique et les dépôts calcaires ou magnésiens, ce n'est plus une simple irritation qu'on découvre dans les organes sécréteurs ou détenteurs de l'urine, soit avant, soit pendant que la pierre se forme ; c'est une véritable phlegmasie, avec ou sans lésions organiques appréciables, mais dont le produit a tous les caractères par lesquels nous reconnaissons l'inflammation.

C'est surtout dans la reproduction de la pierre, ou dans la formation de ce corps sur un noyau venu du dehors, qu'il nous à été donné de suivre, pour ainsi dire pas à pas, la marche de cette influence morbide, que chacun peut observer. Il suffit de savoir, comme je l'ai démontré dans le cours de cet ouvrage, qu'aussitôt que la présence d'une pierre, quelle qu'en soit la nature, a déterminé une phlegmasie des organes, le principe dominant de l'urine devient du phosphate de chaux ou de magnésie, et qu'à partir de ce moment, aussi long-temps que l'inflammation persiste à un haut degré, les nouveaux dépôts qui s'accollent au calcul sont de même nature. Lorsque les malades ont eu une pierre quelconque, et que, peu de temps après l'opération qui les a débarrassés, il s'en reproduit une seconde, une troisième, ces nouvelles pierres sont constamment de phosphate calcaire ou ammoniaco - magnésien, si un état morbide de la vessie a suivi la première opération et persiste, tandis qu'elles pourront être de tout autre nature si la guérison a été complète après le premier traitement. Voilà la vérité que je me suis attaché à mettre dans le plus grand jour, parce qu'elle exerce une haute et puissante influence sur la thérapeutique.

Les faits m'ont également mis à même d'établir de nouvelles lois relativement à la formation des calculs, et de résoudre plusieurs problèmes au sujet desquels il n'avait point été permis de s'entendre. J'ai insisté beaucoup sur les formes diverses que peut revêtir la matière calculeuse, sur la structure des concrétions urinaires, et sur leurs propriétés physiques. Ce sont là, en effet, autant de points auxquels l'introduction de la lithotritie dans l'art chirurgical donne une importance qu'ils ne pouvaient avoir quand l'opération de la taille était la seule ressource connue pour débarrasser la vessie des corps étrangers qui s'y sont développés ou qui y ont été introduits du dehors. A ces différents égards, je crois avoir présenté des aperçus nouveaux, opéré des rapprochements utiles, et tiré des déductions qui ne seront pas sans importance. Cette partie de l'histoire de l'affection calculeuse avait été négligée ou mal envisagée, de sorte que des opinions fort inexactes s'étaient introduites sur la texture de la pierre, sur son développement et sur les divers modes que l'une et l'autre sont susceptibles de présenter dans les différentes espèces de calculs.

En exposant le diagnostic de l'affection calculeuse, j'ai tracé un tableau aussi complet que possible des troubles fonctionnels et des désordres organiques que cette maladie entraîne lorsqu'elle est livrée à elle-même ou qu'on en attaque trop tard les produits. On avait glissé trop rapidement sur les altérations organiques constatées après la mort des calculeux : elles seules cependant peuvent éclairer une foule de questions relatives au diagnostic, au prognostic, même au traitement, et si la plupart de ces questions ont paru long-temps inabordables, si elles sont encore neuves pour beaucoup de médecins, c'est parce qu'on avait trop négligé les immenses ressources qu'offre alors l'anatomie pathologique. Les résultats auxquels elles m'ont conduit justifieront, je l'espère, les développements et les détails que commandait un sujet si important.

J'ai discuté la valeur attribuée aux signes rationnels de l'affection calculeuse, et je l'ai fait avec d'autant plus de soin que c'est en y attachant une importance qu'à eux seuls ils ne sauraient jamais avoir, qu'on est parvenu à mettre en vogue des théories frappées d'erreur et d'impuissance, mais auxquelles l'esprit de système et des vues spéculatives ne cessent de ramener. J'ai fait voir que le seul signe non équivoque du calcul visical était la constatation directe de sa présence par des moyens mécaniques, et que, parmi ces derniers, les seuls qui conduisent à la certitude absolue, dans certains cas douteux, sont ceux dont la lithotritie a enrichi l'art.

En examinant la longue série des causes qui ont été assignées à l'affection calculeuse, mon rôle s'est presque entièrement borné à celui de critique; car, ici, comme dans la plupart des sujets de médecine, mille portes sont ouvertes aux hypothèses, et la vérité en rencontre à peine une qui lui permette de se glisser furtivement. J'ai trouvé là l'occasion de revenir sur la théorie dont j'ai parlé plus haut, et qui, procédant en sens inverse de celle des *disgrégateurs*, attribue la formation des calculs au seul jeu des affinités chimiques. Ces deux théories m'auraient peu occupé si, comme tant d'autres, elles n'étaient que de simples jeux d'esprit, sans portée pour les malades auxquels on en ferait l'application. Mais ici, plus que partout ailleurs, le temps est une chose précieuse : il s'agit d'une affection qui d'elle-même mène inévitablement à la mort, et qui, si elle ne marche pas toujours avec une égale rapidité, dans l'accroissement de ses produits matériels ou extra-organiques, ne reste du moins jamais stationnaire dans l'extension des désordres organiques qu'elle provoque, de sorte qu'un moment arrive, de toute nécessité, où, même à volume égal du calcul, nulle opération ne présente plus aucune chance de succès, et qu'ainsi le moment opportun ne se retrouve plus quand, par une confiance mal placée, on lui a permis de s'écouler.

Si, à l'occasion des causes présumées ou réelles de l'affection calculeuse, des assertions erronées, ou tout au moins hasardées, ont été émises par des hommes graves, il en est de même relativement à la fréquence proportionnelle de cette maladie suivant les climats ou les classes de la société, et à la plupart des questions par rapport auxquelles une longue expérience et de grandes sommes de faits pouvaient seules fixer l'opinion. C'est ce qui m'a déterminé à placer à la fin de ce traité, comme complément nécessaire, l'analyse des nombreux documents de statistique que j'ai soumis à l'examen de l'Académie des Sciences, et au sujet desquels une commission de ce corps savant a fait un rapport spécial.

Ce travail m'a paru d'autant mieux placé ici, qu'en relevant beaucoup d'erreurs accréditées sur le compte de l'affection calculeuse, il vient à l'appui des remarques que j'ai disséminées dans le corps du livre. D'ailleurs, il offre un intérêt d'actualité que lui donnent et la divergence des opinions relativement à l'application de la statistique aux faits qui concernent l'art de guérir, et le mode que divers chirurgiens ont employé dans ces derniers temps pour la publication des résultats de leur pratique, en communiquant, soit à la presse, soit aux Académies, les faits isolés ou en petites séries que la pratique leur présente successivement.

Doit-on encourager cette dernière marche, qui, de prime abord, semble propre à hâter les progrès de l'art, en mettant tous les praticiens dans la confidence de ce que chacun fait, au moment même où il l'exécute? L'expérience n'a point encore prononcé. Cependant un tel mode a des inconvénients, alors même que les publications morcelées qu'il entraîne rempliraient toutes les conditions qu'une critique tant soit peu sévère est en droit d'exiger d'elles; ces inconvéniens deviennent plus graves encore quand les communications sont incomplètes ou défectueuses. Dans le premier cas, les auteurs cèdent trop facilement au désir de généraliser, et comme les données sur lesquelles ils opèrent sont insuffisantes, ils se trouvent conduits, pour ainsi dire malgré eux, à des théories fausses. Dans le second, si les faits sont tronqués, si à côté de ceux qu'on rapporte il s'en est trouvé d'autres opposés sur lesquels on garde le silence, ces sortes de communications sont de véritables fléaux pour la science, qu'elles altèrent et défigurent. C'est là sans contredit une des principales causes des erreurs dont la chirurgie est infestée; on ferait beau-coup moins de mal si, à l'exemple de Rau, on emportait et ses méthodes et ses procédés dans la tombe.

L'utilité des applications de la statistique à l'art de guérir n'est point généralement appréciée, et naguère encore, dans une occasion éclatante, si elle a été défendue avec chaleur et talent, elle a été attaquée aussi avec assez de véhémence pour laisser flotter incertains les esprits qui n'aiment point à se décider d'eux-mêmes dans les questions vivement controversées.

La direction imprimée jusqu'à ce jour aux observations médicales, la nature même des faits, l'embarras de les recueillir, de les classer, de les coordonner, tels sont les principaux points qu'il s'agit d'aborder pour savoir définitivement si la médecine doit persister à se priver d'un moyen puissant de constater ses résultats, d'établir ses bases et d'assurer ses progrès, ou s'il n'est pas permis d'espérer qu'en changeant de système, elle pourra, comme d'autres sciences non moins obscures, compliquées et variables, livrer ses faits aux déductions de l'analyse, et triompher ainsi d'obstacles réputés insurmontables.

S'agit-il d'apprécier la valeur d'un nouveau moyen curatif? Soit qu'on appelle à son secours l'expérience des autres, soit qu'on se renferme dans les bornes de le sienne propre, on débute par observer, on étudie chaque fait isolément, dans toute son étendue et avec toutes ses nuances, on analyse l'action que la substance exerce sur les divers départements de l'économie animale, on rapproche les uns des autres les cas de maladie dans lesquels elle paraît avoir été utile, on les compare ensemble, on les classe, on les coordonne, en laissant de côté les faits incomplets ou mal caractérisés, qu'on tient cependant en réserve, et sans jamais perdre de vue l'influence des modificateurs de la vie et des conditions purement individuelles. L'analogie ou l'identité des faits observ´s, rapprochés, pesés et comparés, fait alors qu'on attribue à l'agent thérapeutique une propriété dont la portée et la valeur sont ensuite débattues jusqu'à ce qu'une longue expérience, ou, si l'on aime mieux, une plus grande somme de faits ait enfin procuré une assiette fixe aux idées. En un mot, on fait de l'analyse, on balance des résultats, et l'on évalue, tant bien que mal, les chances de succès sur lesquelles on se croit autorisé à compter dans telle circonstance abstraite d'un nombre quelconque de cas concrets.

Telle est la marche qu'on a suivie pour déterminer les propriétés d'un grand nombre de médicaments les mieux connus, et la valeur de la plupart des procédés chirurgicaux; on a rassemblé, comparé et classé des individualités, afin d'en déduire des formules générales, susceptibles d'être ensuite appliquées à de nouvelles individualités, non pas avec pleine et entière certitude, mais seulement avec probabilité raisonnée et plus ou moins rigoureusement calculée de réussite.

Cette méthode est également celle que, sciemment ou à son insu, tout médecin qui n'obéit pas machinalement aux impulsions de la routine, adopte auprès des malades. L'analyse seule constitue, en réalité, toute sa science, ou plutôt c'est elle qui lui procure cette finesse de tact dont on a cru devoir faire une espèce de faculté à part, quoiqu'elle ne soit en réalité qu'une application régulière de l'art du raisonnement. Ce que Hufeland appelle le dernier devoir du médecin envers ses malades et le couronnement de l'œuvre de sa journée, n'est pas autre chose, quelque nom qu'on lui donne. Reculera-t-on devant les difficultés que présente l'accomplisement de cette œuvre indispensable. Certainement elles sont grandes : on s'en fera une idée au moins approximative si d'un côté l'on songe à la nature des faits, à leurs fréquentes complications, à leurs anomalies, souvent presque insaisissables; et à toutes les influences du dedans ou du dehors qui tendent à les nuancer; si, d'un autre côté, l'on se représente que trop fréquemment le praticien obéit à l'entraînement des idées de la secte sous les bannières de laquelle il s'est rangé au début de sa carrière, et cède à une sorte d'inspiration ou plutôt d'instinct factice, créé par des réminiscences d'école, au lieu d'écouter la voix de la nature ; si l'on réfléchit que, même dans les circonstances les plus favorables, les éléments si nombreux et si variés de ses déterminations, résultats d'observations recueillies à de longs intervalles, sont presque exclusivement confiés à la mémoire, qui ne saurait suffire à les conserver ; si enfin l'on considère qu'en dernière analyse ce travail s'effectue de tête seulement, et d'une manière instantanée, au lit du malade, trop souvent même au milieu de l'anxiété qu'inspire le spectacle affligeant dont les yeux sont frappés.

Parmi ces difficultés si diverses, je laisse les premières de côté, puisqu'on peut évidemment les écarter en se faisant une juste idée des qualité indispensables à quiconque veut remplir le rôle d'observateur. Le problème est résolu, puisque, malgré tant de circonstances défavorables, cette méthode a réussi. Elle est considérée par les plus grands maîtres, non-seulement comme un moyen capital, mais encore comme une condition rigoureuse pour devenir parfait dans l'art de guérir. La marche qu'on a suivie paraît seule défectueuse. En effet, n'est-il pas évident que si, au lieu d'opérer d'une manière purement mentale, et sur les matériaux confiés à la seule mémoire, les grands praticiens qui nous ont précédé avaient en quelque sorte matérialisé leurs éléments, s'ils avaient réduit en tableaux une longue série de faits bien observés, judicieusement analysés, méthodiquement classés, et accompagnés chacun de quelque remarques sommaires, ils auraient procédé d'une manière à la fois plus précise et plus sûre ? En outre ils auraient assuré d'immenses richesses à la science, et la médecine posséderait aujourd'hui, comme l'astronomie, des tables, que peu à peu on aurait augmentées, corrigées et complétées par l'analyse des faits ultérieurement acquis.

Il faut donc dresser des tables d'observations, si l'on veut que la science du médecin sorte de l'incertitude qui a été si nuisible à son avancement, et qu'elle puisse espérer d'arriver un jour à des résultats plus positifs que ceux qu'on obtient des observations rédigées suivant l'esprit qui domine dans la plupart des ouvrages actuellement existants.

Une semblable réforme n'est pas seulement commandée par 'insuffisance des résultats dus aux anciens procédés ; elle est aussi dans les besoins de l'époque, attestés eux-mêmes par le soin qu'on prend d'écarter des sciences d'observation ce qui porte le cachet de simples conjectures, toutes les fois du moins qu'on a réellement en vue le progrès de l'art, et non ces calculs d'intérêt privé dont le cachet est empreint sur tant de communications hebdomadaires, faites aux académies ou aux journaux, à l'égard de certaines méthodes curatives ou de certains procédés opératoires, dont les *inventeurs* ont besoin de ce mode d'affiche pour appeler un instant sur eux l'opinion publique.

Les difficultés d'un pareil travail sont grandes assurément. Déjà il est fort difficile d'obtenir des faits simples, dégagés de toutes les circonstances qui les modifient, les altèrent ou les dénaturent, même au point de les rendre parfois presque méconnaissables. Mais lorsqu'on veut passer de l'observation à l'analyse et au classement, les obstacles se multiplient encore, et grandissent même d'une manière surprenante.

Est-ce là cependant un motif qui doive nous arrêter ? Non, assurément. Mon opinion à cet égard ne trouvera pas de contradicteurs, quand j'aurai fait voir qu'il suffit, pour simplifier le travail et en assurer le résultat, d'y appliquer les procédés dont personne ne conteste l'efficacité dans des cas parfaitement analogues.

J'ai dit que ce travail est exécuté chaque jour par chaque praticien d'une manière purement mentale, et au milieu des circonstances les plus défavorables. En effet, pour le médecin, les masses ne restent pas en dehors du cas présent, et il n'arrive auprès de son malade qu'armé de généralités plus ou moins habilement déduites de cas individuels antérieurs, soit par lui-même, soit par ses instituteurs. C'est là la science, c'est le flambeau : l'art vient ensuite. Les raisonnements qu'on a faits à cet égard

TRAITÉ

DE

L'AFFECTION CALCULEUSE.

CHAPITRE PREMIER.

DE LA COMPOSITION DES CONCRÉTIONS URINAIRES.

Il ne saurait entrer dans mon plan d'insister sur tous les détails qui tiennent à l'histoire chimique des calculs urinaires, et pour lesquels je m'empresse de renvoyer aux ouvrages spéciaux. La composition de ces corps est sans doute curieuse à étudier; mais elle a perdu pour le praticien une grande partie de son intérêt depuis la découverte de la lithotritie, qui seule pourrait fournir les moyens de l'apprécier, aussi long-temps que les pierres sont encore dans la vessie, et qui n'a aucun besoin de l'analyse chimique pour arriver au but qu'elle se propose. Cependant, comme la théorie de la formation des concrétions urinaires repose en partie sur cette connaissance, qui n'est pas non plus tout-à-fait sans portée relativement à l'appréciation des diverses méthodes opératoires, je présenterai le sommaire des notions que la chimie a fournies jusqu'ici.

Depuis que les découvertes de Scheele ont imprimé à l'étude chimique des calculs urinaires une direction totalement différente de celle qu'avaient suivie Vanhelmont, Willis,

Boerhaàve, Hales, Hoffmann, Slare et Tenon, depuis surtout que les travaux de Wollaston, Fourcroy et Vauquelin ont appelé l'attention sur un sujet dont à peine avait-on jusqu'alors soupçonné l'immense étendue, on s'est empressé de soumettre à l'analyse ceux de ces corps qui existaient dans les diverses collections. C'est principalement en Angleterre, où l'espoir d'arriver à la découverte d'un fondant tint si long-temps les esprits en haleine, que ces sortes de recherches ont pris un grand développement. Elles n'ont cependant point été négligées non plus en France, en Allemagne et en Italie. Si elles n'ont pas produit le résultat qu'on attendait, la découverte d'un lithontriptique, elles en ont eu un autre, qui n'est point à dédaigner, celui de nous faire connaître les diverses substances aptes à former la pierre, et de signaler les différences que les localités et une foule d'autres circonstances spéciales apportent dans la nature et la quantité de chacun des ingrédients.

Les substances qu'on a rencontrées dans les calculs urinaires sont portées par M. Gmelin (1) au nombre de trente et une. Pour obtenir cette longue série, qu'on pourrait encore étendre, en suivant la même marche que lui, le célèbre chimiste de Heidelberg a fait entrer en ligne de compte toutes les matières animales diverses, colorantes, odorantes ou autres, la plupart accidentelles, que l'analyse a signalées quelquefois. Je me bornerai à l'énumération des substances les plus communes.

1°. *Acide urique.* Très-rarement il est pur; du moins M. Berzelius assure-t-il que tous les calculs qu'il forme contiennent de petites quantités d'urate de potasse, de soude, d'ammoniaque, et même de chaux (2). M. Chevallier dit également qu'il est presque toujours accompagné d'urate d'ammoniaque (3). Assez souvent aussi on le rencontre mêlé avec

(1) *Handbuch der theoretischen Chemie*, t. ii, p. 1423.
(2) *Traité de chimie*, t. vii, p. 417.
(3) *Essai sur la dissolution de la gravelle*, p. 143.

des quantités plus ou moins considérables d'oxalate calcaire ou de phosphates.

2°. *Urate d'ammoniaque.* Ce sel constitue rarement à lui seul des calculs entiers. Cependant, depuis Fourcroy et Vauquelin, qui, les premiers, l'ont vu jouer ce rôle, il a été retrouvé par MM. Prout (1), Dana (2) et Yelloly (3). Le plus ordinairement il est mêlé avec l'acide urique, l'oxalate calcaire et les phosphates.

3°. *Urates de potasse, de soude* et *de chaux.* Ces trois sels n'ont jamais été vus constituant à eux seuls des calculs entiers. Mais l'urate de soude a été trouvé par M. Lindbergson, avec des traces d'urate de potasse, dans une pierre où il était associé au phosphate calcaire, au phosphate ammoniaco-magnésien et aux carbonates de chaux et de magnésie (4). M. Prout l'a entrevu dans quelques concrétions phosphatiques. Quant à l'urate de chaux, M. Loir (5) le signale comme entrant, avec l'acide urique, dans la composition de deux calculs qu'il a soumis à l'analyse, et qui provenaient de la vessie d'un cadavre.

4°. *Oxide xanthique.* Marcet l'a découvert dans un gravier sphéroïdal, allongé, pesant huit grains environ, lisse à sa surface, d'un tissu compacte, dur, lamelleux, et d'une couleur de canelle rougeâtre, avec de faibles linéaments blanchâtres entre les lames rouges (6). Depuis, Laugier a décrit trois graviers de même espèce, dont un du poids d'un centigramme (7). M. Stromeyer a indiqué une pierre formée de

(1) *Med. chir. Trans.,* t. x, p. 389.

(2) *The American Journal of sciences and arts,* t. iv, p. 149.

(3) *Philosoph. Trans.* 1829.

(4) Berzelius, *Traité de chimie,* t. vii, p. 418 et 422.

(5) *Dissertation sur quelques points d'anatomie,* p. 15 et 17.

(6) *Essai sur l'hist. chim. des calculs,* p. 96.

(7) *Journal de chimie médicale,* t. v, p. 513.

cette s ubstance, et aussi grosse qu'un œuf de pigeon, qui avait été extr aite d'une vessie par M. Langenbeck, à l'hôpital de Gœttingue (1).

5°. *Oxide cystique*. Cette substance, à laquelle M. Berzelius donne le nom de *cystine*, a été reconnue pour la première fois par Wollaston, en 1810. Henry, Marcet, MM. Brande, Stromeyer, Buchner, Magendie, Yelloly, Wood, Robert, Walchner, Lassaigne et Venables, l'ont depuis rencontrée. Je l'ai trouvée constituant un gravier et quatre calculs, dont trois ont été détruits par la lithotritie et un retiré par la taille. Deux de ces calculs étaient gros chacun comme un œuf de poule ; j'ai déposé le quart de l'un d'eux dans le Musée Dupuytren.

6°. *Phosphate calcaire*. Fourcroy disait que ce sel ne forme jamais de calculs entiers à lui seul. Cependant il a été trouvé par Wollaston (2) et par Smith (3) dans de très-petites pierres vésicales, et par M. Prout dans les calculs prostatiques. Il paraît constituer aussi, du moins en grande partie, les masses informes dont j'aurai occasion plus d'une fois de parler, et qu'on a comparées à du mortier. La plupart du temps, il est associé à l'acide urique, à l'urate d'ammoniaque, à l'oxalate calcaire, au carbonate de chaux et au phosphate ammoniaco-magnésien.

7°. *Biphosphate de chaux*. Brugnatelli l'a rencontré parfaitement pur et en beaux cristaux (4). Fuchs, au rapport de M. Walther (5), l'a observé dans quelques petits graviers qu'avait rendus un homme d'ailleurs bien portant.

8°. *Phosphate de magnésie*. Il est très-commun dans les

(1) *Iahrbuecher der Chemie*, t. xx, p. 724.

(2) *Philos. Trans.*, 1797, p. 396.

(3) *Med. chirurg. Trans.*, t. xi, p. 11.

(4) *Annales de chimie*, t. xxxii, p. 183.

(5) *Journal de Grœfe*, t. i, p. 205.

calculs vésicaux de l'homme, suivant Brugnatelli, qui dit l'avoir vu, tantôt mêlé avec le phosphate ammo(i)aco-magnésien, tantôt alternant avec lui, par couches distinctes.

9°. *Phosphate ammoniaco-magnésien.* On le trouve souvent à l'état de pureté parfaite et en cristaux assez bien prononcés; mais il est plus ordinaire de le rencontrer à l'état amorphe, et presque toujours alors mêlé avec de l'acide urique, de l'urate d'ammoniaque, de l'urate, de l'oxalate, du phosphate et du carbonate calcaires. De ces divers mélanges, il n'en est aucun qu'on rencontre plus fréquemment que celui avec le sous-phosphate de chaux. De là résulte la matière que Wollaston a désignée sous le nom de *fusible*, et que Tennant avait signalée le premier à l'attention des chimistes.

10°. *Carbonate de chaux.* Il n'est pas commun. M. Prout, le premier, a trouvé une pierre qu'il formait en entier, sauf toutefois quelques traces d'urate de chaux. Une autre, du poids de sept onces, contenait, suivant lui, quatre cinquièmes de carbonate de chaux et un cinquième de sous-phosphate calcaire, sans aucun vestige d'acide urique. Ce sel a été depuis rencontré par Brugnatelli, Smith, MM. Frommherz, Wurzer, Cooper, Walther, Rampold, Loir et Wood. Les calculs observés par ce dernier étaient au nombre de deux, et ressemblaient à des perles. Celui dont parle M. Rampold brillait également d'un vif éclat métallique (1). M. Prout a constaté que le carbonate de chaux entrait pour une proportion considérable dans un petit calcul prostatique.

11°. *Carbonate de magnésie.* Il n'a encore été aperçu dans les calculs urinaires que par Moscati et M. Lindbergson. Cependant M. Berzelius pense qu'il existe probablement dans toutes les pierres de carbonate calcaire.

12°. *Oxalate de chaux.* Assez peu souvent pur, ce sel est presque toujours associé, soit avec l'acide urique ou l'u-

____

(1) Schmidt, *Iahrbuecher*, t. v, p. 379.

rate d'ammoniaque, soit avec le phosphate ou le carbonate de chaux.

13°. *Oxalate d'ammoniaque.* On l'a rencontré, dit-on, dans des graviers rendus par un homme avancé en âge (1), et dans un calcul retiré de la vessie d'un autre homme, qui était mort sans jamais avoir souffert des organes urinaires (2).

14°. *Benzoate d'ammoniaque.* Il n'a été jusqu'ici observé que par Brugnatelli (3), dans une pierre retirée de la vessie d'un homme. Si le fait est exact, c'était vraisemblablement de l'urobenzoate d'ammoniaque.

15°. *Silice.* Cet oxide a été mis au nombre des principes constituants des calculs urinaires, par Fourcroy et Vauquelin, qui l'y avaient observé deux fois, uni à l'oxalate calcaire. Dans une pierre dont parle M. Walther, le noyau, d'acide urique, était entouré de deux couches d'oxalate, d'acide urique et de silice, puis d'une croûte extérieure de phosphate et de silice (4). M. Venables a parlé aussi d'une gravelle siliceuse (5). La silice a été trouvée en petite quantité, avec d'autres ingrédients, dans quelques calculs, par M. Gueranger (6). MM. Guesnayer, Dumaur et Guibourt ont eu également occasion de constater la nature purement siliceuse de petits graviers rendus par des malades (7).

16°. *Fer.* Ce métal a été signalé par Brugnatelli et M. Frommherz, comme existant quelquefois, en quantité même assez notable, dans les calculs urinaires. M. Wurzer assure qu'il y en a au moins des traces dans la plupart de ces concrétions. M. Badia,

---

(1) *Journal hebdomadaire*, 1828, n° 3, p. 96.
(2) *Archives générales*, t. VII, p. 466.
(3) *Litologia umana*, p. 36.
(4) *Journal de Græfe*, t. I, p. 212.
(5) *The quartely Journal of sciences*, t. VI, p. 239.
(6) *Journ. de chim. médic.*, t. VII, p. 225.
(7) *Ibid.*, t. VI, p. 453.

de Turin (1), a trouvé, dans les sédiments de l'urine d'un homme sujet à de fréquentes coliques néphrétiques, une proportion considérable de fer, après chaque accès. Long-temps déjà auparavant, Lister était parvenu à démontrer la présence de ce métal en soumettant les calculs à la calcination.

17°. *Hydrochlorate d'ammoniaque.* Il est compté par Brande (2) au nombre des matériaux qui se rencontrent dans les concrétions vésicales d'acide urique. M. Yelloly (3) assure même qu'il en existe un peu dans tous les calculs urinaires.

18°. *Matière animale.* On s'est trop peu occupé de la matière animale qui entre dans la composition des concrétions urinaires, et dont la nature doit présenter de grandes différences, car cette matière varie presque à l'infini, eu égard à la quantité, à la densité, etc. Suivant Fourcroy et Vauquelin, ce serait tantôt de l'albumine et tantôt de la gélatine, accompagnée d'une certaine quantité d'urée (4). Henry la regardait comme de l'albumine (5), Brande comme un mélange de gélatine et d'urée (6), Marcet comme du mucus vésical, opinion que professaient déjà les anciens (7), et qu'adopte aussi M. Rapp. M. Berzelius (8) ne pense pas qu'il soit donné à l'analyse chimique de déterminer si c'est de la fibrine, de l'albumine, de la matière caséeuse ou du mucus vésical; mais il ajoute qu'elle est quelquefois associée à une petite quantité de graisse. Cette matière grasse a été l'objet spécial des recherches de MM. Chevallier (9) et Barruel (10).

(1) *Instit. Bonon,* t. ii, P. 2, p. 37.
(2) *Philos. Trans.,* 1808, p. 229.
(3) *Ibid.,* 1829, p. 75.
(4) *Système des connaissances chimiques,* t. x, p. 233.
(5) *De acido urico,* p. 13.
(6) *Philos. Trans.,* 1808, p. 229.
(7) Buchner, *Diss. de frequenti ortu calcul.* p. 16.
(8) *Traité de chimie,* t. vii, p. 428.
(9) *Journ. de chim. médic.,* t. i, p. 454.
(10) *Ibid.,* t. vii, p. 114.

Ce qu'il y a de certain, c'est que la matière animale n'est pas absolument indispensable à la production des concrétions urinaires, puisqu'on n'en rencontre point dans celles de ces dernières qui affectent une forme cristalline. Elle varie, sous le rapport de la quantité, et dans les concrétions de nature différente, et même dans celles qui résultent d'une seule substance. Ainsi, d'un côté, il y en a moins dans les calculs d'acide urique que dans ceux de phosphate, et surtout que dans ceux d'oxalate; les premiers n'en laissent que de très-légers flocons, après avoir été dissous par un menstrue chimique, tandis que les phosphates donnent des flocons membraniformes plus abondants, et que l'oxalate abandonne son sel calcaire aux acides affaiblis, sans rien perdre presque de sa forme primitive. D'un autre côté, M. Brande assure que la quantité de matière animale varie, dans les calculs d'acide urique du rein, depuis des traces à peine sensibles jusqu'à environ deux septièmes, et qu'elle est toujours plus grande dans ceux de la vessie, où, selon lui, cette matière contient de l'urée, du sel ammoniac et du phosphate ammoniaco-magnésien. M. Morin nous apprend également que, dans une pierre phosphatique dont il a fait l'analyse, le noyau ne renfermait qu'un dixième de matière animale, mais qu'il y en avait sept dixièmes dans l'écorce. Les calculs prostatiques fournissent un autre exemple de ces diversités, puisque, bien que constitués par le phosphate et le carbonate calcaires, ils ne perdent pas leur forme primitive, selon M. Prout, quand on les tient plongés dans un acide affaibli, qui les dépouille de leurs sels.

19°. Les *principes colorants*, qui ne varient guère moins que la matière animale, sont encore moins connus qu'elle. Le seul auquel on se soit attaché est celui qui teint les calculs d'oxalate en brun, en marron, en rouge foncé, en gris noirâtre, en couleur de suie : encore n'a-t-on émis à son égard que des opinions très-contestables. La plupart des auteurs, si l'on excepte Brugnatelli, qui en fait une substanc à part, sous le nom de *cystimèle*, l'attribuent à du sang ; mais ce qui prouve qu'il provient d'une autre source , c'est qu'on a vu des calculs blancs sortir du corps au milieu d'une hémorrhagie. Marcet en cite un cas des plus remarquables : un homme rendait des fragments de phosphate fusible, qui paraissaient provenir des reins , où ils excitaient la douleur la plus aiguë, avec hémorrhagie copieuse, au moment où ils se détachaient de cet organe, après quoi ils étaient immédiatement évacués de la vessie (1).

En comparant la liste que je viens de donner avec les analyses connues de l'urine saine ou morbide, et les expériences sur le passage de diverses substances du canal alimentaire dans ce liquide, on demeure convaincu que, comme l'a dit Vanhelmont (2), chaque homme rend journellement la pierre en détail, idée que Vanswieten a exprimée, d'une manière plus pittoresque que vraie, dans les termes suivants : *Omnes calculum mingimus, sed separatim in minimas partes constituentes, concreturas brevi ad quodcumque corpus insolubile, cui occurrunt.*

Des analyses qui ont été publiées jusqu'à ce jour , et qui, sans compter celles qu'on trouve disséminées dans une multitude de journaux, s'élèvent à plus de deux mille , savoir : six cents par Fourcroy et Vauquelin (3), cent cinquante par M. Brande (4), deux cent soixante-huit par Marcet (5), deux cent vingt-un par Smith (6), cent quatre-vingt-sept par Henry (7), trois

____

(1) *Loc. cit.*, p. 47.

(2) *De lithiasi,* cap. 5, § 18.

(3) *Ann. du Muséum d'hist. nat.*, t. I, p. 93.

(4) *Philos. Trans.*, 1808, p. 228.

(5) *Loc. cit.*, p. 107, 109.

(6) *Med. chir. Trans.*, t. XI, p. 10.

(7) *Ibid.*, t. X, p. 127.

cent vingt-huit par M. Yelloly (1), quatre-vingt une par
M. Rapp (2), et cent soixante-sept par M. Wood (3),
on a cherché à tirer quelques inductions générales par rapport à la fréquence relative de chaque substance. Je passe
sous silence ces divers calculs, qui n'ont rien de satisfaisant,
non plus que les classifications proposées par Fourcroy et
Vauquelin, Baillie, Meckel, Yelloly, M. Sundelin, M. Walther, etc. Tout ce qu'il est permis d'établir, c'est qu'en général le premier rang appartient à l'acide urique et le second à
l'oxalate calcaire, après quoi viennent les divers phosphates,
les carbonates et l'oxide cystique. Mais les plus grandes variétés paraissent régner à cet égard suivant les localités, de
telle sorte, par exemple, qu'à Manchester la proportion des
calculs d'oxalate pur serait de 1 : 17, et celle des pierres d'a-
cide urique de 1 : 2 $\frac{1}{2}$, tandis qu'en Souabe, au contraire, la
première serait de 1 : 4, et la seconde de 1 : 12.

Bien des causes se réunissent pour frapper d'inexactitude
tous les résultats qu'on voudrait déduire des travaux exécutés
par les chimistes modernes. D'abord ils n'ont point été faits
sur les mêmes bases, de sorte qu'on ne peut établir entre eux
aucune comparaison rigoureuse. En second lieu, la plupart
des recherches ont eu lieu sur la poudre obtenue, soit en sciant
les pierres, soit même seulement en râclant leur surface. Or
ni l'un ni l'autre de ces procédés ne saurait conduire à aucune donnée précise. Le premier, qui semblerait devoir au
moins procurer une connaissance en bloc des matériaux d'un
calcul, manque le but dans les cas de noyaux excentriques,
que la scie peut fort bien ne pas atteindre. Quant au second,
il n'éclaire qu'à l'égard de la couche sur laquelle on opère,
et n'apprend rien de celles qui se trouvent au-dessous. La

(1) *Philos. Trans.*, 1829, p. 70.
(2) *Naturwissenschaftliche Abhandlungen*, t. I, p. 133.
(3) *London med. and phys. Journ.*, t. LVII, p. 29.

seule méthode qui puisse procurer des renseignements utiles
au physiologiste, consisterait à briser les pierres, et à en analyser successivement la substance à diverses épaisseurs, depuis
le centre jusqu'à la surface, quand elles sont homogènes, ou
les différentes couches, depuis le noyau jusqu'à l'écorce, lorsqu'elles sont lamellées, c'est-à-dire à faire coïncider ensemble
l'étude de la texture et celle de la composition chimique.
Exécuté sur de telles bases, un travail analytique aurait beaucoup d'importance : il démontrerait, ce que la pathologie ne
permet pas de révoquer en doute, que l'urine et les dépôts
qu'elle peut former éprouvent des changements notables dans
toute l'étendue des voies urinaires, mais surtout dans la vessie, suivant l'état des tissus, que ce n'est pas au rein seul, en
tant qu'organe glandulaire, qu'on doit rapporter la production des concrétions urinaires, et que les doctrines purement
physiques ou chimiques admises jusqu'à ce jour doivent être,
sinon abandonnées, du moins profondément modifiées, si l'on
veut qu'elles soient en harmonie avec les faits.

CHAPITRE II.

DES DIFFÉRENTES FORMES QU'AFFECTE LA MATIÈRE CALCULEUSE.

La matière calculeuse se présente sous plusieurs formes diverses, qu'on peut cependant réduire à deux principales, offrant chacune un certain nombre de modifications. Tantôt, en
effet, elle est cristalline, et tantôt elle n'a point de formes
régulières.

ARTICLE PREMIER.

Des substances cristallines qu'on rencontre dans les calculs urinaires.

Les substances cristallines qu'on rencontre dans certains calculs urinaires, et qui constituent les uns en totalité, les autres en partie seulement, sont l'acide urique, quelques sels et l'oxide cystique.

Acide urique. Il se présente fréquemment, dans le parenchyme même du rein, sous la forme de petites lames brillantes, de petits cristaux rougeâtres, quelquefois jaunes. Rien n'est plus commun que d'en trouver des paillettes dans les conduits urinifères ; Ledran, Earle (1), Wilson (2) et M. Crosse (3) en ont vu plus d'une fois, et j'ai pu me convaincre aussi qu'elles ne sont point rares. La substance entière de certains reins semble en être comme lardée, et on les distingue aisément alors à la surface des coupes, quand on divise l'organe par tranches minces.

L'urine charie quelquefois des paillettes d'acide urique, qui se précipitent dans le fond du vase, au moment même où le liquide vient d'être évacué, et dont la quantité augmente peu à peu à mesure que celui-ci se refroidit. Souvent aussi l'urine qui sort de la vessie contient peu ou point de paillettes ; mais, au bout de quelque temps, on en voit qui se déposent sur les parois du vase. Tantôt elles restent adhérentes à ces parois, et les couvrent d'une couche jaune, tirant sur le rouge ; tantôt elles demeurent libres, et on peut les séparer en décantant le

(1) *Med. chir. Trans.*, t. XI, p. 215, 228. — Voyez aussi *Edinb. Med. essais*, t. I

(2) *Lectures on the urinary and gsnital organs*, p. 213.

(3) *A treatise on the urinary calculus*, p. 17.

liquide qui les surnage : c'est alors le sable proprement dit. Ces petits cristaux isolés ont parfois un certain volume, et sont presque toujours fort nombreux. L'un de mes malades en a compté douze cents dans l'urine qu'il avait rendue pendant la nuit ; mais il fut obligé de recourir à une loupe pour cette opération. Il paraît que plus d'une fois on a trouvé la membrane interne de la vessie entièrement tapissée de ces paillettes, qui, en grossissant, donnent lieu à d'innombrables calculs miliaires, dont on cite plusieurs exemples. C'est dans des circonstances de cette nature que M. Prout a vu l'urine si complétement dépouillée d'acide urique, que l'addition des acides minéraux n'y faisait plus naître le moindre précipité (1).

En se réunissant, les paillettes produisent les graviers d'aspect cristallin et de couleur variable, depuis le jaune plus ou moins pâle jusqu'au rouge briqueté, qu'on voit rendre à un grand nombre de malades, et qui constituent ce qu'on appelle la gravelle rouge (2). M. Berzelius dit qu'ils sont composés de sur-urate d'ammoniaque. M. Prout incline à croire qu'ils résultent d'un mélange d'acide urique et d'urate d'ammoniaque. Ce qu'il y a de certain, c'est qu'ils dégagent fort souvent de l'ammoniaque par l'action de la potasse caustique.

Quelquefois les graviers s'arrêtent dans les cavités du rein, et y donnent naissance à des calculs, déjà observés par Morgagni (3). Ces calculs possèdent, dans certaines parties au moins, une dureté cristalline, un éclat brillant, et même une sorte de transparence.

Très-souvent aussi les graviers séjournent dans la vessie, et, quand le malade ne les rend point avec l'urine, ils deviennent le

(1) *An inquiry into the nature and treatment of calculus*, seconde édition, p. 128, note.

(2) Brugnatelli en a donné une figure, *Litologia umana*, pl. 2, fig. 34, p. 47.

(3) *De sedib. et caus. morb.*, ep. 40, art. 13.

noyau d'une pierre. Mais il est rare que l'acide urique revête la forme pailletée dans les calculs vésicaux, et plus rare encore que ceux-ci l'offrent dans leur masse entière. Cependant elle s'y rencontre quelquefois, et même prononcée au plus haut degré. Une pierre, de la grosseur d'un œuf de poule, inégale à la surface, et de couleur brunâtre, offrit à Brugnatelli, sous une couche d'urate d'ammoniaque, une masse, égalant le volume d'une noix, un peu aplatie, de couleur jaune, et entièrement composée de molécules brillantes d'acide urique (1). Six autres calculs, extraits de la vessie d'un octogénaire, aussi volumineux que de grosses noix, et couverts d'une couche mince de phosphate magnésien, présentaient sous cette écorce un magnifique noyau sphérique, d'acide urique cristallisé, et de couleur jaune; des écailles du même acide adhéraient fortement à la face interne de la croûte phosphatique (),

Les taches rouges ou jaunes, éclatantes et luisantes, qu'on aperçoit à la surface de quelques calculs blancs ou grisâtres, sont dues à des écailles d'acide urique, qui s'y sont déposées en couches d'une faible épaisseur.

Il arrive quelquefois aux lamelles de cet acide de s'accoller par leurs faces, et de produire alors des couches plus ou moins épaisses, dont la cassure présente une disposition imparfaitement cristalline et comme fibreuse. Dans ce cas, l'acide n'est presque jamais pur : il contient des proportions diverses de phosphate triple et quelquefois d'urate d'ammoniaque.

Oxalate calcaire. Ce sel a été rencontré seul, à l'état de pureté parfaite, et cristallisé, dans les conduits urinifères du rein. J'ai eu plusieurs fois occasion de l'y observer. M. Crosse rapporte à ce sujet (3) un fait trop curieux pour que j'omette de le reproduire ici. Un homme, que l'on traitait pour de

(1) *Loc. cit.,* p. 48, pl. 2, fig. 34.
(2) *Loc. cit.,* p. 44, pl. 2, fig. 25, nᵒˢ 3 et 4.
(3) *Loc. cit.,* p. 16 et 17.

rhumatismes lombaires, et chez lequel la quantité de l'urine
avait subi une diminution sensible, étant venu à mourir, on
trouva l'uretère gauche obstrué par un calcul, qui interceptait
le passage de l'urine, et au-dessus duquel le canal et le bassinet étaient distendus par une humeur fétide, mucoso-puru-
lente. L'autre rein offrait de nombreuses concrétions blanches,
très-petites, disséminées dans toute la substance tubuleuse,
et variant depuis la grosseur des plus petites graines jusqu'à
celle d'une forte tête d'épingle. En examinant ces concrétions
avec soin, M. Crosse reconnut qu'elles étaient formées d'oxalate calcaire pur, cristallisé et transparent, qui remplissait les
conduits urinifères.

On a trouvé aussi ce sel cristallisé dans les graviers rendus
par certains malades. Marcet a rencontré trois graviers d'oxalate calcaire, expulsés par trois personnes différentes, qui
avaient une apparence cristalline bien prononcée (1); tous
étaient d'un brun pâle, et quoiqu'au premier abord les cristaux qui formaient leur surface parussent être de simples
lames carrées, on reconnaissait, en les examinant avec plus
d'attention, que c'étaient des octaèdres fort aplatis. Aucun de
ces graviers n'excédait le volume d'un pois. M. Prout en a vu
aussi, qu'une jeune femme avait rendus, et qui étaient composés de cristaux spéculaires presque blancs, faciles à séparer
les uns des autres; d'autres, provenant d'un homme, résultaient également d'un amas de cristaux très-larges, mais ils
avaient une couleur pâle (2). On cite, comme cas de cette gravelle, celui d'un homme de soixante-deux ans, qui avait éprouvé,
deux ans auparavant, les symptômes regardés comme caracté-
risant la descente des graviers du rein dans la vessie, et auquel
on retira par la taille un calcul d'oxalate calcaire, du volume

(1) *Loc. cit.*, p. 80.
2) *Loc. cit.*, p. 156.

d'une noix ; cet homme n'avait jamais rendu de sable, et ses urines avaient toujours été claires (1). M. Berzelius dit avoir vu des calculs d'oxalate calcaire qui étaient blancs ou d'un jaune clair, et qui formaient une agrégation très-solide de cristaux à arêtes tranchantes (2).

J'ignore si l'oxalate calcaire a jamais été rencontré sous cette forme dans les calculs vésicaux. M. Scudamore (3) dit l'avoir vu constituer une sorte de gravelle; mais il n'entre dans aucun détail.

Chez l'un des malades de M. Prout, l'urine, de couleur citrine pâle, donnait un copieux précipité de phosphates mixtes par] ammoniaque et d'oxalate calcaire par l'oxalate d'ammoniaque (4).

L'oxalate de chaux affecte quelquefois la forme de couches composées de rayons perpendiculaires à la surface du calcul, annonce d'une cristallisation confuse, et M. Prout l'a trouvé (5) constituant, au dessus d'une couche de ce genre, une autre couche produite par la réunion de cristaux distincts, dont quelques-uns entièrement transparents, qui donnaient à la surface extérieure de la pierre un aspect légèrement rugueux et tuberculé. La première de ces deux apparences se voit surtout dans la variété dite *en grain de chenevis*.

Phosphate calcaire. Je ne connais qu'un seul cas dans lequel ce sel ait été vu cristallisé. Il est rapporté par Brugnatelli, qui, ayant brisé un gros calcul composé de phosphate de chaux et de phosphate ammoniaco-magnésien mêlés ensemble, découvrit une masse très-blanche et lisse, assez nettement séparée du dépôt qui la couvrait ; cette masse en ren-

(1) *Journal of the royal institution,* vol. 8.

(2) *Traité de chimie,* t. vii, p. 423.

(3) *On gout,* p. 366, 3ᵉ édit.

(4) *Loc. cit.,* p. 156.

(5) *Loc. cit.,* p. 107.

fermait une autre, de la grosseur d'une amande, de couleur cendrée, présentant, sur l'un de ses côtés, des groupes de cristaux transparents, les uns rhomboïdaux et les autres prismatiques; des cristaux de même nature tapissaient l'enveloppe concave de ce noyau et une fente de quelques lignes qui la divisait dans le sens de sa longueur. A l'analyse, ils se trouvèrent être du biphosphate de chaux pur (1).

La plupart du temps, ce sel, quand il a l'apparence cristalline, affecte la forme de lames, qui semblent dues à l'accollement d'une multitude de fibres parallèles, en sorte que leur cassure offre des stries perpendiculaires à la circonférence du calcul (2). C'est ce qu'on voit principalement dans celles des pierres prostatiques dont la texture se rapproche un peu du grain de la porcelaine (3).

Phosphate ammoniaco-magnésien. De tous les sels, ce phosphate est celui qu'on trouve le plus souvent cristallisé dans les concrétions urinaires.

Il a été vu ainsi constituant le noyau de plusieurs pierres : Brande (4), Brugnatelli et M. Walther (5) en citent des exemples. Un calcul blanc, pesant trois onces, du volume d'un œuf de dinde, et tout entier de phosphate triple, mêlé avec du phosphate calcaire, renfermait dans son centre une masse un peu aplatie, blanche et parsemée de petits cristaux trapézoïdes, transparents (6). Un autre, également blanc, gros comme un œuf de poule, à surface inégale et rugueuse, se composait d'une écorce très-blanche, peu adhérente à un petit noyau entièrement formé de cristaux de phosphate am-

(1) *Loc. cit.*, p. 42, pl. 2, fig. 22.
(2) Marcet, *loc. cit.*, p. 70, pl. 8, fig. 7.
(3) Prout, *loc. cit.*, fig. 16.
(4) *Philos. Trans.*, 1808, p. 238.
(5) *Journal de Græfe*, t. i, p. 204.
(6) Brugnatelli, *loc. cit.*, p. 46, pl. 2, fig. 29.

moniaco-magnésien, unis ensemble d'une manière assez intime (1).

Mais c'est bien plus souvent à la surface des calculs, dans leurs fissures, dans les cavités que leurs couches laissent en s'écartant les unes des autres, ou même dans les intervalles qui s'aperçoivent entre elles, lorsqu'elles sont disjointes de distance en distance, qu'on rencontre ces cristaux de phosphate triple. Leur forme, d'après Wollaston (2), est celle d'un prisme court, à trois pans, ayant un angle droit et deux autres aigus, et terminé par une pyramide à trois ou six faces. Brugnatelli en a vu un octaédrique, du volume d'un petit pois(3). Dans l'une des plus grosses pierres scrotales que l'on connaisse, puisque son poids était de vingt-six onces, M. Mitscherlich en a trouvé d'assez volumineux et assez nettement dessinés pour qu'on pût en mesurer les angles à l'aide du goniomètre, et reconnaître qu'ils avaient pour forme primitive un octaèdre à bases rhombes (4). M. Paris avait déjà observé un de ces gros cristaux octaédriques, qui provenait d'une fosse d'aisances. J'ai rencontré un très-grand nombre de fois le phosphate triple cristallisé, mais jamais dans de pareilles proportions, qui doivent être fort rares. La plupart du temps, les cristaux sont informes, serrés les uns contre les autres, émoussés et ternes. J'en ai vu qui formaient de belles incrustations dans des cavernes, transformées par eux en de véritables géodes; d'autres s'étendaient en couches minces et jaunâtres à la surface de pierres diverses. Je possède des fragments d'un calcul d'oxide cystique détruit par la lithotritie, que couvre un de ces enduits cristallins, déposé à la surface d'une croûte formée elle-même de feuillets alternativement noirs et blancs. Ils se

(1) *Loc cit.*, p. 53, pl. 3, fig. 42.
(2) *Philos. Trans.*, 1797, p. 390.
(3) *Loc. cit.*, p. 42.
(4) *Journal de Grafe*, t. iii, p. 697.

produisent avec assez de promptitude : car, dans quelques pierres sur lesquelles le broiement n'avait pu être complété, et dont l'extraction par la cystotomie était devenue nécessaire, quelques-unes des cavités creusées par le perforateur sont tapissées de cristaux assez volumineux pour qu'on puisse distinguer qu'ils ont la forme de prismes terminés par des pyramides.

Ces cristaux se précipitent fort souvent de l'urine par l'effet du refroidissement. C'est à eux que Brande et M. Prout attribuent la pellicule irisée dont ce liquide se couvre quelquefois. Dans certains cas, ils sortent tout formés déjà, et même réunis plusieurs ensemble avec l'urine, constituant ainsi des sables blancs et cristallins, ou une variété de ce qu'on appelle la gravelle blanche. M. Prout fait remarquer qu'à l'état de pureté ils sont parfaitement blancs, mais que, quand du phosphate calcaire s'y trouve mêlé, comme il l'a vu deux ou trois fois, leur volume est beaucoup plus considérable et leur forme moins bien dessinée (1); j'ajouterai qu'ils sont plus ternes.

Dans beaucoup de cas, le phosphate triple, sans avoir de formes régulières et discernables, offre cependant une texture manifestement cristalline, à grain fin et serré, en quelque sorte comme s'il avait éprouvé la fusion ignée; il jouit alors d'une espèce de demi-transparence, en même temps qu'il est très-dur et fort compacte.

Oxide cystique. Il a toujours un aspect cristallin; mais ses cristaux s'accumulent en masses confuses, et n'annoncent leur présence que par les paillettes qu'on voit briller en tous sens dans la cassure de ces masses. Suivant la remarque de Wilson (2), il ressemble beaucoup au phosphate triple, mais il est plus compacte.

On ne peut guère douter que les concrétions qu'il con-

(1) *Loc. cit.*, p. 174.
(2) *Lectures*, p. 195.

stitue ne se déposent quelquefois dans la vessie , puisque M. Prout a vu des urines qui laissaient précipiter des quantités considérables d'oxide cystique par l'addition de l'acide acétique (1) , observation répétée depuis par M. Stromeyer. Mais ces concrétions se produisent aussi dans les reins; car Marcet (2), Brande (3), M. Prout (4) et M. Stromeyer (5) ont vu des malades qui en rendaient sous forme de graviers, et Marcet cite deux cas où l'on en trouva dans les reins plusieurs, dont quelques-unes s'étaient moulées sur les entonnoirs dilatés (6). Parmi mes malades, il s'en est trouvé qui ont rendu de ces graviers, dont l'un est d'un jaune citrin et presque transparent.

L'oxide cystique se condense quelquefois au point de paraître à peine cristallin. Les paillettes sont alors extrêmement petites, et il faut beaucoup d'attention pour les apercevoir. Cette particularité n'avait pas échappé à Marcet (7), qui même a cherché à la rendre sensible par une figure (8).

Marcet fait remarquer que tous les calculs d'oxide cystique qu'il avait vus étaient d'une pureté extrême et dégagés de tout autre ingrédient (9); d'où il conclut que la diathèse qui produit cette substance a une tendance plus exclusive que celle des autres espèces de concrétions urinaires. Un fait observé par M. Prout (10) renverse cette conjecture: Cinq années

(1) *Loc. cit.,* p. 167.

(2) *Loc. cit.,* p. 84.

(3) *Journal of royal institution,* nouvelle série, t. VIII, p 71.

(4) *Loc. cit.,* p. 166.

(5) *Annals of Philosophy,* t. VIII, p. 146. D'après une lettre de M. Stromeyer au docteur Noedhen.

(6) *Loc. cit.,* p. 86.

(7) *Loc. cit.,* p. 84, note.

(8) *Loc. cit.,* pl. 8, fig. 2.

(9) *Loc. cit.,* p. 89.

(10) *Loc. cit.,* p. 166.

après avoir subi l'opération de la taille, un homme rendit,
avec beaucoup de douleurs, un calcul d'oxide cystique pur,
provenant du rein gauche; son urine, abondante et d'un jaune
verdâtre, donnait naissance, immédiatement après avoir été
rendue, à une pellicule et à un copieux sédiment, tous deux
composés de phosphate ammoniaco-magnésien, mêlé avec
une petite quantité d'oxide cystique; elle contenait fort peu
d'urée et à peine une trace d'acide urique. Le lendemain,
elle fournit également un dépôt de même nature, mais dans
lequel les proportions avaient changé, le phosphate triple
étant beaucoup moins abondant que l'oxide cystique. Ce dernier peut donc être mêlé au moins avec des sels phosphatiques; et, en effet, dans plusieurs échantillons que je possède,
on distingue, parmi les lamelles jaunâtres et brillantes, des
parties blanches, assez étendues même, qui paraissent être
formées par des sels calcaires. Cette disposition se remarqua
surtout chez un malade qu'en 1835 j'opérai, par les procédés
de la lithotritie, dans le service des calculeux. On a même
vu des sujets qui avaient présenté des calculs d'oxide cystique, en offrir ensuite d'autres d'une nature différente.
Ainsi, au rapport de M. Yelloly (1), l'enfant de la vessie
duquel on retira la première pierre d'oxide cystique, qu'a-
nalysa Wollaston, redevint encore calculeux; mais, cette
fois, la pierre n'était pas de même nature; le malade mourut
sans opération. M. Yelloly cite un autre enfant de quatre ans
chez lequel on avait trouvé une pierre d'oxide cystique, avec
un noyau d'acide urique; il se forma un nouveau calcul fusible, avec un noyau d'acide urique, et l'on pratiqua une seconde opération un an après.

(1). *Philos. Trans.*, 1829, P. 1, p. 631.

ARTICLE II.

Des substances sans forme régulière qu'on rencontre dans les calculs urinaires.

Les substances sans forme régulière qu'on trouve dans les concrétions urinaires, peuvent être de deux sortes, solides ou molles et même diffluentes.

Substances solides. — Elles se présentent sous forme, tantôt de poudre, et tantôt de masses plus ou moins volumineuses.

L'urine dépose très-fréquemment, en se refroidissant, ou même aussitôt après son émission, et tandis qu'elle est encore chaude, des matières pulvérulentes, sans aucune apparence cristalline, qu'on désigne improprement sous le nom de *sables*.

Ces dépôts pulvérulents varient beaucoup sous le double rapport de leur couleur et de leur composition.

Ils sont blancs, grisâtres, roses, rouges, briquetés, ou d'un jaune qui passe par toutes les teintes intermédiaires jusqu'au safrané, au châtain et au brun-marron analogue à celui du bois d'acajou. On en a vu aussi d'olivâtres ou verdâtres, et de noirâtres ; Garmann, entre autres, dit en avoir rencontré deux fois qui tiraient sur le noir (1). Ces couleurs tiennent à la présence ou des principes colorants de l'urine, ou des purpurates de soude et d'ammoniaque.

Les substances qui les constituent sont les urates de chaux, de soude et surtout d'ammoniaque ; rarement l'oxalate et le carbonate calcaire ; fréquemment, au contraire, le phosphate de chaux, pur, ou uni, soit à parties égales, soit en d'autres proportions, avec le phosphate ammoniaco-magnésien. Ces substances peuvent se mêler les unes avec les autres en pro-

____

(1) *De miracul. mort..* lib. 3, tit. 3, § 74, p. 1110.

portions très-diverses, et chacune d'elles est susceptible d'offrir les diverses teintes dont je viens de parler; les dépôts phosphatiques seuls sont toujours blancs ou grisâtres. M. Prout a trouvé de l'urate d'ammoniaque (1) et de l'urate de chaux (2) qui étaient parfaitement blancs tous deux; ce cas est exceptionnel, toutefois, et l'on peut dire, en général, que les dépôts pulvérulents sont d'autant moins colorés qu'ils contiennent davantage de phosphates.

On en a trouvé dans les reins, les uretères et la vessie, quelquefois en quantité énorme; au point, par exemple, d'obstruer les bassinets et les uretères, et d'intercepter le passage de l'urine. Il n'est pas rare non plus que cette dernière en charrie beaucoup, comme je le dirai plus loin.

Très-souvent ils s'agglutinent ensemble, et produisent des graviers plus ou moins volumineux, ronds ou ovales, aplatis ou à facettes, réguliers ou irréguliers, lisses ou rugueux, bosselés, mamelonnés. Un malade, dont parle Thomas Bartholin (3), en rendit qui étaient aussi gros que des fraises, dont ils imitaient jusqu'à un certain point la forme, sans excepter même la queue. Le volume de ces graviers varie depuis celui d'une petite tête d'épingle jusqu'à celui d'un pois et au-delà. Suivant leur couleur, qui n'offre pas moins de diversité que celle des dépôts pulvérulents, et qui n'est pas non plus un indice certain de leur composition chimique, on en a fait autant d'espèces de gravelles : la grise, la jaune, la noire. La plupart du temps ils sont d'urate d'ammoniaque, pur ou mêlé, soit avec de l'acide urique, soit avec des phosphates, et ayant une teinte variable, du jaune-pâle presque blanc au brun-rougeâtre tirant sur le noir. Schurig en a vu qui étaient d'un noir foncé (4).

Loc. cit., p. 124.

Loc. cit., p. 127.

Hist. anat., Cent. v, hist. 57, p. 126.

(4) *Litholog.* c. 5, p. 333.

Les graviers d'oxalate calcaire, sans être assez rares pour qu'on soit fondé à les considérer comme de pures exceptions, ainsi que l'a fait M. Magendie (1), ne sont pas non plus fort communs. Cependant, comme les noyaux d'oxalate se rencontrent très-fréquemment, il faut que certaines circonstances inconnues s'opposent à ce que ces graviers soient aussi souvent expulsés que les autres. En effet, beaucoup de praticiens (2) ont remarqué qu'il était rare qu'un même individu en rendît plusieurs, sinon à des intervalles assez éloignés, tandis que ceux d'urate sont parfois multipliés à un point surprenant. Cette particularité est d'autant plus singulière que, comme je le ferai voir dans un autre chapitre, les calculs produits par l'oxalate calcaire sont très-souvent le résultat d'une agglomération de grains bien distincts les uns des autres. Au reste, ces graviers sont lisses ou tuberculeux, jaunâtres ou d'une teinte foncée, qui incline vers le noir ou le vert. Wackenroder (3) en a vu de cendrés.

Les graviers phosphatiques ne sont pas communs non plus ; on en a cependant observé quelques exemples. M. Prout a connu un homme qui, après avoir rendu beaucoup de matière terreuse, mêlée avec du mucus, expulsa deux pierrettes presque entièrement composées de carbonate calcaire mêlé avec une très-faible quantité de phosphate de chaux (4).

Les graviers ne sortent pas toujours des reins. Souvent ils s'y arrêtent et y prennent du développement. La chose est connue depuis long-temps pour l'acide urique et l'urate d'ammoniaque. Mais les calculs rénaux d'oxalate calcaire ne sont

(1) *Traité de la Gravelle*, p. 6.

(2) Brande, *Trans. Philos.*, 1808. — Marcet, *loc. cit.*, p. 80; — Prout *loc. cit.*, p. 158.

(3) *Neue Iahrbuecker der Chemie*, t. VIII, p. 7.

(4) *Loc. cit.*, p. 200.

point rares; Fourcroy en avait observé deux (1). On en a vu
de phosphate calcaire. Il s'en trouve aussi de phosphate mixte.
Marcet en a figuré un (2) qui avait été extrait du rein après la
mort, et il en cite un autre, qui présentait le moule parfait de
la cavité dilatée du rein dans lequel on l'avait rencontré. Des
calculs de toute espèce peuvent donc prendre naissance dans
les reins, quoique Brande (3) et quelques autres écrivains modernes aient énoncé une opinion différente. L'inspection des
cadavres était nécessaire pour établir ce fait; car l'émission
de graviers ne prouve rien, des portions d'un calcul vésical
pouvant se détacher et sortir avec les urines, circonstance
très-fréquente, et dont la plupart de ceux qui, même dans ces
derniers temps, ont écrit sur la seule gravelle n'ont tenu aucun compte. Marcet, par exemple, a commis une erreur en
citant comme preuve de l'existence des calculs rénaux d'espèce fusible, l'exemple d'un malade qui rendait des graviers
de cette espèce, et dans la vessie duquel on trouva plus tard,
par l'opération, une pierre composée des mêmes substances.
Les calculs de phosphate fusible sont effectivement très-friables;
il peut fort aisément s'en détacher des fragments assez petits
pour traverser l'urètre, et l'expérience est là pour attester que
le fait arrive.

D'autres graviers sortis des reins s'arrêtent dans l'uretère
et surtout dans la vessie, ou même dans l'urètre, et y prennent
un accroissement dont le mode et les phénomènes seront
exposés plus tard.

Il y en a cependant aussi qui se forment dans la vessie,
dans l'urètre, dans la prostate, peut-être dans l'uretère,
et même hors des voies urinaires, toutes les fois qu'une
cause quelconque y a déterminé un certain degré ou un

(1) *Syst. des Connaiss. chim.*, t. x, p. 211.
(2) *Loc. cit.*, pl. 8, fig. 3.
(3) *Philos. Trans.*, 1808, p. 287.

certain mode de phlegmasie. Les auteurs en citent quelques exemples; moi-même j'en ai trouvé plus d'une fois dans le trajet des fistules urinaires et dans tous les points de l'appareil chargé de sécréter, de conserver ou d'expulser l'urine.

Substances molles ou *liquides.* — On rencontre, dans la vessie, chez certains calculeux, des masses si peu consistantes, que, en les touchant avec un cathéter, même en les saisissant avec des tenettes ou avec le litholabe, on a de la peine à se former une idée nette de leur nature. C'est seulement en les amenant au dehors qu'on les reconnaît pour de vrais calculs diffluents, dans lesquels la matière animale surpasse de beaucoup la substance terreuse en quantité. J'ai vu, en 1835, un malade dans la vessie duquel plusieurs chirurgiens habiles n'avaient point trouvé la pierre, qui était si molle, que le choc de la sonde contre elle donnait une sensation analogue à celle qu'eût produite le contact de l'instrument avec un tissu organisé, avec les parois vésicales; il me fut très-facile de réduire cette pierre en pâte, forme sous laquelle le malade la rendit; à l'air, elle a pris de la consistance et formé une masse terreuse. J'ai rencontré plusieurs autres cas semblables, quant à la mollesse de la pierre, qui consistait tantôt en phosphate, tantôt en oxalate calcaire, quelquefois en acide urique, uni à une faible proportion d'urate; pour ceux qui se rapportent à l'acide urique et à l'oxalate, il s'agissait de très-petits graviers peu consistants, réunis par une grande quantité de substance diffluente.

Ces matières molles, gluantes et diffluentes, perdent leur humidité avec une grande promptitude lorsqu'on les laisse exposées à l'air; elles se convertissent ainsi en un magma informe. Willis (1) a vu quelques calculeux qui, après avoir rendu l'urine, expulsaient avec de grands efforts et beaucoup de douleurs une matière épaisse et visqueuse, promptement convertie en

(1) *Tractatus de urinis*, c. 5, p. 235.

écailles dures. Dans une lettre à Beverwyck (1), Harvey dit :
*Novi fœminam nobilissimam calculosam, quæ ex tali
mucilaginosa materia, in sua propria urina subsidente,
pilulas concinnare propriis manibus solebat, easque per
se in scatula reservatas in calculos abire sponte docuit
et ostentavit.* Brechtfeld rapporte qu'une petite fille de deux
ans rendit avec les urines une substance mucilagineuse qui,
au contact de l'air, se durcit, jaunit, et prit la consistance et
la forme d'un véritable calcul vésical (2). Dolæus a publié le
fait analogue d'un homme de la vessie duquel sortit une matière blanche et mucilagineuse, que l'action de l'air extérieur
convertit subitement en un calcul brunâtre (*?*). Schurig en
connaissait un autre qui rendait souvent une grande quantité
de matière blanche et mucilagineuse avec l'urine ; cette matière s'épaississait tellement, en très - peu de temps, qu'on
pouvait en former des masses plus grosses que le poing, ac-
quérant la dureté du plâtre (4). Les organes urinaires fournissent quelquefois des quantités surprenantes de cette substance concrescible. Deschamps a vu un calculeux en rendre,
dans l'espace de quinze jours, une masse qui, desséchée, était
égale au volume d'un petit œuf de poule (5). Ledran dit que
l'urine d'un homme à qui l'on avait extrait une pierre ronde
et très-solide, du poids de huit onces, entraînait, après l'opération, une si grande quantité de matière graveleuse, que le
périnée, les fesses, et même les linges de pansement en furent
incrustés comme d'un mortier qui s'y serait endurci ; l'incrustation, qui était de couleur brune, devint si forte et si
dure, qu'elle bouchait en partie le trajet de la plaie, et qu'en

(1) *Spicileg. de calc.*, p. 193.

(2) *Act. Hafn.*, 1674, obs. 70, p. 115.

(3) *Eph. Nat. Cur.*, dec. iii, ann. 4, obs. 64.

(4) *Lithologia*, c. 1, p. 5.

(5) *Traité de la taille*, t. i, p. 98.

introduisant la sonde, pour faire des injections, *il semblait qu'on passât dans un aqueduc de pierres de taille ;* cet état dura vingt-deux jours, au bout desquels on put détacher une partie des croûtes ; en quatre ou cinq jours on ôta toutes celles qui étaient à la portée du doigt ; il en sortit ensuite par la plaie, attachées à des lambeaux membraneux, qui venaient du col et même de l'intérieur de la vessie (1). M. Brodie a taillé un enfant dont l'urine, après l'opération, déposa une quantité telle de phosphate triple, que le périnée, la face interne des cuisses et les draps semblaient avoir été saupoudrés d'une poussière blanche, qui se renouvelait en peu d'heures quand on l'enlevait (2). Ailleurs, le même praticien fait remarquer qu'on voit souvent le phosphate de chaux dans le mucus vésical, sous la forme de stries blanches, et que parfois même ce sel est produit en si grande abondance, qu'il ne sort plus en grains sablonneux, mais en masses blanches, irrégulières, ressemblant à des fragments de mortier (3). Quelquefois, dit Baillie, la vessie est entièrement remplie d'une substance qui ressemble à du mortier, et qu'on ne peut enlever entièrement, parce qu'il en reste toujours une portion considérable qui adhère aux parois internes de l'organe ; cette matière, ajoute-t-il, est accompagnée de l'inflammation chronique de la membrane muqueuse de la vessie ; l'urine en entraîne quelquefois des parcelles, enveloppées d'un mucus visqueux teint de sang (4). J'ai observé cette particularité chez deux malades qui avaient été opérés par la cystotomie sus-pubienne ; presque toute l'urine qu'ils rendaient se convertissait en une matière terreuse qui ne tardait pas à devenir dure ; plusieurs fois par jour on était obligé de changer la sonde mise dans l'urètre,

(1) *Opérat. chirurg.,* p. 298.
(2) *Lectures on the diseases of the urinary organs,* p. 159.
(3) *Loc. cit.,* p. 165.
(4) *Anatom. patholog.,* p. 255, 256, 264.

ou de la retirer pour la désobstruer ; cet état dura pendant quelques semaines ; l'un des malades succomba : l'ouverture du corps ne fit découvrir aucune particularité d'organisation, aucune lésion propre à rendre compte du phénomène ; dans l'un et l'autre cas, des injections d'eau, fréquemment répétées, n'eurent pas d'effet appréciable. Frère Come signale jusqu'à quatre fois cette singularité ; la plaie d'une femme qu'il avait taillée était plâtreuse ; les urines formaient des incrustations sur toutes les surfaces où elles séjournaient ; des morceaux de tissu cellulaire sortirent, semblables à de petits chapelets formés par un plâtre à demi pierreux, qui se broyait en partie entre les doigts, pendant que le reste y résistait ; le bout des canules s'incrustait en vingt-quatre heures de séjour, et leur cavité se bouchait plusieurs fois, dans ce délai, par des glaires qui s'y pétrifiaient, et qu'il fallait briser souvent, en y passant un stylet. Un autre de ses malades avait également des urines plâtreuses, qui, pendant les douze premiers jours, engorgèrent la canule placée dans la boutonnière. Chez un troisième, l'urine jeta beaucoup de matières plâtreuses, avec des lambeaux de tissu cellulaire engagés dans de petits fragments de pierre. Chez un quatrième, enfin, il fallut changer la canule plusieurs fois, à cause du sédiment que l'urine entraînait avec elle, et qui en remplissait le calibre d'une matière plâtreuse (1). Dans une lettre à Vallot, Drelincourt a donné les détails curieux de l'ouverture du corps d'un homme de soixante-cinq ans, mort après l'opération faite pour le débarrasser d'une pierre de trois onces, grosse comme un œuf de poule, qui n'avait pu être extraite qu'après l'arrachement d'une portion d'un fongus au milieu duquel elle était comme enclavée. L'intérieur de la vessie était plein de tumeurs saillantes, blanches et dures. « Je ne pus, dit l'auteur, me lasser d'examiner avec une at- » tention toute singulière des tas d'une matière blanche, gra-

(1) *Nouvelle méthode d'extraire la pierre*, p. 88, 91, 141 et 152.

» nuleuse, solide et friable comme du tartre blanc. Et ce qui
» surpassa toute mon admiration, est que ce tartre n'était pas
» simplement amoncelé, mais qu'il était comme cimenté par
» cette substance squirrheuse de la vessie. *De vrai tartre n'a*
» *pas d'union plus intime avec les douves d'un vieux ton-*
» *neau de vin, que ce mucilage pétrifié en avait avec ces*
» *calus de la vessie.* En effet, il me fut absolument impos-
» sible de l'en détacher, ni sans adresse, ni sans violence.
» Toute cette vessie me représentait une grotte, ou plutôt une
» mine, d'où se détachaient des pierres ou des minéraux; et vé-
» ritablement, c'était une féconde minière, qui n'eût cessé ni de
» produire de nouvelles pierres, ni d'accroître celle qu'on venait
» de tailler dans ce roc effroyable. » Je reviendrai fort au long
sur ce point important dans le chapitre des causes, en examinant la question de l'adhérence des pierres vésicales.

Ce n'est pas seulement chez les calculeux qu'on observe
cette abondante évacuation de matière terreuse : elle a lieu
quelquefois dans le catarrhe vésical. L'épaississement des mucosités peut donner naissance, comme l'a vu Portal (1), à des
concrétions de divers volumes et de différentes formes, parfois
assez grosses pour boucher l'orifice de l'urètre, et donner lieu
à des rétentions d'urine. Camerarius parle (2) d'un homme
de soixante-quatre ans, qui *ostendit anxius medico uri-*
nam sedimento copioso, ut hoc dimidium et ultra repleret
matulæ spatium, albo, viscido, lento, pultis fere consis-
tentia scatentem, pallescentem, crassiorem.........: Cum
summo cruciatu, ineffabili dolore et ardore urgentis-
simo, ad sudoremusque frigidum, profluebat urina, qui
confusa primum sit, post brevi coëat ac subsideat hæc
calcea puls. Au bout d'un mois, la goutte se déclara, et l'u-
rine perdit ce caractère. F. Plater dit avoir lui-même rendu

____

(1) *Anatom. médic.*, t. v, p. 400.
(2) *Diss. de urinâ pultacea,* Tubingue, 1683.

tous les soirs, pendant vingt années, des urines troubles, et en quelque sorte laiteuses, qui formaient un épais sédiment blanc; cette matière prenait, par la dessiccation, l'aspect d'une sub-stance cristalline, transparente, de saveur très-salée (1). Un octogénaire rendit, pendant plus de vingt ans, tant par les urines que par les selles, une matière terreuse, en si grande abondance, que, s'étant donné l'amusement de la ramasser, il en forma plus de cinquante petits pains ronds, de deux pouces et demi ou trois pouces de diamètre, sur huit à dix lignes d'épaisseur, et pesant environ deux onces; cette ma-tière, blanche comme de la craie, était un peu onctueuse au toucher (2). Un homme d'une soixantaine d'années, dont on lit l'histoire dans Chopart (3), éprouva, sans cause mani-feste, une difficulté d'uriner, avec pesanteur à la vessie et douleur dans l'urètre; peu de temps après, il s'aperçut qu'en urinant, et surtout à la fin de chaque émission, beaucoup de mucosités blanchâtres sortaient, et qu'alors les douleurs de-venaient plus vives. Son urine était blanchâtre et déposait d'abondantes mucosités qui, par la seule action de l'air, s'é-paississaient, devenaient concrètes, et formaient une sub-stance sèche, semblable à de la craie; une fois seulement, il rendit un gravier blanchâtre, de la grosseur d'un grain d'orge, circonstance digne de remarque, en ce qu'elle annonce qu'ici la production de matière lapidescente tenait à une autre source que celle de la matière calculeuse proprement dite; cet état dura plusieurs années, après quoi les maux s'allégèrent de jour en jour, et la quantité de sédiment mucoso-terreux di-minua: Vauquelin a fait l'analyse des concrétions pierreuses; elles étaient blanchâtres, poreuses, friables, et composées de

(1) *Obs. med. pract.*, t. III, p. 784.

(2) lackrie, *Recherches sur les remèdes capables de dissoudre la pierre et la gravelle,* p. 136.

(3) *Traité des maladies des voies urinaires,* t. I, p. 87.

phosphate calcaire, sans traces d'acide urique. Hundertmarck
a décrit le cas fort intéressant d'un sexagénaire très-sensible
au froid et fort sujet aux rhumes de cerveau, aux douleurs rhumatismales, à la toux : vers l'âge de cinquante ans, cet homme,
qui n'avait jamais éprouvé de souffrances ni dans les lombes
ni à la vessie, rendit des urines troubles et semblables d'abord
à du petit lait, puis à du lait ; une demi-heure après leur sortie, elles déposaient un sédiment crétacé, après la chute duquel elles paraissaient claires et de couleur naturelle ; le sédiment formait une masse terreuse homogène, dont la quantité
s'accrut au point de s'élever depuis six gros jusqu'à une once
en vingt-quatre heures ; cet état dura trois ans, sans porter la
moindre atteinte à la santé ; le malade périt alors d'une fièvre
maligne ; on trouva tous les organes sains, à l'exception du foie,
qui était induré (1). Prochaska a également vu l'urine prendre
ce caractère sans que la santé parût en souffrir (2). M. Prout dit
avoir rencontré plusieurs cas dans lesquels de l'urate d'ammoniaque parfaitement blanc se déposait au fond de l'urine ;
dans l'un, en particulier, ce sel était en quantité énorme, et
rendu non-seulement mêlé avec l'urine, mais encore à l'état de
consistance comme du mortier, surtout pendant la nuit, de manière à produire une difficulté considérable d'uriner (3). C'est
un phénomène qu'on rencontre assez souvent : des malades
qui avaient eu la patience de recueillir et de faire sécher cette
matière terreuse, m'en ont montré des masses telles, qu'au
début de ma pratique j'étais tenté de révoquer en doute la
réalité du fait. La matière, ainsi desséchée, ressemble exactement à la gravelle que rendent d'autres malades placés dans
des circonstances analogues, sauf toutefois la forme assez
régulièrement arrondie que prennent les graviers développés
dans l'intérieur du corps.

(1) *Diss. de urina cretacea*, p. 12.
(2) *Institut. physiolog.*, t. II, § 603.
(3) *Traité de la gravelle*, p. 127 et 128.

La même particularité s'est reproduite, maintes fois dans des circonstances où l'affection des voies urinaires était purement secondaire. Une femme, dont parle Fabrice de Hilden (1), demeura atteinte, après ses couches, d'une fistule vésico-vaginale et de douleurs aiguës dans la vessie ; l'urine coulait dans le vagin, où elle produisit des végétations lapidescentes, semblables à de la pierre ponce, qui étaient enveloppées de filaments et de membranes ; Fabrice en fit l'extraction ; quelques jours après, de pareils corps étrangers se présentèrent à l'extérieur, et furent enlevés par le mari de la malade. Un cas analogue s'est offert à moi, dans le service des calculeux : une femme eut un accouchement laborieux, d'où résulta une fistule urétro - vaginale ; quatre mois après il y avait déjà un rétrécissement du vagin, que l'urine baignait sans discontinuer ; des concrétions terreuses se formèrent dans le trajet fistuleux et le conduit vaginal ; j'en fis l'extraction ; elles étaient sous la forme d'une pâte grise et molle, qui durcit et blanchit à l'air.

Il y a des cas où cet état de l'urine se rapproche beaucoup de celui qu'on observe chez les malades atteints d'urine albumineuse ; la matière calcaire est alors bien moins abondante. Lenhossek cite (2) un homme, *qui inde ab annis 20 lotium excernit spissum, albi, griseo-virescentis coloris, fatui saporis, animalis (ut tritum cornu) odoris, eo fere unico incommodo, quod urethram sæpe obstruat, et tenesmum suscitet : analysis chimica docuit materiam albicantem, quæ sedimenti copiosi instar mox deponitur, gelatina animali constare, cui alcali fixum, liberum ammonium, acido quopiam neutralisatum, et copiosum ferrosum inest ; etiam acidum sulphuricum tenere visum fuerat, siquidem ba-*

(1) Cent. III, obs. 69, p. 251.
(2) *Physiolog. med.*, t. III, pl. 1, p. 389.

rytem muriaticum turbavit ac præcipitavit. Il est à regretter qu'on n'ait pas procédé d'une manière plus rigoureuse à l'analyse de cette urine, dont le sédiment consistait probablement en un mélange d'urate de potasse et d'urate d'ammoniaque.

Les goutteux sont fort sujets à ces excrétions d'urine crétacée. Un homme de cinquante-cinq ans, atteint de la goutte, commença tout-à-coup, et sans aucun accident préalable, à rendre des urines blanchâtres ; sa surprise, déjà grande, augmenta encore lorsqu'une heure après il vit que le liquide excrété avait repris sa transparence naturelle, mais que le vase contenait un dépôt blanc, de l'épaisseur d'un quart de pouce ; ce sédiment avait d'abord la consistance de l'argile détrempée ; on pouvait le couper aussi facilement que du savon ; mais, en une heure ou deux, il acquérait la dureté de la craie ou du plâtre. L'écoulement continua pendant huit ou neuf mois sans interruption, et sans être accompagné d'aucune incommodité. Le malade jugeait qu'il avait rendu pendant ce laps de temps soixante ou soixante et dix livres de pierre. L'urine reprit tout d'un coup ses qualités naturelles, sans que depuis il soit survenu aucun changement, ni en bien, ni en mal, dans la santé (1). Cette coïncidence des urines crétacées avec la goutte avait été remarquée par Gorter (2). M. Naumann (3) a connu un goutteux, atteint de catarrhe vésical, dont l'urine devenait laiteuse de temps en temps, et déposait une grande quantité de matière mucoso-albumineuse, mêlée avec du phosphate calcaire. Au bout de quelques jours il se déclarait un état général d'irritation, l'urine diminuait de quantité, elle prenait une teinte plus foncée, la strangurie se déclarait, et le dépôt phosphatique faisait place à une gravelle d'acide urique,

---

(1) *Mém. de l'Acad. des Scienc.*, année 1747, p. 56.

(2) *Compend. med.*, p. 1, tract. 36, § 7.

(3) *Handbuch der medic. Klinik*, t. VI, p. 398.

alternance fort remarquable, que d'autres praticiens, M. Howship, par exemple, ont également observée ; cet état de choses
durait jusqu'à l'apparition d'un accès de goutte.

C'est quelquefois ailleurs que sur l'appareil urinaire qu'on
voit se porter la cause provocatrice de cette sécrétion tophacée. Un homme, qui avait eu la goutte, étant mort asthmatique,
par l'effet de la cessation de sa maladie, on trouva, çà et là,
dans ses poumons, une matière blanche, assez épaisse en
quelques endroits, et en apparence de nature gypseuse (1).
Un autre, après la suppression de la goutte, rendit par les
selles une grande quantité de matière qui ressemblait à de la
chaux ou à du plâtre nouvellement formé (2).

On a observé plusieurs fois aussi des urines crétacées dans
l'ostéomalacie. Celles de la femme Supiot avaient ce caractère au début de la maladie. Chopart dit avoir vu à Londres
un homme retenu au lit depuis sept ans par un ramollissement des os, et dont l'urine avait déposé, pendant les deux
premières années, un sédiment blanc et calcaire qui, exposé
à l'air, se concrétait, devenait friable, et prenait l'apparence
du mortier (3).

Des dépôts analogues ont été plus d'une fois rencontrés
dans les reins, avec ou sans calculs. Zacutus Lusitanus rapporte un cas dans lequel l'un des uretères fut trouvé obstrué
par une humeur épaisse et comme gypseuse (4). Marcet (5)
et M. Howship (6) disent aussi avoir vu la membrane interne
de ces conduits couverte d'incrustations graveleuses et calcaires. M. Charles Bell a donné (7) la figure d'un rétrécisse-

(1) Reimarus, *De fungo articulor*, § 40.
(2) Albertini, dans les *Comment. Bonon.*, t. I.
(3) *Loc. cit.*, p. 86.
(4) *Praxis*, lib. II, c. 16, obs. 5.
(5) *Loc. cit.*, p. 5.
(6) *On the diseases of the urinary organs*, p. 116.
(7) *Engravings from specimens of morbid parts*, fasc. I. pl. 9, fig. 2 et 3,

ment de l'urètre, situé à un pouce environ du bulbe, derrière lequel il y avait un petit calcul, qui causa la mort après quatre années de souffrances ; le canal offrait en cet endroit une dilatation tapissée d'un dépôt irrégulier de matière calcaire, qui se prolongeait jusque dans la coarctation (1).

Il est à regretter sans doute qu'on n'ait pas toujours cherché à connaître la nature de la matière qui, par son desséchement, produit les diverses concrétions dont je viens de rapporter un si grand nombre d'exemples ; nous en savons assez cependant pour être certains qu'elle se compose quelquefois, tantôt de phosphate calcaire et tantôt d'urate d'ammoniaque. L'analyse faite par M. Félix Boudet, d'une urine jumenteuse rendue par un malade, démontre qu'elle méritait doublement cette épithète, et par son aspect, et parce que son trouble était dû à du carbonate calcaire. Ainsi voilà trois substances au moins que la chimie a bien constatées dans les urines lactescentes ou crétacées.

Cette matière n'est pas toujours aussi chargée de sels concrescibles que dans les cas précédents. Elle semble même parfois n'en pas contenir du tout, ou s'en dépouiller d'une ma-

(1) Il faut rapprocher de ces faits les sueurs tellement chargées de particules salines, qu'elles se présentent, non sous forme de gouttelettes, mais sous celle de petit sable, quelquefois rouge comme celui qui se dépose dans l'urine. Ces sueurs sont abondantes, chez certains sujets, au point de raidir leur chemise, d'où l'on peut détacher des cristaux par le frottement (Schurig, *Litholog.*, c. 2, p. 236), ou en les grattant avec un couteau (Reisel, *Misc. Nat. Cur.*, dec. 1, ann. 6 et 7, obs. 67, p. 93). On trouve des exemples de ces sueurs, chez des personnes atteintes de la goutte, du calcul ou de l'ischurie, dans Horst (*Manud. ad medicinam*, P. 1, p. 191), Bartholin (*Hist. anat.*, cent. 1, hist. 34, p. 48), Mœllenbrock (*De variis s. arthritid. vag. scorbut.*, c. 13, p. 254), Paullini (*Obs. med. phys.*, cent. 1, obs. 14, p. 19), Wedel (*Theor. sapor.* p. 319), Schneider (*Catarrh.*, t. III, p. 265), Ortlob, Ludeen, Beverwyck, etc.

On a vu, dans un cas d'ischurie, une matière tartareuse s'échapper du nez et rester adhérente aux narines (*Eph. Nat. Cur.*, vol. VII, obs. 105.

nière quelconque ; mais alors elle se présente sous des formes diverses.

Chez certains malades, elle se prend, dans la vessie même, en une sorte de gelée ou de pâte qui se durcit plus ou moins ; le malade la rend ensuite par plaques, dans lesquelles on découvre encore la faible quantité de substance saline qui a contribué à leur donner de la consistance. Ces plaques sont ordinairement un peu jaunes, avec une légère teinte de vert. Je les ai observées plusieurs fois, et naguère encore chez une dame pour la guérison de laquelle toutes les ressources de l'art ont été pour ainsi dire sans résultat. Je les ai vues aussi, dans le service des calculeux, chez un homme qui avait un catharre vésical peu avancé. Cet homme étant venu à mourir presque subitement, au second accès d'une fièvre intermittente pernicieuse, on trouva ses reins parfaitement sains et les uretères très-dilatés, le gauche surtout ; la vessie, fort grande et légèrement distendue par de l'urine, avait des parois fort épaisses ; sa face interne, à peine phlogosée, présentait des colonnes charnues saillantes, entre lesquelles on apercevait les orifices de plusieurs cellules ; une de ces cellules, s'ouvrant à un pouce de l'orifice de l'uretère gauche, était fort développée, et aurait pu admettre un gros œuf de poule. Dans cette cavité anormale la membrane muqueuse était plus rouge ; on y découvrit plusieurs plaques muqueuses semblables à celles que rendait le malade, tandis que la vessie elle-même n'en contenait aucune. Cette vaste cellule, qui constituait une espèce de seconde vessie, avait une ouverture assez large pour permettre qu'on y introduisît le pouce ; ses parois présentaient une particularité fort importante : à une épaisseur considérable, se joignait une dureté presque cartilagineuse ; la dégénérescence squirrheuse commençait même, sur plusieurs points, à prendre le caractère carcinomateux. En haut et en dehors de la cellule, on voyait les traces manifestes d'une cicatrice ancienne, à laquelle le tissu cellulaire environnant

adhérait par des filaments distincts et très-résistants. A l'excep
tion de la pierre, qui n'existait pas ici, et de la cellule vésicale,
qui ne se voyait point dans l'autre cas, ce fait a beaucoup d'a-
nalogie avec un de ceux que je rapporterai en parlant du cancer de la vessie; dans celui-ci, la tumeur, qui occupait le même
point, offrait un degré bien plus avancé de dégénérescence;
mais, dans l'un comme dans l'autre cas, la lésion n'avait pas
même été soupçonnée pendant la vie; seulement, dans celui
dont il s'agit ici, j'avais soupçonné qu'il existait une cellule, à
cause de la manière saccadée dont l'urine et les injections
sortaient par la sonde.

Chez d'autres malades, la matière glutineuse produit des
concrétions vermiformes, qui paraissent avoir été prises assez souvent pour de véritables vers, par exemple, dans les
faits rapportés par Tulpius (1) et Vater (2), pour des cylindres
fibrineux moulés dans les uretères (3), ou pour ces poils si
souvent mentionnés par les anciens auteurs, Cælius Aurelianus (4), Aetius (5), Zacutus Lusitanus (6), Albrecht, etc., et
qu'on a de nouveau admis, dans ces derniers temps, à l'occasion de la gravelle dite pileuse.

Mais, bien plus fréquemment, elle s'accumule à la surface
des calculs vésicaux, si la vessie en contient, et elle les couvre,
comme l'ont dit Tolet (7), Hasenest (8), Gorter (9), Deschamps (10), et plusieurs autres auteurs, d'un enduit gluant,

(1) *Obs. med.*, liv. 2, c. 54.
(2) *Diss. de nephritide*, p. 12.
(3) Sauvages, *Nosolog.*, 1763, t. v, p. 375.
(4) *Chron.*, liv. 5, c. 4.
(5) *Tetrabibl.* III, serm. 3, c. 31.
(6) *Praxis admir.*, l. II, obs. 72.
(7) *Traité de la lithotomie*, p. 49.
(8) *Commerc. Litterat.*, 1733, n° 21.
(9) *De perspirat*, p. 208.
(10) *Loc. cit.*, t. I, p. 279.

assez épais pour les soustraire aux recherches faites avec le cathéter, ainsi que Fallope l'a éprouvé, au rapport de Marcellus Donatus (1). J'ai vu plusieurs pierres, de nature diverse, qui étaient tellement enveloppées par des couches de mucosités épaisses, que le choc de la sonde laissait dans le doute sur la nature du corps qu'on venait de toucher. Cette particularité s'est offerte chez quelques malades soumis aux procédés de la lithotritie. Dans deux cas surtout, la pierre, et, dans un autre, les fragments calculeux étaient tellement recouverts, qu'après les avoir saisis je restai incertain de savoir ce que le litholabe avait pu embrasser.

La mucosité peut même prendre la forme d'une membrane, qui tantôt revêt tout l'intérieur de la vessie, comme l'a observé M. Andral, dans deux cas où la surface interne du viscère était tapissée presque en totalité par une couche couenneuse, de plus d'une ligne d'épaisseur, d'un blanc sale, sans trace de vaisseaux (2) ; tantôt se détache par lambeaux (3), qui sortent quelquefois couverts de petites pierres, ainsi que Tulpius (4) et Rudtorffer (5) en citent chacun un exemple. Ce sont ces lambeaux, remplis de matière sablonneuse, que Willis a pris pour une portion de la tunique interne elle-même de la vessie (6), erreur dans laquelle est tombé aussi Morgagni (7), en se fondant sur un fait rapporté par Rouhault (8),

---

(1) *Med. hist. mirab.*, liv. 4, c. 30.

(2) *Précis d'anatom. patholog.*, t. III, p. 633.

(3) Ruysch, *Advers. med.*, dec. 2, n° 9.

(4) *Obs. med.*, liv. 2, c. 48, p. 172.

(5) *Abhandlung ueber die Operation des Blasensteins*, p. 20. — Dans ce dernier cas, il sortit avec l'urine, le treizième et le quinzième jours après l'opération, deux grands flocons membraneux incrustés de petites pierres, que l'auteur crut provenir des membranes de la vessie.

(6) *Diss. de urinis*, c. 5.

(7) *De sedibus et caus. morb.*, ep. 41, art. 16.

(8) *Hist. de l'Acad. des Scienc.*, 1714, obs. anat. 1.

qui avait vu un homme rendre avec l'urine trois portions de membrane ayant des vaisseaux propres, comme il est assez commun d'en trouver dans les productions pseudo-membraneuses. M. Belmas cite, malheureusement sans aucun détail, un cas, qu'il a eu occasion de remarquer, dans lequel le calcul était retenu par une véritable fausse membrane, qui, de la vessie, s'étendait sur le corps étranger. Il est probable que les pierres ainsi enveloppées ont quelquefois été regardées comme réellement enkystées; c'est du moins ce qui paraît avoir eu lieu chez un malade dont parle Covillard (1); cet homme, après avoir été délivré, par la taille, d'une pierre grosse comme un œuf de poule, enveloppée, dit l'auteur, par un kyste qu'il fallut déchirer, rendit encore spontanément, au douzième jour, un autre grand kyste, dans lequel il y avait plus de deux cents pierrettes, ce qui fut suivi d'une hémorrhagie assez copieuse. Mais ce fait, quoique intéressant, est décrit avec trop peu de détails pour qu'on puisse en tirer aucune conclusion.

Enfin la mucosité, de même qu'elle se dessèche souvent, hors de la vessie, en écailles d'un gris sale, peut aussi se concréter à la surface d'une pierre vésicale, et y produire une véritable couche cornée, ce dont Brugnatelli nous fournit deux exemples remarquables. Un calcul, gros comme un petit œuf, avait pour centre une masse d'acide urique, en molécules brillantes, enveloppée d'un grand nombre de couches d'urate d'ammoniaque, couvertes elles-mêmes d'une croûte de substance cornée, épaisse d'une ligne, demi-opaque, fibreuse, lisse et brillante, qui brûlait en répandant l'odeur de la corne et laissant du phosphate calcaire. Un autre, égal en volume à une grosse noix, était composé de phosphates terreux, et enveloppé d'une couche de corne semblable à la pré-

____

(1) *Observat. iatrochirurg.*, obs. 2.

cédente (1). L'une des plus belles pierres que l'on connaisse en ce genre existe dans le Musée Dupuytren : c'est un calcul long de quatre pouces dix lignes, sur trois pouces trois lignes de large, et deux pouces neuf lignes d'épaisseur ; comme il n'a point été scié, on ignore la nature de ses couches internes ; mais il est d'un beau blanc à sa surface, si toutefois l'on fait abstraction d'une couche brune, épaisse d'une à deux lignes, qui l'enveloppe exactement de toutes parts, et qui se rapproche beaucoup de la corne, ou, si l'on veut, de la colle forte, pour l'apparence ; cette substance, mise sur des charbons ardents, brûle en répandant une épaisse fumée fétide, et sans laisser aucun résidu. M. Morin a décrit et analysé un calcul, gros comme un petit œuf de pigeon, qui se composait d'une couche jaunâtre, rugueuse en dehors, blanche et lisse en dedans ; d'une autre couche, d'un blanc jaunâtre, ayant au plus l'épaisseur d'une feuille de papier, d'apparence cornée, ainsi que la précédente, et se laissant, comme elle, couper avec le couteau ; enfin d'une masse terreuse, friable, granulée, dont chaque grain était divisé par de petites pellicules. Ces trois couches avaient une composition identique, c'est-à-dire résultaient d'un assemblage de matière organique, de phosphate et d'oxalate calcaires ; mais, tandis que la matière animale entrait pour sept dixièmes dans l'enveloppe extérieure, elle ne faisait qu'un cinquième de la seconde couche, et même un dixième seulement du calcul proprement dit ; les sels suivaient une proportion inverse de celle de la matière animale (2). Ce fait est fort remarquable, à cause de l'identité de la composition des trois couches de la pierre, dont la substance paraît avoir perdu graduellement ses sels calcaires, jusqu'à ce qu'elle arrivât à pouvoir prendre l'aspect de la corne.

(1) *Loc. cit.*, p. 34, pl. 1, fig. 7.
(2) *Journ. de chim. médic.*, t. III, p. 220.

Henri ab Heer parle d'un homme qui rendit *non tantum plures calculis durissimis plenas capsulas, sed etiam duas vesicas, sex latos digitos longas, minimo digito crassiores, arenis undique confertissimis, cum interne-cino dolore emictas* (1). Ce cas est évidemment intermédiaire entre ceux de Tulpius et de Willis et celui des calculs cornés de Brugnatelli. Du reste, Houstet avait déjà vu (2) un calcul du rein enveloppé d'un sac membraneux.

C'est peut-être à la même source qu'il faut rapporter le calcul improprement appelé *fibrineux* par Marcet, et un autre auquel Brugnatelli donne l'épithète tout aussi peu méritée d'*albumineux*. Le premier était brun, jaunâtre, inégal, mais non rude au toucher, un peu élastique, à peu près aussi mou que de la cire, et composé de fibres qui semblaient partir du centre pour aller gagner la circonférence ; son volume égalait celui d'un gros pois ; il brûlait avec flamme, en se gonflant, noircissant, exhalant une odeur animale, et laissant un charbon léger et spongieux (3). L'autre, bien plus considérable, puisqu'il avait le volume d'une noix, était dur, aplati, d'une légère couleur d'ambre, et parsemé d'une multitude d'éminences presque cubiques, brillantes et demi-transparentes ; sa substance, partout homogène, résultait d'un amas de lames épaisses et brillantes ; il brûlait en répandant une odeur fétide particulière, et laissait un charbon léger, volumineux et brillant ; on l'avait tiré de la vessie d'un homme (4). Baillie parle également (5) d'une matière qui lui parut ressembler à de la lymphe coagulable, et qui fut rencontrée dans une vessie, près de son col, tout in-

(1) *Spadacren.*, c. 9., p.7 8.

(2) *Mém. de l'Acad. de chirurg.*, t. ii, p. 279.

(3) *Loc. cit.*, p. 102.

(4) *Loc. cit.*, p. 54, pl. 3, fig. 43.

(5) *A series of engravings,* fasc. vii, pl. 4. 1803.

crustée de matière calculeuse. M. Brodie a également extrait
de là vessie d'un cadavre un calcul fibrineux, de la grosseur
d'une fève, jaune, demi-transparent, ayant l'apparence de
l'ambre, qui perdit beaucoup de son volume par la dessiccation, et dont l'existence n'avait point été soupçonnée pendant
la vie (1).

CHAPITRE III.

DE LA TEXTURE DES CONCRÉTIONS URINAIRES.

Ce n'est point assez de connaître les matériaux pour ainsi
dire élémentaires des concrétions qui se développent dans
les voies urinaires : il faut encore étudier la manière dont ces
matériaux, si différents de nature et de forme, s'associent et
se combinent pour constituer des masses d'un certain volume.

Les concrétions dues aux substances qui sont susceptibles
de prendre des formes régulières, se développent en vertu des
mêmes lois qui président à toute cristallisation dans un liquide
quelconque. Tant que les circonstances qui leur ont permis
d'apparaître ne changent point, les cristaux continuent, non de
grossir, car leur volume est presque toujours assez exigu,
mais de se multiplier. A mesure qu'ils naissent, ils s'agglutinent les uns aux autres, et produisent ainsi des masses qui
n'ont elles-mêmes qu'un accroissement renfermé dans d'assez
étroites limites, attendu qu'il a contre lui et l'excessive mobilité de la composition du liquide au milieu duquel les cristaux
se forment, et la variabilité non moins grande du mode de vi-

(1) *Loc. cit.*, p. 195.

talité des organes renfermant ce liquide. Il n'est pas commun,
en effet, que les agglomérations de cristaux d'acide urique
deviennent volumineuses, et cependant ce sont celles de toutes
qui acquièrent les plus fortes dimensions.

L'agglutination des dépôts pulvérulents a lieu d'une autre
manière. Les cristaux s'accolent par l'effet d'une attraction réciproque qu'exercent leurs facettes, et la matière animale,
loin d'être nécessaire à leur formation, ne fait que la troubler
et la rendre confuse : aussi en trouve-t-on d'autant moins que
celle-ci est plus parfaite, et n'y a-t-il aucune trace même de
matière colorante dans les cristaux exactement réguliers, dans
ceux dont les formes sont bien prononcées et déterminables.
Mais, pour que des poudres produisent un tout cohérent, il
faut un lien qui en unisse les molécules. Ce gluten provient
de deux sources différentes : il est fourni tantôt par les diverses
matières animales que l'urine tient en dissolution au moment
même où elle prend naissance dans les reins, tantôt par la
mucosité que sécrète la membrane qui tapisse l'étendue entière des voies urinaires. Or, comme ces substances varient
presque à l'infini, tant sous le rapport de leur abondance, absolue ou relative, que sous celui de leur nature, on conçoit
que le résultat ne saurait être identique dans tous les cas. La
masse produite aura bien toujours un aspect terreux ; mais, suivant qu'elle contiendra plus ou moins de matière animale urineuse, ou de sécrétion des membranes muqueuses, elle pren-
dra plus ou moins de densité, sera plus ou moins dure, et pré-
sentera des apparences diverses. C'est ce dont on peut se convaincre en examinant les concrétions homogènes composées
d'urate d'ammoniaque pur, ou associé avec l'acide urique,
avec l'oxalate calcaire, avec les divers phosphates.

Il y a encore un troisième mode de formation : les molécules salines, à demi liquéfiées, forment une sorte de gelée
épaisse, dont la condensation produit, tantôt une masse uniforme, tantôt des globules distincts, tantôt enfin une simple

poudre plus ou moins cohérente, suivant l'abondance de la matière animale glutineuse qui s'y trouve associée. Ce mode de formation appartient spécialement aux concrétions d'oxalate calcaire ; mais il s'observe aussi dans celles d'acide urique mêlé avec divers sels, dans les urates, et surtout dans les phosphates. Très-peu d'observateurs y ont eu égard ; Brugnatelli en a connu les effets, sans remonter à la cause ; Frère Côme en a également aperçu les phénomènes, dans un cas où la pierre, dit-il, grosse comme un œuf de pigeon aplati, avait une moitié de sa superficie plâtreuse et baveuse, qui dénotait son séjour dans une place excoriée (1). M. Prout seul s'est fait une idée claire, mais plutôt théorique que pratique (2), de ce mode. Je ferai voir qu'il joue un rôle fort important : seul il peut rendre raison de quelques phénomènes qu'on n'avait point expliqués jusqu'à ce jour, et de plusieurs faits qu'on laissait de côté parce qu'ils ne se ployaient point aux exigences de la théorie qu'on avait adoptée.

Ces trois modes de formation peuvent avoir lieu partout où il se rencontre de l'urine et des membranes muqueuses : ainsi, non-seulement dans les reins, les uretères, la vessie et l'urètre, mais encore dans tous les trajets fistuleux qui communiquent avec les voies urinaires.

Maintenant, lorsqu'une concrétion urinaire quelconque, cristalline, terreuse ou hydratique, s'est produite, si son volume ou la disposition des parties qui la renferment ne permet pas qu'elle soit expulsée du corps sous forme ou de mucosité épaisse ou de gravelle, elle constitue la base d'un calcul, c'est-à-dire qu'elle devient, soit dans le viscère même où elle s'est développée, soit dans l'un ou l'autre des organes placés à sa suite, un véritable corps étranger, qui, à l'instar de tout autre corps amené du dehors, subit, de la part des parties vivantes qu'irrite sa

(1) *Nouv. méth. d'extraire la pierre*, p. 90.
(2) *Loc. cit.*, p. 122 et 208.

présence, des modifications dont le résultat définitif est d'augmenter son volume. On donne à ces calculs primitifs le nom de *noyau*, et l'on appelle *écorce* toute la masse réunie des additions qui s'accumulent à leur surface.

Nous avons donc à examiner les phénomènes que présente l'accroissement des calculs et ceux qui se rattachent à la présence des noyaux, considérés soit en eux-mêmes, soit dans leurs rapports avec les dépôts dont ils deviennent le soutien.

ARTICLE PREMIER.

De l'écorce des calculs urinaires.

Le développement de l'écorce ou de la croûte extérieure des calculs présente les mêmes particularités que la formation de leurs noyaux primitifs, seulement sur une plus grande échelle et avec toutes les modifications qui peuvent naître de leurs innombrables nuances et de leur combinaison les unes avec les autres. Ainsi, ce sont toujours des dépôts cristallins, terreux ou hydratiques, qui se produisent; mais, trouvant une base de certaine étendue, ils s'y accollent et en accroissent le volume. Si la substance continue d'être de même nature, et que sa précipitation ne soit point interrompue, le noyau grossit, sans qu'on puisse distinguer aucune ligne de démarcation entre lui et les additions successives qu'il reçoit : tel est le cas des calculs d'acide urique cristallisé et de ceux d'oxide cystique ; mais si les dépôts ont lieu d'une manière intermittente, et surtout si leur nature vient à changer, ils se moulent pour ainsi dire à la surface du noyau primitif, sous la forme tantôt de granulations, et tantôt de lames ; ces deux modes d'accroissement méritent d'être étudiés chacun à part.

Des calculs granuleux.

Quand on examine avec soin l'intérieur des pierres d'oxalate calcaire, non après les avoir divisées avec la scie, méthode qui ne permet pas toujours d'en apprécier la texture, mais après les avoir brisées par la percussion, on reconnaît qu'au moment de sa production la matière calculeuse a dû jouir d'une certaine diffluence et se réunir en gouttelettes. Ces gouttelettes, en s'accumulant à la surface du noyau, ou les unes sur les autres, se sont confondues ensemble, ou sont restées distinctes; dans le premier cas, elles ont constitué une masse d'apparence homogène; dans l'autre, qui est beaucoup plus commun, elles se sont aplaties, et ont produit des lamelles emboîtées les unes dans les autres, qui donnent naissance à des inégalités, à des tubercules, à des espèces d'épines, et qui rendent la cassure du calcul conchoïde; ou bien elles se sont condensées en grains sphéroïdaux, souvent creux à l'intérieur, comme des bulles de verre. Ici, encore, deux variétés peuvent se présenter.

Tantôt les grains, quels que soient leur forme, leur grandeur, leur nombre et leur consistance, sont empâtés dans une substance de même nature, qui fait corps avec eux : alors le calcul a une grande dureté, quoique la matière unissante puisse ne pas être en assez grande quantité pour envelopper de toutes parts les globules, auquel cas la pierre, sans cesser d'être fort dure, prend l'aspect d'une éponge ou d'un morceau de pierre ponce. J'emprunte à Brugnatelli deux exemples fort remarquables de cette double disposition. Un calcul, gros comme une petite pomme, jaunâtre et en grande partie couvert d'une couche blanche, de phosphate ammoniaco-magnésien, renfermait, sous une croûte d'environ quatre lignes d'épaisseur, une vingtaine de pierrettes, grosses comme des petits pois, de couleur cendrée, et formant une masse du volume d'une nèfle; tous ces corps, composés d'oxalate calcaire, étaient étroitement liés par une substance de même nature qu'eux, qui les couvrait aussi d'une couche uniforme, creusée de cavités correspondantes à toutes leurs saillies (1). Une autre pierre, entièrement composée d'oxalate calcaire, du volume d'une noix, et dont la surface était couverte d'une multitude de protubérances arrondies, grosses comme des têtes d'épingle, résultait d'un amas de petites masses grises et rondes, agglutinées par un ciment de même nature, et laissant entre elles de nombreux vides, qui la rendaient spongieuse, en sorte que, malgré sa grande dureté, elle était cependant légère (2).

Tantôt, au contraire, la substance qui unit les grains n'acquiert pas de consistance, et les grains eux-mêmes ne sont point durs; la plus légère pression suffit pour écraser ces sortes de calculs. Brugnatelli cite une pierre noire, d'oxalate calcaire, du poids de six onces, composée en entier de pierrettes ayant la même forme et la même nature (3). J'en ai rencontré un très-grand nombre, et je me suis convaincu qu'il n'y en a pas de plus faciles à détruire par les procédés de la lithotritie; j'ai vu plusieurs de ces masses friables d'oxalate de chaux, recouvertes d'une couche assez épaisse d'acide urique impur, dont la condensation avait fini par leur donner un peu de consistance au centre de la pierre, qu'il était cependant toujours facile d'écraser. Au moment où on les retire de la vessie, ces calculs représentent une pâte molle, à grains solides et ronds, mais très-petits; si on les laisse sécher, ils durcissent un peu, sans cependant pouvoir jamais résister à une forte pression; la dessiccation fait que la substance glutineuse épanchée entre les grains se confond avec eux, et en brisant

(1) *Loc. cit.*, p. 38, pl. 1, fig. 15.
(2) *Loc. cit.*, p. 36, pl. 1, fig. 11.
(3) *Loc. cit.*, p. 55, pl. 3, fig. 40.

la pierre on aperçoit une surface terreuse ou plutôt sableuse et granulée, de couleur brune, très-variable.

Mais l'oxalate calcaire n'est pas la seule substance qu'on observe ainsi sous la forme de grains accumulés : l'acide urique, lorsqu'il est mêlé avec des sels qui en altèrent la pureté, peut également la revêtir. Un grand nombre de calculs constitués par ces mélanges divers résultent d'un amas de granulations qui paraissent se former isolément, et qui, après avoir acquis de la consistance, même un certain volume, s'appliquent à la surface du noyau, avec lequel elles s'unissent et se combinent, pour ainsi dire, de manière à produire une masse compacte; il est fort commun qu'au moment où l'on retire ces pierres de la vessie, on aperçoive à leur surface les petits grains, qui y adhèrent avec plus ou moins de force, et dont les intervalles ne sont point encore comblés. Dans beaucoup de cas même, les granulations ont si peu de consistance et sont si faiblement unies, qu'elles se séparent avec la plus grande facilité; le calcul est alors très-friable, et présente quelque chose de l'aspect terreux qui est si sensible dans ceux d'oxalate brisés par le marteau.

Les phosphates sont quelquefois granulés d'une manière remarquable. Un calcul du volume d'une grosse noix, tout entouré de proéminences et d'aspérités, et dont la couleur tirait sur le jaune-brun, avait une dureté telle, qu'il refusa de se rompre sous le choc ménagé du marteau, et qu'on fut obligé de le scier; il se trouva composé d'un amas de corpuscules jaunes, liés par une substance très-blanche, compacte, ou d'apparence cartilagineuse. Cette même substance formait autour de la pierre une enveloppe à travers laquelle on voyait percer la couleur des petits corps logés dans l'intérieur. La masse entière était de phosphate calcaire, avec un peu de phosphate magnésien (1).

(1) Brugnatelli, *loc. cit.*, p. 57, pl. 3, fig. 49.

On peut même rencontrer associées ensemble des granulations de substances diverses. Un calcul fort singulier, gros comme un œuf, offrait à sa surface une croûte blanche, épaisse d'une demi-ligne, et disposée de manière à représenter des circonvolutions, dont les intervalles étaient parcourus par des veines d'un rouge éclatant; sous cette écorce de phosphate calcaire compacte se trouvaient une multitude de petits globules, assez durs et brunâtres, d'oxalate et de phosphate calcaires, qu'enveloppait un ciment de même composition, plein de petits cristaux brillants de phosphate ammoniaco-magnésien (1). Un autre calcul, plus extraordinaire encore, de la forme et de la grosseur d'un petit œuf de poule, roussâtre à sa surface, qui était lisse quoique chargée çà et là de quelques protubérances, présenta, lorsqu'on le rompit, un amas de corpuscules diversement colorés, dont le volume ne dépassait point celui d'une tête d'épingle; quelques-uns de ces corps étaient très-durs, composés d'oxalate calcaire, et couverts de matière noire; d'autres, roussâtres, étaient constitués par de l'urate d'ammoniaque; d'autres encore résultaient d'une agrégation de molécules jaunes et brillantes d'acide urique; tous étaient maintenus par un ciment de matière animale rose et d'acide urique jaune; à la surface se trouvait une croûte compacte, composée de plusieurs couches, les unes jaunâtres, d'urate d'ammoniaque, les autres blanches, de phosphate calcaire (2).

A la série des calculs granulés se rallient, par l'identité de leur mode de développement, des pierres phosphatiques très-communes, qui résultent d'une agrégation de masses sans forme déterminée, composées elles-mêmes de petits grains très-fins et presque pulvérulents. Ces calculs, qui appartiennent surtout à l'espèce dite fusible, se développent souvent

(1) Brugnatelli, *loc. cit.*, p. 56, pl. 3, fig. 44.
(2) *Id. ibid.*, p. 43, pl. 2, fig. 24.

sur les corps étrangers introduits dans la vessie, ou sur les fragments laissés à la suite d'une opération, mais quelquefois aussi sans qu'aucune de ces deux circonstances ait lieu. Ils se font remarquer par leur irrégularité, par leur apparence granuleuse, et surtout par la facilité avec laquelle ils s'écrasent, la moindre pression suffisant pour les réduire en poudre. Souvent ils sont spongieux et criblés, parfaitement semblables à un plâtras qui serait demeuré exposé à l'action d'un petit courant d'eau, apparence qui, chez certains malades soumis à l'action de substances réputées dissolvantes ou lithontriptiques, a été gratuitement attribuée à l'action des médicaments.

Des calculs lamelleux.

Les dépôts cristallins et terreux peuvent s'étendre d'une manière uniforme à la surface d'un noyau préexistant. On voit, en effet, des calculs qui présentent, ou un tapis de cristaux entrelacés, mais bien distincts, qui sont du phosphate ammoniaco-magnésien, ou des lames cristallines juxtaposées, serrées les unes contre les autres, et demi-transparentes, qui peuvent être, soit du phosphate calcaire, soit de l'acide urique, ou des couches de matières terreuses et opaques, qui sont d'acide urique impur, d'urate d'ammoniaque et de phosphate triple, ou enfin des enduits muqueux, souvent membraniformes, quelquefois même cornés.

La texture des pierres lamelleuses avait déjà été étudiée avec soin par Robert Boyle (1), qui comparait leurs couches aux tuniques d'un oignon. Tantôt ces couches ont une certaine épaisseur, et tantôt elles sont d'une minceur extrême; leur épaisseur n'est pas toujours la même dans les divers points de leur étendue, et elles peuvent aussi différer les unes des

(1) *De utilitat philosoph. experiment,,* part. 2, exercitat. 2, § 18, p. 133.

autres sous ce rapport. Là on les trouve tellement unies ensemble, qu'on ne les distingue qu'à l'aide d'une loupe, et
ailleurs elles tiennent si peu les unes aux autres, qu'on les
détache avec la plus grande facilité. Souvent même elles s'é-
cartent, et laissent entre elles des vides, des cavités, de forme
et d'étendue très-diverses, dont les parois sont quelquefois
teintes en noir, en jaune, en rouge, plus fréquemment encore
tapissées de phosphate ammoniaco-magnésien cristallisé, et
parfois mises en communication avec la surface extérieure
de la pierre par des ouvertures ou des conduits.

Les couches ne sont pas toujours continues à l'entour du
calcul. Je possède une pierre ovale, fort dure, longue de
trente-quatre lignes, sur vingt-sept de large, au centre de
laquelle se trouve une masse d'oxalate calcaire; tout le reste
est d'acide urique, disposé par couches régulières, quant à
leur épaisseur, mais entrecoupées, dans le sens de leur longueur, par six lignes irradiantes, du centre à la circonférence,
qui interrompent si bien la matière calculeuse, qu'en sciant
la pierre elle s'est divisée en plusieurs éclats. Quelquefois
ces lignes irradiantes vont en se subdivisant à mesure qu'elles
se rapprochent de la superficie, où elles semblent correspondre
aux inégalités, aux espèces de mamelons ou de saillies que
présente une multitude de pierres, même d'acide urique,
et elles produisent alors une apparence semblable à celle qu'offre l'arbre de vie, sur la coupe longitudinale du cervelet. C'est
ce que j'ai remarqué dans quelques calculs d'oxide cystique,
dans plusieurs d'oxalate calcaire et dans un plus petit nombre
d'acide urique. Dans tous les cas, les stries divergentes, quelque disposition qu'elles affectent, marquent autant de com-
partiments dans la substance des pierres. Aussi celles dans
lesquelles on en découvre sont-elles, quoique dures, cassantes
et très-faciles à briser, à l'exception d'un petit nombre, qui
offrent beaucoup de résistance. Ce sont celles-là surtout qui
se brisent quelquefois spontanément dans la vessie, et dont

les malades rendent les éclats, qu'on a pris plus d'une fois
pour de simples graviers, ou pour des fragments détachés
par l'action d'un prétendu lithontriptique. Les couches d'un
calcul peuvent cependant avoir beaucoup de tendance à se
disjoindre et à se casser, sans qu'on aperçoive aucune interruption, ni entre elles, ni dans leur épaisseur. J'ai une pierre
d'acide urique, fort grosse et très-compacte, qui présente
cette particularité : elle se divise au moindre choc (1).

La teinte des couches superposées n'est pas toujours semblable dans les calculs d'une seule substance, comme aussi
les couches de composition identique n'ont pas constamment
la même couleur dans les pierres dont les lames successives
sont formées par des matériaux de nature différente. En général, dans le premier cas, la teinte s'éclaircit du centre à la circonférence; mais quelquefois aussi l'inverse a lieu, ou bien
l'on observe des couches alternativement plus claires et plus
foncées. M. Prout (2) établit, pour l'acide urique, que, plus sa
couleur pâlit, plus il contient d'urate d'ammoniaque ou de
phosphates; quant à l'oxalate, il peut être associé à l'urate
d'ammoniaque, que M. Prout a quelquefois trouvé (3), en proportions diverses, dans la variété dite en grain de chénevis.
L'oxalate le plus pur que Wilson ait rencontré (4) contenait
plus d'un tiers de matières étrangères, savoir, sur 100 parties: 65 d'oxalate, 16 d'acide urique, 15 de phosphate calcaire et 4 de matière animale.

Un calcul peut être partout de même substance, et cependant présenter des nuances qui tiennent à une différence de
densité entre le centre et la circonférence. J'ai déjà dit que

(1) Marcet a signalé cette disposition, et l'a même représentée, pl. 6, fig. 2.
Elle est très-sensible dans un des calculs du Musée Dupuytren.

(2) *An inquiry into the nature of calculus*, p. 100.

(3) *Loc. cit.*, p. 89, *note.*

(4) *Lectures*, p. 194.

cette disposition avait souvent lieu dans les pierres d'oxide cystique. M. Crosse l'a observée aussi dans un calcul, du poids de sept gros, que renfermait une vessie devenue malade à la suite d'un rétrécissement urétral; ce calcul, déjà remarquable par sa forme, puisqu'il représentait un cylindre parfait, tronqué aux deux bouts, était tout entier de phosphate fusible; mais le centre avait plus de densité et de blancheur, et possédait moins de fusibilité que les dépôts extérieurs (1).

Il arrive quelquefois que les couches successives ont la même composition chimique. C'est ce qui a lieu notamment pour l'acide urique, l'urate d'ammoniaque, l'oxide xanthique et quelques phosphates. Mais, fort souvent aussi, ces couches doivent naissance à des substances diverses. Dans ce cas, les Anglais donnent au calcul l'épithète d'*alternant*. Ici se présentent d'innombrables variétés, les matériaux constituants des pierres pouvant s'associer deux à deux, trois à trois, même quatre à quatre. Je me contenterai de citer quelques exemples.

Parmi les calculs formés de deux substances seulement, se placent au premier rang ceux dans lesquels l'acide urique recouvre l'oxalate calcaire, ou l'oxalate calcaire l'acide urique. Ces deux cas sont très-communs. M. Rapp, sur cinquante-six calculs moriformes, en a trouvé cinquante-trois dont l'acide urique occupait le centre (2). Une si forte proportion n'est vraisemblablement pas générale; mais elle établit au moins que Smith s'est trompé (3) en disant que l'oxalate est toujours couvert par l'acide urique. Nos connaissances positives sont encore si peu avancées relativement aux concrétions urinaires, qu'on doit s'abstenir avec soin de ces propositions, la plupart applicables seulement à des localités peu étendues, et que

_____

(1) *Loc. cit.*, pl. 1, fig. 10.

(2) *Naturwissenschaftliche Abhandlungen.* 1826, t. I, p. 150.

(3) *Med. chir. Trans.*, t. XI, p. 10.

l'expérience du lendemain vient à chaque instant renverser, lorsqu'on veut leur donner un caractère de généralité. Quand le centre est d'oxalate, il paraît comme rayonné sur la tranche du calcul, tandis que, lorsqu'il est d'acide urique, il présente sur cette même tranche une forme circulaire ou ovale, mais avec une courbure égale et sans structure rayonnée.

Une enveloppe phosphatique autour de l'oxalate de chaux n'est point aussi rare non plus qu'on l'a prétendu. Fourcroy en avait déjà signalé la fréquence. J'ai vu beaucoup de pierres mûrales qui, bien que dures, étaient comme criblées de très-petits trous, dont quelques-uns contenaient de la matière calcaire grise. Kern en a figuré une fort belle, dont le noyau, d'urate d'ammoniaque, est entouré d'un dépôt peu épais d'oxalate calcaire, puis de couches nombreuses d'un mélange de ce sel et d'acide urique, mélange hérissé de mamelons et de pointes dont l'extrémité seule fait saillie à travers une écorce phosphatique (1). Brugnatelli a rencontré un calcul, de forme très-bizarre, où l'oxalate était enveloppé d'une épaisse couche de phosphate ammoniaco-magnésien (2). Brande a vu, dans un rein, un calcul d'acide urique, sur lequel s'étaient déposés de très-beaux cristaux de ce même phosphate (3), qu'on a également observé à la surface de l'acide urique cristallisé ou amorphe et de l'urate d'ammoniaque.

Le phosphate fusible a été trouvé enveloppant tantôt l'oxalate calcaire, et tantôt l'acide urique ou l'urate d'ammoniaque (4).

On a vu aussi l'urate d'ammoniaque être couvert de ce der-

----

(1) *Die Steinbeschwerden der Harnblase*, pl. 9, fig. 7, *a, b, c.*

(2) *Loc. cit.*, **p.** 56, pl. 3, fig. 45.

(3) *Philos. Trans.* 1808, p. 225.

(4) M. Prout a figuré (fig. 6) un calcul retiré, après la mort, de la vessie d'un enfant de six ans, et dont le noyau, d'urate d'ammoniaque, est couvert de phosphate fusible.

nier sel (1), ou couvrir l'acide urique (2), et le phosphate calcaire entourer le'phosphate ammoniaco-magnésien cristallisé (3). Henry parle d'un calcul dans lequel l'oxide cystique
était placé sous une couche d'acide urique (4); Wollaston,
d'un autre, où la couche extérieure, peu cohérente, se composait de phosphate calcaire (5), et M. Yelloly, d'un troisième,
où l'inverse avait lieu (6). Dans l'un de ceux que j'ai rencontrés, la croûte était également phosphatique, mais formée de
plusieurs couches peu épaisses et fort adhérentes.

Dans une pierre décrite par M. Barruel (7), un noyau d'u-
rate d'ammoniaque, à couches très-minces et nombreuses,
était couvert d'une épaisse couche, d'un brun foncé, produite
par un mélange de beaucoup d'oxalate calcaire avec du phosphate de chaux et un peu d'urate d'ammoniaque.

Les calculs à trois séries de matériaux différents sont plus
rares que ceux dont je viens de parler. Cependant on en
voit beaucoup. Ainsi on rencontre, et même fréquemment,
des pierres d'acide urique couvert d'oxalate (8), ou d'autres d'oxalate enveloppé d'acide urique, à la surface desquelles s'est formée une croûte plus ou moins épaisse de
phosphates. On voit aussi quelquefois l'acide urique s'entourer d'abord d'urate d'ammoniaque, puis d'une couche phosphatique, ou former deux dépôts, l'un central, l'autre extérieur, entre lesquels existe une lame d'urate d'ammoniaque.
On doit à M. Barruel (9) la description d'une pierre, de la gros-

<hr>

(1) Brugnatelli, *loc. cit.*, p. 49, pl. 2, fig. 36.
(2) *Id., ibid.*, p. 47, pl. 2, fig. 33.
(3) *Id., ibid.*, p. 46, pl. 2, fig. 29.
(4) *Med. chir. Trans.*, t. x, p. 140.
(5) Prout, *loc. cit.*, p. 169.
(6) *Philos. Trans.* 1829, p. 64.
(7) *Journ. de ch. méd.*, t. vii, p.117.
(8) Marcet, *loc. cit.*, pl. 7, fig. 3.
(9) *Journ. de ch. méd.*, t. vii, p. 116.

seur d'un œuf de poule, dont le noyau, formé d'un mélange
d'oxalate et de phosphate calcaires, s'enveloppait d'une couche
grise d'urate d'ammoniaque, de phosphate calcaire et de phosphate triple en petits cristaux microscopiques, le tout revêtu
d'une écorce, épaisse de six lignes, d'un blanc sale, sans apparence cristalline, mais formée d'une infinité de couches produites par des lames cristallines, brillantes, accollées les unes
aux autres : cette écorce était constituée par du phosphate de
chaux, mêlé avec une grande quantité d'urate d'ammoniaque.

Les plus intéressants des calculs de ce genre, et que je cite
ici à dessein, ont été décrits par Brugnatelli (1), qui parle de
deux pierres, ayant toutes deux un noyau de phosphate calcaire très-blanc, couvert d'oxalate de chaux brun, par dessus
lequel se trouvait une couche d'urate d'ammoniaque dans l'une,
et d'acide urique cristallisé dans l'autre.

Il est bien moins commun encore de rencontrer des calculs
dont les couches appartiennent à plus de trois substances. Je
citerai, à titre d'exemples, d'après Brugnatelli (2), un calcul
dans lequel le centre brun, d'oxalate calcaire, était suivi
d'une couche jaune, d'acide urique, d'une couche blanche,
de phosphate calcaire, et d'une couche rose, d'urate d'ammoniaque. Marcet en a figuré (3) un autre dont le noyau, d'a-
cide urique, était suivi de trois couches différentes, la première
de phosphate calcaire, la seconde d'oxalate, et la plus extérieure de phosphate fusible. M. Prout (4) en décrit également
un, du poids de deux cent cinquante-deux grains et demi, dont le
noyau, d'urate d'ammoniaque, en particules faiblement ag-
grégées et d'un brun pâle, était successivement revêtu d'une
lame fort épaisse, de même substance, mais dure et com-

(1) *Loc. cit.*, p. 34.
(2) *Loc. cit.*, p. 34.
(3) Pl. 8, fig. 8, p. 90.
(4) *Loc. cit.*, p. 193, fig. 5.

pacte, d'une couche imparfaite de phosphate ammmoniaco-
magnésien, de plusieurs couches minces et irrégulières d'u-
rate d'ammoniaque et de phosphate triple, mêlés ensemble
d'une manière intime, enfin d'un feuillet mince de phosphate
ammoniaco-magnésien presque pur et ayant une texture cristalline. Ce calcul provenait d'un enfant de treize ans, que,
deux années auparavant, l'opération avait déjà débarrassé
d'une pierre d'urate d'ammoniaque, dont l'auteur a publié
aussi la description (1).

M. Barruel (2) a fait l'analyse d'un calcul, gros comme une
noix, dont le noyau, d'acide urique, était enveloppé de trois
couches; l'une brune, à texture mamelonnée, présentant à
sa surface quelques petits cristaux prismatiques, et composée
de carbonate calcaire, de phosphate calcaire et d'urate d'ammoniaque; la seconde, grisâtre, de phosphate calcaire et de
phosphate magnésien, unis avec un peu d'acide urique, et
constituant une infinité de feuillets très-minces; la plus extérieure, enfin, blanchâtre, fort mince, friable et de phosphate
calcaire pur.

Les pierres dont les couches n'ont pas la même composition
varient encore plus que les autres eu égard à la couleur de
ces couches, à leur épaisseur et à leur mode de connexion.
Sous ce rapport, je dois faire remarquer de nouveau que ceux
qui ont jugé de la nature des calculs d'après leur couleur
seule, ont souvent été conduits à y admettre un plus grand
nombre de substances qu'ils n'en renfermaient réellement :
il ne faut jamais perdre de vue que les teintes diverses tiennent à la matière animale, qui peut varier, quoique la matière calculeuse reste la même.

Fort souvent les couches hétérogènes semblent ne pas se
toucher, ou du moins il reste entre elles des intervalles, dans

(1) *Med. chir. Trans.*, t. x, p. 389.
(2) *Journ. de ch. méd.*, t. VII, p. 114.

lesquels on trouve une matière grumeleuse, presque toujours, calcaire. Quand on scie ces sortes de pierres, elles offrent, sur leur coupe, des vides irréguliers, des cavités très-surbaissées, séparant des zônes flexueuses, ondulées, anguleuses, dentées en scie, dont la largeur et la coloration varient à l'infini.

Il est rare que la transition se fasse brusquement d'un principe constituant à l'autre, quoique ce phénomène ait quelquefois lieu pour les calculs formés d'une même substance, qu'on peut voir passer tout-à-coup de la texture grenue à la disposition lamelleuse, comme dans la pierre d'une livre dont j'ai fait l'extraction. La plupart du temps on trouve, entre deux couches manifestement différentes de composition, d'autres couches qui, par des dégradations insensibles, font peu à peu passage de l'une à l'autre. Ce point intéressant n'a été examiné jusqu'ici que par M. Prout. Ainsi, dans les pierres d'acide urique revêtu d'oxalate, au-dessus du noyau, cet habile observateur a remarqué une couche très-mince, moins colorée, d'un mélange d'acide urique, d'urate d'ammoniaque et d'oxalate, par dessus laquelle seulement ce dernier sel existait à l'état de pureté. De même, dans le cas de pierre à noyau d'oxalate couvert d'acide urique, on rencontre, la plupart du temps, un mélange de ces deux substances, entre les couches qui renferment chacune d'elles à l'état de pureté. S'il s'agit d'un calcul d'acide urique au centre et de phosphate à la surface, on voit d'abord l'acide perdre sa forme cristalline, et prendre l'aspect pulvérulent, ce qui annonce qu'il cesse d'être pur; puis l'apparence terreuse se prononce de plus en plus, et enfin les phosphates prédominent, si même ils ne sont entièrement purs. S'agit-il d'un noyau d'oxalate englobé dans une masse phosphatique, sa surface s'entoure d'abord d'un mélange plus compacte et moins dur de carbonate calcaire mêlé avec une petite quantité d'oxalate, puis ce dernier disparaît pour faire place au phosphate calcaire, combiné aussi avec le carbonate de chaux, ensuite celui-ci diminue peu à peu, jusqu'à ce qu'il ne reste plus que du phosphate calcaire, qui, à son tour, s'unit à du phosphate ammoniaco-magnésien, auquel même il finit quelquefois par céder entièrement la place, et qui prend alors la forme cristalline pour laquelle il semble avoir une prédilection très-prononcée. Ces sortes de transitions peuvent d'autant moins être révoquées en doute qu'on a des exemples de calculs dans lesquels aucune couche n'était pure. Ainsi, par exemple, Brugnatelli en cite un dont la croûte était composée d'un mélange d'oxalate et de phosphate calcaires, tandis que le noyau résultait d'une association de l'urate d'ammoniaque avec le phosphate de chaux (1). M. Walther a d'ailleurs constaté, par la voie de l'analyse, qu'il est rare que l'acide urique lui-même soit pur quand une fois la pierre a dépassé le volume d'un haricot, et que presque toujours celui qui s'y ajoute ensuite est mêlé avec des phosphates, de l'oxalate ou du carbonate calcaire (2).

On s'est beaucoup occupé, en Angleterre, de l'ordre dans lequel se succèdent les divers dépôts qui constituent les calculs alternants. On a dit, par exemple, que l'acide urique passait aux phosphates par l'intermédiaire de l'urate d'ammoniaque, et l'oxalate à ces même sels par celui du carbonate calcaire. M. Prout établit la progression suivante comme étant celle qui existe dans le premier de ces deux cas : acide urique cristallisé et pur, acide urique compacte et décoloré, acide urique pâle et impur, urate d'ammoniaque, phosphate triple et phosphate fusible (3). Il fait observer que cet ordre peut être plus ou moins perverti, mais ajoute qu'il ne l'a jamais vu complétement renversé. Wilson n'a fait que suivre l'opinion de M. Prout (4).

(1) *Loc. cit.*, p. 32, pl. 1, n° 3.
(2) *Journal de Græfe*, t. i, p. 195.
(3) *Loc. cit.*, p. x de l'explication des planches.
(4) *Lectures*, p. 206.

Mais MM. Brodie (1) et Howship (2) ont été beaucoup moins
réservés; le premier surtout tranche net la question, et affirme qu'il ne se produit jamais de dépôt d'acide urique ou
d'oxalate sur une couche phosphatique, et que quand la surface extérieure d'un calcul est d'acide urique ou d'oxalate
calcaire, on peut être certain qu'il n'y a point de phosphates
dans l'intérieur. Il paraît qu'en effet l'ordre établi par M. Prout
est celui que suit ordinairement la nature; mais il y a des
faits qui contredisent l'assertion de M. Brodie, et ces faits
sont très-nombreux : j'en ai cité quelques-uns précédemment, entre autres celui qui est rapporté par Kern. Brugnatelli a représenté aussi un calcul phosphatique qui était
teint en rouge par une couche très-mince d'acide urique. M. Prout, qui paraît n'avoir connu que le cas du calcul figuré par Marcet, dans lequel le phosphate calcaire, en-
croûtant un noyau d'acide urique, est lui-même entouré d'oxalate, qu'enveloppe une masse de phosphate mixte, croit échapper à la difficulté en disant que le noyau d'acide urique s'est
probablement revêtu de sa croûte phosphatique dans une lacune prostatique où le hasard l'avait conduit, et que, ramené
ensuite dans la vessie par un autre hasard, il s'y est couvert
d'abord d'oxalate, puis de phosphate fusible. Pour peu qu'on
ait vu des calculs, on a remarqué qu'il est très-commun de
découvrir, entre les couches diverses dont l'association les
constitue, des lignes blanches, quelquefois encadrées d'autres
lignes noires, souvent réduites aux proportions exiguës d'un
filet presque imperceptible, et qui sont dues à des sels phosphatiques. M. Prout ne voit là non plus que des circonstances
rares, qu'on doit au plus considérer comme des curiosités, et
auxquelles il ne faut attacher aucune importance, ou qui du
moins n'en ont point par rapport à la formation générale de

____

(1) *Lectures on the diseases of the urinary organs*, p. 197 et 198.
(2) *On the diseases of the urinary organs*, p. 94.

la pierre (1). D'abord, le phénomène en question n'est rien
moins que rare; il se présente, au contraire, dans une multitude de calculs vésicaux, même dans certaines concrétions rénales, et sa fréquence seule annonce que toute théorie qui
veut avoir de la stabilité doit le prendre en considération.
En second lieu, les faits rares ne sont jamais à dédaigner
parce qu'ils contrarient une théorie, attendu que, s'ils ne
peuvent s'y rallier en vertu de quelque circonstance méconn-
nue ou mal interprétée, ils la renversent infailliblement, et
prouvent qu'elle ne vaut rien. Mais ici la loi établie par M. Prout
peut subsister, et je la crois exacte; seulement, au lieu de
faire comme lui promener un calcul phosphatique de la vessie
dans la prostate, et de celle-ci dans la vessie, il est bien plus
simple d'admettre que le noyau d'acide urique est tombé des
reins déjà enduit de phosphates, car on sait que la chose a
lieu; M. Gautier-Claubry (2) a vu, dans le rein droit d'un
homme mort à la suite d'une rétention d'urine, un calcul
d'acide urique revêtu d'une couche phosphatique; l'autre
rein en renfermait quatre d'oxalate et d'acide urique. Arrivés
dans la vessie, ces sortes de calculs, qui étaient pour les reins
des pierres composées, deviennent des noyaux d'une autre
pierre, qui parcourt à son tour toutes les phases voulues par
les conditions organiques du nouveau viscère dans lequel elle
est appelée à séjourner encore.

On sait, en effet, non seulement que toutes les espèces de
calculs simples ou homogènes peuvent prendre naissance dans
le rein, de même que dans tous les autres départements des
voies urinaires, mais qu'ils peuvent aussi, en y séjournant,
y passer par tous les changements de nature et d'aspect qu'ils
subissent dans la vessie. Il n'est pas rare surtout qu'après
s'être arrêtés quelque temps dans cet organe, ils s'y couvrent

____

(1) *Loc. cit.*, p. 112, et p. xii de l'explication des figures.
(2) *Annales de chim.*, t. xcii, p. 67.

d'une couche plus ou moins épaisse de phosphates, et prennent ainsi une couleur blanche. A cette occasion je dois relever une grave erreur dans laquelle est tombé naguères un
médecin, d'ailleurs fort éclairé, M. Bigel, de Varsovie. Après
avoir été lithotritié par M. Græfe, qui très-probablement lui
avait laissé quelques fragments dans la vessie, attendu que l'instrument *ne rencontrait plus rien qui fût digne de lui* (1),
ce médecin alla, d'après les conseils de l'opérateur berlinois,
prendre les eaux de Carlsbad, *pour laver sa vessie et la
purger des débris du calcul.* Au bout de quelque temps
il expulsa, en effet, des graviers *blancs,* tandis que jusqu'alors
il n'en avait rendu que de *bruns.* M. Bigel épuise tout ce que
l'enthousiasme d'un malade guéri et reconnaissant peut fournir d'expressions énergiques pour célébrer la vertu des
eaux auxquelles il attribue d'avoir opéré cette transforma-
tion de couleur, qui, ajoute-t-il, *pénétrait graduellement
jusque dans la substance intime* des graviers (2). Mais
d'abord l'examen de ces graviers, fait par M. Creuzbourg, nous
apprend qu'il y avait deux gros environ de fragments *bruns*
et dix grains seulement de fragments *blancs,* que ceux-ci
n'étaient blancs *qu'à l'extérieur,* qu'en les brisant on trouvait un grain rouge sous la croûte blanche, que cette croûte
n'était pas compacte, mais qu'on pouvait la détacher avec
l'ongle, que le noyau brun avait une dureté égale à celle des
graviers rouges, et que la croûte d'un des graviers blancs avait
une texture évidemment cristalline (3). Or, on sait que les
fragments de calculs laissés dans la vessie ne tardent presque
jamais à y grossir, et que la plupart du temps c'est d'une
croûte *blanche* qu'ils se revêtent. Ici très-probablement

(1) *Lettre à M. de Carro sur les effets des eaux de Carlsbad.* **Prague,**
1836, in-8°, p. 12.

(2) *Ibid.,* p. 13 et 14.

(3) *Loc. cit.,* p. 18 et 19.

l'enduit blanc n'était pas du phosphate calcaire, comme à l'ordinaire, mais bien de l'urate de soude, puisque le malade avait fait usage des eaux de Carlsbad. En effet, M. Prout avait déjà remarqué que, chez les calculeux qui prennent des remèdes alcalins, la croûte blanche dont la pierre se recouvre est due, non pas à des phosphates, comme on le pense généralement, mais à de l'urate de potasse ou de soude, mêlé avec une proportion relativement peu considérable de sels phosphatiques (1). De même M. Brodie (2), qui a rencontré un calcul d'*urate de soude* ayant un dépôt d'acide urique à la surface, pense, non sans fon dement, que sa formation avait eu lieu chez un malade mis à l'usage de l'eau alcaline, dans laquelle on sait que les Anglais ont une grande confiance pour combattre la diathèse urique, ce qui n'empêche pas l'affection calculeuse d'être extrêmement commune chez eux. M. Petit parle également (3) d'un gravier, ayant le volume et la forme d'une grosse fève, qu'un malade expulsa, et qui était couvert d'une couche blanche; il considère cet enduit comme de l'urate de soude, ajoutant que les calculs d'acide urique commencent toujours par se combiner avec l'alcali de l'urine rendue alcaline par l'eau de Vichy, et que ce n'est que quand ils sont à l'état d'urate de soude qu'ils se dissolvent, si l'urine est suffisamment alcalisée. Ce n'est pas ici le lieu de soumettre ces dernières assertions à un examen approfondi ; mais je dois faire remarquer qu'il aurait fallu prouver que la croûte d'urate de soude a été réellement produite par l'action de l'alcali sur le calcul, et non par un dépôt salin résultant de la réaction de l'alcali sur l'urine elle-même. Or ce dernier cas est plus probable que l'autre, et le fait de M. Petit prouverait alors que les

(1) *Loc. cit.*, p. 88, note.
(2) *Loc. cit.*, p. 194.
(3) *Nouvelles observations sur les eaux de Vichy*, p. 25 et 26.

eaux alcalines sont aptes à accroître le volume des concrétions urinaires, comme celui de M. Brodie établit qu'elles sont susceptibles d'en produire, alors même qu'il n'y en a pas déjà dans la vessie.

Parmi les calculs, il y en a qui grossissent avec une lenteur extrême, et l'on cite les cas dans lesquels vingt-cinq années n'ont pas suffi pour porter le volume de ces corps au point d'en rendre l'extraction indispensable (1). M. Crosse a fait quelques recherches à ce sujet. En calculant d'après le volume de la pierre enlevée par l'opération de la taille et la durée des symptômes, il estime que, chez l'adulte, un calcul d'acide urique ou d'oxalate calcaire croit généralement d'un à deux gros, et rarement plus, par année. Il s'appuie sur le fait suivant : Un homme subit la cystotomie, au moyen de laquelle on lui retira deux pierres d'acide urique, pesant ensemble sept gros et demi, et dont une se cassa en plusieurs morceaux; il y eut recidive ; le malade souffrait depuis vingt années lorsqu'il vint à mourir ; sa vessie contenait un calcul d'acide urique, du poids de deux onces deux gros et un scrupule (2).

La question ne me paraît pas susceptible d'être résolue. Elle se lie à des circonstances si variables et si fugitives, qu'à l'exception d'un très-petit nombre de cas, où l'origine de la pierre est rigoureusement déterminée, on ne peut arriver à rien de positif. Cependant le sujet est d'un si haut intérêt pour la pratique chirurgicale, qu'il convient de ne point négliger les données faiblement approximatives qu'une observation scrupuleuse des faits nous permet d'acquérir.

Les calculs d'acide urique doivent être divisés en deux classes, sous le rapport de la promptitude avec laquelle ils se développent. Les uns, lissés, polis et très-durs, grossissent d'une manière très-lente. Les autres, rugueux, légers, friables, et

___

(1) Delpech, *Précis des mal. rép. chirurg.*, t. II, p. 227.
(2) *Loc. cit.*, p. 11, pl. 1, fig. 3.

d'une couleur jaune foncée, acquièrent un volume considérable dans un laps de temps fort court. J'en ai vu plusieurs,
de dix à douze lignes de diamètre, dont la formation ne re-
montait pas à plus d'une année. Ce développement rapide
doit faire craindre la récidive de la maladie, par quelque procédé que la pierre soit extraite. Mais, en revanche, les premiers subsistent quelquefois pendant longues années sans augmenter de volume. J'ai vu des malades qui souffraient depuis
vingt ans, et dont la pierre n'était pas plus grosse qu'une
amande. D'autres l'ont portée durant quarante ou cinquante
années, et cependant elle n'avait point un volume excessif. Je
connais un homme qui est calculeux depuis quarante-huit
ans, et dont la pierre ne dépasse pas le volume d'un œuf de
poule, autant qu'on peut en juger à l'aide de la sonde ; la lithotritie n'est point applicable, et le malade ne veut pas
se soumettre à la taille.

Les calculs d'oxalate calcaire formés de globules noirs, col-
lés les uns aux autres, se développent d'une manière assez
prompte. Les autres, au contraire, sont lents à se former. J'ai
opéré un Espagnol de vingt-deux ans, pour une pierre de
cette espèce, qu'il portait depuis son enfance ; elle était petite, et, quoique dure, elle fut facile à détruire.

Quant aux calculs phosphatiques, ils croissent quelquefois
avec une grande rapidité. M. Crosse a taillé un homme qui
n'avait éprouvé les symptômes de la pierre que pendant trois
ou quatre mois. Le calcul avait pris naissance autour d'une
petite masse de mucus épaissi. Il y avait catarrhe de vessie,
engorgement de la prostate et rétrécissement de l'urètre. Le
calcul, qui était de phosphate fusible, avec une légère trace
d'acide urique, avait une fragilité telle, qu'il se brisa en une
centaine de morceaux.

L'accroissement des calculs urinaires est subordonné, pour
les uns à des circonstances inconnues, qui font varier l'abondance des divers matériaux contenus dans l'urine, et pour les au-

tres à l'état des organes urinaires, qui modifie plus ou moins profondément la texture et les fonctions de la membrane muqueuse,
et par suite la nature de son produit. J'ai opéré deux sujets qui
s'étaient introduit dans la vessie, l'un un fétu de paille et l'autre
un haricot; six mois avaient suffi pour faire naître une pierre
phosphatique ayant le volume d'une noix, tandis que la vessie d'un autre malade, qu'également j'ai opéré, contenait un
pois ordinaire, qui, malgré onze mois de séjour, n'était recouvert que d'une très-mince couche de substance calcaire.
La même particularité s'est reproduite sur d'autres malades
que j'ai soumis aussi à la lithotritie, et qui portaient dans la
vessie depuis plusieurs mois, l'un une bougie de cire, l'autre
un tube de verre; ces deux corps étaient à peine recouverts
d'une couche mince de substance grise.

ARTICLE II.

Du noyau des calculs urinaires.

Lorsqu'on brise certains calculs, on les sépare en plusieurs
parties, qui étaient enfermées les unes dans les autres. Mais
cet emboîtement a un terme, et l'on arrive enfin à une masse
centrale, qui ne se laisse plus diviser ainsi, ou qui présente
des caractères particuliers. Cette masse porte le nom de *noyau.*
Elle peut avoir pris naissance dans le corps, ou s'y être introduite du dehors.

Noyaux qui se développent dans le corps.

Les calculs urinaires commencent toujours par n'être qu'une
masse peu considérable, dont le volume s'accroît graduellement. Mais on ne parvient pas toujours à distinguer cette masse
primordiale des additions successives qu'elle a reçues. On dit
alors que la pierre n'a point de noyau. Tel est le cas des con-

crétions de nature homogène, cristallines ou terreuses, notamment de celles d'acide urique cristallisé et d'oxide cystique.

On n'appelle noyaux ni les amas irréguliers et amorphes qui servent de base à quelques gros calculs phosphatiques feuilletés, ni les corpuscules qui constituent les pierres granulées. Pour qu'une aggrégation de matière calculeuse reçoive cette épithète, il faut qu'elle ait une forme appréciable, et qu'une limite bien tranchée, ou tout au moins une différence soit de couleur, soit de nature, la distingue de celles qui l'enveloppent. De telles distinctions sont arbitraires, sans doute ; mais l'usage les a consacrées, et il n'y a aucun inconvénient à les conserver.

Quelquefois une ou plusieurs cavités remplacent le noyau. Ces cavités, de grandeur très-variable, ovales, sphériques, cylindriques ou irrégulières, ont été vues par un grand nombre d'observateurs, par Deschamps, Chopart, Wollaston, Brugnatelli (1), Kœhler (2), Walther (3), Henry et M. Crosse. Elles sont presque toujours revêtues d'une matière noire, tantôt pulvérulente, et tantôt susceptible de se détacher par lames. Parfois aussi elles contiennent une poudre grise, brune, jaunâtre ou rougeâtre. On en a trouvé dans des calculs d'acide urique (4), d'oxalate calcaire (5), d'oxalate et d'urate d'ammoniaque (6), de phosphate calcaire (7), de phosphate ammoniaco-magnésien (8), et de phosphate fusible (9). J'en ai

____

(1) *Loc. cit.*, p. 44 et 45.

(2) *Beschreibung der patholog. Praeparate*, nᵒˢ 726, 731, 736 et 777.

(3) *Journal de Græfe*, t. I, p. 197.

(4) Crosse, *loc. cit.*, pl. 1, fig. 5.

(5) Brugnatelli, *loc. cit.*, p. 45. pl. 1, fig. 27, nᵒ 3.

(6) *Id. ibid.*, p. 45.

(7) *Id. ibid.*, p. 45, pl. 1, fig. 27, nᵒ 2.

(8) *Id. ibid.*, p. 45.

(9) Henry, *Med. chir. Trans.*, t. x, p. 132. — *Journal de Græfe*, t. III, p. 399 et 695.

rencontré un assez grand nombre d'exemples, entre autres chez un malade qui disait s'être introduit dans la vessie une tige de plante qu'il ne savait pas désigner. On a présumé que, dans tous ces cas, la pierre s'était formée autour d'une substance végétale ou animale, spécialement d'un caillot de sang, dont la décomposition avait fait peu à peu disparaître les traces. Cette explication peut s'appliquer jusqu'à un certain point aux cavités remplies de matière pulvérulente; mais elle ne suffit pas pour faire concevoir celles qui ne renferment absolument rien, pas même de couche colorée.

Certains noyaux ne tiennent au reste de la pierre que par des pointes ou des aspérités de leur surface, de sorte qu'entre eux et la couche superposée existent des espaces vides ou remplis de matière calcaire grise. D'autres, dont je possède plusieurs dans ma collection, sont entièrement isolés et mobiles, et le calcul ressemble alors aux aétites, jadis si célèbres. Plusieurs auteurs ont parlé de ces noyaux libres; mais je ne connais que Brugnatelli (1) et M. Loir qui en aient décrit. Le premier a figuré un calcul irrégulier, pesant une once, et parsemé de nombreuses protubérances noirâtres, au centre duquel existait une cavité teinte de noir et contenant une pierrette mobile, de la grosseur d'une amande, composée d'oxalate calcaire gris, à la surface duquel était étendue une couche noire; la pierre, avant sa rupture, faisait entendre un léger bruit quand on l'agitait. Je parlerai ailleurs du calcul trouvé par M. Loir.

Il peut arriver que les couches disposées sur un noyau n'en couvrent pas toute la surface. Kern a figuré un calcul qui présente cette disposition (2): le noyau, d'urate d'ammoniaque, n'est qu'incomplétement incrusté d'un dépôt d'oxalate calcaire, qui en laisse une partie à découvert.

(1) *Loc. cit.*, p. 56, pl. 3, fig. 46.
(2) *Die Steinbeschwerden der Harnblase*, pl. 9, fig. 6.

Le noyau n'occupe pas toujours le centre du calcul, comme l'ont dit quelques auteurs, Deschamps, par exemple (1). Très-souvent il est excentrique, ce que Fourcroy avait déjà remarqué, mais seulement pour les noyaux d'oxalate calcaire (2). Il peut alors, ou se rapprocher d'un point de la circonférence d'une pierre sphéroïdale plus que des autres, ou occuper l'un des bouts d'un calcul de forme allongée.

De ces deux dispositions, la première est la plus commune. Elle s'est offerte à moi assez fréquemment. J'ai trouvé dans une même vessie plusieurs calculs d'acide urique ayant pour noyau, les uns ce même acide et les autres l'oxalate calcaire; l'un des premiers, très-compacte, fort lisse, et à couches régulières bien distinctes, présentait près de sa circonférence un noyau creux à l'intérieur et fort adhérent; de plus, une faible pression suffit pour détacher de la pierre une couche épaisse, après la chute de laquelle j'aperçus un autre noyau marginal, auquel ne correspondait qu'une portion fort mince de la croûte extérieure. Rigby avait déjà rencontré des calculs multiples à noyau excentrique; à l'ouverture d'un cadavre, il tira de la vessie deux calculs pesant, l'un deux scrupules et l'autre quatorze; tous deux laissaient apercevoir un noyau d'acide urique sur l'une de leurs faces; le reste de l'étendue de ce noyau présentait, dans l'un une couche très-mince et dans l'autre une masse fort considérable de phosphate fusible (3). La même disposition s'observe dans deux autres pierres également figurées par M. Crosse; l'une, ovale et aplatie, est de phosphate fusible, avec un noyau d'acide urique plus rapproché d'une des faces que de l'autre (4); la seconde, à peu près globuleuse, et du poids de deux onces et demie, avait un noyau

____

(1) *Loc. cit.*, t. I, p. 144.

(2) *Syst. des conn. chim.*, t. x, p. 214.

(3) Crosse, *loc. cit.*, p. 14 et 101, pl. 1, fig. 9.

(4) *Loc. cit.*, p. 99, pl. 1, fig. 2.

marginal de phosphate calcaire, tout le reste étant de phosphate fusible (1). Une particularité remarquable, c'est que ces deux dernières pierres avaient leur surface très-lisse du côté correspondant au noyau, et rugueuse de l'autre. Les malades qui les fournirent étant demeurés fort long-temps couchés sur le dos, M. Crosse conjecture que les noyaux ont par cela même peu changé de place, de sorte que, restant presque toujours en contact avec la vessie par l'une de leurs faces, les dépôts additionnels ont dû s'accoller principalement sur l'autre. Cette hypothèse est ingénieuse; mais il se pourrait faire aussi que la face découverte du noyau, au lieu d'être en contact avec la vessie, lui fût au contraire opposée, et que le noyau eût été pour ainsi dire soulevé par les dépôts successifs formés au-dessous de lui. Telle était du moins l'opinion d'Austin, qui a rapporté plusieurs exemples de noyaux excentriques voisins d'une des surfaces du calcul, observés tant par lui que par Lane et Abernethy. Au reste, il s'en faut de beaucoup que les masses phosphatiques produites à la surface d'un calcul s'étalent toujours d'une manière égale; la forme que prend la vessie en se *ratatinant* peut influer sur leur mode de répartition, et de là vient que certains noyaux, sans être précisément excentriques, n'offrent cependant pas à leur surface des couches calcaires de même épaisseur partout. On en voit un exemple fort remarquable dans l'une des planches de M. Crosse (2), représentant une grosse pierre ovalaire, du poids de neuf gros et demi, extraite par le haut appareil, à un enfant de quinze ans; le noyau est composé d'acide urique, et la croûte de phosphate fusible, qui l'entoure, fort mince sur les faces, ne présente quelque épaisseur qu'aux deux bouts, le petit surtout, qu'elle constitue en entier. J'ai dans ma collection plusieurs échantillons de noyaux placés

(1) Crosse, *loc. cit.*, p. 409, pl. 1, fig. 6.
(2) *Loc. cit.*, p. 100, pl. 1, fig. 8.

près de la circonférence. Un malade succomba par les progrès de la maladie et avant qu'on eût pu songer à aucune opération; en ouvrant le corps, on trouva quatre pierres, dont trois aplaties et l'autre ovale; toutes ces pierres avaient des noyaux d'acide urique, non placés au centre. C'est encore là une des nombreuses particularités dans lesquelles quelques personnes ont cru voir des faits favorables à l'action sur les calculs urinaires des substances chimiques, alcalines surtout, introduites dans l'économie vivante par la voie de l'estomac, ou même, ce qui est bien plus fort, par celle de l'absortion cutanée. On en trouve la preuve dans l'une des brochures publiées par M. Petit (1), qui offre la représentation d'un gravier parfaitement semblable au calcul dont M. Crosse a donné une excellente figure. L'auteur suppose que ce gravier avait contracté avec les parois de la vessie quelques adhérences qui ont empêché l'alcali de l'attaquer également partout, de sorte que les couches dont il se composait ont été mises à nu d'un côté seulement, celui qui regardait la cavité vésicale. Le malade qui rendit ce gravier avait pris les eaux de Vichy; mais aucun de ceux dont j'ai parlé plus haut n'avait employé de remèdes réputés lithontriptiques. On a donc tiré de ce fait une conclusion qui n'en découle pas rigoureusement.

On cite peu d'exemples de calculs allongés dont le noyau occupait l'un des bouts. Brugnatelli et M. Crosse en ont rapporté deux fort remarquables. Dans le premier, un noyau brunâtre, d'oxalate calcaire, était placé au centre d'une des extrémités d'un calcul de phosphate fusible, dont la forme bizarre semblait annoncer qu'il avait eu son siége en partie dans la vessie et en partie dans l'urètre (2). L'autre est celui d'une pierre enkystée, en forme de cornichon, ayant un noyau

____

(1) *Nouv. observ. sur les eaux de Vichy*, p. 21, pl. 1, fig. 2 et 2 bis.
(2) *Loc. cit.*, p. 56, pl. 3, fig. 45.

terminal d'oxalate, et composée du reste de phosphate calcaire (1); très-probablement le bout contenant le noyau était
logé dans le kyste, et l'autre extrémité faisait saillie hors de
cette poche.

Le noyau n'est pas toujours unique. Fort souvent, plus
peut-être qu'on ne le pense, il s'en trouve plusieurs dans une
même pierre. Je possède un calcul dans lequel on en aperçoit
deux, bien enveloppés par le dépôt qui les entoure, mais faciles
à distinguer, et libres de toute adhérence. J'en ai un autre,
au centre duquel se trouve une masse ovalaire, aplatie, formée elle-même de trois noyaux excentriques; l'un, plus gros,
fait la base du calcul, un autre, très-petit, occupe l'une des
faces, et sur l'autre face on en voit un troisième, qui a donné
naissance à un petit mamelon saillant; cette masse est d'acide
urique, disposé par couches nombreuses et très-compactes;
au-dessus se voit une croûte lamelleuse, moins épaisse sur
le mamelon, et couverte d'un mince feuillet luisant, blanc,
presque opalin, dont la superficie offre, sur quelques points,
un léger dépôt phosphatique. Brugnatelli a représenté une
pierre, de figure irrégulière, longue d'environ trois pouces,
recourbée sur elle-même à angle presque droit, qui avait
deux noyaux, composés de phosphate fusible, comme la couche enveloppante (2). M. Crosse a donné la figure d'un calcul
pesant près de trois gros, qui fut extrait de la vessie d'un enfant de neuf ans, par l'opération, et qui offre deux noyaux,
d'acide urique et d'oxalate calcaire, soudés ensemble par
un épais dépôt de phosphate triple (3). Marcet parle d'un
énorme calcul enkysté, trouvé dans la vessie d'un homme de
soixante-douze ans, après sa mort, et qui se divisa de lui-même
en deux masses distinctes, d'acide urique, cimentées par une

(1) Crosse, *loc. cit.*, p. 100, pl. 1, fig. 4.

(2) *Loc. cit.*, p. 53, pl. 2, fig. 41.

(3) *Loc. cit.*, p. 99, pl. 1, fig. 1.

couche intermédiaire de phosphate ammoniaco-magnésien, et dont l'une était surmontée d'une protubérance blanche, mamelonnée, de phosphate triple pur, en cristaux bien distincts (1). C'est quand la réunion n'a pas lieu qu'il se produit ces calculs pour ainsi dire emboîtés ou articulés, qu'on a rencontrés assez fréquemment, soit dans la vessie, soit dans l'urètre. L'énorme pierre de quarante-quatre onces dont Earle a donné la description était également formée de plusieurs grosses masses pelotonnées et réunies ensemble par un dépôt calcaire, disposition qui existait aussi dans le calcul d'une livre que j'ai extrait par la taille sus-pubienne (2). La pierre de phosphate calcaire que Wollaston a examinée, et qu'il devait à Baillie, contenait deux noyaux distincts, entourés chacun de couches concentriques, le tout recouvert de lames également concentriques, mais plus larges. M. Howship a figuré un gros calcul rénal triangulaire (3), pesant quatre gros et cinquante-six grains, qui était d'acide urique, combiné avec une certaine quantité de phosphates, et à chacun des angles duquel existait un noyau particulier. Des faits analogues ont été recueillis par M. Kœhler (4). Cette remarque n'avait point échappé à Desault, ni à Deschamps; ce dernier dit positivement (5) avoir vu dans un calcul rénal deux noyaux, l'un au centre, l'autre à l'extrémité, et conclut de là qu'il n'est pas vrai

(1) *Loc. cit.*, p. 8.

(2) A chaque instant on regrette que les auteurs aient négligé de rapporter tous les détails des faits, pour ne s'attacher qu'aux circonstances qui visaient au merveilleux. Il eût été curieux, par exemple, de savoir si, comme tout porte à le croire, la grosse pierre que Goodrick trouva dans la vessie de la jeune fille à laquelle il avait retiré quelques années auparavant quatre-vingt seize calculs, n'était pas le résultat d'une aggrégation de masses informes semblables à celles dont je viens de parler.

(3) *Loc. cit.*, pl. 1, fig. 1, p. 104.

(4) *Loc.*, *cit.*, p. 738, 741 et 767.

(5) *Loc. cit.*, t. I, p. 309.

que les pierres des néphrétiques ne se réunissent jamais pour en former une autre, et que les sables ou graviers soient seuls susceptibles de cette coalition.

Le noyau d'une pierre n'en est pas toujours la partie la plus dure; loin de là même, il est quelquefois beaucoup plus tendre que l'écorce. Sa forme ne répond pas non plus constamment à celle du calcul entier, entre laquelle et la sienne il n'y a jamais de rapport constant et nécessaire. Son volume, sa couleur et sa structure sont dans le même cas.

On a longuement discuté la question de savoir si les noyaux des calculs urinaires prenaient toujours naissance dans les reins, ou s'ils se formaient aussi quelquefois dans la vessie. La première opinion a surtout été soutenue avec chaleur par Fernel (1), Willis (2) et Stahl (3). La plupart du temps, sans doute, c'est le rein qui les fournit; mais on ne conçoit pas pourquoi il ne pourrait point s'en produire aussi dans la vessie, soit par l'accumulation de sables ou graviers, soit par des dépôts phosphatiques, pulvérulents ou autres, autour desquels viendraient ensuite s'en agglomérer d'autres de forme lamelleuse. Mais c'est un point que j'examinerai plus amplement ailleurs.

Il n'est pas vrai que, comme on l'a dit, les calculs engendrés dans les fistules urinaires et le prépuce soient toujours dépourvus de noyau, et qu'ils ne contiennent jamais autre chose que des phosphates terreux (4). Un calcul vésical ou même prostatique peut fort bien s'engager dans un trajet fistuleux, et y poser les fondements d'une concrétion qui peut-être n'aurait pas pris naissance sans lui. On en possède plu-

(1) *Patholog.*, l. 6, c. 13; *Opp.*, t. II, p. 181.

(2) *De urin.*, cap. 5, p. 235.

(3) *Disp. de nova patholog. calc. ren.*, c. 1, p. 6.

(4) Brugnatelli, *loc. cit.*, p. 10. — Deschamps (*loc. cit.*, t. I, p. 59) y joint même les pierres enkystées. Or j'ai rapporté plus haut, pour celles-ci, un exemple du contraire.

sieurs exemples. Sans multiplier ici les citations, je me bornerai à rappeler une pierre que M. Loir a rencontrée dans un kyste communiquant avec l'urètre, et au centre de laquelle on trouva un noyau d'acide urique sphérique et mobile (1). Il peut arriver aussi, chez un sujet dont l'ouverture du prépuce est fort étroite, qu'un gravier s'arrête entre ce repli et le gland, et devienne le noyau d'une concrétion plus ou moins volumineuse.

Toutes les substances que l'analyse chimique a constatées dans les concrétions urinaires peuvent devenir le noyau d'un calcul, non-seulement de la vessie, mais encore du rein. Elles ont toutes été trouvées jouant ce rôle dans l'un et l'autre organe. A la vérité, les noyaux d'acide urique et d'oxalate calcaire sont les plus communs de tous. On en a vu cependant qui étaient d'oxide cystique, d'urate d'ammoniaque, de phosphate calcaire, et même de phosphate ammoniaco-magnésien.

Indépendamment de ces substances, on rencontre quelquefois du mucus ou du sang coagulé au centre des concrétions urinaires.

Certains calculs ont pour noyau une masse de mucus épaissi. Chopart (2) affirme le fait, qui n'est point surprenant lorsqu'on se rappelle le mode de développement de ces concrétions. L'une des plus grosses pierres expulsées spontanément par l'urètre, puisqu'elle pesait près de cinq onces, avait pour noyau une masse considérable et mollasse de matière muqueuse, peu imprégnée de phosphate calcaire, autour de laquelle s'étaient déposées des couches phosphatiques plus consistantes, quoique friables. Ce calcul avait été rendu par une vieille négresse de Bahia. M. Howship en a donné la figure (3).

Les mucosités se présentent sous des formes diverses au

---

(1) *Diss. sur quelques points d'anatom.*, p. 20.
(2) *Loc. cit.*, t. I, p. 230.
(3) *Loc. cit.*, p. 152, pl. 2, fig. 3.

centre des pierres : quelquefois à l'état de dessiccation, et ressemblant à des tissus membraniformes ; assez souvent aussi en filaments incrustés de matière calcaire, et tellement minces qu'on les a pris pour des poils. M. Chevallier a donné la description d'un calcul, creux intérieurement, dont le diamètre s'élevait à dix-huit lignes, et dont les parois, épaisses seulement d'une ligne, étaient tapissées intérieurement d'une couche sèche de mucus (1). J'ai trouvé plusieurs fois ces sortes de noyaux, la plupart du temps dans des calculs phosphatiques, qu'il faut fendre avec un ciseau, ou rompre à coups de marteau, pour les apercevoir. Une pierre calcaire, du volume d'une petite noisette, rendue spontanément par un homme qui a réclamé mes soins, contenait des filaments muqueux ressemblant à un paquet de cheveux.

Des caillots de sang peuvent devenir un centre autour duquel une pierre se développe. Wilson en a vu un formant le noyau d'un calcul rénal, chez une personne qui n'avait jamais ressenti de douleurs dans les lombes avant une chute grave sur cette région du corps (2), observation déjà faite avant lui par Earle (3). Austin en a rapporté un exemple. C'est surtout dans la vessie que ce phénomène est commun : j'ai rencontré deux calculs ayant pour noyau un caillot de sang réduit à l'état de poudre brunâtre, avec quelques écailles de même couleur, Brugnatelli en a décrit un semblable, ovoïde, lisse, blanchâtre, et pesant une once, dont l'intérieur renfermait un grumeau de sang desséché et noirâtre, du volume d'une pistache (4). Un fait remarquable en ce genre est celui de Frère Côme, qui, avant d'opérer l'archevêque de Paris, annonça que la pierre renfermerait un caillot de sang, parce que, long-temps avant

(1) *Journ. de chim. méd.*, t. I, p. 155.

(2) *Loc. cit.*, p. 246.

(3) *Med. chir. Trans.*, t. XI. — *Voyez* aussi Pallucci, *Lithotom. perfect.*, p. 125 ; Heuermann, *Opp. chir.*, t. II, p. 69.

(4) *Loc. cit.*, p. 44, pl. 2, fig. 20, n°ˢ 1 et 2.

d'en ressentir les atteintes, le malade avait éprouvé des maux de reins et rendu du sang par l'urètre ; l'événement justifia ce pronostic, qui annonçait un coup d'œil pratique fort exercé. M. Loir (1) cite un calcul vésical dont le centre offrait une matière animale brunâtre et fibrineuse, débris probable d'un caillot de sang qui avait servi de noyau. Mais l'exemple le plus extraordinaire qu'on connaisse a été rapporté par Brugnatelli (2) : une pierre, de la grosseur d'un œuf de dinde, qui avait été retirée du cadavre d'un homme de quarante ans, renfermait, sous une couche blanche, épaisse de six lignes, et formée de phosphate ammoniaco-magnésien, en prismes épais et serrés, une masse du volume d'une grosse noix, inégale à sa surface, molle, noire et fétide, qui se laissait facilement retirer de sa niche. L'auteur a présenté cette masse comme une substance particulière, désignée par lui sous le nom de *cystimèle ;* mais il me paraît que c'était tout simplement un mélange de sang coagulé et de mucus vésical.

Noyaux venus du dehors.

Tout corps qui s'introduit dans les voies urinaires, de quelque manière qu'il y arrive, devient presque infailliblement le noyau d'un calcul, pour peu que son séjour se prolonge. L'urètre est la voie ordinaire par laquelle les corps étrangers pénètrent dans la vessie. Ils peuvent cependant y arriver aussi par une plaie extérieure, ou par une ouverture communiquant soit avec le rectum, le colon, ou tout autre point du canal intestinal, soit avec la matrice ou l'ovaire. Les anciens ont fréquemment parlé de pierres développées sur des corps divers avalés par des malades. Sans nier la possibilité du fait dans

(1) *Diss. sur quelques points d'anat.*, p. 14.
(2) *Loc. cit.*, p. 37, pl. 1, fig. 13, n°s 1 et 2.

quelques circonstances rares, on admet avec moins de facilité aujourd'hui une pareille explication, trop souvent invoquée pour éviter ou reculer d'humiliants aveux, et personne ne croirait à l'histoire de ce capucin, dont parle Scaramucci (1), qui disait avoir avalé le bout de corde qu'on trouva dans une pierre extraite de sa vessie. On douterait même d'une déclaration semblable à celle de la femme de Diemerbroek (2), qui prétendait avoir avalé, avec ses aliments, une épingle de moyenne grosseur, qu'elle rendit, trois jours après, par les urines, sans avoir ressenti la moindre douleur. À plus forte raison encore serait-on peu disposé à croire qu'une petite clef, trouvée au centre d'un calcul gros comme un œuf de poule, ait été avalée, comme l'admettait Camerarius (3). Il y a cependant quelques faits bien avérés qui constatent le passage de corps étrangers du tube alimentaire dans la vessie. M. Howship, entre autres, rapporte qu'en ouvrant le corps d'un homme qui avait plusieurs fois rendu des pépins de pomme par la verge, on découvrit dans la vessie quelques fragments d'os qui y avaient passé en suivant le trajet d'une fistule recto-vésicale (4). Yonge (5) et Hill (6) ont publié aussi chacun un cas d'introduction de matières fécales dans les voies urinaires. On connaissait déjà plusieurs exemples d'osselets (7), de noyaux de prune (8), même de noyaux de pêche (9), rendus avec les urines. On sait qu'il y a eu des femmes qu'un goût dépravé poussait

(1) *Eph. Nat. Cur.*, dec. 2, ann. 1, obs. 142, p. 345.

(2) *Anatom.*, c. 173.

(3) *Memorabil. medicin.*, cent. 7, n° 10, p. 428.—Matthæi, *Question. medic.*, p. 128.

(4) *Loc. cit.*, p. 159.

(5) *Philos. Trans.*, t. XXVI.

(6) *Med. Comment.*, t. II.

(7) Plater, *Obs.*, t. III, l. 2, c. 10; — Borellus, cent. 2, obs. 5.

(8) Bartholin, *Act. Hafn.*, t. V, c. 105. — *Eph. Nat. Cur.*, dec. 3, ann. 2, obs. 150.—Il y a d'autres exemples encore de cette communication anomale.

(9) *Eph. Nat. Cur.*, dec. 3, ann. 2, obs. 150.

à avaler des aiguilles, qui s'échappaient ensuite par toutes les parties de leur corps, et dont il pouvait fort bien arriver par conséquent que quelqu'une s'égarât dans les voies urinaires.

Il est malheureux que les malades qui se sont introduit des corps étrangers dans la vessie, consentent si rarement à donner les indications nécessaires; car la nature et la forme de ces corps sont fort importantes à connaître. Elles procurent des indices sur le volume, la figure et la consistance de la pierre, et servent en quelque sorte de guide au chirurgien dans l'opération. C'est pour avoir manqué de renseignements positifs à cet égard que Colot se trouva fort embarrassé après avoir saisi un bourdonnet de charpie avec ses tenettes; la mollesse de ce corps lui faisait craindre d'avoir pincé la vessie. Dans ma seconde opération de lithotritie, j'éprouvai un instant les mêmes inquiétudes; j'avais saisi dans la pince un corps qui ne présentait aucun des caractères d'une pierre, et le malade ne m'avait point appris qu'il s'était introduit un haricot dans la vessie.

Quelque longue que soit l'énumération que je vais présenter, je suis loin de la supposer complète; j'ai même écarté à dessein certains cas qui exigeraient une foi par trop robuste. Comment croire, en effet, ce que Borellus rapporte (1), qu'on trouva un serpent dans un calcul, qui, pour ajouter encore au merveilleux de l'histoire, présentait l'image de la tête d'un chat?

Aiguilles et épingles. — Les aiguilles et épingles sembleraient devoir être, de tous les corps étrangers, ceux qu'un hasard malheureux fait le moins souvent rencontrer dans les calculs urinaires. Cependant les livres anciens et modernes fourmillent d'exemples de pierres dont ils ont déterminé la formation.

(1) *Hist. med.*, cent. 2, obs. 22, p. 128.

Les auteurs ne citent aucun cas de calcul rénal développé sur une aiguille. M. le docteur Campaignac m'a communiqué le suivant, dont on regrette que les circonstances n'aient pas permis de recueillir les détails. Un homme était atteint de phthisie pulmonaire, et, durant le cours de sa maladie, à laquelle il succomba, jamais il n'avait appelé l'attention du médecin vers les voies urinaires. A l'ouverture du corps, on n'examina d'abord que les organes présumés malades; mais un élève, qui procéda ensuite à des recherches plus minutieuses, découvrit, dans l'un des reins, un calcul mince, légérement renflé au centre, long de deux pouces à deux pouces et demi, d'un aspect jaunâtre, et comme grenu à sa surface. Ce calcul avait pour noyau une épingle noire et sans tête. Des graviers fins existaient aussi, en petit nombre, dans le bassinet et dans l'uretère.

On ne connaît qu'un seul cas de corps étranger venu du dehors dans les uretères. C'est celui d'un gendarme, à l'ouverture duquel une épingle incrustée de matière calculeuse fut trouvée dans l'uretère droit. Cet homme était mort dans le marasme, après avoir eu, au côté droit de l'hypogastre, un abcès rempli de pus fétide et d'urine (1).

Mais les exemples de ce genre sont extrêmement multipliés pour la vessie. Colot parle d'un poinçon qu'un garçon de vingt-cinq ans s'introduisit dans l'urètre, et qui, lui ayant échappé, devint le noyau d'un calcul (2). Le même fait est reproduit, avec quelques variantes, dans les Transactions philosophiques (3). Paré en rapporte un analogue, celui d'un homme à qui l'on tira une pierre de la grosseur d'une noix, au milieu de laquelle, dit-il, fut trouvée une aiguille dont coutumièrement les couturiers se servent (4). Cette pierre fut

(1) *Nouvelles de la république des lettres*, juillet 1685.
(2) *Traité de la taille*, p. 176.
(3) 1678, art. 3, n° 168.
(4) L. 25, ch. 15, p. 662. — *Voyez* aussi *The Dublin Journ. of med. and*

montrée comme une curiosité au roi Charles IX. Nicolas de
Blégny rapporte qu'un chirurgien, nommé Pélerin, retira
de la vessie d'une femme de quarante ans une pierre grosse
comme un œuf de poule, au travers de laquelle pénétrait une
aiguille (1).

Il existe de ces sortes de calculs dans presque toutes les
collections. La Faculté de Paris en possède plusieurs fort beaux
dans la sienne. Cheselden a figuré une aiguille autour de laquelle s'était formée une pierre retirée de la vessie d'un enfant de cinq ans (2). Une figure semblable se trouve dans Baillie (3), et une autre a été donnée par Walter fils (4). Brugnatelli a également représenté (5) un calcul allongé, un peu
moins gros que le poing, auquel avait servi de noyau une
longue épingle, ployée en deux, dont la tête et une partie de
la tige faisaient saillie au dehors; tout le reste était couvert,
à l'exception de la pointe, engagée dans un petit mamelon
distinct, qui se détacha pendant l'opération. La pierre consistait en un mélange de phosphates calcaire et magnésien.

Un fait assez singulier, c'est que les pierres ainsi développées sur des aiguilles peuvent sortir par les seuls efforts de la
nature, et chez les garçons de même que chez les filles. On
lit, dans Claudinus (6), qu'un enfant qui avait rendu à diverses reprises du sable et de petites pierres, fut pris d'une
très-grande difficulté d'uriner, pendant laquelle ses efforts
violents parvinrent à faire sortir une épingle à tête, dont la
longueur excédait deux travers de doigt, et qui était incrus-

chem. science, t. I, p. III. — *Med. essais and observ. of Edinb.*, t. IV, p. 297.
—*Journ. hebdom.*, t. I, p. 224, etc.

(1) *Zodiacus med. gall.*, an. 4, février, obs. 4, p. 29.
(2) *The anatomy of the human body*, pl. 30.
(3) *Anat. patholog.*, pl. 3, fig. 4.
(4) *Mém. de l'Acad. de Berlin*, 1794, p. 114.
(5) *Loc. cit.*, p. 37, pl. 1, fig. 12.
(6) *Resp. med.*, resp. 40.

tée d'une masse calculeuse, de couleur cendrée, ayant la forme et le volume d'une grosse olive. Il est dit également, dans les Essais d'Édimbourg (1), qu'une petite fille de quatre ans rendit spontanément, au milieu des plus vives douleurs, une pierre ovalaire, pesant plus d'une demi-once, et que traversait une aiguille à coudre, longue d'un pouce environ, dont les extrémités la dépassaient de quelques lignes ; cette enfant éprouvait depuis deux ans des difficultés d'uriner : elle demeura sujette à des coliques néphrétiques et à une incontinence d'urine.

On a vu des pierres à noyau d'aiguille s'échapper d'elles mêmes par un abcès. Une petite fille de deux ans fut prise de dysurie et de coliques, sans cause connue ; les douleurs allèrent en augmentant, et, vers l'âge de trois ans, la petite malade en éprouva de cuisantes, derrière le pubis, avec vomissements et suppression d'urine. Enfin, à l'âge de quatre ans, une tumeur survint à la vulve ; l'inflammation fut considérable, et un abcès se forma dans la lèvre droite ; il en sortit un calcul, pesant une demi-once, ayant pour noyau une aiguille, dont les deux extrémités étaient saillantes et n'offraient pas d'incrustation. On ne put découvrir comment cette aiguille était arrivée dans la vessie de l'enfant (2).

.Ce n'est quelquefois qu'après la mort qu'on a découvert les calculs munis d'un pareil noyau. Ainsi Gregory (3) trouva, dans la vessie d'un enfant de six semaines, une épingle entourée de substance graveleuse et égalant presque une figue en grosseur.

Mais, la plupart du temps, ces calculs ont été reconnus ou du moins soupçonnés pendant la vie. Benedetti nous apprend (4)

(1) T. IV, p. 360.
(2) *Med. essais and obs.*, t. IV, n° 16, p. 297.
(3) *Philos. Trans.*, 1733, n° 450, art. 4.
(4) *Hist. corp. hum.*, l. 2, c. 9.

qu'il a extrait une pierre, du volume d'un œuf de poule,
qui s'était formée autour d'une aiguille de tête extrêmement longue. La même chose est arrivée à Molinetti (1),
dans l'ouvrage duquel on trouve la représentation de la
pierre. Alghisi a figuré (2) un gros calcul traversé de part
en part par une aiguille d'ivoire, dont toute la pointe était
libre, et qu'on trouva dans la vessie d'une jeune campa-
gnarde, morte au milieu des plus vives douleurs. Il est parlé,
dans les Éphémérides des Curieux de la Nature (3), d'une
aiguille, en partie couverte de matière calculeuse, qu'une fille
de vingt ans avait égarée dans sa vessie, d'où elle fut extraite
au bout de quatre mois. Morgagni a décrit (4) un calcul presque
ovale, composé de deux parties, dont la plus grosse, qui avait
trois travers de doigt de long, sur deux de large et un demi
d'épaisseur, contenait la pointe et près du tiers de la longueur
d'une aiguille ; la plus petite, qui remplissait l'urètre, se continuait avec l'une des extrémités de l'autre, sur les côtés de
laquelle elle s'élevait à angle droit, formant une masse dont
la grosseur égalait celle de la troisième phalange du doigt
médius. Une fille de vingt ans, dont l'histoire est consignée
dans les Mémoires de l'Académie de Chirurgie (5), laissa
échapper de ses mains un cure-oreille, qu'elle s'était introduit dans l'urètre ; deux mois après seulement, on vint à bout
de le retirer, par la dilatation du canal, sans incision ; il était
couvert d'incrustations dans une grande partie de sa longueur.
Un fait analogue se lit dans l'histoire de la Société de Méde-

(1) *Diss. anat. patholog.*, l. 6, c. 8. — Ce fait est le même que celui dont
parle Moinichen, *Obs. med. chir.* 22.

(2) *Trattato di litotomia*, p. 12, pl. 3, fig. 4.

(3) Cent. 1, obs. 94, p. 183 : avec la figure de l'aiguille.

(4) *De sedib.*, 5p. 42, n° 19. — *Eph. Nat. Cur.*, cent. 5, obs. 26. — On retrouve la même observation dans les œuvres de Vallisnieri, t. III, p. 3, obs. 12.

(5) T. IX, p. 346.

cine de Paris (1) : après avoir extrait de la vessie, par la
taille latéralisée, une pierre de médiocre volume, l'opérateur
sentit un autre corps dur, qu'il essaya vainement d'attirer au
dehors ; une fièvre grave ne permit de reprendre les recherches qu'au bout d'un mois, quand déjà la plaie était en partie cicatrisée ; avec quelques précautions, on retira un calcul
mou, ayant pour noyau un cure-oreille, long de deux pouces
et demi ; le malade dit l'avoir laissé échapper un jour qu'il
se l'enfonçait profondément dans l'urètre, afin de repousser la pierre, qui lui causait une rétention d'urine. Une
jeune fille laissa pénétrer une longue aiguille de fer dans sa
vessie, où elle séjourna vingt mois ; cette malheureuse, qui
avait caché l'origine et la cause de ses souffrances, avoua
tout enfin ; le calcul et le corps étranger qui lui servait de
noyau furent extraits par l'hypogastre, mais la malade mourut le troisième jour après l'opération (2).

La pointe du corps aigu peut dépasser les limites de la
pierre sans que la vessie s'en ressente, au moins d'une manière appréciable. Deschamps a vu (3) tailler un jeune homme
qui s'était introduit une longue aiguille à coudre dans l'urètre ;
on lui tira une pierre, du volume et de la forme d'une grosse
noix, que les deux bouts de l'aiguille débordaient de quelques
lignes.

Assez fréquemment aussi cette pointe pénètre dans les tissus de la vessie.

A la vérité, il ne résulte pas toujours de là des accidents im-
médiats. Un homme, dont Morgagni a retracé longuement l'histoire (4), et qui vint mourir à l'hôpital, épuisé par les douleurs
d'une dysurie extrême, avec ulcération au scrotum, avoua, au

(1) 1780, p. 281.
(2) *Hist. de l'Acad. des Scienc.* 1750, p. 50.
(3) *Loc. cit.*, t. I, p. 152.
(4) *De sed.*, ep. 42, art. 28.

moment de quitter la vie, qu'il s'était introduit, deux années auparavant, une aiguille en cuivre dans l'urètre. Après sa mort on trouva un calcul vésical, pesant près de trois gros, qui enveloppait la tête de l'aiguille, dont la pointe libre perçait les parois de la vessie. Une jeune fille, ayant abandonné une longue épingle en fer, qu'elle s'était glissée dans l'urètre, ne tarda pas à ressentir des douleurs si vives, qu'elle fut obligée d'invoquer les secours de l'art; on pratiqua la taille par le haut appareil; un tiers de l'épingle servait de noyau à un calcul, mais sa pointe traversait la vessie (1). Une autre fille, qui rendait des urines pleines de matière graveleuse, fut soumise à la dilatation de l'urètre, après qu'on eut constaté avec la sonde la présence d'une pierre dans sa vessie; il fallut briser cette pierre, qui paraissait avoir le volume d'un moyen œuf de poule; on retira enfin une épingle longue de trois pouces, et incrustée, dont la pointe portait sur la région pubienne de la vessie, et dont la tête occupait le bas-fond du viscère (2). Une aiguille d'ivoire, longue de quatre pouces, fut extraite de la vessie d'une jeune fille, par le haut appareil, après deux mois de séjour; elle avait percé l'organe, de manière à faire saillie sous les téguments de la région hypogastrique; le bout obtus, resté dans la vessie, était enveloppé de matière calculeuse (3).

Les choses ne se passent cependant pas toujours aussi heureusement. Une fille de vingt ans couchait avec une autre, qui lui introduisit dans l'urètre une aiguille d'ivoire à tête, longue comme le doigt, et la laissa s'échapper. Pendant cinq mois, cette fille cacha les souffrances qu'elle endurait; vaincue enfin par la douleur, elle eut recours à un chirurgien, qui découvrit qu'un bout de l'aiguille avait percé la vessie et le

____

(1) *Mém. de l'Acad. des Scienc.* 1758, obs. 5.

(2) *Journ. de méd.*, t. LX, p. 229.

(3) *Act. Lips.* 1700.

vagin, mais qui se contenta d'enlever la matière pierreuse dont ce corps était enveloppé. Quelques jours après, l'aiguille devint apparente à l'orifice du vagin, et on put la retirer avec la main; mais il resta une fistule (1). Une aiguille de tête, ayant été entraînée dans la vessie d'une jeune fille, détermina bientôt d'intolérables douleurs, qui amenèrent la mort. La pointe de l'aiguille faisait saillie dans le vagin, près de la partie inférieure duquel l'urètre était perforé ; un calcul pyriforme existait dans la vessie, à la surface de laquelle, quand on l'enleva, quelques petites écailles pierreuses demeurèrent adhérentes (2). Une autre jeune fille, de quatorze ans, s'introduisit profondément dans l'urètre une longue épingle de tête, en cuivre, courbée vers son milieu, et qui lui échappa; quelque temps après il parut à l'hypogastre une tumeur, d'où sortirent du pus et de l'urine, par une ouverture spontanée au flanc; le dépérissement de la malade ne permit de tenter aucune opération. Après la mort, on découvrit, entre les muscles de l'abdomen et les téguments, une cavité communiquant avec le fond de la vessie, par un trou à travers lequel la pointe et une grande partie de l'aiguille s'y étaient introduites; le reste de celle-ci, logé dans la vessie, occupait le centre d'un calcul ovalaire, plus gros que le pouce, et long d'un peu plus de trois travers de doigt, qui pesait sept gros et quelques grains (3).

Quelquefois ce n'est pas dans la vessie, mais dans la prostate que le corps étranger se fixe. Chopart (4) a vu tailler un homme de quarante ans, à qui une fille publique avait, quatre ans auparavant, introduit une épingle dans l'urètre, pendant qu'il était ivre. Les tenettes n'amenèrent d'abord que de pe-

<hr>

(1) *Mém. de l'Acad. de Chirurg.*, t. III, p. 607.

(2) Morgagni, *de sed.*, ep. 42, art. 25.

(3) Morgagni, *loc. cit.*, ep. 42, art. 20.

(4) *Loc. cit.*, t. II, p. 111.

tites portions de matière calculeuse incrustée sur l'épingle ; enfin on reconnut que celle-ci, située obliquement près du col vésical, était enfoncée par un bout dans la prostate, et appuyée par l'autre contre le pubis; l'extraction fut longue et douloureuse. C'était une épingle en cuivre, droite, longue de quatre pouces, et incrustée dans toute sa partie libre.

On a vu aussi l'aiguille percer d'outre en outre les parties molles, et faire saillie au dehors. Un invalide s'introduisit par bravade, dans l'urètre, une aiguille de matelassier; trois mois après il fallut la lui retirer par une incision au périnée, où sa pointe apparaissait; elle était couverte d'une concrétion friable, très-poreuse, du volume d'une amande, qui s'était creusée une poche dans l'urètre; la guérison fut complète (1).

On est quelquefois parvenu à extraire de la vessie des aiguilles qui n'avaient point encore eu le temps de s'envelopper d'un calcul. M. Logan parle d'une grosse aiguille qui fut ainsi retirée chez une jeune fille; elle était simplement incrustée. En 1831 on a communiqué à l'Académie de Médecine le fait d'un jeune homme de vingt-cinq ans, qui s'était introduit une épingle longue de six pouces dans l'urètre, d'où l'on réussit à l'enlever avec les pinces de la lithotritie.

Balles et autres corps métalliques. — Fabrice de Hilden rapporte, d'après Offredi, qu'un calcul de la grosseur d'un œuf, enveloppant une balle de plomb, fut trouvé dant le cadavre d'un homme qui, ayant reçu un coup de feu à la région coccygienne, n'avait commencé que quinze ans après à éprouver des douleurs de vessie et des difficultés d'uriner, auxquelles il ne succomba qu'après un laps de temps aussi long encore (2). Les Transactions philosophiques (3) parlent d'une fille qui, ayant avalé deux balles de plomb, pour se guérir

(1) *Recueil de la Soc. de méd. de Paris*, t. VIII, p. 246.

(2) Cent. 3, obs. 77, p. 250.

(3) T. III, p. 803.

de la colique, rendit, au bout de quinze ans, une pierre qui s'é-
tait formée sur l'une d'elles. Un chirurgien ayant tiré une pierre
de la grosseur d'un œuf de pigeon, la trouva si pesante, qu'il
eut la curiosité de la casser; une balle de mousquet en occupait le centre; cinq ans auparavant, le malade avait reçu un
coup de feu à l'hypogastre, et depuis lors il était resté assu-
jéti à des difficultés d'uriner (1). Colot assure (2) avoir été
plusieurs fois consulté par des gens de guerre obligés de se
faire tailler après avoir reçu des coups d'arquebusade; les
pierres s'étaient formées, aux uns sur des esquilles de l'os pubis fracassé, aux autres sur de la bourre ou des balles de
plomb. Morand a vu une balle qui avait servi de noyau à
une pierre de la grosseur d'un petit œuf, qu'on tira par la
taille (3). La même observation a été faite par Maréchal (4).
Cheselden a donné (5) la figure d'un calcul extrait de la
vessie d'un soldat, et ayant pour noyau une balle de plomb,
qui, l'année précédente, avait pénétré dans la vessie, à la
suite d'un coup de feu. Bonet cite, d'après Seger, l'histoire
d'un homme dans la vessie duquel fut découverte, après l'o-
pération de la taille inachevée, une balle de plomb entourée
de couches calculeuses (6). Une pierre renfermant une balle
de plomb est aussi indiquée dans le Bulletin de la Société médicale d'Émulation pour l'année 1821. Marcet a également vu
une balle qui s'était logée dans la vessie d'un soldat, blessé à
Waterloo, et qu'on retira par la taille, couverte d'une épaisse
incrustation, qu'il reconnut être produite par un mélange de
phosphate calcaire et de phosphate ammoniaco-magnésien (7).

(1) Covillard, *Obs. iatrochirurg.*, obs. 7.
(2) *Traité de la lithot.*, p. 48.
(3) *Opusc. de chirurg.*, t. ii, p. 248.
(4) Garangeot, *Opérat. de chirurg.*, t. i, p. 170.
(5) *Anatom. of human body*, pl. 30.
(6) *Sepulchret.*, l. 3, sect. 22, p. 588.
(7) *Loc. cit.*, p. 37.

M. Remer fait mention d'un soldat dans la vessie duquel, trois ans après qu'il eut reçu un coup de feu au bas-ventre, on trouva une balle, qui n'avait jamais donné aucun indice de sa présence, et qui était enveloppée d'incrustations salines. M. Ehrlich dit (1) que le cabinet de l'académie Joséphine à Vienne possède une pierre ayant pour noyau une balle de pistolet. M. Watson a observé une jeune femme, mariée depuis peu de jours, qui fut atteinte subitement de violentes coliques, dont la douleur se faisait sentir dans l'hypocondre droit, jusqu'à l'ombilic en devant et aux lombes en arrière; il s'échappa enfin par l'urètre des corps qu'on prit d'abord pour des graviers, mais dans lesquels un examen attentif fit reconnaître des grains de plomb; on supposa que ces grains, mêlés avec du gibier, avaient passé du colon dans la vessie à la faveur d'une adhérence (3).

Tolet a vu un soldat italien qui, pour soulager un mal qu'il ressentait, s'introduisit dans la verge un ferret d'aiguillette, long d'environ deux pouces, qui glissa dans la vessie, et y resta huit mois. Cet homme fut taillé à Paris; on lui tira le fer, autour duquel s'était formée une pierre, qui n'empêchait pas qu'on l'aperçût dans plusieurs endroits (3).

Lamotte parle (4) d'une pierre, longue de quatre travers de doigt, et fort menue, qui, après avoir été cassée, fit voir un morceau de fil d'archal extérieurement couvert de·matière calculeuse. Le malade, après s'être introduit ce fil de fer dans l'urètre, n'avait pu ni le retenir, ni le retirer.

Morand a taillé un homme qui, ne pouvant uriner, à cause d'une petite pierre engagée dans l'urètre, s'était avisé de la repousser avec un long morceau de plomb, dont une pièce

(1) *Chirurgische Beobachtungen*, t. I, p. 208.
(2) Schmidt, *Iahrbuecher*, t. VI, p. 149.
(3) *Traité de la lithotomie*, p. 33.
(4) *Traité de chirurgie*, t. III, obs. 40, p. 213.

avait pénétré dans la vessie; une incrustation calculeuse friable recouvrait ce corps étranger dans toute son étendue (1). Un journal anglais rapporte un fait analogue (2). Dolæus en avait déjà décrit un presque semblable (3), et Walter fils (4) a donné la figure d'un bout de sonde en plomb, qui s'était couvert d'une incrustation saline dans la vessie.

Une femme de vingt-cinq ans, affectée d'incontinence d'urine, et rendant aussi de l'urine par une fistule située au milieu de la fesse, était réduite par les souffrances à un état d'épuisement complet. En la sondant, Ford reconnut la présence d'un corps étranger dans la vessie; mais il découvrit aussi que le trajet fistuleux en renfermait un autre. Tous ses efforts pour extraire ce dernier n'ayant abouti qu'à en chasser une partie au dehors, et à le convaincre que c'était le bout mousse d'une sonde d'argent, il prit le parti de dilater l'urètre, et parvint ainsi, avec beaucoup de peine, à extraire cette sonde, qui était couverte d'une légère incrustation. Plusieurs petits calculs furent en même temps retirés de la vessie (5).

M. Liston a vu un calcul qui s'était formé, dans l'urètre, autour d'un anneau de cuivre (6), et Nannoni en cite un dont le noyau était une dent de fourchette (7). Baillie a trouvé dans quelques pierres de petits clous et de petites portions de plomb, qui étaient sans doute des débris de sonde (8). M. Ehrlich a vu, dans le cabinet de l'hôpital Saint-

(1) *Traité de la taille*, p. 268.

(2) *Annals of philosophy*, t. xiv, p. 394.

(3) *Misc. Nat. Cur.*, dec. 3, ann. 5 et 6. obs. 253, p. 591.

(4) *Mém. de l'Acad. de Berlin*, 1790-1794, pl. 6.

(5) *Med. facts and observ.*, t. i, p. 96, pl. 1, fig. 1.

(6) *The Edinb. med. and surg. Journ.*, t. xix, p. 57.

(7) *Trattato di chirurgia*, t. iii, p. 75.

(8) *Anat. patholog.*, p. 248.

Thomas, à Londres, un calcul ayant pour noyau un clou de
fer à cheval (1).

Fragments d'os. — Les pierres vésicales se développent
quelquefois sur des pièces d'os. Un soldat, dont parle Tulpius (2), reçut au bas-ventre un coup de feu, qui fractura le
pubis et dilacéra la vessie; la plaie guérit, mais le malade
conserva une grande difficulté d'uriner ; après sa mort, on
trouva dans la vessie trois calculs et une grande esquille provenant du pubis. Brugnatelli a trouvé quelques pierres qui
devaient leur origine à une cause semblable ; un calcul blanchâtre, de forme inégale, plus gros d'un côté que de l'autre,
du volume d'un petit œuf de poule, et composé entièrement
de phosphate calcaire, présentait dans son centre une masse
osseuse et blanche, tellement macérée, qu'il fut impossible
de reconnaître à quel os elle appartenait ; on ne put non plus
se procurer aucun renseignement sur le sujet, qui était un
enfant de quinze ans (3). Warner (4) cite un calcul ayant
pour noyau un fragment d'os, du poids de seize grains.
M. Waltz (5) a donné l'histoire curieuse d'un jeune homme
qui reçut dans le bas-ventre un coup de pistolet tiré à dix
pas; la balle brisa le bord supérieur du pubis droit, et sortit
par la fesse du même côté, à un pouce et demi de l'anus; la
vessie fut intéressée, car le blessé éprouva d'abord une rétention d'urine, pour laquelle on introduisit une sonde, qui
évacua dix onces de sang pur; la guérison eut lieu cependant; mais l'urine demeura long-temps chargée de pus et de
sang; elle entraînait parfois aussi des esquilles d'os. La vessie d'un homme mort d'un coup de feu contenait deux calculs, de la grosseur d'une noix, composés de phosphate am-

(1) *Chirurgische Beobachtungen*, t. I, p. 209.
(2) *Obs. med.*, l. 4, c. 30, p. 323.
(3) *Loc. cit.*, p. 41, pl. 2, fig. 21.
(4) *Cases in surgery*, p. 252.
(5) *Journ. de Græfe*, t. XVI, p. 482.

moniaco-magnésien, deux autres plus petits et informes,
d'urate d'ammoniaque, avec une légère couche extérieure
de phosphate magnésien, et une petite esquille, longue de
six lignes environ, à peine couverte de sels terreux (1). Mais
il y a du louche dans cette dernière observation; Brugnatelli
ne paraît pas avoir cassé les calculs, et, quoiqu'on sache qu'il
faut souvent très-peu de temps pour donner lieu à une incrustation, il est bien difficile d'admettre que d'aussi grosses
masses se soient développées dans l'espace seulement de
quelques jours, écoulés entre la blessure et la mort du sujet.

Ce n'est pas toujours par l'action des armes à feu que des
os s'introduisent dans la vessie. Une petite fille, après avoir
fait une chute sur le siége, éprouva pendant long-temps de
violentes douleurs abdominales, qui finirent par se concen-
trer à la région de la vessie; une strangurie douloureuse se
manifesta; l'urine devint trouble et fétide; au bout de neuf
mois, la malade rendit de temps en temps par l'urètre de
petits fragments d'os, dont la sortie causait des douleurs vives
et un pissement de sang; ce phénomène cessa au bout de
huit années, et fit place aux symptômes de la pierre; l'opération de la taille, pratiquée par M. Einerer, amena au dehors deux calculs, pesant l'un quatre et l'autre cinq gros,
qui tous deux avaient des fragments d'os pour noyaux; on
présuma que ces fragments provenaient de l'ischion droit,
attendu que, depuis sa chute, la malade ne pouvait plus
s'asseoir sur la fesse de ce côté, qui était plus creuse et moins
bombée que l'autre (2). On lit, dans le Bulletin de la Société
médicale d'Émulation (3), que M. Lecieux a extrait, par
une fistule vésico-vaginale, douze pierres, de diverses formes
et grosseurs, ayant chacune pour noyau quelqu'un des os

(1) Brugnatelli, *loc. cit.*, p. 38, pl. 1, fig. 14.

(2) *Neue Chiron*, t. ii, p. 370.

(3) Décembre 1822.

d'un fœtus qui, cinq ans auparavant, avaient dû passer dans la vessie, par suite d'une chute faite au cinquième mois de la grossesse : le tout pesait treize gros; on y reconnut des pièces du fémur, du tibia, de la clavicule, de l'humérus et des os du crâne : les pierres étaient de phosphate ammoniaco-magnésien, avec un peu d'acide urique; la femme fut complétement guérie, même de sa fistule. Quelque extraordinaire que puisse paraître ce fait, il n'a rien de plus surprenant que les excrétions de portions de fœtus par les selles, dont on connaît quelques exemples (1). D'ailleurs, il n'est pas seul de son espèce. Josephi (2) rapporte qu'une femme, qui s'était déjà retiré elle-même une mâchoire inférieure de fœtus par l'urètre, ayant été obligée, l'année suivante, de se soumettre à l'opération de la taille, on enleva de sa vessie vingt pierres et cent douze os : après la mort, la matrice n'offrit rien de remarquable; mais la vessie était squirrheuse et pleine de concrétions; une communication existait entre elle et un kyste qui remplaçait l'ovaire droit. Ce n'est, en effet, qu'à l'aide d'adhérences, suivies de fistules, qu'on peut se rendre raison de ces bizarres anomalies.

Une femme de trente et un ans égara dans sa vessie un sifflet d'ivoire, long de trois pouces et demi, sur cinq lignes de diamètre, dans sa partie la plus large; il fallut avoir recours à l'opération pour l'en débarrasser (3).

Camper, dans ses observations sur la pierre, dit en avoir vu une, tirée de la vessie d'une femme, dont le noyau était

---

(1) Tulpius, *Obs. med.*, l. 4, c. 40, p. 339. — *Philos. Trans.*, n° 227. — *Journ. des Savants*, 1722.—*Hist. de l'Acad. des Scienc.*, 1764.—Morgagni, *de sed.*, ep. 48, art. 42.—On lit, dans les Archives de médecine (t. xviii, p. 409) un cas remarquable de rupture de la vessie et de la matrice, avec passage du fœtus dans le premier de ces deux viscères.

(2) *Ueber die Schwangerschaft ausserhalb der Gebaermutter.* Rostock, 1843.

(3) *Ann. de méd. de Montpellier*, octobre 1808, p. 287.

un morceau de dent. M. O'brien a taillé une femme de la
vessie de laquelle il retira deux pierres ayant pour noyaux
des dents humaines; l'une de ces pierres était oblongue : on
y voyait, d'un côté, une saillie de trois lignes, due à la dent;
l'autre pierre, plus grosse, avait une forme ovale (1).

Brugnatelli a rencontré une petite lame de baleine, longue
de trois lignes, sur une de large, dans un calcul gros comme
une amande, blanc et inégal à la surface, dont la masse
entière, d'un tissu cristallin, était formée de phosphate ammoniaco-magnésien (2).

Bougies et sondes. — Il n'est pas rare que les bougies et
les sondes dont on se sert pour vider la vessie ou pour dilater les rétrécissements de l'urètre, soient de mauvaise qualité,
qu'elles se rompent, et qu'une partie en reste dans le canal;
il ne l'est pas non plus qu'après avoir été mal fixées, elles
glissent jusque dans la vessie. Colot a extrait une pierre, de
médiocre grosseur, ayant pour noyau un fragment de bougie, dont une partie faisait saillie à l'extérieur, et figurait
comme une queue de rat (3). Cette dernière particularité se
retrouve dans un assez gros calcul de phosphates calcaire et
magnésien, dont Brugnatelli a donné la figure (4), et de l'un
des bouts duquel sortait un fil blanc, appartenant à un morceau de bougie de cire, sur lequel s'était amassée la matière
saline. Appelé auprès d'une femme qui depuis six mois urinait avec peine et douleur, Alghisi, après l'avoir sondée,
aperçut, à l'orifice de l'urètre, un corps étranger qui ressemblait à un bout de corde effilée; il en fit l'extraction avec
des pinces, et reconnut que c'était une bougie couverte d'une
incrustation cristalline, qui lui donnait l'apparence d'un fu-

(1) Dublin, *Journ. of med. science,* 1834. March.
(2) *Loc. cit.,* p. 49, pl. 2, fig. 37, n°s 1 et 2.
(3) *Traité de la taille,* p. 177.
(4) *Loc. cit.,* p. 34, pl. 1, fig. 6, n° 1 et 2.

seau, et qui probablement était de phosphate triple; la malade, qui faisait usage de petites bougies pour se guérir de carnosités dans l'urètre, lui apprit qu'elle avait commencé à souffrir aussitôt après avoir perdu une de ces bougies, qu'elle croyait cependant s'être échappée au dehors (1). Un jeune homme, ayant négligé d'attacher pendant la nuit une bougie dont l'usage lui avait été prescrit, fut long-temps sans éprouver d'incommodités notables; mais enfin, il eut des douleurs, dont l'intensité toujours croissante l'obligea de se faire tailler au bout de dix mois; White lui retira une pierre ovalaire, fort dure, d'un brun clair à l'extérieur, pesant deux onces et demie, et ayant deux pouces de circonférence dans un sens, sur dix-huit lignes dans l'autre, dont le centre était formé par une substance blanchâtre, entourant la bougie repliée sur elle-même et pelotonnée (2). Un homme de trente-cinq ans, qui avait commis la même imprudence, fut obligé de se soumettre à la cystotomie un an après; la pierre était molle et en forme de marron; elle avait pour base une bougie repliée sur sa longueur et incrustée de toutes parts (3). Wilson cite plusieurs faits analogues (4). Louis a extrait de la vessie une bougie qui ne s'y était glissée que depuis trois jours, et qui cependant déterminait des douleurs assez vives pour rendre l'opération indispensable; repliée trois fois sur elle-même, elle avait en cet état deux pouces de longueur, était aplatie, et présentait à sa surface une couche épaisse de mucosités glaireuses (5).

Une bougie de cire avait été introduite dans l'urètre d'un homme, pour combattre un écoulement blennorrhagique; le malade s'endormit avec cette bougie, qui s'enfonça en entier

(1) *Trattato di litotomia*, p. 13, pl. 3, fig. 2.
(2) *Hist. de la Soc. de méd. de Paris*, 1780, p. 282.
(3) Chopart, *loc. cit.*, t. II, p. 107.
(4) *Lectures*, p. 181.
(5) Chopart, *loc. cit.*

dans la vessie. Au bout de deux mois et demi il fut admis dans le service des calculeux, présentant tous les symptômes de la pierre vésicale. D'après le bruit qué la sonde faisait entendre en frappant sur le corps étranger, et d'après la sensation que ce choc me transmettait, je jugeai que la bougie était couverte d'une incrustation peu consistante. A la première tentative que je fis pour l'extraire, je parvins bien à la saisir avec le litholabe ; mais son volume ne lui permettait pas de traverser l'urètre. Le résultat fut le même une seconde fois. Je pris alors le parti d'écraser cette bougie, de la pétrir avec un instrument plus gros et plus fort que celui dont je m'étais servi d'abord. A la suite d'une troisième séance, le malade rendit quelques parcelles d'incrustation calcaire, de cire et même de linge. L'opération suivante eut un effet analogue. Le malade se sentit d'abord soulagé ; mais bientôt les douleurs augmentèrent ; elles tenaient surtout à la présence du corps étranger au col vésical, et plusieurs fois je fus obligé d'introduire une sonde pour débarrasser la vessie de l'urine. Cependant il devenait urgent de faire l'extraction ; j'y procédai le 5 septembre 1837, et elle eut un plein succès. J'avais saisi la bougie par l'une de ses extrémités, avec une petite pince à crochets courts. Elle était pelotonnée et bosselée ; la matière incrustante faisait corps avec la cire et le linge, et le tout formait une masse longue de trois pouces, sur cinq lignes et demie de diamètre dans le point le plus gros. L'extraction, faite avec beaucoup de lenteur, ne fut douloureuse qu'au moment où la partie la plus épaisse traversa le milieu de la portion spongieuse et l'orifice extérieur de l'urètre. Il en résulta une vive irritation à la sortie des premières urines, et un écoulement muqueux, avec agacement général ; mais le surlendemain tous les symptômes avaient disparu, et au bout de quelques jours la santé était parfaite. Deux explorations donnèrent la certitude qu'il n'y avait plus rien dans la vessie.

Ce n'est pas le premier exemple de semblables accidents

causés par cette manière de traiter la blennorrhagie. J'avais déjà été consulté pour un malade qui portait depuis quelque temps dans la vessie une mèche de coton qu'on lui avait introduite dans l'urètre, et que, par défaut d'attention, il avait laissée pénétrer entièrement.

Déjà aussi j'ai publié (1) les détails de l'extraction d'une bougie égarée la veille dans la vessie d'un homme. L'opération, faite avec un instrument de deux lignes, eut lieu d'autant plus facilement que je parvins à saisir le corps étranger par l'une de ses extrémités.

Le même accident peut arriver avec les bougies de gomme élastique, soit qu'elles se cassent (2), soit qu'elles pénètrent entières dans la vessie. M. Guerbois cite un cas dans lequel une sonde élastique, qui était restée dix jours en place, se ı (m] n la retirant; il en resta environ un cinquième dans l'urètre, qui fut rendu avec l'urine, quelques jours après, mais enveloppé d'une incrustation calculeuse dans le point embrassé par le col vésical (3). J'ai été appelé pour extraire une sonde de gomme élastique qu'une femme avait depuis trois jours laissé tomber dans sa vessie; l'opération fut prompte et facile, à l'aide d'un petit instrument lithotriteur, quoique la sonde eût été saisie par le milieu, de sorte que je la retirai ployée en deux. Elle avait trop peu séjourné dans la vessie pour qu'il se fût formé un dépôt calculeux à sa surface, mais elle produisait d'atroces douleurs (4). Un homme de soixante-deux ans, habitué à se servir de la sonde pour uriner, voulut donner une disposition spéciale à l'instrument : il le coupa vers son milieu, y ajouta une alonge de moindre volume, et fixa les deux parties au moyen d'un fil de soie; mais

(1) *Seconde lettre sur la lithotritie*, p. 90.

(2) *The med. and chir. monthly review*, t. iii, p. 75.

(3) Baillie, *Anat. patholog.*, p. 249.

(4) *Seconde lettre sur la lithotritie*, p. 90 et 91.

la partie ajoutée se détacha et resta dans la vessie; douze jours après, on fit l'extraction de cette sonde, à l'aide d'un instrument à deux branches; elle était déjà incrustée; le malade avait aussi une pierre, qui fut détruite par les procédés de la lithotritie (1).

Deux fois, depuis quelques années, on a pratiqué l'opération de la taille, dans l'un des hôpitaux de Paris, pour extraire des sondes qui n'étaient dans la vessie que depuis peu de jours; on eut beaucoup de peine à les trouver et à les saisir avec des tenettes, et l'opération dura fort long-temps. M. Moulinié, l'a pratiquée à Bordeaux, pour le même motif (2).

Le professeur Uccelli, de Florence, a extrait de la vessie d'un homme de trente-six ans une de ces petites bougies, connues sous le nom de rats de cave, dont on se sert, dans quelques villes d'Italie, pour dilater l'urètre.

Tous les praticiens savent qu'une sonde ou bougie qui reste quelque temps dans l'urètre ne tarde guère à s'y couvrir d'une incrustation, qu'on a même parfois vu prendre, au bout de l'instrument, assez de volume pour rendre difficile de le retirer. M. Charles Bell a observé le même phénomène sur la canule restée en place après la ponction de la vessie (3).

Un ouvrier, à la suite d'une orgie, s'était introduit dans l'urètre le cordon d'un de ses souliers. Cette lanière de cuir pénétra dans la vessie, où elle séjourna pendant deux mois. Le malade ne tarda pas à éprouver des accidents, qui le forcèrent d'entrer à l'hôpital d'Avignon, où l'on fit plusieurs tentatives inutiles pour extraire le corps étranger au moyen du litholabe. Le malade se rendit ensuite à Montpellier, où le cordon fut retiré à l'aide d'un petit instrument courbe : il avait environ six pouces de long, et il était revêtu d'une couche cal-

(1) *Gazette des hôpitaux*, t. xi, n° iii.

(2) *Lancette française*, 15 janvier 1832.

(3) *A Series of engravings*, p. 399.

culeuse ayant l'épaisseur d'une coquille d'œuf. Le chirurgien qui a publié ce fait à Paris (1), où il professe la lithotritie, le présente comme une preuve de la supériorité de l'instrument courbe sur le litholabe, dans ces sortes d'extraction. Ce n'est pas ici le lieu de discuter une si grave question, et je me contenterai de dire qu'une connaissance exacte du mécanisme des deux instruments aurait conduit le narrateur à une assertion diamètralement opposée.

Morceaux de bois, étuis. — Il y a beaucoup d'exemples de pierres vésicales développées à la surface d'un morceau de bois. Une fille de vingt-quatre ans éprouvait depuis long-temps des douleurs pour rendre l'urine, qui ne coulait que goutte à goutte, et déposait de petits graviers sablonneux : en portant le doigt dans le vagin, Dolignon y découvrit, vers la partie moyenne et antérieure, un corps étranger qui se brisa, et qu'à sa grande surprise il reconnut être un morceau de bois, d'un pouce de long et de la grosseur d'une plume de pigeon ; une sonde portée dans la vessie lui apprit alors que ce viscère contenait un calcul : la malade s'étant décidée à l'opération, on parvint à lui extraire une pierre pyriforme, aplatie, ayant un pouce et demi de long, sur trois de circonférence, et pesant cinq gros ; cette pierre était traversée par un petit bâton, qui la dépassait de quinze lignes : la malade guérit sans conserver de fistule (2). Une fille de trente-six ans, sujette à de fréquentes envies d'uriner, ne pouvant être assistée par le chirurgien aussi souvent qu'elle en sentait le besoin, crut pouvoir se sonder elle-même avec un morceau de bois de chêne ; il lui resta deux fragments de la baguette dans la vessie ; l'un d'eux fut rejeté avec l'urine, et l'autre servit de noyau à une pierre : celle-ci avait deux pouces de long, et était de forme elliptique ; son petit diamètre

(1) *Gazette des hôpitaux*, t. xi, n° 117.

(2) *Journ. de Méd.*, t. lx, p. 236.

était de dix lignes et demie, et sa circonférence de dix-neuf
lignes et demie; le fragment de bois avait un pouce et dem¡
de long, sur trois lignes et un quart de. diamètre dans sa
partie la plus large : l'incrustation, qui pesait quatre gros
et cinquante-six grains, était tendre, friable, peu compacte
d'un blanc sale, lisse en dessus, granulée et pleine de trou'
en dedans (1). Un homme laissa échapper de ses doigts un
petit sarment de vigne, qu'il s'était introduit dans l'urètre ;
bientôt les accidents qui survinrent nécessitèrent l'opération ;
le bâton qu'on retira avait trois pouces de long, sur huit lignes de circonférence, et il était fortement incrusté de matière calculeuse (2). Un berger, dont la vie entière s'é tait con-
sumée à imaginer les plus bizarres moyens de satisfaire ses
passions effrénées, vint à l'hôpital, épuisé par les douleurs
que lui causait une baguette de bois, dont il avait contracté
depuis long-temps l'habitude de se servir , mais qui s'était un
jour échappée de ses mains ; cette baguette séjournait depuis
trois mois dans la vessie ; en la retirant, on trouva qu'un de
ses bouts était libre de toute incrustation calculeuse, mais
que l'autre présentait une grosse masse olivaire de matière
terreuse (3). Deschamps parle d'une pierre qui se brisa dans
les tenettes, pendant l'opération, et parmi les débris de laquelle se trouvait un fragment de bois, qu'on jugea être une
portion d'allumette (4). Le gros calcul d'une livre que j'a
extrait avait pour noyau une substance végétale informe
Vicq-d'Azyr fait mention d'une pierre oblongue, qui fut retirée dé la vessie d'un homme ; ce calcul, qui pesait cinq
onces et demie, et qui avait quinze lignes d'épaisseur
sur trente-huit de longueur, renfermait un morceau de

(1) *Journ. de med.*, t. xxxviii, p. 505.
(2) Chopart, *loc. cit.*, t. ii, p. 118.
(3) Chopart, *loc. cit.*, t. ii, p. 115.
(4) *Loc. cit.*, t. i, p. 153.

bois long de vingt et une lignes et épais d'une et demie (1). Saucerotte a taillé un garçon de vingt ans, dont la pierre, de grosseur moyenne, é tait traversée par un morceau de gros brin de balai, long de deux pouces, que ce jeune homme s'était introduit quelques mois auparavant (2). M. Kœhler cite deux cas analogues, dans sa description du cabinet de Loder (3). Camper a rapporté le cas fort curieux d'un homme par l'anus duquel s'introduisirent, dans une chute de très-haut, deux éclats de bois, qui pénétrèrent jusqu'à la vessie ; une fistule recto-vésicale fut la suite de cet accident, un an après lequel on retira, par l'incision du trajet fistuleux, deux pierres oblongues, fixées chacune à l'extrém ité d'un morceau de bois (4). Un fait analogue s'est présenté, en 1835, à l'Hôtel-Dieu de Paris : un maçon, s'étant laissé tomber sur une planche, un éclat de bois pénétra entre l'anus et la tubérosité sciatique droite ; quelques jours suffirent, après l'extraction, pour que la plaie se cicatrisât ; mais le malade resta sujet à des douleurs au gland, toutes les fois qu'il urinait ou prenait de l'exercice ; le cathétérisme fit reconnaître une pierre vésicale , qu'on écrasa, au moyen d'un instrument courbe, par une manœuvre longue, douloureuse et suivie d'accidents graves ; deux fragments de bois servant de noyau à la pierre furent extraits ; ils avaient près d'un pouce et demi de long.

Mais le fait le plus extraordinaire en ce genre est celui d'un homme de vingt-cinq ans, traité dans l'hôpital de Naples, et qui avait reçu, quatre ans auparavant, un coup de feu à la partie antérieure et inférieure de la poitrine ; on lui retira un fragment de baguette de fusil, en bois, long de six pouces et demi, autour duquel s'étaient développées douze con-

(1) *Mém. de la Soc. de méd. de Paris*, 1779, hist. , p. 213.

(2) *Hist. abrégée de la lithot:*, p. 165.

(3) T. I, nᵒˢ 688 et 869.

(4) *Prix de l'Acad. de Chir.*, t. IV, p. 737.

crétions pierreuses, de la forme et du volume de grosses mûres (1).

Dans ces derniers temps, on a pratiqué l'opération de la cystotomie, à Londres, pour extraire de la vessie une baguette de bois longue de sept pouces, qui était entourée d'un dépôt calcaire (2). M. Walther a aussi taillé un homme qui, deux ans et demi auparavant, s'était introduit dans la vessie une baguette de bois; celle-ci fut trouvée couverte de tous les côtés d'une incrustation calcaire épaisse d'environ un pouce (3).

Une jeune fille tomba d'un arbre sur un échalas pointu, qui pénétra dans le vagin, où il se rompit; la jeune personne retira elle-même le morceau de bois, puis rendit des urines chargées de sang et éprouva des accidents inflammatoires; au bout de neuf jours le cathéter fit découvrir un corps dur dans la vessie; on dilata peu à peu l'urètre, et, au moyen de petites pinces, on retira un morceau de bois, long de deux pouces, qui était déjà couvert d'une incrustation calcaire; la malade guérit, sans conserver d'incontinence d'urine (4).

Les animaux eux-mêmes ont offert des exemples de cette particularité. Morgagni cite (5) un sanglier et un cochon domestique (6), dans la vessie desquels on trouva un calcul ayant pour noyau un petit corps ligneux. Il présume, à l'égard du premier de ces cas, que l'animal avait été blessé au ventre dans une forêt, et que le morceau de bois s'était introduit ainsi du dehors dans la vessie.

M. Cloquet a extrait un morceau de bouchon, taillé en

---

(1) *Nuovi Commentarii di med. e di chirurg.*, 1820, septembre, p. 263.
(2) *The London med. gazette*, t. IV, p. 507.
(3) *Journal de Græfe*, t. I, p. 417.
(4) Schmidt, *Iahrbuecher*, t. IX, p. 57.
(5) *De sedib.*, ep. 42, n° 29.
(6) *Eph. Nat. Cur.*, cent. 7, obs. 7.

cylindre, qu'une femme s'était introduit dans la vessie (1).

Benevoli assure avoir retiré de la vessie d'une jeune fille un étui en bois à mettre des aiguilles, que la personne s'était introduit trois mois auparavant; ce corps avait sa surface couverte de matière calculeuse; il était accompagné aussi de plusieurs petites pierres et de quelques graviers (2). Luiscius parle également d'une femme qui s'était insinué dans le méat urinaire un étui, qu'on retira enduit d'une couche de substance terreuse (3). Une fille de vingt ans se glissa dans la vessie un étui plein d'épingles et d'aiguilles, long de trois pouces et demi, sur un et demi de circonférence : on parvint à le retirer, quoiqu'il se trouvât placé en travers derrière le pubis, et la guérison fut parfaite (4). Une autre fille, de quarante ans, s'étant introduit un étui plein d'aiguilles, afin de dilater le canal, dans un accès de dysurie, le laissa échapper ; on fut obligé de le retirer par l'opération (5). Un autre étui, incrusté de matière calculeuse, causa la mort au vingt et unième jour de l'opération (6).

Épis de graminées, fétus de paille, tiges de plantes. — On conçoit qu'un homme s'introduise une paille dans l'urètre, qu'elle lui échappe, et qu'en pénétrant dans la vessie elle devienne le noyau d'un calcul, comme chez un campagnard, âgé de trente ans, auquel Deschamps retira une pierre qui, s'étant brisée dans les mors des tenettes, laissa voir un fétu de paille à son centre (7). Mais il est plus difficile de comprendre que des épis de graminées puissent suivre la même

(1) *Archiv. génér.*, t. XI, p. 466.

(2) *Diss. et obs. 22*, p. 204.

(3) *Diss. de calculo renum et vesicæ*, p. 22.

(4) *Ann. de méd. clin. de Montpellier*, 1810, n° 87.

(5) Cartier, *Précis d'opér. de chirurg.*, p. 169.

(6) Retif, *Diss. sur les corps étrangers introduits dans la vessie*, Paris, 1811.

(7) *Loc. cit.*, t. I, p. 153.

voie. Cependant le fait est arrivé, et plus d'une fois. J'ai extrait de la vessie, avec les fragments d'une pierre préalablement morcelée, une barbe d'épi et un brin de paille. Les Mémoires de l'Académie de Chirurgie (1) contiennent l'histoire d'un homme qui, se trouvant un jour à la campagne, et éprouvant de grandes souffrances pour rendre quelques graviers, imagina de s'insinuer dans l'urètre un épi d'orge, en guise de sonde. Il ne put le retirer, à cause de la résistance des barbes, qui excitaient une douleur très-vive, et qui firent cheminer l'épi vers la vessie ; lorsqu'on pratiqua l'extraction de cet épi, il ressemblait à une grappe de raisin sur laquelle se serait déposée une matière terreuse. Ici l'épi n'était qu'incrusté ; mais on en a trouvé aussi qui étaient entièrement enveloppés, comme dans deux cas dont parlent les Mémoires de l'Académie des Sciences (2) et Van Swieten (3), et où il servait de noyau à des pierres, dont l'une pesait quatre onces et demie. Brugnatelli a donné la description et la figure de deux calculs semblables (4). L'un, gros comme une noix, renfermait, sous plusieurs couches très-blanches de phosphate ammoniaco-magnésien cristallin, un épi de blé qui en occupait précisément le centre ; l'autre, blanc et sphéroïdal, contenait, au milieu d'une masse de phosphate calcaire, un noyau de même nature, développé autour des valves sèches et bien intactes d'une glume de froment.

Un homme de vingt-six ans s'était introduit dans la vessie, pour dilater l'urètre, disait-il, une tige de graminée longue d'un pied, sur une ligne et demie d'épaisseur ; un bout de cette tige resta dans la partie membraneuse de l'urètre, et y détermina la formation d'un abcès ; après de longues souf-

(1) T. IX, p. 340.
(2) *Hist.*, 1763, p. 58.
(3) *Aphor.*, t. v, p. 190.
(4) *Loc. cit.*; p. 43, pl. II, fig. 23 ; p. 47, pl. II, fig. 32.

frances, le malade entra à l'Hôtel-Dieu, où l'on constata l'existence d'un calcul, qui fut détruit par l'écrasement ; après quoi on fit l'extraction de la tige (1). M. Leroy, après avoir écrasé plusieurs pierres à un malade qui succomba, en trouva encore, dans la vessie, une vingtaine d'autres, grosses comme des avelines, qui, jointes ensemble par une tige de graminée, avaient l'apparence d'un chapelet (2).

Beverwyck rapporte qu'un enfant s'étant introduit une tige de renouée dans l'urètre, il se forma un calcul à l'extrémité de chaque branche (3). Home a eu l'occasion de pratiquer la lithotomie pour extraire un calcul oblong et considérable, au centre duquel se trouvait une tige de plante, dont le malade s'était servi, quelque temps auparavant, pour dilater un rétrécissement de l'urètre qui gênait beaucoup le cours de l'urine ; ce calcul était en partie dans l'urètre et en partie dans la vessie (4). Rigal a extrait de la vessie d'un homme de trente-huit ans, par la taille latérale, une tige de glaïeul, longue de neuf pouces, sur deux lignes d'épaisseur, qui y séjournait depuis deux mois, et qui était couverte d'une incrustation de deux lignes d'épaisseur (5).

Dans un voyage que je viens de faire en Auvergne, M. le docteur Despratz m'a parlé d'un homme de cinquante-cinq ans, terrassier, qui, après avoir rendu des graviers pendant trois ans, prit les eaux de Vic, et expulsa spontanément une branche de fougère, longue de quatre pouces et incrustée.

Bourdonnets et tentes de charpie. — Un jeune homme ayant reçu un coup de corne de buffle au bas-ventre, fut pansé avec des tentes de charpie, dont une pénétra dans la vessie, qui avait été ouverte : la plaie guérit peu à peu, mais en lais-

(1) *Lancette*, t. II, n° 40, 22 septembre 1829.

(2) *De la lithotripsie*, p. 32.

(3) *De calculo*, p. 71.

(4) Brodie, *Lectures*, p. 191.

(5) *Ann. de méd. de Montpellier*, t. 21, 1810, p. 302.

sant une fistule ; bientôt le malade éprouva des difficultés d'u-
riner, qui firent naître le soupçon d'un calcul vésical : on le
soumit à la taille, et l'opérateur lui retira une pierre friable,
de la grosseur du poing, dans laquelle était renfermé un bourdonnet de charpie (1). Colot fut consulté par une dame qui
éprouvait tous les symptômes de la pierre ; les accidents
étaient si graves, qu'il résolut de pratiquer la cystotomie le
jour même ; son embarras fut grand en sentant que les tenettes avaient saisi un corps mou, qui lui fit craindre que la vessie n'eût été pincée ; cependant, la malade n'accusant pas
de douleurs, il prit le parti d'extraire ce corps, qui était une
tente de linge, grosse et longue comme le petit doigt, d'o-
deur infecte, et recouverte de matière graveleuse, formant
une couche de l'épaisseur d'une ligne environ ; Colot apprit alors
qu'après un abcès à la région hypogastrique, qui s'était ouvert de lui-même, la malade avait été affectée d'une fistule
stercorale, pour les pansements de laquelle on employait des
tentes de linge : il conclut qu'une de ces tentes, oubliée par
mégarde, avait pénétré dans la vessie, après avoir détruit le
point correspondant des parois de ce viscère (2). Ledran a
également retiré un bourdonnet de charpie, en taillant un enfant de huit ans, qui avait été opéré de la pierre trois années
auparavant (3). M. Baudin rapporte un cas tout-à-fait semblable : plusieurs brins de charpie ayant été trouvés dans une
pierre molle et sans consistance, qui ressemblait à du plâtre
humecté, on fut informé que le malade, déjà taillé cinq mois
auparavant, avait éprouvé alors une hémorragie pour laquelle il avait fallu recourir au tamponnement de la plaie (4).
M. Hutchison a rapporté le cas d'un sous-lieutenant de ma-

(1) Tulpius, *Obs. med.*, l. 3, c. 9, p. 195.

(2) *Traité de la taille*, p. 49.

(3) *Traité d'opérat.*, p. 236.

(4) *Essai sur les accidents qui peuvent entraver l'opération de la taille*,
p. 70.

rine qui fut opéré en 1827 pour l'extraction d'une pierre dont il souffrait depuis long-temps ; on trouva, au centre de cette pierre, une petite quantité de coton, qui en formait le noyau ; ce malade avait eu un rétrécissement de l'urètre, pour lequel il s'était soumis à l'usage des bougies ; il prétendait que le chirurgien, avant de les introduire, les essuyait avec du coton ou de la charpie, dont quelques brins avaient été ainsi introduits dans la vessie ; il ne souffrait de la pierre que depuis la guérison de son rétrécissement (1).

Tubes de terre ou de verre.—Un homme de trente-quatre ans, sujet depuis long-temps à la rétention d'urine, eut la bizarre pensée d'employer, au lieu de sonde, un tuyau de pipe, qui se cassa, et dont le bout tomba dans la vessie ; depuis lors, ses douleurs devinrent plus cruelles encore ; il consentit enfin à se laisser tailler ; on ne trouva pas de pierre dans la vessie, mais seulement beaucoup de sable et de mucosités, enveloppant deux morceaux de tuyau de pipe : ceux-ci avaient ensemble deux travers de doigt de long, et quoiqu'ils n'eussent séjourné que quelques semaines dans la vessie, ils étaient déjà couverts de matière pierreuse (2). Chez un autre homme, dont on lit l'observation dans le Journal de Græfe (5), un calcul, logé à moitié dans la vessie et à moitié dans le rectum, avait pour base un tuyau de pipe pesant trois gros, et sans lequel son propre poids était de huit gros et demi. Au dire de Nuck, Schacht retira deux bouts de tuyau de pipe enduits de matière calculeuse. M. Williaume a rapporté aussi un cas de tuyau de pipe introduit dans la vessie (4), et l'on en connaît encore quelques autres exemples (5).

On trouve, dans l'histoire abrégée de la cystotomie, par

(1) *Gazette médicale de Paris*, t. II, p. 363.
(2) *Eph. Nat. Cur.*, dec. 2, ann. 6, obs. 196.
(3) T. V, p. 162.
(4) *Recueil de méd. militaire*, t. IV.
(5) *Nouveau Journ. de Med.*, t. IV, p. 165.

Saucerotte, l'observation d'un homme de vingt-trois ans, qui,
étant devenu sujet à la dysurie et au pissement de sang, crut
pouvoir se soulager en s'insinuant par la verge, dans la vessie, un fragment de tube de baromètre, long de quatre pouces
neuf lignes et demie, sur trois lignes et demie de diamètre;
il poussa ce tube jusqu'à ce qu'il vît couler l'urine, de sorte
que l'extrémité antérieure ne débordait plus l'ouverture du
gland; vainement essaya-t-il ensuite de le retirer : il ne fit
que l'enfoncer davantage : au bout de trois mois, on en pratiqua l'extraction par l'opération de la taille; déjà il s'était
formé une concrétion calculeuse assez considérable, qui embrassait exactement les deux tiers du cylindre, vers son extrémité logée dans la vessie, et qui occupait même une partie de
sa capacité postérieure. Un fait à peu près semblable est rapporté par M. Dumont : une pierre d'urate d'ammoniaque et de
phosphate calcaire, pesant une once et demie, et longue de
trente lignes, sur trente-deux de circonférence, s'était développée sur un morceau de tube de verre (1). M. Richerand a
présenté à l'Académie de Médecine un calcul qui avait pour
noyau un tube de verre (2).

Un jeune homme de vingt ans s'était introduit dans l'urètre un bout fermé de tube de baromètre, long d'environ
trois pouces, sur deux lignes trois quarts de diamètre, et à
parois très-minces. Ce tube pénétra dans la vessie, où il séjourna plus de quatre mois. Il produisit des accidents primitifs assez graves, qui se calmèrent par un séjour au lit de deux
mois, qu'une autre maladie vint rendre nécessaire. Dès que le
malade put faire de l'exercice, ses douleurs reparurent, et
s'aggravèrent au point qu'il fut obligé d'entrer à l'hôpital
Necker. La connaissance de ce qui s'était passé ne permettant
pas de se méprendre sur la nature du mal, je procédai im-

(1) *Diss. sur la taille recto-vésicale*, p. 32.
(2) *Archiv. génér.*, t. v, p. 149.

médiatement à l'extraction du corps étranger, qui fut saisi, à une première séance, avec une pince à trois branches ; mais, comme il ne pouvait résister à la pression, il se brisa ; quelques fragments furent extraits dans la pince, et plusieurs sortirent d'eux-mêmes avec l'urine. D'autres parcelles furent encore retirées, quelques jours après, par le même procédé. Enfin, le 27 septembre 1837, le malade rendit, avec l'urine, ce qui restait du tube, dont les parois étaient couvertes d'une incrustation grise, tant à l'intérieur qu'à l'extérieur. Cette portion avait dix-sept lignes de longueur, et présentait le cul de sac intact ; l'autre bout était coupé en biseau. Le malade n'éprouva aucun des accidents que devait faire craindre le passage dans l'urètre de corps si tranchants, et sa santé fut promptement rétablie.

Fruits divers. — Un jeune homme qui souffrait beaucoup de la dysurie, et qui attribuait cette difficulté d'uriner à un obstacle existant dans le canal, crut y porter remède en s'introduisant trois haricots, qu'il eut soin d'enfoncer autant que possible ; ces haricots tombèrent dans la vessie, et y donnèrent lieu à trois pierres, grosses chacune comme un œuf de pigeon, qui, un an après, rendirent l'opération de la taille nécessaire (1). Pouteau a également retiré par la taille une pierre friable, de la forme et du volume d'une amande, qui contenait un haricot (2). Le second malade que j'ai opéré par la lithotritie avait une pierre dont le noyau était un haricot. Un homme de quarante-deux ans s'introduisit un haricot dans la vessie, dont ce corps étranger détermina l'inflammation ; quand les accidents furent calmés, on essaya d'extraire le haricot avec des pinces analogues à celles de Hales ; après quelques tentatives inutiles et la dilatation préalable de l'urètre, on parvint à retirer successivement les deux moitiés de

(1) *Mém. de l'Acad. de Chir.*, t. ix, p. 339, pl. 18.
(2) *OEuvres posth.*, t. iii, p. 290.

ce fruit, dont l'enveloppe était dure et recouverte d'une couche mince de phosphate calcaire (1).

J'ai lithotritié, à la Pitié, dans le service de M. Lisfranc, un homme qui souffrait beaucoup depuis plus de onze mois; sa vessie contenait un gros pois, qui fut écrasé par la pince; mais ce pois n'était encore couvert que d'une couche mince de substance calcaire.

Un homme était atteint d'une hernie inguinale, qui s'étrangla, et que les circonstances ne permirent pas d'opérer avant que les intestins fussent gangrénés; il parvint cependant à se rétablir, mais avec un anus contre nature : quelque temps après, il ressentit des douleurs violentes dans la vessie; on le tailla, et on lui retira cinq noyaux de prune; la guérison fut complète (2).

Lopischler a parlé d'une pierre de deux onces, entourée de matière muqueuse blanchâtre, qu'on trouva dans la vessie d'un homme de soixante ans, et qui contenait plusieurs baies de genièvre (3). Schulze, en rapportant ce fait, ne paraît pas disposé à y croire (4), et, en effet, les prétendues baies pourraient bien n'avoir été que des grumeaux de sang, ou mieux encore des globules d'oxalate calcaire.

Paré dit avoir vu une noix au milieu d'une grosse pierre (5). Dans l'une des collections de Londres, il existe un calcul, extrait de la vessie d'une femme, et composé de phosphate terreux, qui a pour noyau une noisette (6); il a été retiré par Wilson. Petræus parle d'un grain de raisin qui fut rendu incrusté de matière calcaire (7).

(1) *Gazette médicale de Paris*, t. I, p. 642. 1838.

(2) *Bulletin de la Soc. philom.*

(3) *Eph. Nat. Cur.*, cent. 1 et 2, obs. 58, p. 130.

(4) Haller, *Disp. chir.*, t. V, p. 2.

(5) L. 25, c. 15, p. 662.

(6) Howship, *loc. cit.*, p. 87. — Wilson, *loc. cit.*, p. 182. — Brodie, *loc. cit.*, p. 190.

(7) *Nosolog. harmon.*, t. II, diss. 40, § 23, p. 314.

Moreau racontait, dans ses cours, avoir retiré de la vessie d'une femme une petite pomme d'api, incrustée de matière calculeuse (1).

Poils et plumes. — Powel a rapporté le cas d'une femme qui rendait des poils incrustés de matière calcaire (2), et M. Brodie a trouvé dans la vessie d'une autre femme plusieurs calculs oblongs, de phosphate calcaire, dont chacun avait son centre parcouru d'un bout à l'autre par un poil (3).

Une femme de vingt-quatre ans, étant accouchée à terme d'un enfant mort, périt trois semaines après, d'une fièvre puerpérale. On trouva, dans sa vessie distendue et à demi gangrénée, environ deux gros de cheveux, longs de quatre à douze pouces, formant, avec de la matière osseuse et un peu de substance cérébrale, une masse ovale, longue de trois pouces, sur trois de large (4). M. Gibbing a présenté à l'Académie de Médecine un calcul ayant pour noyau une mèche de cheveux (5). Baillie a trouvé plusieurs fois de petites pelottes de cheveux ou de poils dans des pierres (6).

Olaus Borrich dit qu'un magistrat, qui avait rendu plus de soixante pierres, en expulsa une oblongue, dure à l'extérieur, longue d'un demi-doigt, et couverte de petits calculs brillants; le dedans était un paquet de cheveux entortillés, au nombre d'une cinquantaine, d'une couleur blanchâtre (7). On lit une observation pareille dans Schenk (8) : une femme rendit avec l'urine un paquet de cheveux blonds,

---

(1) Chopart, *loc. cit.*, t. ɪɪ, p. 119.

(2) *Philos. Trans.*, t. xlɪ, p. 699.

(3) *Lectures*, p. 191.

(4) *Bulletin de la Faculté de Méd.*, 1808, n° 4, p. 58.

(5) *Arthiv. génér.*, t. xxɪɪɪ, p. 599.

(6) *Anatom. patholog.*, p. 248.

(7) *Act. Hafn.*, ann. 1673, obs. 55.

(8) *Obs. med.*, l. 2, p. 444.

fins, longs comme le doigt, et servant de noyau à une matière calculeuse.

Platner cite une plume, de la longueur du doigt, qui fut trouvée, en partie incrustée, dans la vessie d'un jeune homme (1).

J'ai quelquefois retiré de la vessie des poils qu'il était facile de reconnaître pour ceux du pubis, et qui y avaient été introduits avec les sondes dont les malades faisaient usage, ou de toute autre manière. Puisque ces productions peuvent s'empêtrer dans une masse calculeuse, rien ne s'oppose à ce que parfois aussi elles servent d'union à des graviers ; mais il y a loin de là à cette gravelle pileuse dont on a fait quelque bruit dans ces derniers temps, et qu'on a érigée en espèce distincte, ayant ses caractères propres et ses causes à part. Je n'ai jamais vu la gravelle pileuse ; mais j'ai souvent rencontré, comme je l'ai dit plus haut, des filaments muqueux desséchés au centre des pierres ; plus souvent encore j'ai remarqué que les sables étaient remplis de filaments, de petits poils, que j'ai trouvé tout naturel d'attribuer à la poussière atmosphérique, dont les malades ne prennent aucun soin de les garantir, en les faisant sécher.

Cailloux. — Un petit calcul, dont M. Frommherz a donné l'analyse, et qui était déjà fort remarquable par la grande proportion de carbonate calcaire entrant dans sa composition, l'était encore davantage par cette autre circonstance qu'il avait pour noyau un petit grain de quartz.

(1) *Diss. de calculo ad vesicam adhærente*, p. 17.

CHAPITRE IV.

DES CARACTÈRES PHYSIQUES DES CONCRÉTIONS URINAIRES.

Les caractères physiques des concrétions urinaires n'ont pas tous une égale importance pour le praticien, et quelques-uns ne sont même pour lui, en ce moment, qu'un objet de simple curiosité. Mais ici, comme en tant d'autres choses, il faut se résoudre à recueillir des faits dont aucune application immédiate ne ressort, parce qu'un jour pourra venir où l'on trouvera moyen de les utiliser. Beaucoup de ces caractères, négligés par les anciens, ont servi, sinon à procurer des notions exactes sur la composition chimique des calculs, au moins à donner un aperçu des réactifs qui conviennent le mieux pour procéder à leur analyse. Les nouvelles acquisitions de la chirurgie ont, il est vrai, réduit de beaucoup l'importance qu'on attachait naguères encore à la connaissance de cette composition; mais, en revanche, elles ont obligé d'étudier mieux qu'on ne l'avait fait jusqu'alors la forme, la dureté de ces produits morbides, et l'arrangement des diverses substances à l'union desquelles ils sont redevables de leur origine.

ARTICLE PREMIER.

Du volume et du poids des concrétions urinaires.

1°. *Dans les reins.* — Les concrétions rénales sont loin de se ressembler pour le poids et le volume. Sous ce rapport, elles ne varient pas moins que celles de la vessie, depuis le

volume de la plus petite tête d'épingle jusqu'à celui d'un gros
œuf de poule, et depuis un poids pour ainsi dire inappréciable jusqu'à celui de plus de cinq livres, comme Pohl(1) assure qu'on en trouva une dans le corps d'une princesse.

On a vu de ces calculs qui ne dépassaient pas le volume
d'un grain de millet ou de chenevis, d'un pois ordinaire ou
d'un pois chiche ; d'autres qui égalaient celui d'une aveline,
d'un noyau d'abricot, d'un œuf de pigeon, d'une châtaigne,
d'une noix, d'un œuf de poule, et au delà. A l'ouverture d'un
cadavre, Chesneau en trouva, dans chaque rein, un gros
comme une noix (2). Il y en avait un, de la forme et du volume d'une châtaigne, dans le rein droit de Philippe **IV**, roi
d'Espagne (3), et un de la grosseur d'un œuf de pigeon dans
celui de Frédéric III, électeur de Saxe (4). L'un des reins d'un
cadavre contenait une pierre plus grosse qu'une noix et garnie de deux mamelons ; dans l'autre, il y avait deux calculs
ayant la taille d'un noyau d'abricot et d'une amande (5). L'un
des reins d'un cadavre ouvert tout récemment à l'hôpital Necker contenait, outre un grand nombre de calculs irréguliers,
branchus, et de volume divers, trois pierres, dont une
du volume d'une noix, et présentant d'un côté deux mamelons,
séparés par une gouttière profonde : tous ces corps étaient
d'oxalate calcaire, ainsi qu'une pierre oblongue contenue
aussi dans la vessie ; mais cette dernière avait un noyau d'acide urique ; ses diamètres étaient de dix-sept et de treize lignes.
Rolfink a vu un calcul gros comme un œuf de poule dans le rein
gauche d'un homme (6). Une pierre de même taille, en partie
engagée dans l'uretère, a été trouvée, chez une femme, par

(1) *De prostat. calcul*, § 7.
(2) *Obs. med.*, l. 3, c. 9, obs. 1, p. 340.
(3) Sobremonte, *Consult.* II, § 6, p. 245.
(4) Kentmann, *de calcul.*, obs. 7, p. 9.
(5) Beverwyck, *Spicileg. de calc.*, p. 175.
(6) Garmann, *De miracul. mort.*, l. 3, tit. 3, § 65, p. 1103.

Baglivi (1). Lieutaud en cite deux autres exemples, d'après Schenk et Sylvaticus (2). M. Renauldin en a présenté une pareille à la Faculté de Médecine de Paris (3).

Le poids le plus commun des concrétions rénales d'un volume médiocre est d'un à quatre gros; mais on en cite de bien plus considérables.

Le plus gros des calculs qu'on trouva dans les reins du célèbre Sperling, et que Major a fait représenter, pesait un peu au delà de cinq gros; il était accompagné de plusieurs autres, dont un de trois, et un second d'un gros. Salzmann découvrit une pierre de neuf gros dans le rein droit de Gebhard, électeur de Cologne (4). Blancard en cite une d'une once, qui existait dans le rein gauche d'une femme (5). Chez une autre femme, l'un des reins contenait deux calculs, pesant ensemble une once, dont un large et épais de deux travers de doigt, l'autre de la longueur et de la grosseur du pouce (6). Le rein gauche d'Horace Albani, parent du pape Clément XI, offrit à Lancisi une pierre falciforme, dont les pointes pénétraient dans la substance de la glande, et qui pesait une once et demie (7). Budæus en a décrit une autre, du même poids (8), également trouvée dans un rein gauche. Le rein droit d'un homme contenait un calcul gros comme le pouce, bouchant l'uretère, et pesant treize gros et un demi-scrupule (9). Il y en avait un de deux onces dans le rein gauche d'un méde-

(1) *De fibr. motric.*, p. 192.

(2) *Hist. anat. med.*, obs. 1156, 1172.

(3) *Bulletins de la Faculté*, t. vi.

(4) *Obs. anat.*, p. 9.

(5) *Anat. pract.*, obs. 79, p. 246.

(6) *Misc. Nat. Cur.*, dec. 4, ann. 3, obs. 185, p. 863.

(7) *Eph. Nat. Cur.*, cent. 3 et 4, App., p. 9.

(8) *Misc. Nat. Cur.*, dec. 3, ann. 7 et 8, obs. 172, p. 290.

(9) *Misc. Nat. Cur.*, dec. 2, ann. 7, obs. 88, p. 750.

cin (1), et un du même poids dans le rein droit du célèbre
Sachs de Lœwenheimb (2). Le rein gauche de Sophie-Louise,
princesse de Bayreuth-Brandebourg, offrit une pierre dont le
poids dépassait deux onces (3). Un homme périt des désordres occasionés par une pierre de trois onces, qu'il portait
dans les reins (4), et un prince succomba aux délabrements
que détermina un calcul de trois onces et demie, logé dans
son rein droit (5). Slare parle de deux calculs rénaux, qui pesaient, l'un quatre onces et demie, l'autre sept et demie; le
premier avait quatre pouces de long, sur trois et demi de
large ; l'autre, sept pouces de circonférence (6). Deux gros
calculs, trouvés un dans chaque rein, et pesant ensemble six
onces, n'avaient annoncé leur présence par aucun symptôme
pendant la vie (7). Le poids d'une pierre rénale dont il est parlé
dans les Mémoires de l'Académie des Sciences (8) s'élevait à
six onces et demie. C'était aussi celui de quatre pierres qu'on
trouva dans les deux reins d'un homme de quarante ans ; ces
corps étrangers, dont les poids particuliers s'élevaient à six,
douze, seize et vingt gros, étaient très-blancs, et si durs qu'on
ne put les briser avec le marteau (9). Borellus (10) parle d'une
pierre de sept onces, rencontrée dans le rein droit d'un homme
de quatre-vingts ans, qui n'avait jamais éprouvé ni douleurs,
ni suppression d'urine. Wilson (11) en a vu une de sept onces

(1) Hornung, *Cista med.*, ep. 236, p. 427.

(2) *Misc. Nat. Cur.*, dec. 1, ann. 4 et 5, Append., p. 3.

(3) Stein, *Lithographia curiosa*, § 29, p. 40.

(4) Garmann, *De miracul. mort.*, l. 3, tit. 3, § 69, p. 1107.

(5) *Misc. Nat. Cur.*, dec. 1, ann. 4 et 5, obs. 29, p. 40.

(6) *Philos. Trans.*, 1684, n° 157, art. 6.

(7) *Misc. Nat. Cur.*, dec. 1, ann. 4 et 5, obs. 32, p. 33.

(8) Ann. 1730.

(9) Schurig, *Lithologia*, c. 3, p. 275.

(10) Cent. 2, obs. 62, p. 162.

(11) *Loc. cit.*, p. 222.

et demie, d'oxalate calcaire, dans le rein, réduit à une simple
enveloppe capsulaire, d'une femme qui ne sentit de douleurs
qu'au moment de mourir. Le pape Innocent XI en avait dans
le rein droit une de six onces, et dans le gauche une de neuf;
ces deux organes étaient parsemés en outre d'hydatides, et le
calcul en occupait toute l'étendue, de manière qu'il ne'restait plus qu'une membrane épaisse. Lancisi, qui rapporte ce
fait, ajoute qu'on observa un calcul pareil, mais moinsgrand,
dans le rein gauche du duc d'Estrées, ambassadeur de France
à Rome (1). Marcet a décrit et figuré (2) un calcul énorme,
dont il n'indique pas le poids, mais qui s'était moulé peu à
peu sur la structure interne du rein, en faisant disparaître la
presque totalité de cette glande.

C'est probablement à d'énormes pierres de cette espèce
qu'il faut rapporter les prétendus cas de reins pétrifiés, dont
on lit un certain nombre d'exemples dans les anciens auteurs. Dolæus dit avoir vu retirer un rein pétrifié du corps
d'une femme (3), et Paullini trouva dans un cadavre un
rein parfaitement *siliceux*, qui pesait plusieurs onces (4).
Ruÿsch parle d'un autre qui acquit la dureté de la pierre
après avoir été séché (5). Au rapport de Sachs de Lœwenheimb (6), les deux reins d'une femme qui avait succombé à
de grandes douleurs néphrétiques, étaient aussi durs que de
l'albâtre. Ce même auteur fait également mention de deux
reins pétrifiés, dont le droit pesait plus de cinq onces (7).

(1) Alghisi, *Trattato di litotomia*, p. 25, avec fig. —Dionis, *Op. de chir.*,
démonst. 3, p. 133.

(2) *Loc. cit.*, p. 49, pl. 2.

(3) *Encyclopæd. med.*, l. 3, c. 13, p. 587. —Voyez aussi Schenk, *Obs.
med.*, l. 3, p. 449.

(4) *Misc. Nat. Cur.*, dec. 2, ann. 4, App., p. 211.

(5) *Theatrum anat.*, t. iv, p. 49.

(6) *Misc. Nat. Cur.*, dec. 1, ann. 1, obs. 27, p. 95.

(7) *Gammarolog*, App., p. 901.

Cneffel dit que le rein droit fut trouvé totalement incrusté, presque pétrifié, dur au toucher, *et materia calculosa circa ita obductum, ac si gypsea materia fuisset illitus*, chez une petite fille de huit ans, qui, après avoir long-temps souffert de strangurie, finit par périr d'une suppression totale d'urine (1).

2° *Dans les uretères.* — Les calculs qui s'arrêtent dans l'uretère sont généralement peu volumineux. Cependant, comme ils peuvent s'accroître dans ce canal, aussi bien que dans toutes les autres parties des voies urinaires, ils y acquièrent quelquefois d'assez fortes dimensions. Ainsi, quoique leur volume dépasse assez peu souvent celui d'un noyau de cerise, on en a vu qui égalaient des muscades, et même des noix. Sylvius en cite un de la grosseur d'un œuf de pigeon (2).

Raygerus en a trouvé, de la grandeur et de la forme d'un clou de girofle, qui adhéraient aux parois de l'uretère, chez une fille de neuf ans (3). Ruysch en a vu un, de la forme et du volume d'une petite olive, dans l'uretère gauche d'un chirurgien d'Amsterdam (4), et Hagendorn un, de la taille d'une amande ordinaire, à l'extrémité supérieure d'un uretère, près du bassinet (5). Willis (6) et Bartholin (7) en citent de la grosseur du pouce, dont le bout était tellement adapté à la forme du conduit, qu'ils le bouchaient entièrement. Seger (8) en a rencontré un, en forme de cœur, du volume

(1) *Misc. Nat. Cur.*, dec. 1, ann. 4 et 5, obs. 64, p. 54.

(2) Scipp, *Diss. de lithiasi*, p. 24.

(3) *Misc. Nat. Cur.*, dec. 1, ann. 3, obs. 285, p. 503.

(4) Obs. 15, p. 20.

(5) *Misc. Nat. Cur.*, dec. 1, ann, 2, obs. 243, p. 344.

(6) *De urin.*, c. 5, p. 236.

(7) *Hist. anat.*, cent. 2, hist. 37, p. 200.

(8) *Misc. Nat. Cur.*, ann. 2, obs. 23, p. 39.

d'une noisette, et pesant onze grains, dans l'uretère droit. Ruysch (1) en cite un, de même taille, occupant, chez une femme, le bas de l'uretère droit, qui contenait au moins une pinte de liquide. J'en ai trouvé deux qui avaient chacun le volume d'une grosse noisette ; tous deux étaient pyriformes, mais l'un avait plus de dureté et de poids que l'autre. De ces deux calculs, l'un existait dans l'uretère du baron de Zach, près de l'orifice vésical. Dans l'autre cas, le calcul s'était arrêté et développé vers le milieu du trajet de l'uretère. Chez l'un et l'autre sujet, la petite extrémité se prolongeait d'une à deux lignes. Un troisième malade, mort dans le service des calculeux, sans avoir subi d'opération, offrit, dans l'uretère droit, près du bassinet, et au milieu d'un évasement qui surmontait une portion très-rétrécie du canal, un calcul aplati, oblong, ayant le volume d'une petite amande. A l'extrémité inférieure de l'uretère droit d'un homme de soixante-neuf ans, était fixée une pierre grosse comme une muscade; l'uretère de l'autre côté en contenait une plus petite (2). Sylvius dit en avoir vu une presque aussi volumineuse qu'un œuf de pigeon (3). Houstet en cite une qui pesait trois gros, et Ledran une autre dont la longueur était de deux pouces (4). On en a trouvé une d'une demi-once, près de la vessie, dans l'uretère droit d'un enfant de neuf ans (5). Baglivi en a vu une, de la grosseur du pouce, qui était en partie dans le rein et en partie dans l'uretère (6). Schacht rapporte, comme témoin oculaire, qu'on trouva dans l'uretère d'un homme une pierre pesant quatre onces, outre une de

(1) Obs. 94, p. 120.

(2) *Eph. Nat. Cur.*, cent. x, obs. 100, p. 437.

(3) *Prax. med.*, l. 1, c. 54, p. 246.

(4) *Traité des op. de chirurg.*, p. 272.

(5) *Act. Berolin.*, t. ix, p. 59.

(6) *De fibr. motr.*, p. 192.

sept onces dans la vessie, qui n'avaient jamais, ni l'une ni l'autre, incommodé le malade (1).

3°. *Dans la vessie.* — La grosseur des pierres vésicales intéresse plus le praticien que celle des calculs du rein et de l'uretère, contre lesquels l'art ne peut rien. Elle varie à l'infini depuis les plus petites granulations qui sortent avec l'urine, sous la forme de sable, jusqu'à des masses énormes, dont le poids s'élève à plusieurs livres.

Très-peu de lithotomistes se sont attachés à mesurer rigoureusement les dimensions des calculs qui s'offraient à eux. La plupart ne les ont évaluées que d'une manière approximative, et par des comparaisons tirées d'objets connus; ainsi ils citent des calculs gros comme des grains de millet, des grains d'orge, des pois, des noyaux de datte, d'olive, d'abricot ou de pêche, des amandes, des noisettes, des cerises, des muscades, des œufs de pigeon, de poule, de cane, d'oie, de paon et d'autruche (2), des noix, le poing, un melon, la tête d'un enfant (3). Quelquefois ils se contentent de dire, quand le corps étranger était fort gros, qu'il remplissait entièrement la vessie. C'est la formule qu'employe, par exemple, Brugnatelli (4), en parlant de deux vessies conservées dans le cabinet de Pavie, et qui sont distendues chacune par un calcul. Mais, de cette circonstance, on ne peut tirer aucune induction précise, puisque la poche urinaire diminue de capacité chez la plupart des calculeux, et qu'il

____

(1) *Orat. Leydæ habit.*, 8 febr. 1735.

(2) T. Bartholin a retiré une pierre de ce volume de la vessie d'un soldat (cent. 5, hist. 57, p. 126), et Leibnitz en a figuré une autre (*Memorab. biblioth. Norimberg*, p. 164).

(3) Goodrick en a retiré, après la mort, une grosse comme la tête d'un enfant (*Act. philos. anglic.*, 1667, jun., p. 388), et Olaus Borrich dit en avoir vu une semblable dans la bibliothèque d'Oxford (Bartholin, *Ep. med.*, cent. 4, ep. 92, p. 528).

(4) *Loc. cit.*, p. 8.

lui arrive fréquemment de se contracter autour de la pierre avec assez de force pour l'embrasser d'une manière exacte. Ainsi la vessie d'un homme de quatre-vingt-un ans, représentée par M. Crosse (1), était remplie par quatre calculs, tellement serrés même par elle, qu'ils avaient laissé des impressions à sa surface interne : cependant ces calculs, peu volumineux, ne pesaient que trois gros et dix grains. Une autre vessie, figurée par Marcet (2), était contractée sur une pierre, qui la remplissait presque entièrement, et qui, bien que grosse, n'avait néanmoins pas un volume énorme. La vessie de Robert Bacon était entièrement remplie par une pierre dont le volume ne dépassait pas celui d'une longue noix muscade (3). Morand a dit (4) qu'on ne trouvait les gros calculs que dans les vessies racornies : l'assertion est vraie en général; mais elle cesserait de l'être si on voulait la retourner ; car le racornissement, ou plutôt l'épaississement des parois vésicales, est un phénomène très-ordinaire, même dans les cas de pierres peu volumineuses. Elle ne l'est même pas d'une manière absolue, puisque Scarpa parle (5) de deux malades avancés en âge, et porteurs de calculs assez gros pour ne pas permettre l'extraction par le périnée, dont les membranes de la vessie étaient molles et flexibles, particularité que plusieurs fois aussi j'ai eu l'occasion d'observer. En effet, et cette remarque est fort importante, il faut tenir compte du changement qui, chez les calculeux, survient souvent à une époque avancée de la maladie; la vessie cesse tout-à-coup d'être racornie, et ses parois, quoique épaisses, se laissent écarter au point de contenir une grande quantité d'urine. J'ai fait connaître plusieurs cas de ce genre dans le Parallèle, où l'on trou-

(1) *Loc. cit.*, p. 112, pl. 9, fig. 2.
(2) *Loc. cit.*, pl. 3.
(3) *Noüv. de la Rép. des Lettres*, ann. 1687, p. 394.
(4) *Traité de la taille au haut app.*, p. 91.
(5) *Traité de la taille*, p. 160.

vera exposées et la manière dont le phénomène se produit, et
l'influence qu'il exerce tant sur le choix de la méthode opératoire que sur le résultat de l'opération. J'ai indiqué aussi,
dans ma quatrième Lettre sur la lithotritie, entre autres cas,
celui de M. le docteur Labbat, chez lequel on observa la
même particularité, qui empêcha un chirurgien fort habile
de reconnaître la présence de deux grosses pierres. Du reste,
je reviendrai plus loin sur cette disposition de la vessie, qui
mérite au plus haut point de fixer l'attention du praticien ; ici
je dois me contenter de noter qu'il n'est pas rare alors que
des poches urinaires très-larges contiennent de grosses pierres.

Le volume des pierres vésicales a plus d'importance que
leur poids, sous le point de vue pratique. La pesanteur, en effet,
n'est ici qu'un objet de pure curiosité, tandis que la grosseur
influe beaucoup sur l'opération, puisque c'est d'elle que dépendent non-seulement le choix de la méthode et du procédé
opératoires, mais encore les difficultés que peuvent présenter toutes les manières d'opérer, et l'impossibilité où l'on est
quelquefois d'en appliquer aucune. Il est clair, par exemple,
qu'on se fait mieux l'idée des rapports de la pierre avec les
dimensions possibles de l'incision des parties molles, quand
l'auteur nous dit, comme M. Giorgi (1), qu'il a extrait à un
homme de vingt-deux ans, par le rectum, un calcul ovale,
ayant trente lignes dans son plus grand diamètre et vingt-deux
dans le plus petit, ou, comme Vacca (2), qu'il a retiré de
la même manière, à un homme de vingt-trois ans, une pierre
de vingt-huit lignes de long sur vingt-une de large et treize
d'épaisseur, que si l'un et l'autre s'étaient bornés à nous faire
connaître le poids de ces concrétions. D'ailleurs le poids d'un
calcul n'a pas de relation nécessaire avec son volume, car il
varie suivant la nature et le mode d'aggrégation des principes

(1) *Lettera al sign. Vacca.* Imola, 1822, p. 14.

(2) *Lettere di Scarpa e Vacca sulla litotomia.* Pise, 1826, p. 34.

constituants : plus d'une pierre vésicale dépasse du double, en grosseur, telle autre dont le poids est cependant égal, ou à peu près, au sien. Ainsi on verra plus loin que des calculs de neuf, treize, quinze et seize onces avaient presque le même diamètre, que d'autres de vingt-sept et de quarante-quatre onces présentaient la même circonférence, et qu'eu égard au volume, il y avait peu de différence entre un calcul de dix-huit onces seulement et un autre du poids énorme de trois livres et trois onces. Morand (1) et Deschamps (2) étaient donc tous deux dans l'erreur, le premier quand il croyait qu'on pouvait évaluer à une once par pouce le rapport du poids à la circonférence, et le second lorsqu'en rejetant cette évaluation, comme inapplicable à la majorité des cas, il admettait néanmoins la possibilité d'arriver à en trouver une à peu près exacte pour toutes les pierres de forme ovoïde. Je possède un calcul mûral, arrondi, léger et aplati, qui a vingt-deux lignes de long sur autant de largeur et dix-neuf d'épaisseur, et qui pèse deux onces et sept gros ; un autre, du même poids, mais d'acide urique, oblong et aplati, a deux pouces et demi de long, vingt-deux lignes de large et quinze d'épaisseur ; un troisième, mûral, sphérique et granulé comme une orange, qui ne pèse que deux onces et deux gros, a vingt-deux lignes de long sur vingt de large et seize d'épaisseur. Deux pierres, grosses comme des œufs de poule, et provenant, l'une d'une petite fille de sept ans (3), l'autre d'un enfant de dix ans, qui souffrait depuis sa naissance (4), pesaient la première une demi-once seulement, et la seconde une once et demie. Il me serait facile de multiplier beaucoup ces exemples.

On ne doit pas perdre de vue non plus qu'après leur sortie de la vessie, les calculs diminuent, par l'évaporation de l'hu-

<hr>

(1) *Parallèle des tailles*, part. 2, p. 47.
(2) *Loc. cit.*, t. i, p. 108.
(3) *Hist. morb. Vratislav.*, ann. 1702, p. 183.
(4) Blancard, *Praxis der Medicin.*, c. 9.

midité qu'ils recèlent entre leurs pores. Ce phénomène n'avait point échappé à la sagacité de Morgagni (1), qui a remarqué, entre autres, qu'une pierre de sept gros s'était réduite à cinq gros et deux scrupules par l'effet de la dessiccation. Les Transactions philosophiques pour l'année 1693 parlent d'un calcul de sept pouces et demi de long, sur cinq et trois quarts de large, pesant *trente-deux* onces deux gros et demi, qui, trois ans après, ne pesait plus que *deux* onces deux gros et demi, et avait prodigieusement diminué de volume. Robinson en cite (2) un aussi, qui de neuf onces s'était réduit à neuf gros et douze grains. Deschamps s'est également assuré de cette particularité (3) : il a constaté, par exemple, qu'un calcul dont le poids était de cinquante-une onces, en 1690, au moment de son extraction, ne pesait plus, cent ans après, que quarante-huit onces sept gros et demi. D'autres avaient été réduits, en vingt ans, de vingt-quatre onces à vingt-une un gros et six grains ; en neuf ans, d'une once et sept gros à une once et un gros ; et en quatre années, de deux onces et quatre gros à une once et cinq gros. Cette diminution, qui, abstraction faite du cas équivoque rapporté dans les Transactions, varie d'un huitième à un cinquième, à un quart, à un tiers, et même à près de moitié, n'influe pas toujours d'une manière appréciable sur le volume et le poids. Cependant elle peut aussi les faire varier beaucoup ; car, tandis qu'à peine retirera-t-elle quelques lignes en tous sens et quelques gros de poids à des calculs d'une texture compacte ou cristalline, elle réduira singulièrement d'autres dont la masse, ou terreuse, ou spongieuse, ou même presque diffluente, admet entre ses molécules une grande quantité d'eau, dont l'évaporation les rapproche et les serre.

(1) *De sedib.*, ep. 42, art. 20.

(2) *Compleat treatise on the gravel and stone*, p. 12.

(3) *Loc. cit.*, t. 1, p. 109.

Enfin, il importe de noter que la pesanteur spécifique des calculs varie considérablement. Fourcroy, qui en a pesé environ cinq cents, et d'espèces très-diverses, a trouvé que la pesanteur des plus légers était à celle de l'eau : : 1213 : 1000, et celle des plus lourds : : 1976 : 1000. Or il y a autre chose que la nature des principes salins ou terreux qui influe sur cette pesanteur ; car Fourcroy a remarqué qu'elle variait de 1,276 à 1786 pour les calculs d'acide urique, de 1,225 à 1,720 pour ceux d'urate d'ammoniaque, de 1,438 à 1,976 pour ceux d'oxalate calcaire, et de 1,138 à 1,471 pour ceux de phosphates, qui cependant sont, en général, les plus légers de tous.

Sous le rapport pratique on distingue les calculs vésicaux en petits, médiocres et gros. Mais ces épithètes n'ont pas de valeur absolue, le volume qu'elles expriment variant suivant la méthode ou le procédé opératoire dont on fait usage. Ainsi une pierre dont le diamètre est au-dessous de dix lignes, passe pour petite dans les divers procédés de la taille périnéale et la lithotritie, où les calculs de dix à quinze lignes sont médiocres, et ceux de quinze à vingt lignes gros, tandis que, dans la taille hypogastrique, les grosses pierres sont celles de trente à trente-cinq lignes, les médiocres celles de vingt à vingt-cinq, et les petites celles de douze à quinze. Ces mesures ne sont cependant point absolues, puisque la dilatabilité des tissus permet d'extraire des pierres d'un diamètre supérieur à celui de l'incision, qui peut avoir, dans la taille périnéale, neuf à treize lignes de long, selon le procédé, et dans la cystotomie hypogastrique, quinze à vingt. Mais l'abus de cette dilatabilité est précisément un des plus graves inconvénients de la taille, un de ceux qui contribuent le plus à multiplier les chances d'insuccès de l'opération. Pour la lithotritie, une grande dureté fait considérer comme gros des calculs qu'on rangerait parmi les médiocres s'ils étaient friables.

Dans l'énumération que je vais présenter, il ne sera question que de pierres solitaires. Celles que l'on rencontre le plus souvent ont un volume qui varie depuis la grosseur d'une amande jusqu'à celle d'une noix ou d'un petit œuf de poule. Leur poids le plus ordinaire aussi est d'un gros à trois ou quatre onces. Cependant les calculs de six à dix onces ne sont pas très-rares. Mais, au-delà de ce dernier terme, on ne rencontre plus que de loin en loin quelques cas disséminés, et qu'il est facile de compter. Je vais indiquer ceux qui sont venus à ma connaissance.

J'ai extrait par l'hypogastre un calcul de *cinq* onces ; il avait la forme et le volume d'un œuf de cane aplati. Rosinus Lentilius en cite un de cinq onces et demie, qui fut trouvé dans la vessie d'un homme plus que septuagénaire (1), et Scultet un autre du même poids, ayant la forme d'un cœur humain, qu'on découvrit aussi après la mort du sujet (2). Marcet parle d'une pierre de cinq onces deux gros et cinquante-neuf grains, de forme très-irrégulière, qui fut observée par Blane chez un vieillard de soixante-douze ans (3). En 1829, M. Lawrence a opéré par le périnée un homme de cinquante-cinq ans, d'une forte constitution et d'un embonpoint considérable, ayant un calcul du volume d'un citron aplati, qui pesait quatre onces et sept gros ; il avait huit pouces dans sa plus grande circonférence, et six dans la plus petite ; le malade mourut deux jours après (4). M. Viricel a extrait à Lyon une pierre de cinq onces et demie ; le malade mourut (5). M. Belmas cite un calcul mûral, grisâtre, ovalaire et du même poids, qui fut retiré à une femme de vingt-huit ans (6).

Covillard retira par la taille un calcul qui pesait *six* onces

(1) *Eph. Nat. Cur.*, cent. 1 et 2, app., p. 204.
(2) *Armamentat. chirurg.*, part. 2, obs. 66, p. 93.
(3) *Loc. cit.*, p. 8.
(4) *Lancette française*, t. i, n° 79, mai 1829.
(5) *Journ. gén. de méd.*, t. xlvi, p. 118.
(6) *Traité de la cystotomie sus-pubienne*, p. 86.

et demie, et qu'il avait rompu en deux morceaux (1). Un jeune homme, dont il est fait mention dans Scultet (2), en portait un de six onces, ovale et rugueux, qui lui avait occasioné une rétention d'urine. La vessie d'un vieillard en renfermait un de six onces et demie, dur comme un caillou (3). Brugnatelli possédait une pierre mûrale de six onces. J'en ai tiré une d'acide urique par le périnée, qui pesait six onces et trois gros, et qui avait trente-quatre lignes de long, trente-trois de large et vingt-une d'épaisseur ; le malade succomba. M. Lisfranc m'en a donné une de six onces trois gros et demi, d'acide urique également, qui fut trouvée après la mort, et qui a quarante-une lignes de long sur vingt de large et dix-sept d'épaisseur. Un homme de vingt-huit ans éprouvait depuis dix mois des douleurs de poitrine, de la suffocation, des vomissements et un sentiment de pesanteur dans le ventre ; après sa mort on trouva un calcul vésical de six onces et demie, qui n'avait point été soupçonné (4). M. Giorgi a extrait, par la taille recto-vésicale, une pierre de six onces, blanche et adhérente, qu'il fut obligé de rompre, et dont chaque fragment entraîna avec lui des filaments membraniformes ; le malade guérit, quoique l'opération eût duré trois quarts d'heure (5). Béclàrd a aussi extrait une pierre de six onces, à un homme de soixante-onze ans, par la taille bilatérale (6). M. Thretfoll (7) rapporte qu'une pierre vésicale rendit l'accouchement si difficile, qu'il fallut recourir à la perforation ; la mère étant morte, on trouva dans sa vessie une pierre longue de

(1) *Obs. iatrochirurg.*, obs. 5.

(2) *Loc. cit.*

(3) Bonet, *Sepulchret*, l. 3, sect. 24, p. 1330.

(4) *Hist. de l'Acad. des Scienc.*, 1730, p. 41.

(5) *La utilita del taglio retto-veseicale*, p. 10, fig. 8.

(6) *Archiv. génér.*, t. VII, p. 309.

(7) *Edinb. med. and surg. journal*, 1829, januar.

trois pouces et demi, sur trois de large et deux d'épaisseur, qui pesait plus de six onces et demie.

Schrœck a donné la figure d'un calcul de *sept* onces et demie, extrait de la vessie d'un homme (1), et il en a décrit un autre, pyriforme, du même poids, qui avait été trouvé aussi après la mort (2). Settala dit avoir vu retirer de la vessie d'un octogénaire, qui souffrait depuis quinze ans, une grosse pierre pesant sept onces et cinq gros (3). Frère Côme en a extrait une de sept onces et cinq gros, à un septuagénaire dont les souffrances remontaient à dix-sept années (4).

Les pierres de *huit* onces sont assez communes. Salmuth en cite une, découverte dans la vessie d'un jeune homme de dix-huit ans (5), et Rosinus Lentilius une ovale, de couleur brune, trouvée dans celle d'un médecin (6). On doit à Detharding la figure d'un calcul de huit onces que l'ouverture du corps d'un homme fit apercevoir dans la vessie (7), et Horst en a décrit un pareil, qui avait été extrait par l'opération (8). Ledran parle d'un calcul de huit onces (9). Smith en signale un du même poids, qui existe dans la collection de l'hôpital de Bath. Lancilotti (10) dit avoir vu plusieurs calculs de près d'une demi-livre, qui avaient été retirés à des hommes vivants.

Au rapport d'Ambroise Paré (11), Jean Colot guérit un

(1) *In addit. ad J. Helwig*, obs. 121, p. 333. — Un cas analogue est cité par M. Belmas (*loc. cit.*, p. 105).

(2) *Eph. Nat. Cur.*, ann. 10, obs. 100, p. 437.

(3) *Animadv.*, l. 7, p. 263.

(4) *Nouvelle méthode d'extraire la pierre*, p. 160.

(5) Cent. 2, obs. 85, p. 101.

(6) *Eph. Nat. Cur.*, cent. 1 et 2, app., p. 200.

(7) *Misc. Nat. Cur.*, dec. 3, ann. 9 et 10, obs. 31, p. 45.

(8) *Opér.*, t. II, l. 4, obs. 47, p. 236.

(9) *Opér. de chir.*. p. 298.

(10) *Nuova guida alla chimica*, P. 3, c. 16, p. 31.

(11) *Op.*, l. 24, c. 19, p. 567.

homme en le débarrassant d'un calcul de *neuf* onces, qui avait trois pouces et demi de diamètre. Une pierre du même poids, et grosse comme un œuf d'oie, est indiquée par Lamotte (1). Fabrice de Hilden fait mention d'un calcul de neuf onces, de grosseur énorme, qu'on trouva, après la mort, dans la vessie d'un jeune homme de vingt-cinq ans, et qui, au bout de quatre mois, était réduit à six onces (2). Hagendorn en cite un, de neuf onces et un gros, qui s'était développé dans la vessie d'un chirurgien (3). Barbantini en a extrait un de neuf onces, par la taille recto-vésicale. M. Belmas parle d'une pierre de neuf onces et demie, extraite par le haut appareil (4). Une autre du même poids a été retirée, par la taille vagino-vésicale, à une femme enceinte de trois mois, dont la grossesse suivit ensuite sa marche régulière, et qui accoucha à terme (5).

Tolet a opéré un homme dont la pierre pesait *dix* onces, et avait trois pouces neuf lignes de diamètre; ce malade mourut, le neuvième jour, d'un abcès au rein. L'opération fut, au contraire, couronnée de succès chez un autre homme, dont parle Smith, et dont la pierre, pesant dix onces et demie, avait près de dix pouces de circonférence; un modèle de cette masse volumineuse existe dans le Cabinet de Bristol. Un enfant de douze ans, qui souffrait depuis sa naissance, fut soumis à la taille; il fallut rompre la pierre, qui était grosse comme un œuf de poule, et dont les morceaux réunis pesaient dix onces (6). Au rapport de Helwig (7), la vessie d'un homme de cinquante-cinq ans, mort après avoir souffert pen-

(1) *Traité de chirurgie*, t. III, obs. 34, p. 192.
(2) Cent. 4, obs. 50, p. 323.
(3) *Misc. Nat. Cur.*, dec. 1, ann. 2, obs. 243, p. 344.
(4) *Loc. cit.*, p. 293.
(5) *Archiv. génér.*, t. XXXII, p. 592.
(6) *Misc. Nat. Cur.*, dec. 2, ann. 5, obs. 231, p. 456.
(7) *Obs. phys. med.*, obs. 122, p. 331.

dant plusieurs années de la goutte et de la néphralgie, contenait un calcul triangulaire, à angles obtus, pesant plus de dix
onces. Horst parle d'un calcul de dix onces, aux douleurs duquel succomba un homme (1). La vessie du théologien Jean
Saubert en contenait un pyriforme, triangulaire et obtus, qui
pesait plus de dix onces, et dont le volume égalait celui d'une
grosse poire (2). M. Rigal a extrait, par la taille vagino-vésicale, une pierre de dix onces et cinq gros (3), sur neuf pouces de circonférence; la malade, âgée de vingt-quatre ans,
souffrait depuis son enfance; elle conserva une fistule; le
noyau était mobile au centre de la pierre.

Garmann fait mention d'une pierre de *onze* onces, extraite
de la vessie d'un homme de trente ans, et dit aussi en avoir
vu à Rome une du même poids, qui avait été trouvée, après la
mort, dans la vessie de Santi, homme connu alors par son savoir
universel (4). Un calcul de onze onces a été extrait par F. Colot (5); mais le malade succomba. Il n'en fut pas ainsi de celui qu'opéra M. Dickinson (6), et dont la pierre ne put être
extraite entière; après avoir détaché peu à peu environ deux
onces et demie de matière calculeuse, l'opérateur parvint à
retirer une masse du poids de huit onces et demie; la convalescence fut longue. Brugnatelli a figuré aussi (7) un calcul
de onze onces, qui avait été rencontré dans la vessie d'un cadavre. Kern a retiré d'une vessie, en plusieurs morceaux,
une masse calculeuse du poids de onze onces, sans compter
les débris qui sortirent ensuite à la faveur des injections (8).

---

(1) *Opp.*, t. ii, obs. 47, p. 236.
(2) Walsch, *Obs. med.*, episagm. 64, p. 37.
(3) *Archiv. génér.*, t. xxv, p. 425.
(4) *De mirac. mortuor.*, l. 3, tit. 3, § 68, p. 1106.
(5) *Traité de la taille*, p. 225.
(6) *Med. chir. Trans.*, t. xi. p. 64.
(7) *Loc. cit.*, p. 48, fig. 35.
(8) *Die Steinbeschwerden der Harnblase*, p. 30.

On trouve beaucoup d'exemples de calculs qui pesaient *douze* onces. Pechlin (1), Clauderus (2), Rommel (3), Marteau de Grandvilliers (4), Vidal (5), Eller (6), Pallucci (7), et Lamotte (8) nous en ont transmis. Cheselden a retiré un calcul de douze onces à un homme, qui survécut. Klein (9) a opéré et guéri un malade dont la pierre, du poids de douze onces et deux gros, avait sept pouces de tour vers sa partie moyenne. Un autre homme, de quarante-quatre ans, que M. Travers opéra, en 1818, à Norwich, avait une pierre énorme, qu'il fut impossible de briser; le malade mourut au bout de quelques heures : sa vessie contenait une masse de douze onces et cinq gros; on en avait détaché environ cinq gros de fragments.

Ce dernier cas se rapproche de celui dont Klein nous a transmis les détails, mais qui se termina autrement; car le malade survécut à l'extraction d'une pierre pesant *treize* onces et trente grains, qui avait trois pouces et demi de diamètre (10). Bonet cite, d'après Ferrand, un calcul de treize onces, trouvé dans un cadavre (11).

Colignon a extrait une pierre de *quatorze* onces et deux gros, de la vessie d'une femme de quarante ans, qui se rétablit, à une incontinence d'urine près (12). M. Mayo en a éga-

____

(1) *Obs. phys. med.*, l. 1, obs. 2, p. 4.

(2) *Misc. Nat. Cur.*, dec. 2, ann. 5, obs. 198, p. 395.

(3) *Misc. Nat. Cur.*, dec. 2, ann. 8, obs. 185, p. 477.

(4) *Journ. de méd.*, t. xii, p. 54.

(5) *Traité sur la production des pierres*, p. 262.

(6) *Hist. de l'Acad. de Berlin*, 1755, p. 30.

(7) *Nouv. rem. sur la lithotomie*, p. 72.

(8) *Obs. chirurg.*, p. 320.

(9) *Journ. fuer Chirurgie* de Mursinna, t. iv, cah. 2, p. 94.

(10) *Praktische Ansichten der bedeutendsten chirurgischen Operationen* cah. 2, p. 32.

(11) *Sepulchret*, l. 3, sect. 23, p. 1178.

(12) *Journ. de méd.*, t. xii, p. 54.

lement retiré une, pesant quatorze onces, qui avait huit pouces
et demi de contour dans un sens, et plus de dix dans l'autre;
il employa le procédé de Cheselden, et brisa le corps étranger en morceaux; le malade survécut (1). Charles Patin (2),
Schrœck (3) et Blancard (4) citent chacun une pierre de quatorze onces. Thomassin en a retiré une de quatorze onces et
demie du corps d'un homme, chez lequel, après d'affreuses
tentatives pour l'extraire par le périnée, on avait été obligé
de l'abandonner, ayant faussé les plus fortes tenettes et tourmenté pendant deux heures le malade, qui expira peu de
temps après (5). M. Textor a trouvé, en 1823, à Würzbourg,
un calcul de quatorze onces et un gros, qui avait quatre pouces
et demi de long et de large, sur trois et demi d'épaisseur, et
onze de circonférence; ce calcul ne put être extrait ni par la
cystotomie périnéale, ni par la taille recto-vésicale, qu'on
pratiqua ensuite, et, après la mort, qui se fit peu attendre,
on eut de la peine à le retirer par l'hypogastre (6).

Gooch cite (7) une pierre de *quinze* onces, extraite par
la méthode de Marianus, à un homme de quarante-huit ans,
qui souffrait depuis son enfance, et qui avait déjà été taillé à
huit ans : elle avait quatre pouces et demi de diamètre; l'o-
péré survécut, mais conservant une fistule. Un calcul d'environ quinze onces fut trouvé dans la vessie du célèbre mathématicien Magini (8). Garmann cite quelques exemples de
pierres qui pesaient ce poids et au-delà (9).

L'opération eut une issue fatale chez un homme de qua-

(1) *Med. chir. Trans.*, t. xi, p. 55.
(2) *Misc. Nat. Cur.*, dec. 2, ann. 1, obs. 19, p. 42.
(3) *In schol. ad obs. præced*, p. 44.
(4) *Anat. pract.*, cent. 1, obs. 94, p. 242.
(5) Covillard, *Obs. iatrochirurg.*, p. 68.
(6) *Allgemeine Literatur-Zeitung*, 1824.
(7) *Cases and remarks in surgery*, p. 172.
(8) Welsch, *Obs. med.*, episagm. 64, p. 39.
(9) *De miracul. mort.*, l. 3, tit. 3, § 68, p. 1106.

rante-trois ans, à qui M. Astley Cooper retira un calcul de *seize*
onces, ayant quatre pouces et demi de long, sur trois un quart
de large ; le malade mourut au bout de quatre heures. La
mort eut également lieu, quelques heures après l'opération,
chez un homme de trente-trois ans, qui présentait depuis environ vingt-cinq années les signes rationnels de la pierre, et
auquel j'ai pratiqué la taille hypogastrique : chez ce malade,
en plaçant un doigt dans le rectum et une main sur l'hypogastre, on sentait une tumeur formée par la vessie, qui faisait saillie dans l'intestin, en même temps qu'elle s'élevait à
environ deux pouces au-dessus du pubis ; la vessie ne pouvait
contenir qu'une très-petite quantité de liquide, et le malade
était obligé d'uriner à peu près tous les quarts d'heure.
Après l'incision, qui n'intéressa pas le péritoine, comme l'a
imprimé par erreur M. King, on reconnut que le calcul remplissait exactement la vessie ; il fallut l'écraser, et l'extraire
par fragments ; ces derniers réunis remplissaient un bassin,
quoiqu'ils ne pesassent qu'une livre : l'opération dura plus
d'une demi-heure ; on trouva, après la mort, le rein droit considérablement augmenté de volume : il presentait plusieurs
foyers purulents, dont l'un s'ouvrait sous le péritoine ; mais
cet abcès était déjà ancien, car il y avait eu résorption du
pus ; le rein gauche offrait les traces d'une inflammation
ancienne, mais sans altération manifeste de tissu. Les uretères, celui du côté droit surtout, étaient dilatés et profondément enflammés ; la vessie était parsemée de granulations
cérébriformes ; sa membrane muqueuse présentait des altérations, et ses parois avaient acquis une grande épaisseur,
due à l'hypertrophie de la tunique musculeuse. Un calcul
d'une livre est cité par Leibnitz (1), et un autre par Van-
Helmont (2) ; ce dernier existait chez un homme fort replet,

<hr>

(1) *Memorabil. bibliothec. Norimb.*, p. 16.
(2) *De lithiasi*, c. 3, § 40, p. 23.

qui, faisant effort, après dîner, pour prendre un livre sur un rayon élevé de sa bibliothèque, éprouva tout-à-coup une vive douleur dans le bas-ventre, et fut bientôt obligé de se soumettre à l'opération, huit jours après laquelle il succomba.

C'est aussi par la mort, mais presque immédiate, que se termina l'extraction de deux calculs, pesant *dix-huit* onces, dont l'un, cité par Borellus (1), fut retiré à un octogénaire, et l'autre, indiqué par Zacutus Lusitanus (2), avait été extrait chez un jeune homme de vingt ans. Cheselden ne fut pas plus heureux, au rapport de Wadd; un calcul de dix-huit onces, qu'il amena au dehors, avait dix pouces et un quart de circonférence; le malade mourut le lendemain.

Greenfield indique (3), mais sans aucun détail, une pierre de *dix-neuf* onces et trois gros.

M. Græfe a extrait par la lithotomie un calcul de *vingt et une* onces et demie, à un homme de trente-cinq ans (4).

Un autre, de *vingt-deux* onces, grisâtre, inégal, et paraissant formé de plusieurs masses réunies en une seule, causa la mort au milieu même de l'opération, qui fut longue, pénible et douloureuse, sur un homme de vingt ans (5).

Deschamps dit avoir vu tirer, par dessus le pubis, un calcul de *vingt-quatre* onces (6). La Charrière parle d'une pierre d'une livre et demie, qui avait la forme d'une tortue, et que le lithotomiste fut obligé de laisser dans la vessie (7).

Un calcul de *vingt-cinq* onces et demie, creusé d'un canal, a été trouvé dans la vessie d'un octogénaire, qui ne

(1) Cent. 2, obs. 22, p. 128.
(2) *De prax. med. adm.*, l. 2, obs. 70, p. 58.
(3) Pauli, *Annot. in J. van Horne Microtechii* § 24, p. 453.
(4) *Journ. fuer Chirurgie*, t. IV, p. 589.
(5) Hilden, *De lithot. vesicæ*, c. 8, p. 73.
(6) *Loc. cit.*, t. I, p. 93.
(7) *Traité d'op. de chir.*, p. 147.

s'était jamais plaint que de pesanteur à la région inguinale (1).

King en a décrit un de *vingt-sept* onces, qu'on découvrit dans la vessie d'un homme de quarante-six ans, qui souffrait depuis son enfance (2). Ce calcul, long de sept pouces et demi, sur quinze de circonférence, était grisâtre et rugueux à la surface. On en cite un de vingt-sept onces et vingt grains (3), et un autre de vingt-sept onces et demie (4). Un homme avait éprouvé, depuis son enfance, des douleurs vives dans les organes urinaires; on trouva, après sa mort, une pierre du poids de vingt-sept onces, longue de cinq pouces et demi, large de trois et un tiers, dans son plus grand diamètre, grise et légèrement tuberculée (5).

Tolet dit avoir vu une pierre de *vingt-huit* onces, et Hartnaccius (6) en indique une d'une livre trois quarts. Tozzetti et Thomassin (7) parlent chacun d'un calcul du même poids; le dernier fut trouvé dans la vessie d'un homme chez lequel on ne l'avait même pas soupçonné, et qui mourut d'apoplexie.

Un homme de soixante et cinq ans, opéré par M. Deguise (8), et dont la pierre pesait *trente et une* onces, ne mourut que six jours après avoir été taillé.

On connaît plusieurs exemples de calculs dont le poids s'élevait à *trente-deux* onces. Il s'en trouve dans Tolet, Bo-

(1) *Act. erud. Lips.* 1685, *mens. mart.*, p. 126. — Verduc, *Traité des op. de chir.*, c. II, p. 40.

(2) *London med. and phys. Journal*, 1828.

(3) *The American Journal of the med. science*, t. II, p. 212.

(4) *The London medical gazette*, t. III, p. 569.

(5) Horn, *Archiv.*, 1827, 6e cah.

(6) *Admirand. phys.*, l. 9, c. 3, p. 653.

(7) Covillard, *Obs. iatrochirurg.*, p. 72.

(8) *Rec. de la Soc. de méd. de Paris*, t. VII, p. 423; t. XIV, p. 424.

net (1), Zacutus (2), et les Transactions philosophiques (3).

Bonet parle également d'un calcul de *trente-quatre* onces (4). Un autre, du même volume à peu près, est indiqué dans l'ancien Journal de Médecine (5).

On en a vu un du poids de *trente-cinq* onces et six gros, dont le diamètre était à peu près de quatre pouces, et la longueur de six ; le malade survécut à l'extraction (6).

Tolet a vu une pierre, venant d'Écosse, qui pesait *trente-six* onces et six gros.

Une autre de *trente-neuf* onces fut trouvée dans la vessie d'un homme qui mourut d'une autre maladie, après une vieillesse heureuse et vigoureuse, et chez lequel il avait existé plutôt de légers soupçons que de véritables indices d'affection calculeuse (7).

M. Earle a taillé un homme dont la pierre, de forme elliptique, du poids de *quarante-quatre* onces, présentant seize pouces de circonférence dans le sens de son grand axe, et quatorze dans celui du petit, avait un volume tel, qu'on fut obligé de laisser l'opération inachevée. Ce fait curieux a été pour l'auteur l'occasion de publier un travail fort intéressant sur le danger de tenter l'extraction des calculs qui ont acquis trop de volume (8).

Deschamps nous a conservé l'histoire, répétée partout (9), d'un curé dans la vessie duquel fut trouvée une pierre de

(1) *Sepulchret.*, sect. 23, obs. 1, § 1 ; sect. 24, obs. 10, § 3.

(2) *De prax. med. adm.*, l. 2, obs. 70.

(3) Année 1667, n° 134, art. 3. — Voyez aussi *The medical intelligencer*, t. III, p. 192.

(4) Bonet, *ibid.*, obs. 1, § 2.

(5) T. III, p. 237.

(6) *Philos. Trans.*, 1678, n° 171, art. 5.

(7) Tozzetti, *Osservaz. med.*, raccolt. 1.

(8) *Philos. Trans*, 1810. — *Med. chir. Trans.*, t. XI, p. 69.

(9) *Loc. cit.*, t. 1, p. 94.

cinquante-une onces, qui le faisait souffrir depuis l'âge de sept ans, et qui avait six pouces six lignes de long, sur un pied de circonférence.

Mais, quelque énormes que soient déjà les calculs dont je viens de parler, aucun n'approche de celui qu'au dire de Morgagni, Kesselring vit chez Morand, et qui pesait *six livres trois onces* (1).

Ce sont là des faits curieux, qu'il faut connaître, mais qu'un praticien ne doit pas s'attendre à retrouver. Cependant il s'est présenté de nos jours quelques cas de pierres d'un volume assez remarquable. Noël, de Reims, par exemple, en a extrait une, au dessus du pubis, dont le volume égalait celui d'un très-gros œuf de dinde, et qui n'aurait pu passer par le détroit inférieur du bassin, ce dont on acquit la certitude après la mort du malade.

Le volume des calculs vésicaux n'est pas toujours proportionné à l'âge et à la force du sujet. On a vu des pierres assez grosses chez des enfants de huit à dix ans, ou même au dessous, et de fort petites chez des adultes. Ainsi Brendel a observé un enfant de six mois dont la vessie était remplie par un calcul de la grosseur d'un œuf de poule, au point de ne plus admettre que quelques gouttes d'urine (2); et Guldenklee parle (3) d'une pierre, grosse comme un œuf de paon, qui fut trouvée dans la vessie d'un enfant de dix ans, après sa mort. En général, néanmoins, les pierres des adultes, et surtout des vieillards, sont plus grosses que celles des enfants.

La composition chimique influe beaucoup sur leur volume. Celles qui ne contiennent qu'une seule substance dépassent assez rarement des proportions médiocres. Il faut excepter toutefois les pierres phosphatiques, qui arrivent souvent à des

(1) *Commerc. liter. Norimb.* 1739, hebd. 9.

(2) *Obs. anat.*, dec. 3, obs. 1, p. 7.

(3) *Opp.*, l. 3, cas. 39, p. 175.

dimensions énormes, comme celle d'une livre que j'ai dit plus haut avoir extraite. La plupart des calculs très-volumineux sont, au moins en grande partie, sinon même en totalité, formés de phosphates, qui en couvrent la superficie d'une couche plus ou moins épaisse. Cependant il n'est pas rare de trouver des pierres volumineuses, et surtout très-pesantes, d'oxalate calcaire et d'acide urique. J'en possède une de cette dernière substance, et qui pèse de cinq à six onces; j'en ai extrait plusieurs fort grosses, et deux autres m'ont été données, l'une par M. Lisfranc, la seconde par le professeur Cantoni, de Milan.

4°. *Dans l'urètre.* — C'est surtout depuis la découverte de la lithotritie que l'attention a été attirée sur le volume des calculs auxquels l'urètre peut naturellement donner passage, ou qu'on a été à même d'extraire, tantôt avec une simple pince, et sans les écraser, tantôt après les avoir divisés par des procédés que j'ai fait connaître ailleurs. Cependant on ne s'est guère attaché à peser les calculs ou les fragments de pierre ainsi sortis ou extraits : le volume étant ce qui devait intéresser le plus, on ne s'est attaché qu'à lui. Ainsi l'expérience journalière constate que des calculs entiers, ou divisés, de cinq à six lignes de diamètre, et d'une longueur double, peuvent franchir l'urètre chez l'homme. J'ai vu un calcul rendu par un homme, qui avait vingt-deux lignes de long, sur quatre de large, et autant d'épaisseur. Il n'est donc pas surprenant que des hommes en aient rendu de la grosseur d'une fève ou d'une noisette, même d'une petite châtaigne, comme Fabrice de Hilden en rapporte un exemple (1). Au delà de ce terme, ils ne peuvent sortir qu'à la faveur d'une incision, ou d'une ouverture qu'eux-mêmes se frayent. Ainsi, T. Bartholin parle d'une pierre grosse comme une noix, et pesant une once, qui s'échappa en déchirant l'urètre (2), et Becker de

(1) *Obs. chir.*, cent. 1, obs. 69, p. 52.
(2) *Hist. anat.*, cent. 5, hist. 3, p. 6.

deux autres, grosses comme des œufs de moineau, qu'il fallut retirer, par une incision, du milieu de la verge, où elles séjournaient depuis quatre ans (1). La Faculté possède un calcul, long de cinq pouces et demi, recourbé et de forme très-bizarre, dont une portion seulement, de la longueur d'un pouce, pénétrait dans la vessie, le reste étant engagé dans l'urètre. En traitant des lésions organiques de l'urètre, je rapporterai une foule d'autres cas encore plus extraordinaires, tant chez l'homme que chez la femme, et chez des malades en bas-âge, comme chez des adultes.

5°. *Dans la prostate.* — Les calculs de la prostate varient depuis le volume d'une tête d'épingle jusqu'à celui d'une noisette. M. J. Cloquet en a extrait un, du volume d'un haricot, chez un enfant de dix ans (2). Il y a, dans le cabinet du Collége royal de chirurgie à Londres, une pièce où la matière terreuse trouvée dans une prostate est réunie en quatre masses, qui, prises ensemble, ne pèsent pas moins de cinq cent soixante-quinze grains, et dont la plus grosse pèse seule trois cent quatre-vingt quinze grains. J'ai souvent eu occasion de retirer, et plusieurs fois aussi j'ai trouvé après la mort, des pierres prostatiques, que je n'ai point pesées, mais dont j'ai reconnu les dimensions d'une manière précise. Deux des plus remarquables, que j'ai extraites avec succès par les procédés de la lithotritie, avaient, l'une sept lignes de long, sur quatre de large et trois d'épaisseur ; l'autre, quadrilatère et légèrement arrondie, cinq lignes dans un sens et quatre dans l'autre.

6°. *Dans le prépuce.* — Le volume des pierres préputiales est extrêmement variable. On en a vu qui ne dépassaient pas la grosseur d'un grain de millet ou de chenevis (3), et d'au-

---

(1) *Tract. de submersor, morte sine pota aqua*, p. 95.

(2) *Revue méd.*, 1824.

(3) Deschamps, *loc. cit.*, t. iv, p. 309.

tres qui avaient des dimensions énormes. Petit en a extrait une de la grosseur d'une prune, et Noël une autre pesant une once, chez un enfant de cinq ans. Morand en possédait une ovoïde, longue d'un pouce et demi, sur trois pouces neuf lignes de circonférence à sa partie la plus large, qui était creusée d'une fossette correspondant à la forme du gland, à peu près comme celle dont Baillie a donné la figure (1). Sabatier en cite une, ovoïde, pesant trois onces et cinquante-quatre grains, qui avait deux pouces cinq lignes de long, et cinq pouces six lignes et demie de circonférence. Un enfant de six mois avait déjà rendu plusieurs fois du sable, lorsqu'un gravier sortit de son urètre, et fut arrêté par l'ouverture trop étroite du prépuce, derrière laquelle il séjourna deux années, et s'accrut au point d'acquérir une longueur de cinq pouces; on le retira, en trois morceaux, par une incision (2). L'un des soixante calculs que M. Brodie a rencontrés dans un prépuce avait à lui seul un demi-pouce dans un sens et cinq huitièmes de pouce dans l'autre. M. Duméril en a trouvé un qui avait acquis un volume énorme, et qui pesait sept à huit onces. Cependant, malgré tous ces faits, dont j'ai déjà cité quelques-uns dans ma troisième Lettre sur la lithotritie, les pierres préputiales les plus communes sont celles d'un diamètre de trois à sept lignes; j'en ai extrait plusieurs, dont deux chez de jeunes enfants.

ARTICLE SECOND.

Du nombre des concrétions urinaires.

1°. *Dans les reins.* — La plupart des pierres qui se forment dans les reins descendent dans la vessie, et beaucoup d'entre elles s'échappent même ensuite par l'urètre. Il sera

(1) *Anat. pathol.*, pl. 3, fig. 2.
(2) *Act. erudit. Lips.*.ann. 1713, octobre, p. 442.

question de celles-ci plus loin. Mais, en raison de causes qui nous demeurent inconnues, toutes ne sont point entraînées par l'urine, et un assez grand nombre restent dans les reins.

Tantôt alors elles ne font que se multiplier, au point de remplir entièrement la substance du rein (1) dans lequel on a eu la patience d'en compter jusqu'à dix mille (2). Tantôt elles croissent peu à peu, de manière qu'on en rencontre de toutes les dimensions imaginables dans les calices, les entonnoirs et le bassinet.

Buttet a trouvé, dans un rein, deux très-gros calculs, pesant ensemble cinq onces et deux gros, qui avaient trois pouces de long, sur un et demi d'épaisseur (3). Le bassinet d'un des reins d'un enfant de trois ans en offrit à Ruysch (4) trois d'un volume assez considérable : cet enfant avait déjà rendu plusieurs graviers gros comme des pois. M. Gueneau de Mussy a observé un rein, en partie détruit, qui contenait quatre calculs de phosphate calcaire, du poids de quatre onces (5). Morgagni a ouvert un cadavre dont le rein droit, égalant presque, avec la graisse qui l'entourait, le volume de la tête, contenait onze pierres, pour la plupart grosses et rameuses, tandis que celui du côté gauche n'en renfermait qu'une seule, rameuse aussi, et assez volumineuse (6). Les reins d'un homme de quarante ans renfermaient quatre calculs blancs, pesant six, douze, seize et vingt gros, et si durs qu'on ne pût les casser avec le marteau (7). Plater a rencontré dans les reins d'un homme soixante pierres, depuis la grosseur d'un grain de

(1) Gladbach, *Prax. med.*, p. 297. — Bonet, *Sepulchret.*, l. 3, sect. 24, p. 1207.

(2) *Journal de Hufeland*, t. xviii, p. 115.

(3) *Mém. de la Soc. de méd. de Paris*, 1779, p. 208.

(4) *Obs. chir.* 57, p. 53.

(5) *Archiv. génér.*, t. xviii, p. 124.

(6) *De sedib.*, ep. 57, art. 10.

(7) Schurig, *Litholog.*, c. 3, p. 275.

millet jusqu'à celle d'un pois. Lieutaud cite un vieil ivrogne, mort d'une suppression d'urine, dans les reins duquel on trouva trente-six petites pierres, outre six grosses qui existaient dans la vessie, et dix dans la vésicule du fiel (1). Heurnius a vu, chez une femme qui n'avait jamais ressenti aucun symptôme de néphrite, soixante-dix calculs dans un rein et quatre-vingts dans l'autre (2). Le rein gauche d'un homme en renfermait cent (3).

Chez le malade, récemment mort à l'hôpital Necker, dont j'ai parlé dans l'article précédent, le rein gauche présentait trois calculs gros comme des noix, et plusieurs autres d'un volume moindre, la plupart bosselés ou rameux. En les divisant, je reconnus que le plus gros avait deux noyaux, et qu'un autre avait un noyau excentrique. Leur texture, successivement lamelleuse et granulée, se voit très-bien dans la figure que j'en ai donnée. Un assez grand nombre d'autres cas de calculs rénaux multiples se sont offerts à moi dans le cours de ma pratique.

Les calculs solitaires sont plus communs que les multiples dans les reins. En s'accroissant, ces concrétions, lorsqu'il en existe plusieurs sur différents points, ne tardent pas à se toucher, et comme les tissus de la glande ne leur permettent presque aucun déplacement, dès qu'ils ont acquis un certain volume ils finissent par se souder ensemble. Mais presque toujours alors les dépôts qui servent de moyen d'union sont d'une autre nature que ceux qui constituent le centre de chaque pierre, et la plupart du temps les sels phosphatiques en font la base.

2°. *Dans les uretères.* — Assez fréquemment ces conduits sont pleins de sable, qui peut même les obstruer tout-à-

(1) *Anat. med.*, obs. 1168.

(2) *Not. in Fernel. univ. medic. patholog.*, l. 6, c. 12, p. 176.

(3) *Misc. Nat. Cur.*, dec. 1, ann. 4 et 5, obs. 29, p. 30.

fait (1). Quelquefois aussi ils contiennent plusieurs calculs. Il y en avait deux, de la grosseur et du poids d'un noyau d'olive, mais inégaux et presque triangulaires, près de l'extrémité vésicale de l'uretère gauche, chez le cardinal Franzoni (2). On trouva, dans le milieu des uretères de Colbert, des pierres très-grosses, qui lui avaient fait souffrir, durant les derniers jours de sa vie, d'effroyables douleurs néphrétiques (3). M. Cruveilhier a rencontré dans un uretère une série de petits calculs dont les plus inférieurs étaient les plus considérables, et qui formaient une sorte de chapelet depuis l'origine du conduit jusqu'à un pouce de son insertion dans la vessie.

Plusieurs fois j'ai trouvé les uretères contenant des graviers ou des calculs. Le cas suivant est un des plus remarquables sous le rapport tant du nombre que du volume de ces corps étrang ers

Deschamps, musicien, âgé de soixante-quatre ans, d'une constitution délabrée, entra, le 19 aout 1837, à l'hôpital Necker. Depuis plusieurs années, il portait dans l'aîne droite une petite tumeur dure et indolente, à raison de laquelle il faisait habituellement usage d'un bandage herniaire. Cet homme éprouvait, en outre, des douleurs dans les reins depuis un grand nombre d'années, et, à différentes reprises, il avait spontanément rendu des graviers et du sang. Il souffrait aussi à l'extrémité de la verge, surtout après avoir uriné. Les urines déposaient d'abondantes mucosités purulentes ; elles étaient bourbeuses et fétides. Le cathétérisme me fit découvrir une pierre dans la vessie, et bientôt je fus convaincu que, malgré le peu de volume du calcul, la lithotritie n'offrait

---

(1) *Act. erud. Lips.*, 1708, mens. septemb., p. 419. — Helwig, obs. 3, p. 311. — *Misc. Nat. Cur.*, dec. 1, ann. 3, obs. 285, p. 502.

(2) *Act. erud. Lips.*, ann. 1699, sept., p. 397.

(3) Dionis, *Cours d'op. de chir.*, dém. 3, p. 137.

guère de chances favorables. Les organes urinaires étaient
en mauvais état, et la prostate tuméfiée. On pouvait cependant espérer qu'à force de soins ou parviendrait à détruire
mécaniquement le corps étranger. Le 4 septembre, le malade
fut pris tout-à-coup, et sans que nulle tentative de broiement
eût été faite, de vomissements, avec douleurs vives dans l'abdomen, promptement suivies de météorisme, et accompagnées de froid aux extrémités, de petitesse et de faiblesse du
pouls. La mort eut lieu dans la nuit. La tumeur, qu'on dissé-
qua soigneusement, était de nature graisseuse, et ne renfermait pas d'anse intestinale. Le rein gauche, très-dilaté, contenait plusieurs abcès et de la matière calculeuse réduite en
bouillie. L'uretère du même côté, énormément dilaté, offrit
dans son intérieur sept calculs, pesant ensemble trois onces
deux gros et demi. Le diamètre du plus volumineux est de
quinze lignes dans un sens, et de treize dans l'autre. Quatre,
d'un volume à peu près égal, ont de onze à douze lignes, sur
neuf à onze de diamètre. Les plus petits en ont de huit à onze.
Tous sont à facettes, simples ou doubles. Quelques-uns ont
une forme oblongue et arrondie ; quatre sont triangulaires.
Leur teinte est d'un gris luisant, tirant sur le jaune. Dans quelques points, notamment aux facettes, cette dernière nuance
est plus vive, et se rapproche de celle des calculs dorés, dont
je parlerai dans l'un des prochains articles. En plusieurs autres points, la couche luisante tire sur le vert ou sur le brun ;
elle est brusquement interrompue par des couches phosphatiques, que la dessiccation a fendillées, et qui maintenant se
détachent avec beaucoup de facilité. Cependant la texture
de ces calculs est fort serrée, et la scie n'a pu les entamer
qu'avec de grands efforts. Leur intérieur, dont j'ai donné la
figure, est très-remarquable : on y voit un noyau blanc, de substance calcaire, recouvert d'une couche épaisse et très-dure
d'acide urique, par dessus laquelle s'étale une autre couche
moins foncée, résultant du mélange de diverses substances,

Le calcul de la vessie était oblong et aplati; il avait dix-sept lignes de long, sur treize de large et sept d'épaisseur. Il ressemblait, quant au noyau et à la disposition des couches, à ceux de l'uretère, sauf toutefois la couche extérieure, qui était de phosphate calcaire, et qui ne laissait apercevoir l'acide urique que dans une très-petite étendue.

3°. *Dans la vessie.* — Les calculs ne sont pas toujours solitaires dans la vessie. Le plus ordinairement, lorsqu'ils sont multiples, on n'en trouve que deux ou trois. Il est beaucoup plus rare d'en rencontrer un plus grand nombre.

On en a trouvé deux, gros comme des savonnettes de Bologne, dans la vessie d'un homme (1), et deux aussi, mais renfermés chacun dans une membrane propre, et pesant ensemble deux onces et demie, chez un autre homme (2). Schœnfelder parle de trois pierres, du poids de neuf onces, qui furent extraites de la vessie d'un homme par l'opération (3). Lord Walpole, qui a décrit les symptômes de sa maladie (4), avait trois petites pierres vésicales arrondies, qu'on trouva après sa mort. M. Rigal a lu, en 1831, à l'Académie de Médecine, l'histoire d'un homme de vingt-cinq ans, qui avait été soumis à la cystotomie par le procédé latéral, sans qu'on pût terminer l'opération, à cause de l'impossibilité d'introduire assez les tenettes dans la vessie pour embrasser la pierre; le malade étant mort au cinquième jour, on trouva trois calculs placés les uns au-devant des autres, selon leur diamètre antéro-postérieur. Solingen en a retiré cinq, dont un gros comme une châtaigne, à un enfant de quatre ans (5). Six calculs globuleux, chacun du poids d'une once et demie, existaient dans

(1) Blegny, *Zodiacus med. gall.*, ann. 2, jan., obs. 8, p. 5.

(2) Houllier, *de morb. int.*, c. 46. schol. p. 141.

(3) *Hist. med.*, hist. 22, annot., p. 85.

(5) *Philos. Trans.*, t. XLVII, p. 472.

(5) *Van de manuale operatien*, P. III, c. 14, p. 189.

la vessie d'un vieillard, au rapport de Fabrice de Hilden (1).
Settala en a vu six aussi, égalant des châtaignes en volume (2). La vessie du célèbre Jean Heurnius contenait sept
pierres, grosses comme des noix, et pesant chacune deux
gros (3). Blancard en a rencontré, dans la vessie d'un
homme, sept, de la taille d'une muscade, et qui pesaient
près de seize onces (4). Il y en avait douze, de même volume, dans la vessie d'un jurisconsulte, dont le corps fut ouvert par Dodoens (5). Covillard en a extrait treize, dont onze
de la grosseur d'une noisette, une plus grosse et l'autre plus
petite : l'opération eut cela de particulier, qu'elle ne put être
terminée qu'au dix-septième jour (6). Plus de vingt-cinq
pierres grosses, les unes comme des noisettes, les autres
comme des muscades, furent rencontrées par Riedlin dans la
vessie d'un septuagénaire (7). Deschamps en a vu retirer
vingt-deux à un adulte (8). Vingt-deux, blanches, et grosses
presque comme des châtaignes, existaient dans la vessie du
célèbre jurisconsulte Ziegler (9). Le docteur Bancal, de Bordeaux, en a trouvé vingt-huit. La vessie d'un sénateur d'Amsterdam en contenait vingt-neuf, qu'on découvrit après sa
mort, chacune dans une cellule particulière (10). Chesneau
en cite trente-trois (11), Christini trente-sept, grosses comme

(1) *Obs. chirurg.*, cent. 2, obs. 66, p. 139.

(2) *Animadv.*, l. 5, p. 262.

(3) Charleton, *De lithiasi*, sect. 2, c. 1, p. 109. — Paw, *Obs. anat.*, 30,
p. 44.

(4) *Anat. pract.*, cent. 2, obs. 96, p. 381.

(5) *Obs. med.*, c. 44, p. III.

(6) *Obs. iatrochirurg*, obs. 4.

(7) *Linear. med.*, ann. 1698, octobr., obs. 15, p. 848.

(8) *Loc. cit.*, t. I, p. 90.

(9) Berger, *Physiolog. med.*, c. 12, p. 200.

(10) Tulpius, *Obs. med.*, l. 3, c. 4, p. 195.

(11) *Obs.*, l. 3, c. 10, obs. 3, p. 355.

des noisettes (1), Rhodius trente-neuf, égalant des noix (2),
Garmann, quarante-deux (3), et Bonet quarante-quatre (4).
Un homme de soixante-cinq ans fut pris d'une difficulté d'u-
riner causée par un fongus vésical et par plusieurs calculs;
Panthot, célèbre lithotomiste de Lyon, qui fut appelé à le
tailler, coupa le fongus par le milieu de sa racine, après
avoir ouvert la vessie, et tira cinq pierres, égales à des noisettes; quatre autres tombèrent d'elles-mêmes à terre, comme
des grains de chapelet; les jours suivants, on en retira vingt-
deux, d'inégale grosseur, puis six autres, en deux fois, et à
trois jours de distance; le malade mourut au bout de trois
mois; son rein gauche était plein de pierres inégales, dont
les plus volumineuses ressemblaient à des fèves; il y en avait
aussi de petites dans le rein gauche; les uretères étaient totalement obstrués; le fond de la vessie présenta deux fongus, derrière lesquels étaient cantonnés trois calculs (5).
Deschamps a retiré quarante-cinq pierres à un homme
âgé (9). Brugnatelli et Grœnevelt citent, le premier (7) un
jeune homme, et le second (8) un vieillard, dont la vessie
renfermait quarante-huit pierres. Colot en retira plus de cinquante à un sexagénaire qui avait été déjà taillé deux fois;
au bout de deux ans, la maladie se reproduisit encore chez
cet homme, qui, n'étant plus en état de supporter une quatrième opération, succomba après être resté trois mois entiers sans rendre une seule goutte d'urine, sans même éprouver la moindre envie d'uriner; ses reins, ses uretères et sa

(1) *Praltica medicin.*, cent. 7, obs. 26, p. 411.
(2) *Med.*, cent. 3, obs. 24, p. 122.
(3) *De miracul. mort.*, l. 3, tit. 3, p. 1107.
(4) *Sepulchret,* l. 3, sect. 18, p. 998.
(5) *Journal des Savants,* 1693.
(6) *Loc. cit.*, t. 1, p. 90.
(7) *Loc. cit.*, p. 31.
(8) *Obs. phys. med.,* obs. 122, p. 331.

vessie étaient pleins de sable, de graviers et de pierres (1).
M. Belmas cite des cas où il a été retiré de la vessie sept calculs ovalaires, aplatis sur deux faces, quinze petites pierres
tétraèdres, et cinquante-quatre, presque toutes cuboïdes (2).
Portal a trouvé dans la vessie de Buffon cinquante-cinq calculs triangulaires, et du volume de gros pois (3). Garmann
rapporte un cas où il y en avait plus de quatre-vingts (4). Goodrick en a retiré quatre-vingt-seize petits de la vessie d'une
jeune fille, à la mort de laquelle, quelques années après, il
rencontra encore, dans ce viscère, une énorme masse, grosse
comme la tête d'un enfant nouveau-né (5). M. Roux a retiré
plus de cent calculs à un malade, et cent quatre-vingt-treize
à un autre, qui guérit; celui-ci avait déjà été taillé, dix ans
auparavant, par Boyer, qui lui avait enlevé plusieurs pierres (6). La vessie d'un conseiller de l'électeur de Saxe renfermait cent sept calculs (7). Il y en avait, dans celle d'un
prince, près du col, plus de cent, de couleur noire, peu
durs, et du volume d'un grain de poivre (8), fait à l'égard
duquel on doit regretter de n'avoir pas de plus amples renseignements, car il s'agissait probablement là de granulations
isolées et mollasses d'oxalate calcaire. Desault a débarrassé
un curé de plus de deux cents pierres, et Dupuytren en a tiré
aussi plus de deux cents très-petites de la vessie d'un adulte
qui succomba à la suite de cette laborieuse opération. Kern
a trouvé, dans la vessie d'un octogénaire, qui avait refusé de
se soumettre à l'opération, cent quatre-vingts pierres, la plu-

(1) *Traité de la taille*, p. 15.
(2) *Loc. cit.*, p. 136, 137.
(3) *Anat. médic.*, t. v, p. 413.
(4) *De mirac. mort.*, l. 3, tit. 3, p. 1108.
(5) *Trans. philos.*, 1667, n° 26. art. 7.
(6) *Lancette française*, t. ii, n° 18, 1er avril 1829.
(7) Schurig, *Litholog.*, c. 4, p. 309.
(8) Welsch, *Episagm.*, obs. 62, p. 38.

part de forme prismatique, et dont le volume variait depuis celui d'un haricot jusqu'à celui d'une noix (1). Les Transactions philosophiques font mention d'une femme de soixante et quinze ans, dans la vessie de laquelle il y en avait deux cent quatorze (2). Ces derniers faits pourraient paraître prodigieux, s'ils n'étaient encore surpassés par d'autres qui ont été observés de nos jours; car Beauchêne a trouvé plus de trois cents calculs dans la vessie d'un octogénaire, et M. Murat en a vu jusqu'à six cent soixante et dix-huit dans celle d'un vieillard (3). M. Ribes a cité le cas d'un homme qui avait subi trois fois la taille, et dans la vessie duquel on trouva, après sa mort, qu'un long intervalle sépara de la dernière opération, trois cents petits calculs.

Aucun cas aussi extraordinaire ne s'est présenté dans ma pratique. Cependant j'ai extrait par les procédés de la lithotritie, seize calculs à un malade, quarante à un autre, et cent dix à un troisième. Dans la vessie d'un malade qui périt avant de se soumettre à l'opération de la taille, j'ai trouvé dix-sept calculs gros comme de petites châtaignes, d'une texture très-compacte, composés d'acide urique lamellé, et recouverts d'une mince couche grise; plusieurs offraient des facettes. La vessie d'un autre malade, qui avait été soumis à plusieurs tentatives de lithotritie, puis à la cytostomie sus-pubienne, contenait onze calculs, du volume de petites noix, très-durs, à facettes, composés aussi d'acide urique, et couverts également d'une couche grise; l'opération eut un plein succès. Dans un troisième cas, j'ai retiré, par la taille périnéale, six calculs gros comme des noix. Chez un autre malade que j'avais sondé, et sur lequel je ne crus pas devoir pratiquer la lithotritie, à cause du nombre des pierres et de l'irri-

(1) *Die Steinbeschwerden der Harnblase*, p. 96.

(2) T. xliv, p. 86.

(3) *Archiv. génér.*, t. viii, p. 131.

tabilité de la vessie, on retira seize calculs assez gros, par la taille hypogastrique, dont l'issue ne fut point heureuse.

Il serait curieux de connaître la proportion respective des calculs simples et multiples ; mais nous n'avons pas un assez grand nombre de faits bien observés pour pouvoir en établir une, même approximative. M. Liston dit (1) que, sur vingt-sept calculeux, sept avaient des pierres multiples ; sur soixante-dix-neuf cas de lithotomie, M. Klein en a trouvé douze dans lesquels il a retiré deux à six calculs.

On conçoit que les pierres vésicales doivent avoir d'autant moins de volume qu'elles sont plus nombreuses. C'est à tort cependant que Deschamps dit qu'il est rare de les voir multiples quand elles ont acquis un grand volume (2), car, aux faits que je viens de rapporter, on peut en ajouter d'autres qui prouvent l'inexactitude de cette assertion. Smith rapporte qu'il fut retiré à une femme de Cambridge deux pierres, dont l'une était longue de cinq pouces et large de quatre, tandis que l'autre avait quatre pouces de long, sur deux et demi de largeur.

Deux calculs assez gros, parfaitement semblables, et pesant l'un deux onces six gros, l'autre un scrupule de plus, furent trouvés, après la mort, dans la vessie d'un homme (3). Colot a tiré de la vessie d'un abbé, trois pierres du volume d'une très-grosse noix (4), et de celle d'un chapelier, quinze calculs de la même dimension (5). Dix calculs gros comme des œufs de pigeon remplissaient la vessie d'Albert Savonarola (6). Douze de la même taille furent trouvés dans celle

(1) *Edinb. med. and surg. Journ.*, t. xxix, p. 236.

(2) *Loc. cit.*, t. iii, p. 265.

(3) *Nov. literar. german.*, ann. 1704, mens. décemb., p. 449.

(4) *Traité de la taille*, p. 1 5.

(5) *Ibid.*, p. 174.

(6) Brassavola, *Comment. ad aph.* 79, lib. 4. — L'auteur dit : *Nos serva-mus hos lapides auro colligatos, tanquam perpetuum monumentum, et illius*

d'un soldat (1). Il y en avait, dans celle d'un homme de trente
ans, dont parle Brugnatelli (2), vingt-deux, dont chacun pesait à peu près une demi-once. Fleurant, de Lyon, en a extrait
vingt-quatre, dont seize égalaient des œufs de pigeon, les autres étant plus petits (3). Rodrigue de Fonseca parle d'une
vessie dans laquelle il y en avait plus de cinquante, gros
comme des noisettes (4).

Ordinairement les calculs multiples sont inégaux. Les quarante-deux pierres qu'au rapport de Ruysch (5) on retira
d'une vessie qui avait été entraînée par une descente de matrice, variaient depuis la grosseur d'un pois jusqu'à celle d'un
marron. Les cinquante-deux dont Noël pratiqua l'extraction,
à Orléans, d'après Deschamps (6), allaient en grossissant
depuis le volume d'un pois jusqu'à celui d'un œuf de pigeon.
Deux calculs, l'un gros comme un œuf de poule et pesant trois
onces et demie, l'autre beaucoup plus petit, et du poids seulement de six gros, furent rencontrés dans la vessie d'un
homme par Thoner (7). La même inégalité a été remarquée
par Hœchstetter, entre trois calculs extraits de la vessie d'un
homme, au moyen de la taille périnéale; ils pesaient douze,
onze et dix gros (8). Brugnatelli cite (9) une pierre égale à
une noix qu'accompagnaient plusieurs autres concrétions pisiformes. Deschamps, en ouvrant le corps d'un malade mort

*viri et ipsorum lapidum, qui eadem precise forma in tantam multitudinem
excreverint, ut unus solus lapis effectus non sit.*

(1) *Guido Guidi,* l. 10, c. 20, *de curat.*

(2) *Loc.cit.,* p. 47.

(3) *Gazette de Santé,* 1765, n° 11.

(4) *De calculis,* l. 1, c. 4.

(5) *Obs. anat. chirurg.,* obs. 1, p. 1.

(6) *Loc. cit.,* t. I, p. 91.

(7) *Obs.,* l. 6, obs. 6, p. 183.

(8) *Obs. med.,* dec. 6, cas. 2, p. 681.

(9) *Loc. cit.,* p. 83.

d'épuisement par les souffrances, trouva dans la vessie une pierre rougeâtre, de la grosseur d'une châtaigne; toute la surface du viscère était tapissée de graviers, dont les plus petits égalaient un grain de millet, et dont les plus gros ne dépassaient pas le volume d'une petite lentille (1). J'ai vu un malade qui souffrait depuis long-temps, et rendait beaucoup de sable avec l'urine; à l'ouverture du cadavre je trouvai la vessie pleine de calculs du volume de petits pois, et si nombreux, qu'on n'eut pas la patience de les compter sur-le-champ ; plusieurs furent ensuite égarés On lit un fait analogue dans Ruysch (2), qui parle d'une *facticiæ festucæ tenerrimæ, confectæ ex fibris vesicæ urinariæ cujusdam mulieris, quæ fibræ totundique a natura sunt obsitæ calculosis arenulis, ut nihil fere nisi arenulæ calculosæ conspicui possint, imo tota quanta vesica ista ex ejusmodi fibris calculosis conflata fuit, ita ut integra prima fonte visa, quasi lapidea, aut potius ut arenulis calculosis constituta videretur.*

Divers autres cas se sont offerts à moi, dans lesquels la vessie contenait plusieurs grosses pierres, qui furent, ou retirées par la cystotomie, ou trouvées seulement après la mort, soit que les malades se fussent refusés à la taille, soit que les altérations organiques eussent rendu toute opération impraticable. J'en ai rapporté quelques-uns précédemment, et fait connaître plusieurs dans d'autres publications; ici donc je me contenterai d'en relater un seul. La vessie d'un malade contenait deux grosses pierres emboîtées l'une dans l'autre, et représentant une sorte d'articulation ginglymoïdale; l'une de ces pierres a trente-cinq lignes de long, sur vingt-trois de large et dix-huit d'épaisseur; sa figure est celle d'un ovale allongé et aplati; l'autre, plus irrégulière et plus longue, a trente-

(1) *Loc. cit.*, t. I, p. 287.
(2) *Thes.* 3, p. 3.

quatre lignes dans son plus grand diamètre, et vingt-un dans les deux autres, qui sont à peu près égaux. Ces deux calculs pèsent ensemble huit onces cinq gros et demi. Le malade souffrait depuis fort long-temps : il ne s'était résigné à invoquer les secours de l'art que quand son existence était devenue insupportable ; mais la santé avait subi un tel délabrement qu'on ne pouvait songer à aucune opération, et la mort eut lieu au milieu des plus vives angoisses.

La pratique de Dupuytren, à l'Hôtel-Dieu, a fourni un fait remarquable, que je crois devoir rapporter ici en détail. Un homme, âgé de trente trois ans, avait éprouvé des douleurs en urinant pendant son enfance ; de plus il avait eu fréquemment des maux de reins, et rendu à plusieurs reprises de petits calculs. Le cathétérisme fit reconnaître la présence d'un calcul énorme dans la vessie, dont il remplissait la cavité. La main, appliquée sur l'hypogastre, sentait un corps dur derrière le pubis ; le doigt, introduit dans l'anus, procurait la même sensation, et de plus faisait balloter la tumeur. Le malade, en proie à des souffrances atroces et à une accablante insomnie, voulait être délivré à tout prix. Dupuytren hésita pendant plusieurs jours sur le parti qu'il devait prendre ; il insista beaucoup, dans une fort belle leçon, sur le mauvais état présumé des reins, comme contre-indiquant l'opération, qui n'offrait que peu de chances de succès, mais il ne chercha point à en détourner le malade. Enfin il pratiqua la taille hypogastrique ; l'extraction fut très-difficile ; on introduisit un levier entre la pierre et la partie postérieure du pubis, devant les parois de la vessie ; cette tentative n'ayant eu aucun succès, on essaya les tenettes ordinaires ; après de longs et pénibles efforts, au milieu des hurlements du malade, une partie du calcul se détacha et fut extraite. L'opérateur s'aperçut alors que la vessie contenait deux pierres énormes. Il parvint à en saisir et extraire une, après avoir incisé les fibres des muscles droits et agrandi postérieurement l'incision vésicale. L'extraction du second calcul fut moins longue; cependant les adhérences qu'il avait contractées avec la vessie en rendirent l'extraction difficile et douloureuse. Le malade succomba, au bout de trente-six heures, à une péritonite des plus aiguës. Le péritoine n'avait point été lésé dans l'opération, mais il contenait une grande quantité de sérosité purulente. La vessie était en bon état; l'uretère et le rein droits avaient un volume considérable; le premier égalait l'intestin grêle, pour lequel on le prit d'abord. Une grande quantité d'urine remplissait ces deux organes. Le rein gauche, entièrement désorganisé, était plein de calculs incrustés dans sa substance et disposés comme des branches de corail. Enfoncés dans les sinuosités du rein, ils étaient recouverts d'une pellicule blanche, qui, dans les points où ils se touchaient, les faisait paraître articulés ensemble. On trouva, en outre, un foyer purulent au sommet de ce rein. Les deux calculs extraits de la vessie pendant l'opération, pesaient ensemble treize onces et six gros. L'un d'eux pesait sept onces et quatre gros, l'autre six onces et deux gros. Ils étaient tous deux de forme prismatique et triangulaire; chacun avait trois pouces et demi dans son grand diamètre, et un et demi dans le petit. L'une de leurs faces était lisse, et leur servait de point de contact dans la vessie. L'un d'eux présentait une seconde face, également lisse, pouvant faire présumer qu'un troisième calcul avait échappé aux recherches après l'extraction des deux autres. Tous deux étaient d'acide urique.

Les pierres multiples ne sont pas communes chez les enfants. Cependant on en trouve quelques exemples dans les auteurs que j'ai cités. J'ai vu, à l'hôpital Necker, un enfant dont la vessie contenait deux calculs. Un fait semblable a été cité par M. Breschet (1). M. Brodie avait déjà rapporté celui d'un enfant de quatre ans, opéré par lui, dont la vessie contenait deux pierres, et après la mort

(1) *Répert. d'anat. et de physiol.*, t. i, p. 216.

duquel on trouva un peu de matière calculeuse dans le rein droit (1).

Je n'ai parlé jusqu'ici que de pierres extraites par l'opération ou trouvées à l'ouverture des cadavres; mais les calculeux peuvent aussi en expulser beaucoup pendant leur vie, et nous possédons des exemples vraiment extraordinaires de ces émissions spontanées, trop rapprochées les unes des autres pour qu'on ne soit pas obligé d'admettre que, dans beaucoup de circonstances au moins, les organes urinaires contiennent une masse de graviers, ou, pour employer l'énergique expression de Tolet, une véritable carrière. Ainsi Christini (2) donne l'histoire d'un homme qui,en vingt-quatre heures, rendit sans douleurs dix-huit graviers gros comme des noisettes, et Ziegenhorn (3) celle d'un autre homme, qui, dans l'espace de quatre ou cinq jours, en expulsa plus de quatre-vingts. Tulpius parle également d'une femme septuagénaire qui, après un violent accès de lumbago, avec fièvre, rendit, *unico impetu, quasi relaxatis renum repagulis*, plus de trois cent pierres (4). Une femme de quarante années, sujette depuis vingt-cinq ans à des douleurs néphrétiques, et qui plus d'une fois avait rendu des calculs de diverses formes et couleurs, effrayée par l'annonce d'un incendie qui s'était déclaré dans le voisinage, fut prise tout-à-coup de douleurs semblables à celles de l'accouchement, qui se terminèrent par une émission subite de plusieurs calculs; le lendemain les douleurs reparurent presque avec une égale intensité, et amenèrent aussi l'expulsion d'environ vingt-cinq pierres, dont les plus grosses égalaient des noisettes (5). Un homme de quarante-huit ans eut pendant sept jours et autant de nuits une

(1) *Gazette médicale*, 1833, p. 381.

(2) *Prattica med.*, cent. 7, obs. 44, p. 415.

(3) Haller, *Disp. chir.*, t. v, p. 6.

(4) *Obs. med.*, l. 2, c 47, p . 171.

(5) Beverwyck, *De calcul*, p. 8.

suppression complète d'urine ; le huitième jour, il rendit tout-
à-coup six livres d'urine trouble et épaisse , avec une multitude de graviers gros comme des pois et présentant des angles
fort aigus (1). Un vieillard, sujet aux coliques rénales, étant
allé dîner chez un ami, fut pris au retour d'une violente envie d'uriner, à laquelle il ne put résister ; l'urine entraîna, avec
une violence extrême, un grand nombre de calculs de différents volumes, qui sortirent sans douleurs, et dont il parvint
à rassembler une trentaine, en négligeant tous ceux qui
avaient pu se cacher dans l'herbe (2). Un moine du Mont-Cas-
sin , âgé de vingt-un ans, éprouva des difficultés d'uriner, qui cessèrent après la sortie d'un calcul ; mais de semaine en semaine les douleurs reparurent ensuite plus fortes,
et les pierres dont elles amenèrent l'expulsion, plus volumineuses ; les choses en vinrent au point que, pendant deux
mois, le malade rendit ainsi des calculs d'une grosseur toujours croissante, de manière que le dernier pesait quatre-vingts
grains : enfin il eut un peu de repos, et il se croyait même
guéri, quand tout-à-coup l'affection reprit avec une nouvelle
intensité , amenant chaque jour l'évacuation d'une once et
demie de graviers, ce qui dura trois semaines : pendant tout
le cours de cette longue crise, le malade rendit plus de six livres de matière calculeuse (3). Van Swieten (4) parle d'un
sexagénaire, qui, chaque mois, expulsait une trentaine de pierres, semblables la plupart à des pois , mais quelques-unes à
des féverolles. On a vu un enfant en rendre, de sa treizième
à sa quinzième année, environ trois cents, dont plusieurs grosses comme des châtaignes ou des noix (5), un homme en

(1) Cornaro, *Obs. med.*, c. 17, p. 32.

(2) Pechlin, *Obs. phys. med.*, cent. 1, obs. 8, p. 15.

(3) *Eph. Nat. Cur.*, cent. 9, obs. 74, p. 176.

(4) *Comment.*, aph., 1415, p. 22.

(5) Fabrice de Hilden, *Obs. chir.*, cent. 1, obs. 69, p. 52.

expulser un nombre pareil en peu de jours (1), ou dans l'espace de cinq jours (2), une femme en rendre quatre cents en deux mois (3), une autre la même quantité en quinze jours seulement (4). Chopart fait mention d'un homme de trente-un ans, qui, dans le cours de trois mois, après de vives douleurs aux reins et une maladie assez grave, se débarrassa d'environ six cents graviers, dont quelques-uns étaient de la grosseur d'un petit pois (5). Cattier cite un théologien qui en rendit plus de deux mille en peu d'années (6). En lisant de pareils faits, on ne peut s'empêcher de dire, avec Bonet (7) : *existunt in corporibus nostris fodinæ, non illæ quidem ad ædificandum instructæ, sed potius ad diruendam totius corporis fabricam.*

Parmi ces pierres multiples, sorties ainsi d'elles-mêmes, il s'en trouve quelques-unes d'un volume notable. Les Transactions philosophiques, par exemple, parlent d'un homme qui rendit deux calculs, de même volume, mais de longueur différente, ayant seize lignes environ de tour, sur cinq et trois quarts de diamètre (8). Une femme rendit l'une après l'autre trois pierres, grosses la première comme un œuf d'oie, la seconde comme un œuf de poule, et la troisième comme une noix (9). Une autre femme, après de grandes douleurs néphrétiques, rendit deux pierres pesant cinq gros et quatre gros et demi, puis le lendemain quatre, dont les poids étaient

(1) Fabrice de Hilden, *Lithotom.*, p. 27.

(2) *Eph. Nat. Cur.*, cent. 3 et 4, obs. 92, p. 228.

(3) Panaroli, *Pentecost.* ii, obs. 34, p. 51.

(4) Rhodius, *Obs. med.*, cent. 2, obs. 99, p. 105.

(5) *Loc. cit.*, t. i, p. 62.

(6) Obs. 1, p. 11.

(7) *Anat. pract.*, l. 3, c. 22, p. 553.

(8) *Philos. Trans.*, 1685, n° 175, art. 4.

(9) Majol, *Dies caniculares*, colloq. 3, p. 42.

de sept gros, d'un demi-gros, d'un gros et demi et d'un demi-gros, plus douze grains (1). Une autre encore expulsa quatre gros calculs, dont l'un avait trois pouces d'un côté et quatre de l'autre (2). Deux pierres grosses comme des noix sortirent, sans difficulté, de l'urètre d'une femme de cinquante-quatre ans (3). J'en ai connu une qui expulsa deux calculs oblongs, réunis par des facettes, ayant un pouce et neuf lignes de long. Un homme de soixante-dix ans, calculeux depuis six ans, et rendant des graviers de loin en loin, fut pris tout-à-coup de douleurs vives dans l'urètre, à la suite desquelles il expulsa l'un après l'autre quatre calculs pesant ensemble soixante-douze grains, et un cinquième du poids de deux cent onze grains; ce dernier, de la grosseur d'une aveline, et taillé à facettes, avait quatorze lignes et demie dans son plus grand diamètre, et quarante-trois lignes et demie de circonférence. Ces calculs sont déposés dans le Musée de la faculté de Strasbourg (4).

Il y a eu des cas, plus extraordinaires encore, de malades rendant des calculs à la fois par l'urètre, l'anus et la bouche. Harder parle d'une fille qui, pendant plusieurs années, en rejeta par ces trois voies, toujours à la suite de douleurs violentes (5). Dans l'espace de cinq jours, à la suite de coliques, quatre cent soixante pierres sortirent par l'urètre, et à peu près deux cent trente par l'anus d'une jeune femme qui, ayant éprouvé quelque temps après de nouvelles coliques, en expulsa encore cent quatre-vingt-six par les urines et soixante-dix-neuf par les selles (6).

Parmi les causes de la multiplicité des calculs urinaires, il

(1) Mathiæ, obs. 13, p. 94.
(2) *Trans. Philos.* 1677, p. 134.
(3) Fourcroy, *Med. éclairée*, t. iv, p. 220.
(4) *Gazette méd. de Paris*, t. ii, p. 198.
(5) *Apiar.*, obs. 80, schol. p. 309.
(6) *Journ. de méd.* 1762, p. 275 et 277.

en est une que les anciens avaient signalée, mais qu'on a presque entièrement perdue de vue dans ces derniers temps; je veux dire la fracture spontanée des pierres. Olaus Borrich avait déjà remarqué le fait : il dit qu'un enfant de six ans rendit un calcul du volume d'une petite noix, dur comme un caillou, qui sortit en morceaux de la grosseur d'une fève, portant des marques certaines qu'ils avaient été cassés ainsi dans la vessie (1). Detharding parle également d'un vieillard de soixante et dix ans, qui rendait des fragments de calculs (2). La même observation avait été faite par Geoffroy (3) et par Whytt (4). On lit, dans les Transactions philosophiques (5), qu'un malade éprouva une espèce d'effort et de resserrement dans la vessie, qui fut tel, qu'il lui semblait qu'une pierre s'y cassât, et, dans le même moment, il rendit avec les urines de petits fragments de pierres brisées. Une femme que soignait Deschamps (6) lui montra une certaine quantité de fragments de pierres, dont quelques-uns avaient la grosseur d'une lentille, et qu'il jugea être des portions de la couche extérieure d'une pierre crayeuse. Ce phénomène, qui contribua pour sa part à mettre en crédit l'usage des prétendus lithontriptiques, et qui disposa Morand à en prendre si chaudement la défense, a été invoqué de nos jours aussi pour expliquer l'action du bicarbonate de soude, que les anglomanes cherchent à mettre en vogue. Si ceux qui invoquent de pareils faits connaissaient l'histoire de l'affection calculeuse, ou si seulement ils avaient eu l'occasion de voir beaucoup de calculeux, ils se garderaient bien de contribuer à répandre de telles erreurs. Un

---

(1) *Act. Hafn.*, ann. 1671 et 1672, obs. 77.

(2) Haller, *Disp. chirurg.*, t. IV, p. 355.

(3) *Mém. de l'Acad. des Scienc.*, 1739.

(4) *Med. essais of Edinb.*, t. VI.

(5) Ann. 1731.

(6) *Loc. cit.*, t. I, p. 343.

fait important, publié par M. Crosse (1), met le phénomène de la rupture spontanée des calculs vésicaux en parfaite
évidence. Cet habile praticien a trouvé, dans la vessie d'un
septuagénaire, vingt-deux pierres dont le poids total s'élevait
à trois onces et demie. L'une d'elles, pesant sept gros et
demi, se cassa d'elle-même, peu de temps après son extraction. Les vingt et une autres purent être rajustées de manière
à procurer la certitude qu'elles avaient appartenu à trois calculs semblables au premier, mais réduits l'un en quatre, le
second en huit, et le troisième en neuf morceaux. L'acuité
des angles de ces derniers annonçait qu'ils s'étaient produits
depuis peu, et qu'ils dataient d'une époque moins éloignée
que les autres, à la surface desquels s'était déposée une légère couche phosphatique. Chacun des quatre calculs primitifs égalait en volume un œuf de pigeon. Ils étaient tous d'a-
cide urique, mêlé avec un peu d'oxalate calcaire.

Un fait analogue avait déjà été publié par Tulpius (2), dont
je vais reproduire les propres paroles : « *Senex summe hu-
manus, exantlatis aliquamdiu acerbissimis urgentis
urinæ cruciatibus, eminxit tandem plurimos calculos,
colore varios, et forma moleque dispares, quorum alii in
conspectum prodiere glabri et politi, alii vicissim an-
gulares vel sphærici, imo nonnulli quasi serrula a se in-
vicem præcisi. Quod inusitatum spectaculum eo majo-
rem movit admirationem, quo deinceps excreverit plures, effractorum calculorum, cortices, qui, æquantes un-
guem humanam, seni, septenive singulis interdum prodiere diebus, attonitis interim, et haud parum suspensis
medicis, quo referrent hanc calculos effringendi ac po-
liendi vim, donec ægro, ob urinæ omnimodum sup-
pressionem, ad meliorem vitam translato, anatome ve-*

(1) *Loc. cit.*, p. 10, pl. 2, fig. 8.
(2) *Obs. med.*, l. 4, c. 37, p. 333.

ritatem, quasi ex umbra, in claram lucem produxerit. Fluctuabant enim in vesicæ fundo undecim calculi, quorum maximus, fragili cortice tectus, quasi alter Actæon, a continuo inæqualium calculorum occursu, adeo fuit detritus, ut plurima inde dessilierint fragmenta, quæ deinde cum urina emingerentur. » M. Rousseau a communiqué à la Société de Médecine pratique le fait d'un homme de l'urètre duquel on retira trente-six pierres, au moyen d'une anse de fil métallique passée derrière chaque corps étranger; on s'assura, par un examen attentif, que ces calculs étaient des fragments ou des éclats, qui s'étaient préalablement séparés d'un centre commun (1).

Deschamps fait remarquer avec juste raison que si les pierres ainsi entamées ou fracturées étaient plus communes lors de la vogue du fameux remède Stephens, c'est qu'on y faisait plus d'attention, et qu'on les observait d'une manière plus exacte. J'en ai vu effectivement un très-grand nombre d'exemples; les fragments étaient tantôt de phosphate ammoniaco-magnésien, ce qui annonçait qu'ils provenaient de la superficie d'une pierre, et tantôt d'acide urique, car plusieurs calculs produits par cette dernière substance, bien que durs, sont cependant assez cassants. Pour juger combien sont communs les calculs susceptibles de se diviser en éclats, il faut examiner ces corps au moment même où l'on vient de les extraire de la vessie, ou du moins avant que la dessiccation les ait durcis. En effet, je me suis convaincu bien des fois que des pierres assez friables pour qu'on pût à peine les serrer dans une tenette, dans une pince, ou même seulement entre les doigts, devenaient, en se desséchant, tellement dures, qu'on avait ensuite de la peine à les rompre ou à les scier. Une telle disposition se remarque principalement dans certains calculs à texture granulée. Toutefois il ne faut pas confondre cette friabilité avec la fragilité de quelques autres

____

(1) *Gazette des hôpitaux*, t. VI, p. 247.

pierres, qui affectent plus particulièrement une structure lamellée, avec des stries irradiant du centre à la circonférence.

J'ai fait voir, dans mon Parallèle, que la rupture s'expli-
quait aisément par les contractions puissantes d'une vessie
hypertrophiée ; le malade en a même quelquefois la per-
ception, ce qui étonne peu, puisqu'on sait, d'après les
exemples rapportés par Covillard (1) et Fabrice de Hilden (2),
que certains calculeux entendent le bruit produit par le frottement mutuel des calculs multiples contenus dans leur vessie.
On ne doit cependant pas perdre de vue que le morcellement
spontané peut avoir lieu aussi dans le cas de pierre vésicale
solitaire ; quelque difficile à expliquer que soit alors le fait, il
n'en a pas moins été constaté par l'observation.

En général, lorsqu'on trouve plusieurs calculs ensemble,
ils sont d'acide urique, au moins pour la plus grande partie,
et dans leur centre, ou ce qu'on peut appeler leur noyau. Cette
règle n'est cependant pas sans exceptions. J'ai vu des malades
qui avaient des calculs de nature différente. Brugnatelli en
rapporte trois cas, dont le plus intéressant est celui d'une
pierre de phosphate ammoniaco-magnésien, grosse comme
une noix, qui fut rencontrée avec d'autres, d'urate d'ammoniaque, dont le volume n'outrepassait point celui de petits
pois. M. Yelloly a trouvé aussi que, sur cinquante-neuf graviers rendus ensemble par un homme de cinquante ans, vingt-
quatre étaient d'urate d'ammoniaque et trente-cinq d'acide
urique (3).

C'est une erreur de croire que les pierres murales sont toujours solitaires. Welsch en a trouvé deux ensemble, dont il
donne même la figure (4). M. Belmas cite un cas d'extraction

(1) *Obs. iatrochirurg.*, obs. 4.

(2) *Op. chirurg.*, p. 541.

(3) *Philos. Trans.*, 1829, p. 70.

(4) *Obs. med. phys.*, hecatost. 2, obs. 5ᵉ, p. 32.

faite avec succès de quatre calculs mûraux, inégaux, ayant le volume de petits œufs de pigeon, qui existaient dans la vessie d'un homme de soixante-quinze ans (1). J'ai rencontré deux cas dans lesquels la vessie contenait deux pierres, dont une mûrale. Chez quelques autres malades j'ai vu des calculs mûraux multiples.

La multiplicité des calculs paraît tenir à ce que, chez beaucoup de calculeux, la vessie se débarrasse avec peine du liquide qu'elle contient, et ne se vide jamais d'une manière complète, de sorte que les graviers s'y accumulent et y grossissent. Il suffit pour cela d'une simple paresse ou atonie vésicale, sans le moindre obstacle mécanique au cours de l'urine.

4°. *Dans l'urètre.* — Dans le chapitre consacré aux lésions organiques de l'urètre, j'ai réuni les faits qui m'ont paru les plus dignes d'attention, à l'égard des pierres multiples que ce canal peut renfermer. J'aurai donc peu de chose à en dire ici.

On cite un enfant de sept ans, de l'urètre duquel il fallut extraire trois calculs, gros comme des noisettes, qui empêchaient l'urine de couler (2). Riedlin parle d'un autre enfant chez lequel on en retira quatre, également à la faveur d'une incision (3). Murat a extrait de l'urètre six calculs qui s'y trouvaient placés les uns au devant des autres, et qui se touchaient par des facettes correspondantes (4). Schurig a vu en Italie un homme dans l'urètre duquel il put compter seize pierres, grosses comme des pois, dont il n'en retrouva plus que dix un mois après, les autres étant sorties avec l'urine (5). Seger a communiqué, dans une lettre à Thomas Bartholin, le récit d'une opération faite à un jeune homme de dix-huit ans, af-

(1) *Traité de la cystotomie sus-pubienne*, p. 98.
(2) *Misc. Nat. Cur.*, dec. 1, ann. 2, obs. 141, p. 225.
(3) *Millenar. curat. med.*, obs. 468, p. 281.
(4) *Archiv. génér.*, t. II, p. 645.
(5) *Litholog*, c. 4, p. 299.

fecté depuis son enfance d'une tumeur dure et douloureuse à la base de la verge, qui s'accroissait d'année en année, et rendait l'excrétion de l'urine fort difficile; au moyen d'une incision, on retira un calcul oblong, de la grosseur d'un œuf de pigeon, et pesant une demi-once, dont le centre présentait un canal sinueux, qui livrait passage à l'urine (1). M. Astley Cooper a extrait de l'urètre d'un homme cent quarante-deux petites pierres (2).

5°. *Dans la prostate.* — Les pierres prostatiques sont fort souvent réunies plusieurs ensemble dans des espèces de kystes creusés au milieu du tissu de la glande, ainsi que Marcet et M. Crosse en ont rapporté des exemples. M. Brodie cite un cas dans lequel on en a extrait jusqu'à soixante, en dix ou douze fois. (3). Wilson a connu un homme qui, dans le cours de quinze ans, en a rendu plus de quatre fois le volume de sa prostate (4). J'ai vu, en ouvrant le corps d'un vieillard dont l'histoire m'était inconnue, la vessie épaissie et présentant les traces d'une phlegmasie intense; la face interne de la partie prostatique de l'urètre était criblée de trous communiquant avec de petites cavités dans lesquelles existaient de petits calculs, les uns lisses et arrondis, les autres couverts d'aspérités, et, pour ainsi dire, rameux; la partie membraneuse de l'urètre était dilatée derrière un rétrécissement à la courbure du canal, et présentait une ulcération profonde; mais cette dernière lésion me parut être indépendante de l'affection calculeuse, et résulter de la phlegmasie déterminée par le rétrécissement. J'ai observé plusieurs cas dans lesquels des calculs prostatiques étaient à nu à la face interne de l'urètre, d'où j'en ai fait l'extraction par les procédés de la lithotritie. Chez deux

(1) Bartholin, *Epist. med.*, cent. 4, ep. 5, p. 49.

(2) *Med. chir. Trans.*, t. xi, p. 357.

(3) *Med. chir. Trans.*, t. xii, p. 382.

(4) *Loc. cit.*, p. 354.

malades, il n'existait pas de calcul vésical. L'un d'eux m'avait consulté pour un rétrécissement urétral ; dès que la coarctation fut détruite, je reconnus, par une exploration, l'existence de ces corps étrangers. L'autre malade, sans avoir l'urètre rétréci, éprouvait des difficultés d'uriner, qui cessèrent après l'extraction des calculs, réunis au nombre de quinze dans la partie prostatique de l'urètre. Un troisième malade avait en même temps une pierre vésicale et des calculs prostatiques. Dans ces trois cas, le traitement eut un succès complet. Après la mort j'ai trouvé les concrétions tantôt incrustées, pour ainsi dire, dans les parois du canal, tantôt réunies dans de petites loges situées plus ou moins profondément au milieu du tissu de la glande, tantôt enfin dans les conduits excréteurs de cette dernière.

6°. *Dans le prépuce.* — Deschamps a trouvé une assez grande quantité de calculs d'un très-petit volume dans le prépuce d'un enfant de sept ans (1). Le nombre de ces concrétions est proportionné à leur volume. On en a compté jusqu'à cent six (2). Quelquefois, bien que multiples, elles sont assez grosses, et égalent presque des noyaux de prune.

Gibier a vu un enfant de douze ans portant au bout de la verge une tumeur du volume d'une pomme de reinette, qui gênait le cours de l'urine, et faisait entendre une sorte de crépitation quand on y touchait ; il retira, par une incision, sept pierres grosses comme de petits dés à jouer, blanches, poreuses et de figure irrégulière (3).

J'ai observé aussi plusieurs cas de calculs multiples derrière le prépuce : la plupart de ces faits sont déjà publiés ; d'autres trouveront place dans le cours de ce travail.

(1) *Loc. cit.*, t. IV, p. 309.
(2) *The London medical repository*, t. V, p. 341.
(3) *Journ. de méd.*, t. IX, p. 65.

ARTICLE III.

De la configuration des concrétions urinaires.

1°. *Dans les reins.* — De toutes les concrétions urinaires, les rénales sont celles dont la forme varie le plus, et on le conçoit sans peine, en se rappelant le peu de régularité des excavations dans lesquelles elles se moulent, et qu'elles contribuent encore à déformer en les dilatant de diverses manières, finissant même par les convertir en une seule caverne.

Ces calculs sont souvent arrondis, oblongs ou ovalaires, quelquefois cependant comprimés ou aplatis, dans certains cas même pyriformes. On en a vu aussi qui offraient des facettes concaves ou convexes, et figuraient des prismes triangulaires ou à quatre pans, des polygones réguliers ou irréguliers. Parfois ils représentent des cylindres grêles, longs et diversement contournés ; dans certains cas, ils sont coudés et en quelque sorte munis de deux cornes, dont l'une descend dans l'uretère, et l'autre reste engagée dans le bassinet (1). Eustachi en a rencontré un annulaire dans le corps d'un malade qui avait ressenti des douleurs néphrétiques, mais sans jamais rendre de graviers, ni éprouver la moindre difficulté d'uriner ; ce calcul était percé, vers son milieu, d'un trou qui avait permis à l'urine de couler dans la vessie comme à l'ordinaire (2). C'est à cette forme que Duret fait allusion en disant que les calculs rénaux sont quelquefois percés comme la tonnelle d'un puits. Au reste, on aperçoit souvent à leur surface des sillons qui ont servi au passage de l'urine (3). Ces espèces de gout-

(1) Henri ab Heer, obs. 1, p. 45. — Baglivi, *De fibr. motr.*, p. 492.

(2) Eustachi, *De renibus*, c. 45, p. 122. — Venette, *Traité des pierres*, p. 63.

(3) Salmuth, *Obs. med.*, cent. 3, obs. 30, p. 124. — Kentmann, *De calc. in corp. humano*, c. 7, p. 10.

tières étaient très-marquées dans les deux monstrueuses pierres du pape Innocent XI. Sachs de Lœwenheimb, qui les avait observées chez une femme, les a prises, assez singulièrement, pour la trace des artères et des veines qui appartiennent au tissu du rein (1).

Les pierres rénales dont les dimensions deviennent monstrueuses, prennent des formes bizarres, qui les ont fait comparer, par Reisel, à un cœur (2), par Tulpius, à un poignard (3), par Bonet, à un cornichon (4), par Ruysch, à une grosse racine de gingembre (5), par Van Swieten, à une bouteille munie d'un col (6), par Plater, à une tête de cerf armée de son bois (7), par Lentilius (8), Schrœck (9) et Paré (10), à un petit chat, par Helbig (11) et Meibom (12), à une souris, par Volckamer, à un oiseau (13), par Crell (14), à un éléphant ou

(1) *Gammaralog.*, app., p. 901.

(2) *Misc. Nat. Cur.*, dec. 1, ann. 1, obs. 143, p. 320 ; et ann. 3, obs. 191, p. 362.

(3) *Obs. med.*, l. 2, c. 44, p. 176.

(4) *Sepulchret.*, l. 3, sect. 22, obs. 14.

(5) *Obs. chirurg. anat. cent.*, obs. 56, p. 73. — *Misc. Nat. Cur.*, dec, ann. 7 et 8, obs. 172, p. 291. — Horst, *Opp.*, t. ii, l. 4, obs. 46, p. 228.

(6) *Comment.*, t. v, p. 224.

(7) *Obs. med.*, l. 2, p. 467. — Bonet, *Sepulchret*, l. 3, sect. 22, p. 1154. — Vieussens, *Syst. vas. corp. hum.*, p. 191.

(8) *Misc. Nat. Cur.*, dec. 2, ann. 7, obs. 136, p. 263.

(9) *Schol. in Misc. Nat. Cur.*, dec. 2, ann. 6, obs. 75, p. 164.

(10) *Opp.*, l. 24, p. 568.

(11) *Misc. Nat. Cur.*, dec. 3, ann. 4, obs. 33, p. 89.

(12) *Diss. de calcul. renum.* Helmst, 1679.

(13) *Misc. Nat. Cur.*, dec. 2, ann. 4, obs. 63, p. 169. — Gramm a aussi décrit un gravier qui ressemblait à un petit canard (*Misc. Nat. Cur.*, dec. 1, ann. 3, obs. 19, p. 24).

(14) *Act. erud. Lips.* 1708, p. 191 et 419, pl. 7, fig. 11 et 12. — Crell décrit cette concrétion rénale en vers (*Portentosus calculus in rene* G. F. Sc-

aux insignes de l'ordre de Danebrog, par Baillie (1), à un arbre, par Eustachi (2) et depuis par beaucoup d'autres écrivains (3), à un corail ou à un madrépore, offrant tantôt deux (4) ou trois (5), tantôt huit (6) ou un plus grand nombre de branches. La partie la plus grosse occupe alors le bassinet et le commencement de l'uretère, tandis que les expansions amincies remplissent les calices et les entonnoirs. Ces dernières représentent les branches du corail, les jambes de la souris, les cornes du cerf, tandis que l'autre figure le tronc, le corps ou la tête, ainsi que l'avaient déjà expliqué Eustachi et Piccolomini (7), pour faire disparaître l'espèce de merveilleux que leurs crédules contemporains attachaient à ces formes singulières (8). Je possède un calcul rénal, qui ressemble assez exactement à une dent molaire, munie de ses racines.

Ceux des calculs rénaux qui se divisent en branches ont

ligman repertus, elegiaco carmine descriptus, Leipzick, 1770, in-4°), dont on pourra juger par la citation suivante :

> *Monstrum horrendum, informe, ingens, cui quatuor adsunt*
>   *Rite pedes, gibbumque horrida cauda premit.*
> *Scabritie rigida est pellis; dentesque minaces*
>   *Longior antrorsum et dira proboscis adest.*

(1) *Anat. patholog.*, p. 229.
(2) *De renibus*, p. 44.
(3) *Mém. de l'Acad. des Scienc.*, 1730. — Morgagni, *De sed.*, ep. 57, art. 10 et 12. — Chopart, *loc. cit.*, t. I, p. 249. — *Philos. Trans.*, t. XLIV, ann. 1725. — Sylvaticus, *Cons. med.*, cent. 3, cons. 54. — Howship, Brodie, Wilson, Marcet.
(4) Lossius, obs. 52, lib. 3.
(5) Harder, *Exerc. med.*, obs. 78.
(6) Eustachi, *loc. cit.* — Charleton, *De lithiasi*, sect. 2, c. 4, p. 111.
(7) L. 2, *anat. prælect.* 23.
(8) On peut voir d'excellentes figures de calculs rénaux simples dans Marcet (pl. 8, fig. 3), et M. Crosse (pl. 3 et 4), et de calculs rameux dans Marcet (pl. 2).

naturellement une surface fort irrégulière ; mais ceux même qui ont conservé une forme plus ou moins arrondie présentent d'ordinaire à leur superficie des inégalités qui les rendent grenus, raboteux, et comme chagrinés ou bosselés. On en trouve cependant qui sont lisses à un degré remarquable, et qui paraissent avoir été enduits d'une couche de vernis. Il y en a même qui ont un véritable éclat métallique, et qui parfois ressemblent à du cuivre bruni.

2°. *Dans les uretères.* — La plupart des calculs qu'on a trouvés dans les uretères étaient ovoïdes, olivaires ou oblongs ; telles sont aussi les formes de la plupart de ceux que j'ai eu l'occasion d'observer. On en a cependant vu qui étaient triangulaires, et d'autres qui ressemblaient à des cylindres. On en cite aussi qui avaient la forme d'un cône (1), d'un clou de girofle (2) ou d'un cœur (3). Parmi ceux que je possède, deux sont pyriformes ; la petite extrémité de l'un d'eux s'engageait dans l'orifice inférieur du canal, et supportait une espèce de petite tête saillante dans l'intérieur de la vessie. Ledran en a décrit et figuré un, en forme de cornichon, dont le bout enchâssé dans l'uretère avait un volume double de celui qui pendait dans la vessie (4). Mais le plus extraordinaire que l'on connaisse a été trouvé par Alghisi, chez une femme morte de rétention d'urine ; un calcul assez gros bouchait l'orifice de l'uretère gauche ; mais celui du côté droit en offrait un semblable à un très-long clou, dont la tête bosselée faisait saillie dans le bassinet du rein, tandis que le corps, un peu recourbé, se terminait à l'embouchure du canal dans la vessie (5).

3°. *Dans la vessie.* — La forme des calculs vésicaux est moins variée que celle des pierres rénales ; cependant

(1) Petermann, *Obs. med.*, dec. 1, p. 9.
(2) *Misc. Nat. Cur.*, dec. 1, ann. 3, obs. 285, p. 502.
(3) *Misc. Nat. Cur.*, dec. 1, ann. 2, obs. 23, p. 42.
(4) *Op. de chirurg.*, p. 175.
(5) *Trattato de litotomia*, p. 26, pl. 3, fig. 6.

elle présente aussi de grandes et nombreuses différences. La plupart de ces concrétions sont ovoïdes; mais il y en a de figure arrondie, sphérique ou même cylindracée. On en rencontre également qui sont coniques, pyramidales, triangulaires, tétraèdres, cubiques, carrées, rhomboïdales, polygones, pyriformes, réniformes. Lassus et Brugnatelli (1) en ont vu qui figuraient exactement des champignons. Paré (2), Scultet (3), Bonet (4) Scheffer (5), Burnet (6), Brugnatelli (7), en citent qui ressemblaient à un cœur d'homme ou de carte à jouer. Chesneau en a trouvé un semi-lunaire (8), et Contulus trois, dont un rond, et les deux autres en forme de demi-lune (9). Brugnatelli en a figuré un qui ressemble à un cerveau, et dont la surface est parsemée de circonvolutions imitant celles du paquet intestinal (10). D'autres sont tellement bizarres qu'on ne saurait les comparer à rien, à moins de faire quelques efforts d'imagination pour y trouver l'image du sceptre de l'empereur des Turcs, c'est-à-dire d'un cylindre surmonté d'un croissant, comme l'a fait Lanzoni (11), ou même celle d'un enfant, à l'exemple de Dolæus (12) et de Helbig (13). On en trouve qui sont plus ou moins comprimés sur deux faces. L'un de ceux que M. Vacca a rencontrés dans sa pratique avait vingt-trois lignes de long sur vingt de large, et cinq seulement

(1) *Loc. cit.*, p. 57, pl. 3, fig. 47.
(2) L. 24, c. 19, p. 567.
(3) *Armament. chirurg.*, part. 2, obs. 66, p. 92.
(4) *Sepulchret.*, l. 3, sect. 4, p. 1256.
(5) *Misc. Nat. Cur.*, dec. 2, ann. 3, obs. 152, p. 297.
(6) *Thesaur. med. pract.*, l. 3, sect. 56, p. 254.
(7) *Loc. cit.*, p. 52, pl. 2, fig. 39.
(8) *Obs.*, l. 3, c. 10, *de calcul.*, p. 353.
(9) *Act. erud. Lips.*, ann. 1699, p. 397.
(10) *Loc. cit.*, p. 56, pl. 3, fig. 44.
(11) *Misc. Nat. Cur.*, dec. 2, ann. 10, obs. 90, p. 162.
(12) *Misc. Nat. Cur.*, dec. 2, ann. 6, obs. 75, p. 164.
(13) *Ibid.*, dec. 3, ann. 4, obs. 33, p. 88.

d'épaisseur. J'en ai vu plusieurs qui étaient presque aussi plats et aussi minces que des pièces de cinq francs. M. Baudin (1) en cite un du diamètre d'une pièce de vingt sous et de forme lenticulaire. Zacutus en représente un, probablement d'oxalate calcaire, qu'il dit avoir été trouvé par Acosta dans la vessie d'un enfant de quinze ans, et qui ressemblait à un soleil, étant arrondi, du volume d'une petite balle, et entouré de pointes aiguës, entre lesquelles s'en élevaient d'autres plus courtes (2).

Dans beaucoup de circonstances, on ne sait à quoi attribuer la forme des calculs vésicaux. Mais quelquefois on parvient à l'expliquer d'une manière assez satisfaisante.

Ainsi, les pierres qui remplissent toute la vessie sont pour la plupart ovales. Elles offrent souvent à leur surface des sillons correspondants aux orifices des uretères, et qui servent à l'écoulement de l'urine (3). Ces sillons convergent pour se rejoindre vers l'orifice interne de l'urètre, ou même se réunissent en une sorte de goulot, qui aboutit à l'extrémité du mamelon engagé dans le col vésical, comme Deschamps assure l'avoir vu. Ils ne sont pas creusés par l'urine, ainsi qu'on l'a dit : c'est, au contraire, le cours continuel de ce liquide qui empêche la matière calculeuse de les remplir.

Les changements de forme qu'éprouve si souvent la vessie influent aussi sur celle des calculs. La Faculté possède une pierre conique, étranglée par deux collets circulaires, et à la large base de laquelle se voient deux renflements qui semblent avoir été embrassés par deux dilatations latérales de la poche urinaire. Cette pierre a quatre pouces de long, sur deux de large et d'épaisseur à sa base. C'est probablement à quelque disposition

(1) *Ess. sur les accidents de la taille latéralisée*, p. 12.

(2) *Prax. med.*, l. 3, obs. 138, p. 139. — *Solis instar calculus, seu rotundus, magnitudine parvæ pilæ, pyramidibus politis et acutis circumspectus, puncticulis longis, acus forma, inter pyramidem et alteram insertis.*

(3) *Act. Lips.*, ann. 1685, pl. 5. — *Misc. Nat. Cur.*, t. 4, obs. 49.

analogue qu'il faut rapporter les pierres phalloïdes, dont on trouve plusieurs exemples dans les auteurs, et dont la crédulité a singulièrement exagéré la figure. On trouve dans les Actes de l'Académie des Curieux de la Nature le dessin d'un calcul, extrait par le célèbre lithotomiste Wred, et qui fut présenté à Casimir, roi de Pologne. Cette pierre représente un membre viril, avec le gland, le prépuce, le scrotum et le raphé (1). Pechlin dit en avoir vu une semblable, de la longueur du doigt, et dont le gland offrait même une perforation (2). Riedlin a également figuré un gravier simulant une verge, avec les deux testicules, qu'avait spontanément rendu un homme de quatre-vingts ans (3).

C'est aussi par une conformation particulière de la vessie qu'on peut expliquer les calculs perforés ou annulaires dont parlent Contulus (4), Alghisi (5) et Morgagni (6). Le malade de Contulus, homme de quatre-vingt-six ans, avait longtemps souffert de la vessie, dans laquelle on trouva des pierres combinées ensemble, de manière à représenter un cercle, et laissant entre elles une fente par laquelle passait l'urine. Celui de Morgagni était à peu près dans le même cas, et, comme le précédent, il avait toujours uriné sans difficulté, quoique tourmenté pendant longues années par des douleurs de la vessie, dans laquelle on découvrit trois calculs lisses et arrondis, juxta-posés de telle sorte qu'ils laissaient entre eux un pertuis triangulaire permettant la libre sortie de l'urine. Mais le calcul d'Alghisi, qu'on avait trouvé après la mort dans la vessie d'une femme, était entier, troué dans le milieu, et assez semblable aux coussins creux dont se

(1) Déc. 1, ann. 2, obs. 139, p. 223.

(2) *Obs. phys. med.*, l. 1, obs. 7, p. 14.

(3) *Misc. Nat. Cur.*, dec. 3, ann. 1, obs. 128, p. 219.

(4) *De lapidib.*, c. 23.

(5) *Trattato di litotomia*, p. 24, pl. 3, fig. 9.

(6) *De sedib.*, ep. 42, art. 10.

servent beaucoup de personnes sédentaires. Tel était aussi un autre, dont parle également Morgagni, et dont la circonférence approchait d'une ellipse, ayant l'une de ses extrémités un peu plus étroite que l'autre. Ce dernier avait été rendu spontanément par une femme de quatre-vingt-deux ans, qui n'en éprouvait aucune incommodité, si ce n'est qu'elle avait remarqué depuis quelque temps que l'urine coulait par un jet plus délié.

Les prolongements que présentent certaines pierres, auxquelles ils donnent la forme de calebasse, s'expliquent aussi par la disposition des parties. Ils dépendent presque toujours de ce que le calcul vésical s'est peu à peu étendu jusque dans la partie membraneuse de l'urètre, après avoir dilaté le col, qui, cédant moins que cette dernière, occasione l'étranglement qu'on aperçoit. Ils peuvent aussi tenir à ce qu'une pierre a envoyé un prolongement dans une cellule vésicale, ou à ce qu'une pierre enkystée s'est développée en partie dans la cavité de la vessie.

On se rend plus difficilement raison de la disposition que présentent certains calculs vésicaux, de la surface desquels s'élèvent des embranchements en forme de chapelets. Ces espèces de projections, plus ou moins allongées, sont quelquefois plus larges à l'extrémité libre qu'à celle par laquelle elles adhèrent au corps du calcul. Alghisi nous en fournit des exemples fort singuliers. Il a figuré (1) deux pierres, dont l'une, extraite par lui, à un homme de soixante-un ans, représente une masse ovalaire, surmontée de quatre longs appendices digitiformes ; l'autre, bien plus extraordinaire encore, se composait d'un cylindre lisse, mais garni à chaque bout de deux longues dents obtuses. Cette pierre fut trouvée dans la vessie d'un homme de cinquante ans, qui n'avait jamais éprouvé la moindre difficulté d'uriner, mais qui depuis fort

(1) *Trattato di litotomia*, pl. 3, fig. 5 et 8.

long-temps souffrait de la goutte. J'ai fait voir plus haut que c'est un des caractères de la plupart des calculs d'oxalate calcaire de croître par l'adjonction de globules qui s'appliquent les uns sur les autres, en s'aplatissant. Ce qu'on ne peut expliquer, c'est la tendance de ces globules à se disposer pour ainsi dire en chapelet, et à laisser ainsi des vides entre leurs diverses agglomérations, qui, en grandissant, deviennent des tubercules ou des épines.

J'ai eu plusieurs fois occasion d'observer cette particularité dans la forme des calculs, dont les auteurs nous ont transmis d'ailleurs des descriptions et des figures très-curieuses. Chez un malade que j'ai opéré par la lithotritie, à l'hôpital Necker, la pierre présentait cette bizarre disposition : une légère pression de la pince suffit pour détacher les prolongements, et me faire croire que j'avais affaire à un calcul très-friable, tandis qu'il était, au contraire, fort dur; mais, après la première séance, le malade rendit une grande quantité des grains qui constituaient les prolongements.

Certaines pierres vésicales multiples sont enchâssées et pour ainsi dire articulées les unes avec les autres; mais cette disposition étant plus commune dans les calculs urétraux, j'en parlerai ailleurs.

Les calculs qui se développent à la surface d'un corps étranger introduit accidentellement dans la vessie prennent d'abord une forme plus ou moins semblable à celle de leur noyau. Mais rarement la conservent-ils long-temps; car les pierres vésicales ont une tendance marquée vers la forme sphérique, et quand elles en présentent une autre, on peut presque toujours conclure de là, ou qu'elles sont depuis peu de temps tombées des uretères, ou qu'une disposition spéciale du viscère a gêné, contrarié le développement du corps étranger. Cette remarque n'est pas sans importance pour la pratique, surtout lorsqu'il s'agit de déterminer la gravité et l'étendue des lésions vésicales. Plus d'une fois la forme d'une pierre m'a porté à penser qu'elle était arrivée depuis peu seulement dans la vessie : dans un cas, le corps étranger avait vingt-deux lignes de long, sur quatre d'épaisseur et de largeur. Cependant il y a des anomalies inexplicables, et l'on ne pourrait dire, par exemple, pourquoi, dans une même vessie, certaines pierres restent plates ou triangulaires, tandis que d'autres s'arrondissent, comme je l'ai observé plusieurs fois.

Rien n'est plus variable que l'aspect de la surface des calculs vésicaux. La plupart sont ternes, quoique lisses; mais quelques-uns sont aussi unis que s'ils avaient été polis ou vernis, et aussi doux au toucher que l'ivoire. Ceux-ci parfois acquièrent l'éclat du verre par le frottement, ou même le possèdent naturellement. D'autres sont raboteux et chargés d'aspérités arrondies ou déprimées, qui les rendent comme chagrinés, et qu'on peut comparer à celles d'une fraise, d'une orange ou d'une mûre. Aussi les désigne-t-on communément par l'épithète de *mûraux* ou *moriformes*. Ces aspérités sont parfois tellement ténues, qu'on les prendrait à la simple vue pour une sorte de duvet : c'est ce qui explique la petite pierre entourée de poils dont il est fait mention dans une lettre de Macgill à Douglas (1). Quelques concrétions phosphatiques m'ont offert cette disposition. D'autres encore portent des tubercules, tantôt produits par des mammelons accumulés en manière de grappe, tantôt coniques et figurant de véritables épines, simples ou rameuses, ou rappelant la conformation des stalactites. Il y en a enfin que tapisse une couche de petits cristaux confus et entrelacés, laissant entre eux des vacuoles de diverse grandeur. J'ai déjà parlé de ces cristaux transparents, et parfois assez gros, qu'on remarque à l'extérieur de certains calculs. Je les ai d'abord observés sur le cadavre, spécialement chez un octogénaire

(1) Morand, *Traité de la taille,* p. 211.

qui mourut dans les angoisses de la pierre ; celle-ci, du volume d'un gros œuf de poule, était de couleur violette, parsemée de plaques blanches ou grises, et dans plusieurs endroits recouverte par des masses de cristaux transparens fort
rapprochés. J'ai rencontré depuis cette disposition chez des
malades traités par la lithotritie, et qui, à la suite de la première séance, rendaient des cristaux mêlés avec de la substance calcaire ; le tout formait un assemblage fort remarquable.

La pluralité des calculs n'influe pas autant qu'on pourrait
le croire sur leur configuration. Souvent, à la vérité, les
pierres multiples présentent des facettes qui se correspondent, même très-exactement. Mais il peut se faire que ces
facettes doivent naissance au morcellement d'une masse plus
volumineuse , comme dans les cas dont j'ai parlé précédemment. Il est vrai qu'alors on parvient généralement sans
peine à distinguer que les facettes sont le résultat d'une rupture. D'ailleurs, il n'est pas rare de trouver ensemble des
calculs tous arrondis, ou dont les uns sont sphériques et les
autres polyédriques. Ainsi, tandis que M. Astley Cooper a retiré
de la vessie d'un malade cent quarante-deux calculs, tous plus
ou moins cubiques, depuis la plus petite grosseur jusqu'à
celle d'un dé, lisses et de couleur de mastic de vitrier (1),
Wilson en a extrait d'une vessie sept ou huit qui tous étaient
presque ovales (2), et les faits analogues sont très-multipliés
dans les auteurs. Il y a même, sous ce rapport, des combinaisons assez bizarres : j'ai tiré d'une vessie quatre pierres,
dont la plus grosse, presque ronde, avait dix-huit lignes de
long, sur douze de large ; une seconde ressemblait à une pyramide triangulaire, et les deux autres, plus petites, étaient
extrêmement plates. Rudtorffer, ayant soumis à la lithotomie

(1) Marcet, *loc. cit.*, p. 51.
(2) *Loc. cit.*, p. 180.

un homme de soixante-huit ans, retira de la vessie onze pierres, dont une cubique et toutes les autres tétraèdres, formes qui ne peuvent être attribuées ni au froissement, ni à l'aplatissement mutuels de corps primitivement sphériques (1). Ainsi, de ce qu'un calcul est arrondi, on ne doit jamais conclure que la vessie n'en contient pas d'autres, de même que les dépressions ne prouvent pas qu'il y ait ensemble plusieurs pierres. Cette remarque n'avait point échappé à Covillard (2), qui, à l'occasion d'un homme auquel il avait retiré treize pierres, dont deux ou trois seulement à facettes, dit: « Il n'est pas toujours véritable que la » multitude des pierres assemblées dans la vessie se recon- » naisse par quelque endroit d'icelles poli et aplati. »

J'en dirai autant du poli de la surface, car les inégalités d'un calcul n'excluent pas non plus la présence d'autres pierres ; c'est ce que constate la pratique de tous les jours, et ce qu'on voyait aussi dans le cas dont je viens de parler : la vessie contenait quatre calculs, dont le plus gros était rugueux, tandis que les trois autres étaient fort lisses. Les facettes et le poli ont été regardés comme le résultat du frottement des pierres les unes contre les autres. En les attribuant à une pareille cause, on a oublié que les calculs jouissent rarement d'une grande mobilité. Le poli dont il s'agit ici a des caractères annonçant qu'il ne dépend pas d'une action mécanique, et qu'il se rapporte à la matière animale servant de lien aux substances salines, car il diffère beaucoup de celui qu'on fait prendre aux pierres vésicales par des moyens artificiels.

La nature des calculs vésicaux paraît être, de toutes les circonstances, celle qui influe le plus sur leur forme, quoiqu'à cet égard encore les assertions des auteurs soient beaucoup trop absolues.

(1) *Abhandlung ueber die Operation des Blasensteins*, p. 24.
(2) *Obs. iatrochirurg.*, obs. 3.

Par exemple, les pierres d'oxalate calcaire sont généralement arrondies. Mais Marcet nous apprend (1) que, dans la collection de l'hôpital Guy, il y en a une fort grosse, de forme cubique, et la Faculté en possède une carrée, bosselée, très-rugueuse. Leur surface ne présente pas toujours ces mamelons, ou tubercules, qui leur ont fait presque exclus ivement attacher l'épithète de mûrales. La variété que les Anglais ont désignée sous le nom de *grain de chenevis* est remarquable par le poli parfait de sa surface. Cette variété est rénale, à la vérité ; mais on a vu des pierres vésicales d'oxalate qui étaient parfaitement lisses, et il y en a une de ce genre dans le cabinet de la Faculté. J'en possède une très-grosse, qui n'est que chagrinée, ou plutôt granulée comme une orange ; j'en ai aussi une lisse, polie et bosselée. D'autres, au contraire, ont des épines branchues, même très-longues.

Les calculs d'acide urique et d'urate d'ammoniaque, la plupart ovoïdes ou légérement aplatis, sont souvent aussi chagrinés ou même mamelonnés à la surface.

Ceux que couvre un dépôt phosphatique ont une forme moins constante, quoique la plupart du temps ovoïde. C'est parmi eux surtout qu'on trouve les pierres hérissées de larges mamelons irréguliers. Mais ils sont généralement rudes au toucher, et assez souvent leur surface présente des cristaux de phosphate ammoniaco-magnésien.

4°. *Dans l'urètre.* — Comme dans les articles précédents, je renverrai, pour la forme des pierres urétrales, au chapitre des lésions organiques. Ces concrétions sont la plupart du temps ovoïdes ou sphéroïdales, mais il y en a aussi de figure très-bizarre. Marcet en a représenté une (2) arrondie, qui fut trouvée dans la partie membraneuse du canal ; ce qui la rend remarquable, et me porte à la citer ici, c'est qu'elle

(1) *Loc. cit.*, p. 51.
(2) *Loc. cit.*, p. 9, pl. 5, fig. 1.

fut d'abord prise pour un rétrécissement de l'urètre, et qu'on essaya même pendant quelque temps de la détruire à l'aide des caustiques ; elle avait été arrêtée par une coarctation ; l'urètre, fort épaissi, présentait une dilatation derrière elle.

Quand les calculs urétraux sont multiples, ce qui arrive souvent, leur forme devient fort irrégulière. Les points par lesquels ils se touchent sont aplatis, et figurent autant de facettes, offrant quelquefois un luisant extraordinaire. Ces facettes, dont on peut voir plusieurs exemples dans le Musée Dupuytren, ressemblent exactement à des surfaces articulaires. Plusieurs de ceux que j'ai extraits présentent, au côté par lequel ils étaient en contact avec les parois du canal, des saillies correspondantes à autant de poches urétrales. D'autres sont garnis simplement d'aspérités ; mais je n'ai jamais vu celles-ci implantées dans les tissus du canal, comme il leur arrive quelquefois de l'être dans ceux de la vessie, ce qui me paraît tenir à la force avec laquelle les parois vésicales s'appliquent sur les calculs.

5°. *Dans la prostate.* — Les calculs prostatiques sont plus ou moins arrondis et pisiformes. J'en ai extrait un de forme cubique et fort gros, d'autres arrondis et très-lisses, quelques-uns aplatis. Les pierres très-dures, la plupart rondes comme des pois, que Blégny (1) dit avoir été trouvées dans les vaisseaux éjaculateurs d'un homme, et qu'il attribuait à du sperme pétrifié, étaient probablement des calculs de la prostate.

6°. *Dans le prépuce.* — Les petites pierres préputiales sont en général arrondies ou ovalaires ; mais les grosses se moulent sur la surface du gland et du prépuce. Celles-ci tantôt sont perforées pour le passage de l'urine, tantôt recouvrent le gland en manière de capuchon, de sorte que le liquide est

____

(1) *Zodiacus med. gall.*, ann. 2, mens. mart., obs. 4, p. 74.

obligé de les contourner pour parvenir à l'orifice du prépuce.
M. Boutigny a donné la description de calculs du prépuce qui
ressemblaient assez bien à des cubes dont les arêtes auraient
été arrondies ; ils étaient formés de couches concentriques ;
l'urate d'ammoniaque et le phosphate ammoniaco-magnésien
entraient dans leur composition (1). Deschamps en a rencontré un de forme très-singulière, chez un vieillard de soixante-
quatre ans ; il embrassait la base du gland dans toute sa circonférence, et représentait, derrière la couronne, un large
croissant, dont les extrémités touchaient au frein, qu'elles
comprimaient.

ARTICLE IV.

De la consistance des concrétions urinaires.

1°. *Dans les reins.* — La consistance des calculs rénaux
varie beaucoup. Quelques-uns sont très-difficiles à briser ;
d'autres se laissent entamer, casser et écraser avec la plus
grande facilité. Baier rapporte qu'une pierre de grosseur et
de forme extraordinaires, qu'il vit retirer du rein d'un vieillard, était aussi dure qu'un caillou (2). Il y en a qui sont spongieuses, à peu près comme des fragments de pierre ponce.
Les parties extérieures sont communément plus tendres que
celles du centre ; mais souvent aussi le contraire a lieu. Toutes
ces différences tiennent au mode de formation. Tantôt, en
effet, on distingue sans peine que la masse résulte d'un
amas de petits cristaux, dont les angles ou les arêtes produisent même assez souvent des pointes saillantes ; tantôt, au contraire, elle doit naissance à une simple agglutination de parcelles sablonneuses. La dureté est moindre

(1) *Journ. de chim. méd.*, t. ix, p. 346.
(2) *Commerc. litterar.*, ann. 1745, hebd. 40, n° 2.

dans ce dernier cas que dans l'autre, et surtout que quand
les cristaux, au lieu de s'accoller confusément les uns aux autres, se sont disposés avec assez de régularité pour former des
couches d'apparence fibreuse. La composition chimique influe
également beaucoup sur la consistance ; les calculs d'acide
urique et d'oxalate calcaire sont plus denses et plus durs que
ceux de phosphates. En effet, plusieurs fois j'ai rencontré des
calculs rénaux d'acide urique ou d'oxalate calcaire tellement
durs, qu'on avait de la peine à les attaquer avec la scie, et
qu'ils résistaient au choc du marteau. Ceux de phosphates,
au contraire, étaient friables ; je n'en ai pas trouvé qui fussent très-durs, du moins examinés immédiate ment après
l'extraction, car, en se desséchant, plusieurs acquièrent une
grande consistance.

Je saisis cette occasion pour reproduire encore une remarque
que déjà j'ai faite ailleurs. C'est pour n'avoir point eu égard
à l'influence de la dessiccation qu'on a émis des opinions si
contradictoires, et la plupart si erronées, sur la dureté des
concrétions urinaires. Ceux qui se sont bornés à parcourir les
anciennes collections, et c'est le plus grand nombre, ont dû
ne trouver que des calculs durs, puisque les uns l'étaient par
leur nature même, et les autres par l'effet de la dessiccation.
Ceux, au contraire, qui ont étudié les calculs au moment de leur
extraction, ont dû être surpris du peu de consistance de la
plupart d'entre eux, et notamment de leur couche extérieure.
En effet, dans un très-grand nombre de cas, les moyens d'u-
nion sont si faibles, qu'à peine le corps étranger supporte-t-il
le moindre attouchement sans se fragmenter ou s'écraser, et
cependant, au bout d'un certain laps de temps, il a fort souvent acquis une grande consistance. La pratique m'en a offert
des exemples si multipliés, qu'il serait beaucoup trop long
d'en présenter ici même une simple analyse.

2°. *Dans la vessie.* — La dureté des calculs vésicaux présente des différences infinies, depuis une mollesse voisine de

la fluidité jusqu'à une consistance égale ou même supérieure à celle du marbre.

Il y a des calculs dont les molécules sont unies par une matière visqueuse et filante, qui conserve sa liquidité, au point que la masse entière ne forme qu'une pâte molle, semblable à du blanc d'œuf, tenant accollés des globules ou des plaques un peu plus consistantes, dont on a beaucoup de peine à reconnaître la présence dans la vessie avec la sonde. Tolet en avait vu (1), et j'en ai rencontré plusieurs.

D'autres calculs, sans être diffluents, sont si mous à la surface, qu'ils ressemblent à de l'argile nouvellement pétrie, ou à du sable détrempé ; mais leur centre est occupé par un noyau plus ou moins solide. Covillard rapporte que, dans un cas de cette nature, il fut obligé de porter les tenettes à plusieurs reprises dans la vessie, parce qu'à chaque fois elles ne ramenaient que ce qui pouvait tenir dans leur creux, mais qu'enfin il tira le noyau, qui était long, gros et de courbure demi-sigmoïde (2).

Ces calculs mous ont été signalés déjà par Beverwyck (3). Stisser a connu un homme qui rendait assez souvent des graviers si mous, qu'on pouvait les pétrir comme de l'argile, et leur faire prendre la forme qu'on voulait (4). Schurig cite un fait du même genre, qui lui avait été fourni par un de ses amis (5).

Ce sont les calculs de cette espèce surtout qui, lorsqu'on les place dans un lieu sec, éclatent d'eux-mêmes, se fendent dans toute leur longueur, ou se réduisent soit en lames concentriques, soit en fragments de formes diverses, soit même en un véritable sable, sans la moindre cohérence. Ce sont eux

(1) *Traité de la lithotomie*, p. 37.
(2) *Obs. iatrochirurg.*, obs. 6.
(3) *Exercitat de calcul.*, p. 120.
(4) *Laborat. chemic.*, specim. 2, c. 6.
(5) *Litholog.*, c. 7, p. 382.

encore qui s'écrasent si facilement, entre les tenettes, que la moindre pression suffit pour les réduire en parcelles ou en sablon. Ils sont très-communs, et l'on conçoit difficilement que Scarpa ait témoigné sa surprise (1) de ce que Vacca en avait rencontré plusieurs de suite, dans le cours de ses essais sur l'opération de la taille par le procédé recto-vésical.

On trouve encore des pierres qui sont molles, dont les particules tiennent assez peu les unes aux autres pour s'attacher aux doigts quand on y touche, et pour salir les corps contre lesquels on les frotte, mais qui cependant conservent leur forme après avoir été desséchées, et n'éprouvent que le retrait inséparable de l'évaporation du liquide dont elles étaient imbibées. Ces pierres-là sont, pour la plupart, phosphatiques.

Il y en a d'autres encore, également molles, dont j'ai rencontré un très-grand nombre dans ma pratique, et qui, bien que d'acide urique, ou plus fréquemment encore d'oxalate calcaire, s'écrasent avec beaucoup de facilité. Les calculs d'oxalate qui sont dans ce cas me causèrent d'abord de la surprise, à cause de l'opinion générale qui attribue une grande dureté aux concrétions de ce sel ; l'expérience m'a enfin convaincu qu'il en produit beaucoup qui sont excessivement molles, à tel point même, qu'on a souvent de la peine à les reconnaître avec la sonde, et qu'on croirait toucher un corps organisé.

Il y a des pierres tellement dures, qu'elles prennent aisément le poli du marbre ou de la serpentine. D'autres résistent au choc du marteau, ou du moins on est obligé de multiplier les coups et d'employer une grande force pour les faire éclater. Les instruments à percussion ont mis cette vérité en pleine évidence, car on cite des cas où il a fallu un très-grand nombre de coups de marteau pour briser des calculs, même peu volumineux. Nous pouvons donc admettre qu'on n'a point exagéré en disant que les dix pierres trouvées dans la vessie

____

(1) *Traité de l'op. de la taille*, p. 132.

d'Albert Savonarola rebondissaient comme des balles de paume, en tombant par terre (1), ce qui toutefois annonce plutôt de l'élasticité que de la dureté. C'est d'ailleurs un phénomène assez commun que des calculs durs , surtout s'ils ont une surface unie, rebondissent sans se briser, lorsqu'on les laisse tomber sur un sol résistant. Quelques auteurs ont aussi parlé de pierres dures comme des cailloux (2), et même faisant feu avec le briquet (3). Ces faits doivent être accueillis, parce qu'ils sont indiqués par ceux même qui avaient trouvé les calculs à l'ouverture des corps. Mais une égale confiance ne saurait être accordée aux écrivains qui s'en sont rapportés à la seule inspection des masses qu'on leur présentait. Ainsi l'on peut douter que les pierres faisant feu avec le briquet, dont il est question dans Panaroli (4), fussent réellement des calculs urinaires, parce qu'il ne les donne pour tels que d'après le dire de la femme qui prétendait les avoir rendus. Le doute est permis aussi à l'égard d'un calcul expulsé par une femme de Bogota, qui, suivant Boussingault, contenait un tiers d'oxide de fer, avec de l'alumine, de la silice et de la chaux; un tel assemblage et de pareilles proportions d'éléments s'éloignent trop de ce que les analyses ont appris jusqu'ici pour qu'on ne doive pas au moins suspendre son jugement. Il n'est guères permis non plus de partager l'opinion de Brugnatelli, qui, après quelques hésitations, se décida enfin à regarder comme concrétion urinaire un corps jaunâtre, du volume d'une noix , pesant deux onces, d'un grain fin et d'une texture homogène, qu'il trouva

(1) *Hi decem lapides excellentissimi Alberti Savonarolæ, si in terram projiciantur, veluti trigonalis pila resiliunt.* Brassavola, *Comm. ad. aph.* 79, lib. 4.

(2) Harder, *Apiar.*, obs. 78, p. 301.

(3) Bonet, *Sepulchret.*, l. 3, sect. 23, p. 1178.

(4) *Iatrologism.*, pent. 2, obs. 34, p. 51.

formé de parties à peu près égales d'oxide de fer et de carbonate calcaire (1). M. Thénard doute également qu'on doive considérer comme calcul urinaire une concrétion dans laquelle M. Alemani (2) dit avoir trouvé, sur 100 parties, 51 de magnésie, 20 de silice, 11,84 de phosphate de fer, 4 de carbonate de magnésie, et 3,16 de substances volatiles. On ne saurait trop se mettre en garde contre les erreurs et les déceptions de ce genre, dont il y a eu des exemples dans tous les temps, et dont le moindre inconvénient est de donner une idée peu favorable de la perspicacité des médecins qui y tombent.

M. Hill parle d'une jeune fille atteinte d'un commencement de scoliose, et qui, depuis long-temps, éprouvait des douleurs violentes causées par la pierre. Dans l'espace de trois semaines, elle rendit seize petites pierres et sept fragments membraneux, qu'on regarda comme des capsules ayant renfermé les calculs. Quelques-uns de ceux-ci étaient transparents, à vives arêtes, et ressemblaient à du quartz hyalin; d'autres étaient de couleur foncée, et semblables à de la pierre ponce. M. Grégory reconnut qu'ils étaient composés de silice pure (3). Il y a, dans ces calculs de silice pure, transparents et à bords tranchants, quelque chose qui involontairement fait naître le soupçon d'une supercherie.

On a vu quelques-uns de ces lithotomistes que Percy appelait *circulateurs*, présenter aux malades des cailloux communs qu'ils prétendaient leur avoir tirés de la vessie. Tel était ce fameux Raoux, dont parle Tolet, « qui pratiquait le petit ap- » pareil sur tout le sexe masculin, de quelque âge et corpu- » lence que fût le malade; imposteur en ce qu'il en trompait » plusieurs, leur laissant la pierre, et en supposant adroitement

(1) *Loc. cit.*, p. 44.
(2) *Annales de chimie*, t. LXV, p. 222.
) *Edinb. med. and. surg. Journal*, 1834, p. 127.

» d'étrangères à ceux qu'il ne taillait pas réellement, et à qui
» il faisait une légère incision, lés ayant fait souffrir beaucoup,
» tant par une compression très-violente qu'il faisait sur le bas-
» ventre du malade, que par l'intromission de trois et quelque-
» fois quatre de ses doigts courts, noueux et plein de verrues,
» qu'il poussait dans le rectum jusqu'aux ventres du thénar,
» de l'antithénar et de l'hypothénar. » D'autres exemples ont
été rapportés par Félix Plater (1), Fabrice de Hilden (2) et
Charles Patin (3).

Quelquefois c'est un chirurgien que les lithotomistes am-
bulants ont voulu tromper, sans qu'on sache trop dans
quelle vue. Deschamps rapporte qu'un religieux de la Charité
lui présenta une pierre qu'il assurait avoir extraite de la vessie d'une femme, et qui présentait cela de particulier qu'un
corps mou, assez semblable à du savon, en faisait le noyau.
A l'aspect de cette pierre, sciée très-exactement en deux, sans
que le prétendu noyau fût intéressé, notre habile opérateur
reconnut la fraude. Le noyau, de la grosseur et de la forme
d'une amande, de couleur marbrée-rouge, et qu'on ne permit
pas qu'il examinât autrement que des yeux, lui parut être, en
effet, un morceau de savon : il remplissait le creux que devait
occuper le véritable noyau, probablement brisé par le lapi-
daire, qui en avait substitué un de sa façon (4).

(1) *Quest. therapeut.*, p. 169.

(2) *Lithotom. vesicæ*, c. 1, p. 22; c. 7, p. 67.

(3) *Orat. de remed. specific.*, p. 478. — *Succurrit mihi in mentem*, dit
Cardan (*Comment. ad lib. Hipp. de aëre, aquis et lodis*, text. 28, 1. 2), *histo-
ria de muliere, quæ, cum pateretur uriginem in meiendo, advocato circumfo-
raneo Spoletino, dixit, lapidem adesse; illa, verbis ejus non credens, voluit
me adesse, cum iterum tangeretur. Illo tangente, audiebatur lapidis cum
ferro strepitus; sed cum ego vellem tangere, dixit lapidem subterfugisse.
Tandem, cum non inveniretur, abiit. Ego autem intelligens fraudem illius,
brevi tamen curavi.*

(4) *Loc. cit.*, t. i, p. 161.

Ces sortes de fourberies viennent bien plus souvent de gens qui y ont recours, soit pour satisfaire leur malice naturelle ou leur cupidité, soit pour exciter la commisération publique, soit enfin par des motifs qu'on ne parvient point à démêler.

Qu'un savant fasse un appel pour obtenir les échantillons sans lesquels ne peut être exécuté un travail qu'il médite, les malins ne manqueront pas qui chercheront à mettre sa sagacité en défaut. L'Italie a vu en ce genre plus d'un exemple mémorable. Brugnatelli nous apprend qu'en effet un chirurgien lui remit une trentaine de pierres qu'une fille avait rendues, disait-on, avec d'atroces douleurs, et qui n'étaient que des masses calcaires et siliceuses (1). Cependant il n'a pas su toujours échapper à la mystification; car il décrit, comme calculs urinaires trouvés dans le cadavre d'une femme, trente-six pierres, grosses comme des noisettes, dures, pesantes, cendrées, composées de carbonates de chaux et de fer, et parfaitement identiques avec la mine de fer spathique des minéralogistes, à cela près seulement qu'elles ne contenaient point de manganèse (2). Morgagni avait déjà parlé de deux chirurgiens qui, ajoutant foi trop légérement au récit de femmes astucieuses, avaient pris des cailloux de rivière pour des calculs vésicaux (3).

Les exemples de calculs simulés ont été assez communs dans tous les temps. Un enfant passait pour rendre un grand nombre de pierres très-grosses. La nouvelle de cette merveille vint aux oreilles du roi de Danemarck, qui, pour constater la vérité du fait, fit enfermer l'enfant, et le commit à la garde de Bartholin. Celui-ci apprit du malade que chaque prétendue émission était précédée de mouvements con-

(1) *Loc. cit.*, p. 40 et 41.
(2) *Loc. cit.*, p. 35.
(3) *De sedib.*, ep. 42, art. 19.

vulsifs, et vit même plusieurs pierres grosses comme des noix qu'il disait avoir rendues. Mais l'enfant, surveillé de près, et n'ayant plus de compères auprès de lui, répéta vainement ses contorsions; rien ne sortit par sa verge, et on demeura convaincu qu'il était un imposteur (1). Harder parle d'une femme de vingt ans qui cachait sous son aisselle les pierres qu'elle prétendait rendre (2), et Manget d'une autre qui leur donnait le vagin pour asile (3). On lit, dans Van Swiéten (4), qu'ayant été appelé auprès d'une femme affectée d'ascite, il lui proposa la ponction, qu'elle refusa, en disant qu'elle était certaine de guérir sans les secours de l'art. Sa conviction reposait sur ce qu'elle rendait presque tous les jours des calculs sans éprouver la moindre douleur. *Cum me non adeo credulum videret,* ajoute Van Swiéten, *mox jussit quæri pyxidem, in qua excreti calculi servabantur collecti, numero plurimi. Examinavi singulos, et nihil inveni præter silices variæ magnitudinis, marmoris fragmenta, et laterum coctorum frusta, qualia in via publica abunde reperiuntur. Rogabam, an non sentiret inter mingendum exire hos lapides; respondit non; nec sibi hoc mirum videri, cum non statim in urina emissa apparerent hi lapides, sed post unam alteramve horam in fundo matulæ invenirentur. Scelesta ancilla, pietatem simulans, stolidæ heræ persuaserat, suis ad Deum precibus deberi, quod absque molestia a calculis liberaretur, seque certam esse, quod a precibus cederet hydrops. Munusculis incitabat illam hera, ut adhuc oraret diligentius. Sed licet adeo stupida, adeo manifesta hæc fraus fuerit, nunquam tamen impetrare potui ab hac*

----

(1) Bartholin, *Epist. med.*, cent. 5, ep. 60, p. 238.

(2) *Apiar.*, obs. 80, p. 307.

(3) *Bibliothec. anat.*, t. I, P. 1, p. 386.

(4) *Comment.*, t. IX.

mulierc ut resipisceret : sicque tandem hydrope periit.» Wilson a rapporté deux faits analogues (1); celui d'une jeune dame de distinction, qui prétendait rendre chaque jour une quantité énorme de graviers, que M. Brande reconnut être du sable ordinaire, et celui d'un enfant, qui lui fut amené ayant dans l'urètre un caillou, dont l'extraction présenta de grandes difficultés, et qui, lorsqu'on feignit de vouloir le soumettre à l'opération, avoua que cette supercherie lui avait été suggérée par son propre père, comme un moyen d'émouvoir la commisération publique.

Trois de ces cas se sont présentés à mon observation. Le premier est celui d'un officier qui disait avoir été taillé, par un chirurgien juif, peu de temps après la retraite de Moscou. Plusieurs de mes confrères avaient déjà été frappés de la forme, du poids et du poli de la pierre qu'il montrait ; elle ne me parut pas moins extraordinaire ; mais, avant d'émettre une opinion, je voulus que ce prétendu calcul fût partagé en deux ; c'était un vrai caillou de rivière, dont je conserve une moitié.

Une demoiselle appartenant à une famille honorable, et observant les pratiques religieuses avec une sévérité exemplaire, souffrait depuis long-temps des coliques néphrétiques excessivement aiguës, qui se terminaient par la sortie spontanée de calculs, dont on avait déjà rempli plusieurs boîtes. Une partie de ces calculs me fut adressée afin d'en connaître la composition et d'apporter au moins quelque soulagement à des angoisses qui portaient de temps en temps le trouble et la désolation dans la famille. J'en cassai plusieurs, qui étaient fort durs, et dans quelques-uns je trouvai du pyroxène. Cette substance me fit juger que les graviers venaient, non du rein de la demoiselle, mais bien des volcans éteints de l'Auvergne.

Le troisième cas est bien plus remarquable. Aglaé Tou-

____

(1) *Lectures,* p. 183 et 184.

tain, âgée de vingt-quatre ans, venant du département de l'Orne, où elle avait subi, dix-huit mois auparavant, l'opération de la cystotomie, par laquelle on retira plusieurs calculs, vint se fixer à Paris, comme cuisinière, à la suite de sa convalescence, qui fut longue. Quinze mois après cette opération, les douleurs reparurent, et leur accroissement progressif, joint à de fréquentes rétentions d'urine, détermina la malade à réclamer les secours de l'art. Elle fut reçue à l'hôpital Necker. La nature des symptômes me fit soupçonner un calcul, dont l'existence fut constatée, non sans difficulté, par le cathétérisme. Il y avait plusieurs pierres; mais l eur volume les plaçait dans les attributions de la lithotritie, d'autant plus que l'urètre présentait un diamètre considérable, circonstance que j'attribuai d'abord à l'ancienne opération, mais qui évidemment tenait à une autre cause. Je me servis d'abord d'un instrument de force moyenne: le premier calcul saisi n'ayant pu être écrasé, à cause de sa dureté, j'essayai de l'extraire entier, ce qui occasiona de fortes douleurs. Je parvins enfin à l'amener au dehors, et je fus surpris alors de voir que c'était un véritable caillou, rayant le verre et faisant feu avec le briquet, comme ceux qu'on met dans les fontaines sablées. A dater de ce moment, je fis observer et, pour ainsi dire, garder à vue la malade: je la questionnai à plusieurs reprises sur son affection et sur les particularités qu'elle avait présentées. Toutes mes investigations furent inutiles. Le but et le mode de cette introduction dans la vessie de corps qui ne s'y étaient point formés demeurèrent un mystère pour moi. Mais il fallait débarrasser l'organe des cailloux qu'il contenait; j'en retirai quatorze, les uns aplatis, à facettes et plus ou moins anguleux, les autres arrondis; deux surtout, de forme oblongue, étaient gros comme le pouce; ils avaient huit lignes de diamètre, sur un pouce de longueur. Leur extraction présenta des difficultés, et causa de vives douleurs, car, à ce volume, il faut encore ajouter l'épaisseur des branches de la pince. Cependant l'introduction avait dû être plus difficile encore. J'essayai plusieurs fois de faire passer ces calculs dans l'urètre de vieilles femmes mortes, que j'avais eu soin de dilater préalablement; je n'y pus parvenir, du moins pour les deux plus volumineux. Il paraît qu'Aglaé était plus habile que moi dans cette manœuvre. J'ignore si elle a renoncé à son penchant malheureux, qui l'a mise dans la nécessité de subir une opération fort douloureuse; mais je dois dire qu'elle la supporta avec un courage stoïque. A l'égard de la taille antérieure, il m'a été impossible d'obtenir aucun détail; il paraît que la malade me donna une indication fausse relativement au médecin qui l'avait opérée.

La dureté des calculs vésicaux dépend de leur composition, de leur mode d'agrégation, des substances qui les constituent et de leur ancienneté.

On trouve quelques pierres d'un gris blanc, à texture fine et striée, qui ont la dureté de celles d'acide urique. Tel était le cas de deux calculs aplatis et à noyau excentrique, que j'ai extraits par la taille, et de plusieurs autres que j'ai trouvés, après la mort, dans la vessie. Un de ceux que M. Loir a rencontrés dans l'urètre présentait la même disposition, qui s'est offerte aussi à moi dans plusieurs calculs urétraux.

Les pierres auxquelles l'oxalate de chaux donne naissance sont en général fort dures. L'opinion commune les place même au premier rang sous ce point de vue. Cependant, d'un côté, il y a des calculs d'acide urique qui les égalent au moins en densité; et, d'un autre côté, comme l'avait déjà remarqué Deschamps, la résistance qu'elles opposent, quand elles sont entières, n'existe plus, pour quelques-unes d'entre elles, après qu'elles ont été réduites par le marteau en fragments, qu'on parvient même assez souvent à écraser entre les doigts. De plus, j'ai constaté qu'il s'en trouve un grand nombre dont la friabilité est extrême, parce qu'elles résultent d'une agrégation de globules qui se séparent avec beaucoup de facilité. Plusieurs fois j'ai broyé en une seule séance des calculs de cette espèce, qui étaient fort gros. Ce qui a pu induire en erreur sur la dureté des pierres mûrales, c'est qu'elles sont, de toutes les concrétions urinaires, celles qui se resserrent et se contractent le plus par la dessiccation, conséquence nécessaire de la grande quantité de matière animale qui entre dans leur composition.

Les calculs d'acide urique présentent aussi des différences notables sous le rapport de la dureté. Les uns, lisses, polis, luisants et fort lourds, sont excessivement durs. D'autres, quoique rugueux à la périphérie, ont une texture très-serrée, et ne le cèdent guère aux précédents, ni pour la dureté, ni pour la pesanteur. Mais on en trouve qui sont à la fois grumeleux et légers; ceux-là ont une grande friabilité. On en peut dire autant des pierres d'urate d'ammoniaque et de phosphate ammoniaco-magnésien.

Il est manifeste que ces différences tiennent à la manière diverse dont s'arrangent les molécules salines en s'appliquant les unes sur les autres. Un dépôt pour ainsi dire sédimenteux ne peut avoir la même dureté qu'une masse produite par cristallisation confuse, à part même la proportion variable de matière animale disséminée dans ses interstices. Voilà pourquoi les calculs de phosphate calcaire et de phosphate fusible n'ont jamais une grande dureté; pourquoi aussi c'est surtout parmi eux qu'on rencontre ces masses molles et diffluentes dont j'ai parlé plus haut; pourquoi enfin les mamelons blancs ou grisâtres de certaines pierres sont généralement mous et faciles à détacher ou à écraser.

Considérée dans les différentes couches dont tant de calculs vésicaux sont évidemment formés, la dureté présente aussi des variations nombreuses. En général, le centre est plus dur; mais on observe quelquefois le contraire. Je ne parle d'ailleurs ici que des pierres homogènes; car, pour celles dont les couches successives changent de nature, les différences se multiplient au point d'échapper à tous nos moyens de description. Ce qu'il importe surtout de savoir, c'est que la dureté d'un calcul, quelle qu'elle soit, ne suffit jamais seule pour faire renoncer à la lithotritie.

Deschamps prétend que l'ancienneté de la maladie n'influe point sur la solidité des pierres, et qu'on en tire de très-dures à des calculeux qui ont subi l'opération quelque temps auparavant, tandis qu'il s'en trouve de fort tendres chez des sujets qui souffrent depuis très-long-temps. Ainsi présentée, l'assertion est à la fois fausse et vraie. On peut tirer une pierre dure à un malade pour la seconde fois, s'il en a été oublié une à la première opération, ou si, comme il arrive dans quelques cas, les calculs successifs sont composés d'acide urique. De même, la plupart des malades qui ne se font opérer qu'à la dernière extrémité, ont des pierres tendres, parce qu'il est fort rare qu'alors les parois vésicales ne soient pas malades et les dernières couches formées de phosphates. Mais j'ai cru remarquer que, quand la pierre est petite, chez un sujet qui souffrait depuis long-temps, elle est toujours dure, et *vice versa*. Un calcul de texture très-serrée et compacte demande beaucoup de temps pour acquérir un certain volume, tandis qu'une pierre à grains séparés et peu cohérents s'accroît avec assez de rapidité. On peut donc dire que la promptitude de la formation est en raison inverse de la densité ou de la dureté.

4°. *Dans l'urètre.*—Les calculs, quand ils séjournent dans l'urètre, s'y revêtent, si déjà ils ne l'étaient, d'une couche terreuse tendre, plus constante là même que dans la vessie. Hors cette circonstance, ils ont tous les caractères des pierres vésicales.

Ceux qui s'engendrent dans les fistules sont, en général, tendres et phosphatiques; mais ils peuvent avoir pour noyau une pierre d'autre nature.

5°. *Dans la prostate.* — Morgagni parle d'une prostate dans un sinus de laquelle était contenue une matière mollasse, semblable à du tartre, et déjà presque calculeuse (1). En général, cependant, ces concrétions sont fort dures, quand elles ont acquis un certain volume. On en connaît même une variété dont la dureté se rapproche de celle de la porcelaine : les sels calcaires y sont à l'état de cristallisation confuse, offrant des stries rayonnantes du centre à la circonférence. Il y en a qui ressemblent assez exactement à des portions d'os ou à des fragments de coquille.

6° *Dans le prépuce.* — La plupart des pierres préputiales sont assez tendres pour se laisser briser et écraser avec beaucoup de facilité. Celles que M. Wurzer a examinées (2), et qui avaient pris naissance à la suite d'une balanite, derrière le gland d'un sujet atteint de phimosis congénial, étaient composées, pour la plus grande partie, de mucus endurci.

ARTICLE V.

De la couleur des concrétions urinaires.

La couleur est le moins important de tous les caractères physiques des calculs urinaires, et cependant les modernes s'en sont tant occupés, quoiqu'ils soient loin d'avoir épuisé tout ce qu'on peut en dire, qu'il n'est pas permis de la traiter avec légèreté. Ce qui contribua surtout à la faire observer, c'est qu'on crut pouvoir être conduit par elle, sinon à des notions exactes sur la composition chimique des pierres, du moins à un aperçu des réactifs qui conviennent le mieux pour procéder à leur analyse. Mais, comme elle tient uniquement à la matière animale associée aux divers sels, on a ré-

(1) *De sedib.*, ep. 42, art. 13.
(2) Kastner, *Archiv*, t. VII, p. 296.

pandu beaucoup d'erreurs en y attachant une importance exagérée.

Pour bien apprécier la couleur des calculs, il faut les casser, et non les diviser avec la scie, qui altère sensiblement la teinte, en changeant le mode d'aggrégation des molécules à la surface. Cette propriété doit être étudiée à l'intérieur et à l'extérieur; car, en admettant même, ce qui n'est pas vrai, qu'on pût compter sur elle, comme indice de la composition, on s'exposerait aux plus grandes méprises si l'on voulait juger, même approximativement, de la nature des pierres vésicales d'après la teinte de leur surface, qui n'a souvent pas le moindre rapport avec celle des parties recouvertes par l'écorce. Rosinus Lentilius avait déjà signalé, comme une merveille à la vérité, un gravier rendu par une fille, qui, sous une croûte blanche comme de l'albâtre, ou comme une coquille d'œuf, recelait un corps plus noir que du charbon (1). J'ai vu un grand nombre de calculs dont l'extérieur était noir et l'intérieur d'une tout autre couleur. L'un d'eux, trouvé chez une femme, à l'hôpital Necker, était noir en dehors, et d'un blanc de lait remarquable en dedans. D'autres, au contraire, gris, cendrés ou jaunes à la surface, sont bruns ou noirs intérieurement.

1°. *Dans les reins.* — Les calculs formés dans les reins, et que les malades expulsent sous forme de gravelle, à mesure qu'ils se produisent, sont généralement d'une teinte fauve, tirant plus ou moins sur le rouge ou sur le jaune. Ceux qui séjournent et croissent dans la glande ont moins de régularité ou d'uniformité, sous le point de vue de la coloration, et offrent, pour ainsi dire, toutes les nuances imaginables. Aussi Eustachi fait-il déjà observer que la couleur seule ne suffit pas pour distinguer les pierres rénales des concrétions vésicales, quoique beaucoup de médecins aient pré-

____

(1) *Miscell. med. pract.*, P. 4, p. 261.

tendu que les jaunes et rouges viennent du rein, les blanches et grises de la vessie. Il place cette remarque importante à l'occasion du fait d'un évêque dans le bassinet d'un des reins duquel il trouva une grosse pierre blanche, les autres cavités renfermant d'innombrables petits calculs de la même couleur (1).

Je possède un calcul qui est d'un jaune de miel foncé, présentant l'aspect luisant et la cassure brillante d'un silex; l'acide urique s'y trouve combiné avec très-peu d'ammoniaque et une quantité notable de matière animale. D'autres, qui existent aussi dans ma collection, sont d'un jaune plus ou moins intense. L'un d'entre eux, d'un jaune terne à l'intérieur, mamelonné ou plutôt chagriné à sa surface, de manière qu'il représente, en quelque sorte, une petite mûre, est presque entièrement formé d'acide urique, avec un peu d'urate d'ammoniaque, et contient à peine quelques traces de matière animale. Un gravier, de forme irrégulière, d'un rouge briqueté en dehors, avec une nuance de violet à l'intérieur, crie sensiblement lorsqu'on le pulvérise dans un mortier d'agate, ce qui semble dénoter la présence de la silice. Enfin, j'en ai un fort petit, sphérique, lisse et d'un brun tirant sur le jaune à la surface, stratifié à l'intérieur, qui est presque entièrement composé de phosphate calcaire.

On cite quelques exemples de calculs rénaux d'un gris sale, ou même blancs. J'en ai déjà rapporté un d'après Eustachi. Morgagni a également rencontré trois pierres blanches, grosses comme des grains de vesce, dans un rein (2). Bonet (3) en a vu dont la blancheur égalait celle du marbre ou même de la neige. Les reins d'une femme, morte de suppression d'urine, étaient pleins de calculs et de sable d'un jaune blanchâtre (4).

(1) *De renibus*, c. 45, p. 122.
(2) *De sedib.*, ep. 38, art. 41.
(3) *Sepulchret.*, sect. 22, obs. 21, § 6; sect. 10, obs. 8.
(4) *Misc. Nat. Cur.*, dec. 2, ann. 4, obs. 63, p. 1.

Une grosse pierre de sept onces, trouvée dans le rein droit d'une femme octogénaire, était d'un cendré foncé (1). Wilson possédait un calcul rénal presque blanc, assez volumineux pour distendre le bassinet, et que Brande a reconnu être d'oxalate calcaire (2). J'ai dans ma collection des graviers lenticulaires et rugueux, qui sont d'un blanc sale à la surface, et jaunâtres à l'intérieur; M. Chevallier, qui en a fait l'analyse, y a reconnu la présence de l'acide urique, de l'urate d'ammoniaque, du phosphate et de l'oxalate de chaux.

A l'ouverture du corps d'un jeune homme de dix-huit ans, qui, depuis huit années, se plaignait de douleurs dans les organes urinaires, Geseke (3) trouva le rein droit quadruplé de volume, de couleur jaune, et bosselé. La substance de cet organe consistait en une masse d'un blanc jaunâtre, assez ferme, et analogue à du mastic de vitrier, qui contenait cinq calculs blancs; le bassinet était rempli de la même masse, ainsi que la partie supérieure, très-dilatée, de l'uretère, qui se terminait en bas par un ligament imperméable. Le rein gauche, également plus volumineux, avait encore une couleur normale. Le bassinet et l'uretère étaient très-dilatés; la membrane muqueuse de ce dernier offrait les traces d'une vive inflammation.

Il y a aussi des calculs rénaux fauves, rouges, bruns, noirâtres, ou même entièrement noirs. Zacutus Lusitanus parle d'une pierre rendue par une femme, à la suite de coliques néphrétiques, qui était de la grosseur d'une noisette, ronde, très-dure et noire comme du jayet (4). Le rein droit d'un homme, cité par Tulpius (5), contenait des calculs, les uns noirs et les autres rouges. Une femme, dont Panaroli rapporte l'histoire, rendit des graviers ayant l'apparence extérieure et la couleur

(1) Borellus, *Obs.*, cent. 2, obs. 62, p. 162.
(2) *Lectures*, p. 193.
(3) Hufeland, *Journal der praktischen Heilkunde*, 1832, cah. 10, p. 95.
(4) *Prax. med. admir.*, l. 2, obs. 68, p. 58.
(5) *Obs. med.*, l. 2, c. 25, p. 141.

du charbon (1). Valsalva a rencontré, dans les reins d'un homme de cinquante ans, des concrétions d'un très-petit volume, dont les unes étaient blanchâtres et les autres noires (2). Ruysch cite une pierre rénale noire, qui représentait un morceau de gingembre (3). Morgagni en a également vu une rameuse, qui, pour employer ses propres paroles, ne ressemblait à rien tant qu'à du corail noir, par sa couleur et par ses veines (4). Douglas (5) a trouvé, dans un rein, deux pierres, dont l'une, du poids d'une demi-once, était triangulaire, brune et couverte de grains noirs, tandis que l'autre, de forme carrée, pesait seize grains. Les deux gros calculs dont parle Buttet, et que j'ai déjà cités précédemment, avaient une croûte noirâtre à leur surface. J'en possède un des plus remarquables, en ce que sa substance, d'ailleurs très-friable, est partout d'un beau noir luisant, présentant par places une teinte verte irisée; sa cassure a l'aspect vitreux, ou plutôt offre de petites facettes conchoïdes, entremêlées de traces jaunes. Une masse irrégulière, qui passe à la couleur terre d'ombre par la pulvérisation, était accompagnée, dans le rein de notre célèbre Fourier, de plusieurs autres concrétions de même couleur qu'elle, grosses comme de petits pois, et formées d'une multitude de couches concentriques extrêmement minces. Un malade, entré à l'hôpital Saint-Louis, succomba au milieu d'atroces souffrances, que rien ne put calmer : entre autres lésions on trouva le rein gauche caché au milieu d'une substance encéphaloïde; le bassinet était agrandi, et contenait un calcul noir, du volume d'une petite noix, ayant quatre appendices mamelonnés, séparés du corps de la pierre par

(1) Pentecost. 5, obs. 6, p. 144.
(2) Morgagni, *De sedib.*, ep. 40, art. 2.
(3) *Thes. anat.*, I, p. 2.
(4) *De sedib.*, ep. 57, art. 10.
(5) *Med. essais of Edinb.*, t. I.

des pédicules qu'embrassait la membrane des calices (1).

Seger parle d'un rein contenant un calcul comparable à du corail par sa forme et sa couleur rouge (2). Rolfinck a vu une pierre rénale d'un jaune foncé (3). On a trouvé dans le rein, moulés sur l'entonnoir dilaté, des calculs jaunâtres, qui étaient composés d'oxide cystique (4).

Binninger (5) cite une pierre verte, polie, triangulaire et dure, du poids d'un scrupule, qu'un homme avait rendue spontanément.

Ces diverses couleurs se trouvent combinées ensemble dans un grand nombre de calculs rénaux. Tantôt on voit, au centre, des noyaux d'un gris cendré, recouverts de couches noires, brunes, jaunes, etc., qui sont assez souvent couvertes elles-mêmes d'autres couches de même teinte que le noyau. Tantôt le contraire a lieu : c'est la couleur noire ou brune qui occupe le centre, et la périphérie offre des teintes jaunes ou grises, avec toutes les variétés dont elles sont susceptibles. L'enveloppe des calculs rénaux présente aussi de nombreuses différences, lorsqu'on l'examine dans les divers points de l'étendue de cette écorce : les nuances tiennent principalement à ce que la couche grise ou cendrée ne recouvre pas toute la surface. Il en est de même quand c'est l'acide urique et ses composés qui sont superposés, soit à l'oxalate, soit aux phosphates.

Dans d'autres cas, au contraire, la coloration ne diffère point au centre et à la circonférence du calcul. Pour ceux de ces cas qui sont tirés de ma pratique, j'ai été frappé de l'uniformité et de la régularité des phénomènes morbides précur-

<hr>

(1) *Clinique des hôpitaux*, t. IV, n° 4.

(2) *Misc. Nat. Cur.*, dec. 1, ann. 3, obs. 227, p. 414.

(3) *Epitom. method. cognosc. et cur. affect. partic.*, l. 3, c. 19, p. 303.

(4) Marcet, *loc. cit.*, p. 86.

(5) *Obs. med.*, cent. 2, obs. 34, p. 159.

seurs de la mort, ce qui confirme l'opinion, déjà émise par moi, que la coloration et la composition des concrétions urinaires se lient intimement à l'état des organes. En examinant un gros calcul, soit rénal, soit vésical, qui a séjourné longtemps dans l'économie, et dont la couleur et la texture présentent des nuances bien tranchées, on pourrait découvrir jusqu'à un certain point la succession qui a eu lieu dans le marche des états pathologiques. Toutefois, il y a de grandes différences à cet égard, et ce qui le prouve sans réplique, c'est que, dans un même rein, chez un même sujet, s'il y a plusieurs pierres, elles peuvent être diverses, de nature et de couleur, comme je l'ai observé récemment dans un cas dont j'ai déjà reproduit les détails.

2°. *Dans les uretères.* — Kerkring a représenté un calcul urétéral noir, qui pesait un scrupule et demi (1). Polisius en a trouvé un friable, semblable à de la pierre ponce, blanc et dactyliforme, dans l'uretère droit d'un homme mort d'ischurie (2). Au rapport de Riedlin (3), un chirurgien a extrait des graviers noirs de l'uretère d'un enfant.

Toutes les nuances peuvent se présenter d'ailleurs dans les calculs urétéraux. J'en ai vu d'un blanc laiteux, les uns compactes et luisants, les autres poreux et ternes. Ces derniers se faisaient remarquer par leur légéreté et leur peu de consis-tance. Le plus ordinairement c'est la couleur jaune, avec ses nombreuses teintes, qui se voit à l'extérieur de ces concrétions, et, quand on vient à rompre le corps étranger, on retrouve les particularités que j'ai signalées à l'occasion des calculs rénaux.

Dans un cas récent et très-remarquable, dont j'ai déjà parlé, les sept calculs urétéraux avaient une couleur toute

(1) *Spicileg. anat.*, obs. 67, p. 137.
(2) *Misc. Nat. Cur.*, dec. 1, ann. 9 et 10, obs. 104, p. 264.
(3) *Millenar. cur. med.*, cent. 5, obs. 468, p. 281.

particulière : ils étàient d'un gris-jaune, tachetés, marbrés, très-luisants, et, pour ainsi dire, dorés. Ce n'est pas seulement à l'extérieur qu'on voyait cette couche jaune, brune, grise, luisante et brillante sur quelques points, interrompue sur d'autres par du gris terne et même cendré ; l'intérieur offrait aussi des nuances analogues, et la couche qu'on détachait en recouvrait une autre de même nature et de même coloration. Tous ces calculs avaient pour noyau un gravier gris-blanc, sphérique dans les uns et oblong dans les autres.

3°. *Dans la vessie.* — On trouve des calculs vésicaux blancs, gris, jaunes, roses, rouges, bruns, verts, bleus, ardoisés et noirs. Très-rarement ces teintes sont pures, à l'exception du noir et du blanc. Dans la plupart des cas, elles se mêlent et se confondent ensemble, de manière à produire des nuances intermédiaires plus ou moins foncées, plus ou moins sales, qui échappent à toute description. Quelquefois cependant elles sont d'une pureté remarquable et de la plus grande vivacité. On les trouve aussi, tantôt répandues d'une manière uniforme, tantôt jetées comme au hasard, sous la forme de taches et de stries, qui rendent les calculs marbrés, jaspés, veinés.

Le blanc varie beaucoup. Parfois il rivalise avec celui de la neige ou du plus beau marbre, dont il se rapproche même d'autant plus qu'il coïncide avec une texture à grains fins, brillants et serrés. Le plus souvent il est terne, comme celui de la craie, et tire sur le gris, le jaune, le rose, ou le verdâtre. A l'intérieur des pierres il forme souvent des couches concentriques, tantôt épaisses, tantôt fort minces, qui produisent sur la tranche de larges rubans ou de minces filets, plans ou ondulés.

Cette couleur appartient spécialement au phosphate ammoniaco-magnésien et au mélange de ce sel avec le phosphate calcaire. M. Prout l'a observée dans quelques petits calculs, formés presque en totalité de carbonate calcaire, qui étaient parfaitement blancs et très-friables. Wilson l'a vue dans un calcul d'oxalate calcaire. Elle signale quelquefois, mais rarement, l'acide urique et les urates, celui de chaux surtout. Assez ordinairement elle est mêlée d'un peu de noir, qui la fait passer au gris ou au cendré, comme dans beaucoup de pierres d'urate d'ammoniaque.

Le noir, aussi commun au moins que le blanc, est terne et sombre, ou mat et presque velouté, ou enfin brillant comme celui de la houille. On l'observe à la surface, de même qu'à l'intérieur, tantôt uniformément répandu dans toute la masse, tantôt borné à une partie seulement de son épaisseur. Je possède un très-beau calcul d'oxalate calcaire, qui est entièrement noir à la surface, et Brugnatelli en cite un pareil. Fort souvent le noir ne forme qu'une couche extrêmement mince, qui en couvre d'autres de couleurs diverses, ou qui même tapisse des cavités creusées dans l'intérieur de la pierre. Ces espèces d'enduits membraniformes se détachent quelquefois avec une grande facilité, et laissent à découvert, la plupart du temps, de l'oxalate calcaire ou de l'urate d'ammoniaque, mais quelquefois aussi des phosphates terreux. Il est très-commun, en effet, de rencontrer des masses d'oxalate calcaire recouvertes d'une couche noire, qui servent de noyau à des calculs d'urate d'ammoniaque, d'acide urique ou de phosphates. Les noyaux phosphatiques ainsi enveloppés de noir sont, au contraire, assez rares. J'ai vu un calcul d'oxide cystique couvert d'une couche noire qui, d'après les fausses idées généralement reçues, à l'égard de cette couleur, aurait pu le faire prendre pour de l'oxalate calcaire. Smith a fait la même observation (1) sur des pierres de carbonate calcaire. On connaît plusieurs exemples d'urines noires. Celles d'un enfant dont Marcet nous a transmis l'histoire étaient noires comme de l'encre, ou le devenaient par l'addition d'un alcali, après

______

(1) *Med. chir. Trans.*, t. XI, p. 14.

quoi un acide versé dans la liqueur précipitait une matière noire, que M. Prout a désignée sous le nom d'*acide mélanique*. Il est digne de remarque que la masse brillante, fendillée et d'un brun noir, que Marcet obtint en évaporant ces urines extraordinaires, ressemble d'une manière frappante à la substance noire de certains calculs, et surtout aux concrétions rénales dont j'ai parlé dans l'article précédent. M. Braconnot a imposé la dénomination de *mélanourine* à une autre substance qui paraît différer de celle-là, et qui se trouvait contenue, avec de la cyanourine, dans des urines bleues.

Le bleu est une couleur rare dans les calculs vésicaux. Brugnatelli a décrit et figuré une pierre, de la grosseur d'une noix, et pesant près d'une once, dont la surface, inégale et chagrinée, était d'un violet tendre, tirant en quelques endroits sur le bleu d'azur. Cette couche colorée avait une demi-ligne d'épaisseur, et se composait d'urate d'ammoniaque. Venaient ensuite une couche d'acide urique, en paillettes brillantes et jaunes, puis plusieurs couches d'urate d'ammoniaque, et enfin un noyau d'acide urique, constituant une masse informe et jaunâtre. Un autre calcul lui a présenté aussi une couche azurée, mais tellement mince, qu'il ne put en constater la nature. Je possède et j'ai fait représenter un très-beau calcul rugueux, d'un brun foncé, tirant sur le noir, qui présente une série de tubercules lisses, arrondis, recouverts d'une couche de couleur bleue. Les urines bleues sont plus rares que les noires ; cependant elles ont été observées plusieurs fois, même dans ces derniers temps. Celles qu'a examinées M. Spangenberg (1) déposaient par le repos une substance de belle couleur bleue, jouissant d'autres propriétés que celle à laquelle M. Braconnot a imposé le nom de *cyanourine* (2). M. Cantin a trouvé du

(1) *Iahrbuecher der Chemie und Pharmacie*, t. xviii, p. 487.
(2) *Ann. de chim.*, t. xxix, p. 251.

sucre diabétique et du bleu de Prusse dans l'urine bleue d'une petite fille de huit ans (1). M. Julia Fontenelle a également rencontré du bleu de Prusse dans l'urine bleue d'un enfant de quinze ans, qui avait avalé de l'encre (2), et le même phénomène a été observé par M. Mojon sur une fille qui, après avoir pris chaque jour six grains d'oxide de fer noir pendant trois semaines, rendit des urines colorées par le bleu de Prusse.

La teinte ardoisée se présente assez fréquemment, surtout à la surface. Elle appartient tantôt à l'oxalate calcaire, et tantôt à l'urate d'ammoniaque.

Le jaune, avec toutes ses teintes et les nuances diverses qu'il produit en se combinant avec le rouge et le noir, est une des couleurs les plus répandues. Pur, il ne se voit guère que par taches disséminées sur la surface ou dans la substance de quelques calculs. Cependant il a été observé dans certaines concrétions de nature problématique, qui ne renfermaient pas sensiblement de matières salines, et qui se faisaient remarquer par une belle couleur d'ambre. Il caractérise aussi les calculs d'oxide cystique. On l'a également retrouvé dans quelques concrétions de carbonate calcaire : celles que Brugnatelli a décrites, qu'on avait retirées, au nombre de quarante-huit, de la vessie d'un jeune homme, étaient grosses comme des petits pois, de forme un peu conique, fort dures, lisses à la surface, d'une couleur jaunâtre très-légère, d'une cassure spathique, brillante, et d'une texture lamelleuse. L'oxalate calcaire est quelquefois jaunâtre. Cette couleur se remarque sur plusieurs calculs de ma collection, réduits en fragments par les procédés de la lithotritie, et rendus par les malades. Je l'ai vue aussi très-nette dans des fragments qu'un malade avait expulsés spontanément, sans avoir subi aucune

____

(1) *Journ. de chim. méd.*, t. IX, p. 104.
(2) *Ibid.*, t. I, p. 330.

opération ni le moindre traitement médical. On l'observe également quelquefois dans la poudre qui résulte de la division
des pierres urinaires par la scie; mais il importe de faire observer qu'alors elle ne représente presque jamais la véritable
couleur du calcul qui a fourni la poudre; elle est beaucoup
moins foncée et plus terne. C'est aussi, en grande partie, cette
poudre demeurée adhérente à la surface des pierres divisées
avec la scie, qui donne à la tranche un aspect plus gris, plus
cendré ou plus blanc que celui de la surface d'une fracture
opérée par un instrument de percussion : ici, en effet, le noir
a plus d'éclat, le rouge est plus vif, le blanc est plus terne.
C'est encore dans la cassure seulement qu'on voit briller les
paillettes cristallines, rappelant parfois celles qu'on discerne
dans un morceau de beau sucre, et toujours moins grandes,
mais plus éclatantes, que les cristaux qu'on aperçoit à la superficie ou dans des cavernes.

Un très-beau calcul, de la grosseur d'une noix, dont parle
Brugnatelli, et qui était composé en entier de ce sel, donnait
une poudre dont la couleur imitait celle de bois pâle. Les Anglais avaient déjà remarqué (1) qu'on rencontre un assez grand
nombre de concrétions d'oxalate qui, loin d'avoir l'aspect d'une
mûre et une teinte noirâtre, sont lisses d'une manière remarquable, et faiblement colorées, de sorte qu'elles ressemblent,
pour la couleur, aussi bien que pour le poli, à un grain de chenevis (2). Mais ils paraissaient disposés, Marcet du moins, à les
regarder comme étant constamment d'origine rénale, et ayant
toujours aussi de faibles dimensions, ce qui est une double erreur.

Le brun se voit presque aussi communément que le jaune.
Il varie beaucoup, depuis les teintes voisines du fauve jusqu'à celles qui se rapprochent du bois d'acajou, et présente

<hr>

(1) Marcet, *loc. cit.*, p. 79. — Prout, *loc. cit.*, p. 419.
(2) Marcet, pl. 8, fig. 6.

ainsi une longue série de nuances, qui semblent se lier d'une
manière plus particulière à la présence de l'acide urique.

Le rouge, dont les graviers descendant du rein sont si fréquemment imprégnés, est assez rare dans les calculs vésicaux.
Ce n'est que de loin en loin qu'on rencontre des pierres d'un
rouge aussi vif que celui dont brille parfois le petit sable,
et celles-là sont toujours d'acide urique. Car l'urate d'ammoniaque, quand il affecte cette teinte, la présente salie
par un mélange de jaune, qui le rend rougeâtre ou orangé.
Deschamps a vu des pierres dont toute l'épaisseur était d'un
beau rose, plus brillant à la superficie que vers le centre, où
la nuance devenait jaunâtre. J'en ai observé quelques-unes
de ce genre. C'est surtout dans les calculs friables, formés
en peu de temps par l'agglomération de petits globules,
qu'on trouve cette teinte rose à l'intérieur. Brugnatelli cite
deux pierres fort remarquables. L'une, pyramidale, du poids
d'environ une demi-once, et lisse à sa surface, présentait,
sous une écorce phosphatique blanche, une couche rougeâtre d'urate d'ammoniaque, puis une autre verdâtre, enveloppant un petit noyau cristallin d'acide urique et de la plus
belle couleur rouge. Une autre pierre énorme, pesant onze
onces et demie, avait pour noyau une masse jaunâtre, d'u-
rate d'ammoniaque, qu'enveloppait une croûte de phosphate ammoniaco-magnésien, formant plusieurs couches,
les unes d'un rose très-vif, les autres blanches, entre
lesquelles étaient épars beaucoup de petits cristaux du
même sel. La couleur rouge est parfois disséminée par taches, ou par veines ondulées, à la surface de calculs phosphatiques ou d'urate d'ammoniaque. On la voit aussi revêtir
la surface de cavités intérieures. Mais, quelque disposition
qu'elle affecte, elle paraît être toujours alliée à de l'acide
urique.

Non-seulement toutes ces couleurs peuvent se rencontrer
ensemble dans un même calcul, dont la coupe offre alors des

zones régulières, ou onduleuses, et même entrecroisées, suivant que les dépôts successifs ont lieu par lits uniformes, ou par couches tourmentées, comme celles d'un banc d'agates, mais encore il arrive fréquemment que chaque zone ne conserve pas la même teinte dans toute son épaisseur. En général même, les couches sont plus foncées du côté qui regarde le centre que du côté opposé. Cette dégradation de couleur devient quelquefois très-sensible à la surface, principalement dans les calculs d'acide urique, dont l'écorce a presque toujours une teinte plus pâle et plus terne. Cependant le contraire a souvent lieu dans les pierres noires, notamment celles d'oxalate calcaire.

Parmi les pierres vésicales, il s'en trouve quelques-unes dont la surface brille d'un vif éclat, et qui possèdent le luisant du verre ou du plus beau vernis, jouent même jusqu'à un certain point les couleurs de l'iris, ou les reflets de l'opale, comme de véritables perles, ainsi que l'a observé M. Wood.

Il n'est pas rare d'en voir dont la couche extérieure, lisse et polie, est d'un blanc laiteux, opalin ou jaunâtre, comme du mastic desséché de vitrier, ou comme de la porcelaine commune; quelquefois brunâtre, et imitant presque la corne. Cette apparence vitreuse a été retrouvée dans des calculs de phosphate terreux et d'oxalate calcaire.

Brugnatelli cite deux pierres, du volume d'un œuf, trouvées dans la même vessie, dont la surface, aussi unie et brillante que celle de l'ivoire, présentait des reflets bruns variés, à la manière d'une onyx, et réfléchissait l'image des objets, absolument comme un miroir. Les couches extérieures étaient d'oxalate et de phosphate calcaires, mêlés ensemble : le noyau se composait d'acide urique et d'oxalate, en couches si minces qu'on pouvait à peine les distinguer. J'ai vu et je possède quelques-unes de ces pierres, moins belles à la vérité, mais qui ressemblent à de la corne; elles ont un poli parfait, un luisant remarquable et beaucoup de dureté; les unes sont d'un jaune doré, et les autres noires ou brunes.

Le poli vitreux ne s'étend pas toujours sur la surface entière du calcul; quelquefois il est borné à une partie plus ou moins large, et alors il annonce ordinairement que la pierre se trouvait là en contact avec une autre. Cette disposition n'est pas rare dans les calculs à facettes; mais elle a été vue aussi dans certaines pierres ovales dont l'une des extrémités semblait avoir été comme usée et polie par le frottement.

Ce n'est pas seulement à la surface qu'on observe l'apparence vitreuse; elle se retrouve aussi quelquefois dans une ou plusieurs des couches empilées les unes sur les autres. En brisant une pierre plus grosse qu'une noix et presque sphérique, dont la surface, blanche, opaque et inégale, présentait des protubérances coniques et un peu grisâtres, Brugnatelli aperçut, dans chacune des deux moitiés, un segment d'un gros calcul étoilé, dont la couleur rouge obscure tranchait au milieu d'un champ de blancheur éblouissante. Ce noyau, du volume d'une noix, était d'oxalate calcaire, à grain cristallin et brillant, avec une matière animale fétide. La substance blanche qui l'environnait se composait de couches très-serrées, formant autour de ses rayons une lame de l'épaisseur d'une ligne, lisse et luisante comme du verre, et qui possédait une translucidité égale à celle de la plus belle porcelaine. Cette couche était de phosphate ammoniaco-magnésien. Le reste de la matière blanche et grenue qui constituait l'écorce n'offrait que du phosphate de magnésie simple.

Les couches vitreuses, soit extérieures, soit cachées par d'autres qui les enveloppent, ont parfois l'éclat et la couleur de l'or ou du mica exposé aux rayons solaires. J'ai plus d'une fois rencontré cette particularité notable, qu'on a présentée récemment à l'Académie de Médecine comme une espèce de merveille, et qui n'est pas rare chez les ruminants, ainsi que j'aurai ailleurs occasion de le faire voir. Brugnatelli est, je crois, le premier qui l'ait remarquée chez l'homme. Elle se voyait dans plusieurs points de la surface des calculs urétéraux dont j'ai parlé précédemment, et dont quelques-uns des feuillets du centre avaient aussi un aspect doré.

Les concrétions ainsi revêtues à leur surface causent peu de douleurs, et paraissent ne point augmenter de volume. J'en ai retiré une, grosse au plus comme une amande, à un jeune homme de vingt et un ans, qui la portait depuis son enfance; la couche extérieure était excessivement lisse et polie. Cependant l'obstacle que cette couche vitreuse oppose à l'accroissement des calculs n'est point absolu, puisque l'énorme pierre d'une livre que j'ai extraite par la taille hypogastrique présentait dans son intérieur plusieurs lames extrêmement minces, d'un jaune doré, entre lesquelles s'en trouvaient d'autres, non moins ténues, mais d'un blanc terne. Le calcul, bien moins volumineux, dont parle Brugnatelli, était disposé absolument de la même manière; l'analyse des couches dorées, faite par le chimiste italien, lui a prouvé qu'elles étaient composées de phosphates de magnésie et de chaux, avec une substance animale particulière. Comme on a observé, dans l'urine de quelques enfants atteints d'hydrocéphalie, des molécules micacées formant une pellicule brillante à la surface du liquide, ou se précipitant sous la forme d'un nuage léger, Brugnatelli demande si les calculs micacés ne se formeraient pas exclusivement chez les hydrocéphales. Les faits que j'ai rencontrés réfutent sa bizarre conjecture, et prouvent en outre que les pierres à couches dorées ne sont pas aussi rares chez l'homme qu'il le prétend. D'ailleurs le dépôt de molécules micacées dans l'urine ne se voit pas chez les seuls hydrocéphales. Waldschmidt rapporte qu'un homme de quarante ans, atteint de douleurs néphrétiques depuis plusieurs années, rendit un sable qui adhérait au fond du

vase, et qui, après avoir été desséché, avait l'éclat de l'or
(*fulgor aureus*) (1).

Assez souvent les mamelons des pierres murales d'oxalate calcaire sont lisses et comme vitrés. On croirait presque
avoir sous les yeux des masses produites par l'agglutination
d'une multitude de gouttes de verre noirâtre, qui seraient
tombées les unes sur les autres, de manière même à laisser
quelquefois un creux dans leur intérieur. Il y en a que le
vernis le plus fin n'aurait pas rendu aussi luisants.

4°. *Dans l'urètre.* — Quelques pierres urétrales ne présentent rl en de particulier sous le rapport de la couleur, à l'égard de
laquelle elles ressemblent en tous points à celles de la vessie.
Mais lorsque ces corps ont séjourné pendant long-temps dans
le canal, qu'ils y ont pris naissance et s'y sont développés, ils
ont une couleur spéciale : c'est un blanc mat, tirant sur le
jaune, et parfois accompagné d'un poli luisant, très-remarquable, surtout dans les points où la pierre a été en contact
avec d'autres. Lorsque les calculs urétraux sont solitaires,
leur surface extérieure a des caractères moins tranchés; mais,
en les cassant, on trouve qu'ils sont d'un gris-blanc, d'une
texture très-serrée, et susceptibles de prendre un fort beau
poli, surtout s'ils ne contiennent pas de noyau. Quant à celui-ci, il vient presque toujours de la vessie, et sa couleur est
là même que pour les calculs vésicaux.

J'ai retiré à un soldat une grosse pierre, qu'il portait depuis
long-temps dans la partie prostatique de l'urètre. Elle était
d'un brun foncé, tirant sur le vert à l'extérieur, et sur le jaune
à l'intérieur ; sa forme était quadrilatère, sa texture lamellée
et très-compacte.

5°. *Dans la prostate.* — Les calculs prostatiques sont le
plus souvent d'un vert foncé, tirant un peu sur le jaune, très-
lisses, luisants, et presque toujours translucides. Quelques

(1) *Misc. Nat. Cur.*, ann. 9 et 10, obs. 39, p. 55.

auteurs leur assignent une teinte de brun jaunâtre si analo-gue à celle des pierres d'acide urique, qu'on pourrait les con-fondre avec ces dernières, erreur dont Marcet rapporte même un exemple (1). Je soupçonne qu'on a souvent pris pour des pierres prostatiques d'autres concrétions arrêtées au col de la vessie ou dans la partie prostatique de l'urètre. Cependant elles ont des caractères si tranchés, qu'il suffit d'en avoir ob-servé quelques-unes pour ne point s'y méprendre.

6°. *Dans le prépuce.* — La plupart des pierres qu'on a trouvées dans le prépuce étaient d'un blanc sale, grises ou cendrées.

ARTICLE VI.

De l'odeur et de la saveur des concrétions urinaires.

Les calculs récemment tirés du corps exhalent une odeur spéciale, qu'on a mal à propos comparée à celle de l'urine, car elle a quelque chose de repoussant, par une réunion de fétidité et d'âcreté. Cette odeur se fait même parfois sentir long-temps encore après l'extraction et la dessiccation, lors-qu'on plonge les pierres dans l'eau.

La plupart de ces corps étrangers, mais surtout ceux d'oxa-late calcaire, répandent, quand on les scie ou qu'on les lime, une odeur fade, analogue à celle des os traités de la même manière, et qu'on a comparée à celle du sperme.

Brugnatelli a fait quelques remarques intéressantes sur l'o-deur des calculs. Il en a trouvé plusieurs dont les couches in-ternes ou les noyaux centraux avaient la fétidité de l'urine corrompue (2); d'autres répandaient une odeur aromatique

____

(1) *Loc., cit.,* p. 92.
(2) *Loc. cit.,* p. 13.

très-sensible, rappelant celle du castoréum (1), de la menthe poivrée (2), du tabac d'Espagne (3). Cette odeur se développait en rompant la pierre, persistait pendant une quinzaine de jours, et se dissipait ensuite par degrés. Celle de castoréum se communiquait à l'eau dans laquelle on faisait immerger des fragments du calcul. Une concrétion, de la grosseur d'un œuf de dinde, et du poids de trois onces, composée de phosphate fusible, répandait, lorsqu'elle fut brisée en deux, une odeur vive et pénétrante d'ammoniaque, dont la présence fut constatée par les vapeurs blanches épaisses qui se manifestaient à l'approche d'un tube de verre trempé dans l'acide hydrochlorique (4). M. Chevallier (5) cite une pierre ayant une odeur de musc très-marquée, et il rappelle à cette occasion que les urines de malades qui n'ont point pris de musc acquièrent parfois cette odeur (6), ce qui n'a du reste rien de surprenant, s'il est vrai, comme le pense M. Raspail, qu'elle tienne à du carbonate d'ammoniaque mêlé avec une matière animale.

Très-peu de pierres urinaires ont une saveur marquée. Brugnatelli en a rencontré une qui communiquait à l'eau une saveur particulière.

(1) *Loc. cit.*, p. 36.
(2) *Ibid.*, p. 40.
(3) *Ibid.*, p. 40.
(4) *Ibid.*, p. 54.
(5) *Essai sur la dissolution de la gravelle*, p. 110.
(6) *Journ. de chim. méd.*, t. x, p. 151.

CHAPITRE V.

DES LÉSIONS ORGANIQUES PRODUITES PAR L'AFFECTION CALCULEUSE.

Les lésions organiques qui résultent du séjour d'un calcul dans les reins, les uretères, la vessie, l'urètre et les tissus voisins, sont aussi nombreuses que variées. Elles méritent d'autant plus d'être étudiées, qu'elles exercent une grande influence sur la nature et le développement du corps étranger, sur le caractère plus ou moins prononcé des signes appelés rationnels, sur le pronostic de l'affection calculeuse, et sur le choix ou le mode d'application des moyens curatifs. Il ne faut cependant pas perdre de vue qu'en général on ne saurait les distinguer de celles qu'entraînent la plupart des autres maladies des voies urinaires, notamment quand ces dernières ont pour résultat d'opposer un obstacle à la sortie des urines. Quel que soit, en effet, l'état morbide premier, rétrécissement urétral, engorgement prostatique, ou calcul, il y a impossibilité absolue, si ce n'est dans un bien petit nombre de cas, de déterminer, pendant la vie des malades, quel a été le point de départ des accidents, ceux-ci étant à peu près les mêmes, de quelque foyer qu'ils surgissent. C'est pour cette raison, et afin d'éviter d'inutiles répétitions, que je me bornerai ici à indiquer quelques faits spéciaux, renvoyant pour les détails au Traité des maladies des organes génito-urinaires, dans lequel j'ai passé ou je passerai en revue les caractères des diverses lésions qu'on peut constater après la mort sur tous les points de l'étendue du système consacré à la préparation et à l'expulsion de l'urine.

ARTICLE PREMIER.

Des lésions organiques des reins.

Inflammation. — L'inflammation des reins, soit qu'elle résulte de la présence de calculs dans ces organes, ou qu'elle ne s'y rattache pas, soit qu'elle précède la formation de ces corps étrangers, présente d'assez nombreuses différences dans ses caractères anatomiques, dont il ne me paraît pas nécessaire de placer ici le tableau. J'indiquerai seulement quelques-uns des principaux traits qui se rattachent aux divers modes de terminaison.

Gangrène. — Cette phlegmasie peut se terminer par gangrène. Fabrice de Hilden en cite un exemple, qui lui avait été offert par son propre fils, âgé de sept ans : cet enfant fut pris tout-à-coup de douleurs aux lombes, avec fièvre et suppression d'urine ; malgré tous les soins que lui prodigua la tendresse d'un père éclairé, il mourut le septième jour de la maladie ; à l'ouverture du corps, on trouva les reins et les parties voisines affectés d'une vive inflammation dégénérée en gangrène (1). Chopart indique un autre cas, dans lequel cette redoutable terminaison eut lieu, à la suite d'un accès de goutte, chez un vieillard de soixante-deux ans (2).

Suppuration. — Le plus souvent, c'est par suppuration que se termine l'inflammation du rein. Il se produit alors des collections purulentes, profondes ou superficielles, et plus ou moins circonscrites. Quelquefois la glande se couvre de petits foyers situés sous l'enveloppe péritonéale, et simulant des pustules. Souvent aussi sa substance est parsemée de petits

(1) *De lithotomia*, c. 25.
(2) *Traité des maladies des voies urin.*, t. I, p. 122.

abcès distincts et enveloppés par des espèces de kystes.
Dans d'autres cas, les abcès ne forment qu'un seul foyer, en-
vahissant parfois l'organe entier. Il me serait facile de joindre
un certain nombre d'exemples à ceux qu'on trouvera disséminés dans cet ouvrage, et à ceux dont les auteurs se sont
montrés si prodigues ; mais les faits nouveaux que j'ai observés ajouteraient peu de chose à la science, envisagée sous le
point de vue de ses applications pratiques. J'ai cru seulement
remarquer que les abcès rénaux, même quand ils ne dépendent pas de la présence d'un calcul, sont susceptibles de se
reproduire à des époques assez rapprochées : quelques malades dont les reins m'ont offert ce genre de désorganisation
avaient effectivement rendu à diverses reprises des quantités
considérables de pus avec l'urine. L'établissement de la suppuration peut aussi être déterminé par des causes étrangères
à l'affection calculeuse. Covillard parle (1) d'un enfant de
cinq ans, qui, deux années après avoir subi l'opération de la
taille, fit une chute sur la région lombaire, et fut atteint d'un
vaste abcès dans les parties contuses; l'ouverture de ce dépôt
fut suivie d'une ischurie si complète que, pendant dix jours,
le malade ne rendit pas une seule goutte d'urine par la verge;
après la mort, on s'assura que le rein gauche était d'une grosseur prodigieuse et tout plein de matière purulente, que celui du côté droit contenait des calculs, et qu'il y avait aussi
des graviers dans les deux uretères. La pratique fournit chaque jour, pour ainsi dire, des faits analogues à celui-là : j'en
ai vu plusieurs, dont les détails, plus curieux qu'utiles, m'entraîneraient beaucoup trop loin.

Le pus des abcès rénaux s'épanche quelquefois dans le
bassinet, et, si l'uretère est libre, il coule dans la vessie. C'est
dans ce cas surtout qu'on observe les émissions temporaires
de matière purulente dont je viens de parler. Mais l'uretère

____

(1) *Obs. iatrochirurg.*, p. 111.

peut être rétréci, obstrué même par un calcul, des mucosités, des caillots de sang, et alors la matière purulente, accumulée dans les cavités de la glande, exerce sur son parenchyme une action compressive, qui finit par la faire disparaître entiè-rement, de manière qu'il ne reste plus que l'enveloppe commune et les cloisons qu'elle envoie à l'intérieur. C'est alors qu'on rencontre ces énormes poches dont tant d'auteurs parlent, et qui contiennent jusqu'à plusieurs pintes de pus, tantôt pur, tantôt mêlé avec de l'urine ou du sang, et enveloppé par une membrane qui semble ne plus rien conserver de la texture primitive du rein (1). On peut juger du volume que ces sortes de tumeurs sont susceptibles d'acquérir par la quantité du liquide qu'ont fourni certains abcès communiquant avec l'extérieur. M. Howship en ouvrit un d'où s'échappèrent cinq pintes et demie de pus, et dont l'ouverture continua de fournir journellement une demi-pinte de matière purulente, pendant quarante-deux jours que vécut encore le malade, ce qui fait en tout vingt-six pintes et demie (2). Cabrol avait déjà rapporté un fait analogue, et de plus l'exemple d'un rein qui fut trouvé converti en une immense poche de pus pesant quatorze livres (3). Martineau plongea un trois-quarts dans une tumeur de ce genre, qui laissa couler dix pintes de liquide sanguinolent : deux ans après, il fallut réitérer la ponction, parce que le sac s'était empli de nouveau ; mais, cette fois, il se fit un épanchement dans l'abdomen, et le malade mourut : on trouva le rein gauche, dont l'uretère était oblitéré, formant une poche énorme, distendue par du liquide (4).

On doit à M. Zangerl l'observation suivante, qui présente de l'intérêt. Une femme de trente-sept ans, qui s'était toujours bien

<hr>

(1) *Medic. chirurg. Trans.*, t. ii, p. 249, 233. — *Edinb. med. Journ.*, t. v. — *Philos. Trans.*, t. xxvii et xliv.

(2) *Loc. cit.*, p. 40, pl. 2, fig. 1.

(3) Obs. 28.

(4) *Med. comment.*, vol. ix.

portée, maigrissait depuis deux années. Elle commença à se plaindre de fréquentes néphralgies ; elle accusait de vives douleurs dans le rein gauche, qui augmentaient à chaque inspiration profonde, et elle portait à la région de la rate une tumeur circonscrite, douloureuse au toucher. Au bout d'un an, la région lombaire droite devint également le siége de douleurs; celles-ci diminuaient lorsque l'urine formait un sédiment purulent plus abondant, cas dans lequel s'affaissait aussi la tumeur du côté gauche. A la mort, on trouva le rein gauche presque aussi gros que la tête d'un enfant, et tellement repoussé en avant, qu'il avait pris la place de la rate ; il représentait un grand sac contenant trois livres de pus. Le rein droit, doublé de volume, contenait beaucoup de pus et dix-sept pierres enclavées dans son tissu. Les uretères et la vessie étaient sains, ainsi que la rate, refoulée vers la poitrine (1).

Le pus peut aussi prendre d'autres directions. On l'a vu passer derrière le péritoine, entre cette membrane et les muscles des lombes, et se porter vers l'arcade crurale (2), descendre même jusqu'à la région antérieure (3) ou interne (4) de la cuisse correspondante. A cette occasion, je crois devoir rapporter le fait suivant.

Lebaigue, de Paris, âgé de soixante-un ans, fut traité long-temps pour un catarrhe vésical. A la fin on soupçonna qu'il pouvait avoir la pierre, dont l'existence fut constatée par le cathétérisme. Le malade recula devant l'opération de la taille, et, après s'être résigné pendant deux années à souffrir, il vint me consulter. Je reconnus qu'il avait deux grosses pierres; mais, la vessie étant à peu près saine, et l'urètre permettant l'introduction d'un instrument volumineux, je pensai

<hr>

(1) *Medicinische Iahrbuscher der oesterreichischen Staates*, t. xiv, cah. 1, p. 104.

(2) Howship, *loc. cit.*, p. 42.

(3) Ledran, *Obs. chir.*, t. ii, p. 87.

(4) Portal, *Anat. patholog.*, t. v, p. 377.

que la lithotritie était praticable. Une des pierres fut promptement saisie, mais j'éprouvai quelque difficulté à la fixer et à l'entamer. Le malade rendit, avec l'urine, un peu de détritus et plusieurs petits fragments. Neuf séances suffirent pour broyer et extraire les deux calculs. Après chaque opération, il sortit des fragments considérables; l'un d'eux avait sept lignes de long et cinq de large. Une exploration définitive me fit reconnaître que la guérison était complète. Trois mois après, sans cause évidente, des douleurs se manifestèrent dans l'hypocondre droit. Pendant tout le temps qui s'était écoulé depuis l'opération jusqu'alors, le malade avait joui d'une bonne santé. Les douleurs furent d'abord attribuées à une colique néphrétique; elles continuèrent, et firent ensuite croire à l'existence d'une affection plus grave. Les moyens de tout genre qui furent employés ne produisirent aucun résultat avantageux: le malade mourut. L'ouverture du corps fit voir que le rein droit était désorganisé par la suppuration, qui formait un dépôt étendu jusqu'à l'arcade crurale et contenant une pinte et demie de liquide ; le rein gauche était à peu près sain; la vessie, peu spacieuse, n'offrait aucune altération, et ne renfermait aucun débris de pierre.

Quelquefois le pus passe dans le colon; Morgagni en cite un exemple (1). Portal a rencontré aussi une communication entre le rein et le colon, adhérents ensemble (2); le rein était très-volumineux, et contenait plusieurs abcès, avec de petites pierres. Baillie a vu également une communication établie entre une portion d'intestin et le rein, de manière que le pus fourni par ce dernier organe s'échappait dans le canal intestinal (3). Après la mort d'un homme qui périt de néphrite aiguë, on trouva les reins fortement enflammés, et devenus le

(1) *De sed.*, ep. 40, art. 13.
(2) *Anat. médic.*, t. v, p. 380.
(3) *Anat. patholog.*, p. 130.

foyer d'un vaste abcès ; le pus s'écoulait dans l'intestin colon
par une ulcération que présentait celui du côté gauche (1);
la malade en avait rendu beaucoup par l'anus, avant de succomber. C'est probablement à des adhérences de cette nature
qu'il faut attribuer quelques-unes de ces émissions de calculs
par l'anus, dont on trouve dans les auteurs un assez grand
nombre d'exemples, qui ne peuvent point tous être rapportés à des concrétions de la vésicule biliaire. Un homme, entr'autres, qui était sujet à la néphralgie, fut délivré de ses
douleurs après avoir rendu par les selles une pierre grosse
comme un petit œuf de poule, polie et noirâtre à l'extérieur,
blanche et grisâtre à l'intérieur (2).

M. Howship a vu le pus perforer le péritoine et s'épancher
dans la cavité abdominale (3).

Enfin il arrive fréquemment au pus de se porter vers la
partie postérieure de la paroi du bas-ventre, où il donne lieu
à une tumeur qui s'ouvre quelquefois d'elle-même, mais qu'il
est toujours préférable d'ouvrir, à l'exemple de Fabrice de
Hilden (4) et de Cabrol (5). Tantôt alors la plaie se referme
après l'évacuation de son contenu (6), tantôt elle laisse une
fistule (7), par laquelle s'échappe, ou du pus seulement, ou un
mélange de pus et d'urine, si l'abcès communiquait avec la
substance du rein. Un homme avait, pendant vingt-deux ans,
éprouvé des accès violents de coliques néphrétiques, et même
rendu du pus avec l'urine : il lui survint enfin, au bas des
lombes, une petite tumeur, que Job de Meekren (8) ouvrit, et

<hr>

(1) Lestorey, *Diss. de nephritide simplici*, p. 14.
(2) *Act. Lips.*, 1688, avril, n° 69.
(3) *Loc. cit.*, p. 39.
(4) *Obs. chir.*, cent. 6, obs. 44, p. 551.
(5) *Obs. anat.*, obs. 28.
(6) *Misc. Nat. Cur.*, dec. 2, ann. 3, obs. 139, p. 279.
(7) Stalpart van der Wiel, *Obs. rar.*, cent. 1, obs. 52, p. 221.
(8) *Obs. med. chirurg.*, c. 44, p. 183.

d'où s'écoula beaucoup de pus; la plaie resta fistuleuse; à
la mort du malade, on trouva le rein totalement détruit, et
réduit à une capsule contenant deux pierres, dont la plus
grosse, en partie insinuée dans la fistule, avait son autre extrémité enclavée entre les deux dernières fausses côtes. L'observation suivante, de M. Thal (1), qui se rapproche de celle-ci,
peut servir, avec quelques autres analogues, à prouver que
la vie est susceptible de se maintenir très-long-temps, malgré la suppuration des reins déterminée par la présence de
calculs. Un homme s'était guéri lui-même de la gonorrhée,
à l'âge de trente ans, par le baume de Copahu à fortes doses
et par des injections dans l'urètre. Au bout d'une année, à la
suite d'un refroidissement, il s'aperçut qu'il ne pouvait plus
uriner sans efforts, surtout après avoir pris des boissons spiritueuses. Etant alors en voyage, il entra dans un hôpital,
d'où il sortit avec une fistule au périnée, qui ne tarda pas à
se fermer d'elle-même. Quelques années après il se maria, et
au moment de sa mort, survenue à cinquante et un ans, il
laissa six enfants. M. Thal eut à le traiter vers l'âge de quarante et un ans; il éprouvait alors de l'ischurie: on voyait au
périnée une petite fistule urinaire, qui s'ouvrait sur une tumeur de la grosseur d'une noix. Des bougies en gomme élastique dilatèrent un peu le rétrécissement de l'urètre, et permirent d'introduire une sonde, qui évacua une grande quantité d'urine ammoniacale. Le malade fut pendant plusieurs
mois sondé une ou deux fois par jour: l'urine finit par couler
librement, la fistule se ferma, et la tumeur périnéale disparut.
Pendant les huit dernières années, l'ischurie revint tous les
printemps. La maladie commençait par de violents maux de
reins, surtout au côté gauche, et se terminait par un copieux
écoulement d'urine chargée de mucus et de grumeaux semblables à du tissu cellulaire macéré, qui interrompaient quel-

(1) Gerson, *Magazin des auslandischen Literatur*, 1828, cah. 6, p. 460.

quefois le cours du liquide. Celui-ci contenait rarement du sang. Le dernier accès fut des plus violents; quelques mois après, il s'ouvrit, au côté gauche des lombes, un abcès qui se referma après la sortie d'une pierre grosse comme un haricot. Six mois plus tard, le malade périt au milieu d'une fièvre violente, avec délire et douleurs vives au côté droit des lombes. On trouva les membranes de la vessie un peu épaissies. Au lieu du rein gauche, il y avait une masse stéatomateuse offrant une cavité dans son milieu; l'uretère était oblitéré par le bas. Le rein droit, accru de volume, d'un rouge foncé et très-ramolli, contenait une grande quantité de pus urineux et sanguinolent, avec plusieurs fragments de pierre : la partie inférieure de l'uretère était en partie bouchée par un calcul.

Un autre malade, observé par le même médecin, avait été pendant sept années tourmenté de dysurie et de douleurs dans le côté gauche des lombes. A l'ouverture du corps, on trouva le rein droit plus gros qu'à l'ordinaire, parsemé de taches d'un rouge brun, et plein de pus, de sang et de graviers. Le gauche, atrophié, contenait du pus de couleur foncée. Chacun de ces organes était muni de deux uretères, du volume du petit doigt, qui se réunissaient à quelque distance de la vessie. Celle-ci avait ses parois épaissies et indurées. On y découvrit une pierre du poids de trois gros.

Ce mode de terminaison présente souvent quelques avantages, quand il y a en même temps des calculs dans les reins; car un assez grand nombre de faits attestent que des pierres rénales sont sorties ou ont été retirées par l'ouverture de l'abcès. Cœlius Rhodiginus (1) rapporte l'histoire d'une femme qui, après avoir souffert un grand nombre d'années de pesanteur dans les reins, fut prise d'une démangeaison

______

(1) *Antiq. lect.*, L. cap. 12. — Ce fait est probablement le même que celui qu'on lit, avec quelques variantes, dans Cardan (*De rer. variet.*, l. 8, c. 44, p. 584).

des plus importunes à la même partie. S'étant un jour déchiré la peau, en se grattant avec les ongles; il se forma un
ulcère, d'où sortirent dix-huit pierres de la grosseur d'un dé.
Camerarius (1) parle d'un homme qui tomba dans un violent
accès de colique néphrétique, après lequel il lui survint un
prurit incommode, suivi d'un abcès qui, s'étant ouvert tout-
à-coup, donna issue à du pus et à une pierre. Panaroli a vu
sortir d'un abcès aux lombes, qui s'ouvrit spontanément,
deux calculs entraînés par la matière de la suppuration (2).
Paullini cite l'exemple d'une femme sexagénaire, chez laquelle, à la suite d'énormes douleurs néphrétiques, il survint un abcès lombaire, par l'ouverture duquel s'échappa
beaucoup de pus sanguinolent, avec des fragments de pierres
de diverses grosseurs (3); la malade guérit parfaitement,
quoique l'urine eût passé pendant quelque temps par la plaie.
On trouve un cas analogue de guérison complète dans Jacques
Denys (4), et Beverwyck dit (5) que Mercuriali a vu plusieurs
fois sortir ou tirer, non-seulement des graviers, mais même
des pierres, de dépôts purulents survenus à la région lombaire. Colot a été témoin aussi de l'ouverture d'un abcès
aux lombes, d'où l'on fit sortir une pierre (6). J'ai publié
ailleurs (7) l'histoire curieuse d'un malade qui avait éprouvé
pendant plusicurs années de violentes coliques néphrétiques,
ordinairement suivies de l'expulsion de graviers; à la suite
d'une de ces coliques, il se forma, dans la région rénale du
côté gauche, un vaste abcès, dont on fit l'ouverture; quinze

(1) Schenk, *Obs. méd.*, lib. 3, obs. 8.
(2) *Iatrologism. Pentecost.* 5, obs. 42, p. 171.
(3) *Obs. méd. phys.*, cent. 3, obs. 72, p. 361.
(4) *Observationes chirurg. de calculo*, c. 1, p. 13.
(5) *De calculo ren. et vesicæ*, c. 8.
(6) *Traité de la taille*, p. 36.
(7) *De la lithotritie*, p. 215.

jours après, on découvrit un calcul, dont l'extraction fut faite;
la plaie ne tarda pas à se cicatriser.

Il arrive quelquefois que la plaie se rouvre au bout d'un
certain laps de temps. Roonhuysen tira, par l'ouverture d'un
abcès à la région rénale droite, une assez grosse pierre, dont
on trouve même la figure dans son ouvrage : l'incision fut
promptement cicatrisée; deux ans après, voyant qu'une nouvelle inflammation était survenue au même endroit, il ouvrit la cicatrice, et tira un calcul plus petit que le premier :
cette fois encore la plaie se referma (1). Ledran n'a point eu
le même bonheur; une femme qu'il soignait eut un abcès
considérable à la région lombaire, dont on pratiqua l'ouverture; il sortit une pierre grosse comme le doigt, et la malade
guérit : quatorze ans après, un autre abcès se manifesta
dans la même région; il donna issue à une chopine de pus,
mais resta fistuleux; au bout d'un an, les accidents annoncè-
rent la formation d'un nouveau foyer, d'où une sonde introduite par la fistule évacua environ deux pintes de pus; quelque temps après, un troisième abcès se prononça au haut
de la cuisse; la malade étant venue à mourir, on trouva le
rein droit réduit à une simple poche parcheminée, contenant
deux pierres, et communiquant avec un foyer, d'où partaient
deux trajets fistuleux dirigés l'un vers les lombes, l'autre vers
la cuisse (2).

Dans certains cas l'abcès ne se referme jamais, et reste fistuleux dès le principe. Il peut se faire alors, ou que le premier
dépôt fournisse du pus seulement, et que des calculs sortent
ensuite par la fistule, ou que des pierres soient entraînées
par la suppuration primitive, mais qu'il en reste d'autres
encore, dont la nature ni l'art ne puissent amener l'expulsion.

(1) *Obs. chirurg.*, part. 1, obs. 22, p. 122.
(2) *Obs. chirurg.*, t. II, p. 87.

Daléchamp a vu un malade rendre successivement plusieurs pierres rénales par un abcès aux lombes, qui était devenu fistuleux (1). Lazare Rivière fait mention d'un abcès à la région lombaire, d'où sortirent plusieurs pierres, mais qui laissa une fistule urinaire à sa suite (2). Albrecht parle également d'une femme chez laquelle un abcès à la région des lombes s'ouvrit de lui-même, et dégénéra en une fistule, d'où l'on tira des calculs à plusieurs reprises, mais qui ne se consolida point (3). Tulpius a retracé en peu de mots l'histoire d'un homme qui, après avoir rendu une pierre par un abcès survenu aux lombes, demeura atteint d'une fistule purulente et urinaire, qui l'entraîna promptement au tombeau (4). Colot a observé un jeune homme du côté duquel il sortait chaque jour des pierres, accompagnées de pus, par de petits abcès dont les ouvertures s'étaient terminées en fistules livrant aussi passage à l'urine; après la mort, on trouva le rein réduit à une coque membraneuse, pleine de sable et de graviers (5). Un des malades de Chopart (6) eut, à la région des lombes, une tumeur inflammatoire qui se termina par suppuration; l'abcès ayant été ouvert, il laissa une fistule par laquelle, huit ans après environ, sortit d'elle-même une pierre grosse comme la seconde phalange du petit doigt.

Presque toujours ces sortes de fistules persistent. Un homme portait à la région lombaire une tumeur de la grosseur d'un œuf, dont la manifestation avait été précédée de douleurs dans les reins; on appliqua la pierre à cautère, et on fendit l'escarre; beaucoup de pus s'écoula, et l'ulcère resta fistuleux; au bout de onze ans, on en retira une pierre ayant la

(1) Paré, *Chirurg.*, l. 24, c. 19, p. 568.
(2) *Observ. med.*, obs. 9, p. 675.
(3) *Observ. anat.*, § 12.
(4) *Observ. med.*, l. 4, c. 27, p. 337.
(5) *Traité de la taille*, p. 39.
(6) *Traité des maladies des voies urin.*, t. 1, p. 280.

figure d'un mamelon du rein; mais la plaie ne s'oblitéra point (1). La cause de sa persistance est bien évidente dans le fait suivant, publié par Simmons (2). Une femme, qui avait été dix ans sujette à la gravelle, eut aux lombes une tumeur qui suppura et resta fistuleuse ; quinze années après, des douleurs survinrent dans les lombes, et la suppuration diminua; on pratiqua l'extraction d'un calcul gros comme un pois : six autres paroxysmes semblables eurent lieu, tous terminés par la sortie d'une pierre ; la santé était parfaite dans les intervalles, et jamais l'urine ne sortit par la fistule. Un homme, atteint de la gravelle depuis une trentaine d'années, rendait de temps en temps des pierres et du pus avec les urines; à la fin, il se forma un abcès à la région du rein : J.-L. Petit ouvrit le dépôt, donna issue à beaucoup de pus fétide, et retira une pierre à trois branches; le malade guérit, à la réserve d'une fistule, qu'il porta long-temps (3).

On a cependant quelques exemples de guérison de ces sortes de fistules. Une femme, qui avait éprouvé des douleurs vagues dans les reins, fut atteinte d'un abcès lombaire, qu'on ouvrit, et d'où il sortit beaucoup de pus; la sonde ayant fait sentir un corps dur dans le fond de la fistule qui était restée ensuite, on agrandit le trajet, et l'on parvint à extraire une pierre grosse comme une aveline, puis une autre du volume d'une noix ; la fistule se referma parfaitement (4). Un homme portait depuis plus de vingt ans une fistule lombaire, consécutive à un abcès qui s'était ouvert spontanément; un calcul triangulaire, de la grosseur d'une noix médiocre, et si dur qu'on ne put le rompre avec le marteau, sortit de lui-

____

(1) *Mém. de l'Acad. de chir.*, t. v, p. 188.

(2) *Philos. Trans.*, t. LXIV, p. 108. — On lit dans le même recueil (t. XIX, p. 333) un autre cas d'abcès calculeux du rein, suivi d'une fistule par laquelle sortit aussi une pierre.

(3) *OEuvres posthumes*, t. III, p. 91.

(4) *Mém. de l'Acad. de chir.*, t. v, p. 183.

même par le trajet fistuleux, qui peu de temps après s'oblitéra (1).

On a vu les abcès rénaux se compliquer de la carie des
côtes inférieures, qui étaient en contact avec leur foyer (2).

Tumeurs anomales. — L'ouverture des cadavres révèle
encore d'autres désordres qui paraissent être la suite d'une
inflammation plus lente.

Telles sont, entre autres, ces poches anomales, souven
très-volumineuses, et contenant des matières diverses, d
pus, du sang coagulé, de la sanie, des calculs, etc., dan
lesquelles on a trouvé les reins convertis (3), et qui peuven
acquérir un volume énorme. Ainsi Ballotte a donné (4) l'his
toire d'un homme qui mourut à soixante-six ans, après avoi
été tourmenté pendant vingt années d'un pissement de san
et de pus ; il souffrait habituellement dans les lombes : l
rein gauche constituait une tumeur contenant *soixante-hu*
livres de pus, de sanie et de concrétions calculeuses : cett
tumeur, de forme ovoïde, avait quatre pieds huit pouc
dans sa plus grande circonférence, et trois pieds dix pouc
dans sa plus petite ; le tissu du rein, rempli de vaisseaux go
gés de sang, formait une membrane inégale, qui avait p
places l'épaisseur du doigt, et qui ne pesait pas moins d
neuf livres ; l'uretère était sain, et s'ouvrait à la partie sup
rieure de ce rein. Cowper a rapporté l'observation d'un m
lade qui succomba après des attaques fréquentes de douleu
lombaires, et dont l'urine avait souvent déposé un sédime
noir ; l'un des reins fut trouvé pesant cinq livres, et divisé
grandes poches pleines d'un liquide grumeux et sanguin

(1) *Mém. de l'Acad. de chir.*, t. VIII, p. 322.

(2) Howship, *loc. cit.*, p. 15.

(3) Morgagni, *De sed.*, ep. 40, art. 14. — *Hist. de l'Acad. des Scie*
1732, *Obs. anat.* 7. — Fourcroy, *Médecine éclairée*, t. II, p. 253.

(4) *Journal des Savants*, 1678, janvier, p. 26 ; février, p. 68.

lent (1). Clarke parle d'un enfant dont le rein formait une vaste
tumeur enkystée, du poids de cinq livres: le centre de cette
tumeur était de couleur cendrée, entouré d'une substance
blanche et stéatomateuse, d'où ne s'échappait aucun liquide:
on n'aperçut aucun vestige de la cavité, ni de la texture naturelle de l'organe (2). J'ai fait connaître, dans un autre endroit de ce livre, le cas d'un malade mort d'hémorragie, à
la suite de la taille hypogastrique, et dans le rein gauche
duquel se trouvait une grosse tumeur stéatomateuse qui l'a-
vait envahi en grande partie. J'ai trouvé, chez une femme
morte d'un ramollissement du cerveau, un kyste plein de
sérosité, qui occupait la place de la capsule surrénale et
d'un tiers environ de la substance du rein; ce kyste contenait
deux livres de liquide incolore et sans odeur; une partie de
l'intérieur du rein était transformée en matière graisseuse, de
couleur jaune; les calices et le bassinet étaient réduits à
moitié de leurs dimensions normales; la malade n'avait ressenti aucune douleur dans la région lombaire. Une femme,
sujette aux coliques néphrétiques, fut tout-à-coup prise de rétention d'urine; le troisième jour, on parvint, avec une sonde,
à repousser un calcul qui bouchait l'orifice interne de l'urètre,
et l'urine s'écoula aussitôt en grande abondance; peu de
jours après la cystotomie fut pratiquée avec succès; l'année
suivante, les mêmes accidents se reproduisirent, et, malgré
l'usage d'une sonde, la malade succomba au milieu de vives
douleurs; on trouva qu'elle manquait du rein et de l'uretère
gauche; le rein droit, énormément tuméfié et en suppuration,
contenait un volumineux calcul (3). M. Rayer a donné (4) la
figure du rein droit d'un homme de soixante-quatre ans, qui,

(1) *Philos. Trans.*, t. xix.
(2) *Edinb. med. Journal*, t. iv.
(3) *Bulletin du cercle médical*, août 1826, p. 42.
(4) *Traité des maladies des reins*, pl. 21, fig. 1, 2 et 3.

dès l'âge de vingt-deux ans, avait éprouvé des douleurs dans la région lombaire ; vers la fin de la vie, un petit calcul, s'étant engagé dans l'uretère gauche, détermina une rétention complète d'urine, une inflammation du bassinet et du rein, et le malade mourut après une vingtaine de jours de souffrances ; le rein droit fut trouvé converti en une énorme poche bosselée, contenant sept livres et onze onces d'un liquide albumineux et chargé d'urée ; l'uretère, fortement dilaté, se rétrécissait subitement à deux pouces et demi environ de la scissure, et, dans cet endroit, on sentait, en pressant ce conduit entre les doigts, un petit calcul qui, engagé dans le canal, l'avait complètement obstrué ; au-dessous de l'obstacle, l'uretère reprenait ses dimensions normales.

Kystes hydatidiques. — Ici se rapportent également les kystes pleins d'hydatides, qui prennent la place de la substance des reins, et à l'histoire desquels Wilson a consacré un long chapitre (1), qui intéresse plus l'anatomie pathologique que la pathologie chirurgicale. Bonet avait déjà parlé d'une hydatide égalant le volume d'une grosse noix, distendue par une eau très-limpide, et adhérente à la substance d'un rein, qui contenait beaucoup de sable (2). Morgagni avait également trouvé deux poches semblables, remplies d'une humeur aqueuse ayant la couleur de l'urine, avec dilatation du bassinet du rein, dans lequel elles se trouvaient accompagnées de trois calculs blancs fort petits (3). M. Guersent a publié un cas de ce genre d'altération (4), dont j'ai vu deux exemples remarquables.

Kystes urinaires et calculeux. — Sous ce nom M. Rayer

(1) *Lectures,* p. 274.
(2) *Sepulchret.,* l. 3, sect. 14, obs. 48.
(3) *De sed.,* ep. 38, art. 41. — *Voyez* aussi ep. 17, art. 14 ; ep. 24, art. 15 ; ep. 29, art. 12 ; ep. 60, art. 6.
(4) *Bulletin de la Faculté de Méd.,* 1814. — *Voyez* aussi Willis, *Patholog. cerebri,* c. 19. — Chopart, *loc. cit.,* t. 1, p. 142. — Howship, *loc. cit.,* p. 36.

a décrit (1) des dilatations partielles du rein , provenant de
l'obstruction des goulots des calices et de leur ouverture dans
le bassinet. Ces espèces de poches, très-rares chez l'homme,
sont fort communes chez le bœuf, où leur développement est
favorisé par l'excavation, parfois assez considérable, que présente le bout des mamelons, et qui , dans l'homme, n'existe
normalement qu'à l'état rudimentaire. Elles sont dues à des
graviers qui obstruent l'orifice de l'excavation , et finissent
par effacer toute communication entre celle-ci et le calice.
Assez fréquemment il se forme un ou plusieurs calculs dans
leur intérieur. Ces sortes de kystes urinaires et calculeux se
voient rarement dans la substance corticale; M. Rayer en cite
un exemple ; j'ai dit ailleurs que j'avais vu aussi des graviers
contenus dans des dilatations des conduits de Ferrein.

Cancer. — C'est encore ici que doit être placée la dégénérescence cancéreuse des reins, dont on ne connaît qu'un
petit nombre de cas bien avérés (2), mais qui semble cependant ne point être aussi rare qu'on serait tenté de le penser
d'après le silence des auteurs. Je l'ai vue, dans plusieurs cadavres, sous des formes diverses, et aux différentes époques de
son développement ; mais je n'ai point remarqué que l'affection calculeuse eût une influence appréciable sur la production de cette dégénérescence. Cependant je dois faire remarquer que plusieurs de mes observations sont incomplètes, en
ce sens que j'ignorais les phénomènes morbides dont la mort
avait été précédée. Quant aux cas dans lesquels l'histoire de
la maladie m'était connue, j'en ai donné les détails dans cet
ouvrage et dans mes publications antérieures.

Indépendamment des faits qui se rapportent à une dégénérescence carcinomateuse évidente, on en trouve d'autres,

(1) *Traité des maladies des reins,* p. 25, fig. 3, 4, 5, 6, 7 et 8.

(2) *Misc. Ac. Nat. Cur.*, ann. 1673, obs. 227. — M. Cruveilhier cite un
cas de cancer du rein.

même en plusgrand nombre, dans lesquels il y a altération de texture, changement de couleur en gris terne ou verdâtre, plus souvent bariolé qu'uniforme, augmentation de volume et de consistance, tantôt avec et tantôt sans autres altérations spéciales. J'ai rencontré beaucoup de ces cas, dont les détails m'entraîneraient trop loin. Je rappellerai seulement celui du fameux cuisinier Carême, dont l'un des reins, énormément tuméfié, présentait le volume de la tête d'un enfant; la saillie de cet organe dans l'abdomen avait fait croire à une maladie du foie; sa surface offrait des bosselures, dont chacune formait une loge contenant du pus; un calcul digité, assez volumineux, occupait le centre de la glande, et était entouré d'une substance lardacée et comme cancéreuse; le malade n'avait jamais souffert, quoiqu'il urinât continuellement du pus (1).

Hypertrophie. — Enfin, on peut rapprocher de ces diverses altérations l'accroissement excessif des reins. Mauchart a vu ces organes très-gros et semblables à ceux du bœuf; les uretères étaient distendus au point d'égaler le volume de l'iléon, les bassinets auraient pu admettre un œuf, et la vessie contenait deux pierres, dont une fort grosse (2). Fearon nous a transmis (3) l'histoire d'une femme de cinquante ans qui, après avoir éprouvé pendant dix années des douleurs violentes dans les lombes et la matrice, fut prise enfin de fréquentes rétentions d'urine, survenant quelquefois d'une manière subite; la dernière dura six jours entiers et se termina par la mort : l'un des reins fut trouvé remplacé par une tumeur arrondie, ayant quinze pouces de circonférence et pesant deux livres et demie; cette tumeur, susceptible de supporter l'action de la scie, se comportait, avec les

(1) *Archiv. génér.*, t. XXXI, p. 130.
(2) *Eph. Nat. Cur.*, cent. 8, obs. 26.
(3) *Medical communications*, t. I, p. 446.

réactifs, de même que la substance des os : elle fut considérée comme une ossification du rein. M. Ribes fils (1) a trouvé, sur un cadavre, un rein qui avait acquis trois fois son volume naturel ; il était dur et squirrheux ; il contenait, dans son épaisseur, beaucoup de graviers, et, dans un des calices, un calcul du volume d'une grosse noix.

Atrophie. — Dans tous les cas dont j'ai parlé jusqu'ici, il y a hypertrophie, ou du moins augmentation de volume des reins. Mais parfois aussi on trouve cet organe atrophié et réduit à une simple capsule membraneuse, serrée autour d'un calcul ou entièrement vide (2). M. Cruveilhier cite le cas d'un enfant de trois ans, dont le rein était formé par un certain nombre de kystes, sans le moindre tissu glandulaire, ce qu'il regarde, on ne sait pourquoi, comme une disposition congéniale. M. Guerbois a trouvé le tissu d'un rein réduit à des cloisons membraneuses emprisonnant plusieurs calculs (3). La sécrétion urinaire persiste, dans ces cas, tant qu'il reste encore une petite portion du parenchyme glandulaire.

Isolement ou simultanéité de l'affection des deux reins. —Chez certains sujets, il y a hypertrophie d'un côté et atrophie de l'autre (4). C'est ce que j'ai observé plusieurs fois,

---

(1) *Diss. sur la néphrite calculeuse*, p. 24.

(2) Baillou, *Epidem.*, p. 197. — Barbette, *Praxis*, l. 4, c. 8. — Bewerwyck, *De calculo*, p. 80. — Blancaard, *Prax. med.*, t. ii, c. 19. — Bonet, *Sepulchret.*, t. ii, p. 567. — Denys, *Obs. chir. de calcul.*, c. 1, p. 16. — Fernel, *Patholog.*, l. 6, c. 12. — Hoffmann, *Hist. c. h. anat.*, c. 15, § 427. — Ledran, *Obs. chir.*, t. ii, obs. 66. — Lommius, *Obs. med.*, l. 2, p. 194, — Meekren, *Obs. med. chir.*, c. 39 et 44. — Pison, *De morb. a serosa colluvie*, sect. 3, c. 2, p. 296. — Plater, *Prax.*, t. ii, c. 12. — Rhodius, cent. 3, obs. 21. — Ruysch, *Obs. anat. chir.*, obs. 13. — Seger, *Misc. Nat. Cur.*, 1670. — Sennert, *Med. pract.*, l. 3, P. 9, c. 2. — Stalpart van der Wiel, *Obs. rar.*, cent. 1, obs. 52. — Sylvaticus, *Cons. et resp. med.*, cent. 3, cons. 54. — Vanswieten, *Comm. in aphor.*, t. iii, § 1002.

(3) Baillie, *Anatom. patholog.*, p. 230.

(4) Eustachi, *Anat.*, obs. 16. — Bonet, *Sepulchret.*, l. 3, sect. 22, obs. 7.

notamment chez Distel, dont le rein droit, mou et décoloré, mais sans lésion notable de texture, était réduit à la moitié de son volume ordinaire. Dans le cadavre du célèbre Malpighi, qui avait souffert de la pierre, Baglivi (1) trouva le rein droit plus petit que le gauche, de moitié environ ; mais le bassinet en était dilaté au point de pouvoir admettre aisément deux doigts.

Il est très-commun que les deux reins soient simultanément malades, quoiqu'à des degrés différents et de manières diverses ; mais il paraît que, quand un seul se trouve affecté, c'est plus particulièrement celui du côté gauche (2). Pisou dit que, sur cent sujets atteints de néphrite calculeuse, quatre-vingts et plus souffrent du rein gauche (3), argument bien faible, à la vérité, puisqu'on a vu des malades porter une pierre dans le rein droit, tandis qu'ils ne souffraient que du gauche (4). F. Hoffmann (5), Boerhaave (6) et Morgagni (7) partageaient la même opinion, qui a été combattue par Meckel (8) et par Frank (9). Ce n'est pas ici le lieu d'examiner les diverses hypothèses à l'aide desquelles on a cru expliquer la plus grande fréquence des affections rénales de l'un ou de

—Fantoni, *De obs. med. et anat.*, epist. 8, n° 14. — Morgagni, *De sed.*, ep. 40, art. 12. — Duverney, *OEuvres posthumes*, t. II, p. 260. — *Philos. Trans.*, t. XLI, XLII, XLIII. — Crosse, *loc. cit.*, p. 106 et 108.

(1) *Opera*, t. II, p. 381.

(2) Kiesewetter, *De lithiasi sinistro quam dextro reni magis infesta*, Halle, 1738. — Werth, *De calculi ortu frequentiore in rene sinistro quam dextre.* Halle, 1776. — Consultez aussi Earle, *Med. chir. Trans.*, t. XI, p. 216, 217 et 227. — Richter, *Specielle Therapie*, t. IV, p. 483. — *Voyez* aussi Haller, *Elem. physiol.*, t. VII, p. 368.

(3) *Obs. de morbis a ser. colluvie*, s. 4, c. 2, obs. 100.

(4) Baglivi, *Opera*, t. II, p. 69.

(5) *Med. ration.*, t. IV, p. 1, sect. 3, cap. 8, § 7.

(6) *Prælect. ad Instit.*, § 352.

(7) *De sed.*, ep. 40, art. 13.

(8) *Epitome*, l. 6, P. 3, p. 414.

(9) *Epist. ad Haller*, p. 321.

l'autre côté; aucune d'elles d'ailleurs n'est complètement satisfaisante.

Influence de l'âge sur les lésions des reins. — Les adultes ne sont pas seuls exposés aux altérations pathologiques des reins. J'ai déjà parlé de plusieurs enfants qui avaient offert des lésions de ce genre, et j'en citerai encore beaucoup d'autres dans le chapitre des causes. M. Howship rapporte que, chez un enfant âgé seulement de quelques mois, les deux reins furent trouvés hypertrophiés, enflammés et contenant plus d'un verre de pus; la vessie était pleine aussi de matière purulente (1). J'en ai vu un, plus âgé à la vérité, dont la mort fut causée par une altération rénale; je crois utile de reproduire ici son histoire.

Jules Périn, âgé de neuf ans, avait la pierre depuis plusieurs années. Les vives souffrances qu'il éprouvait, tant dans la vessie que dans les reins, avaient retardé sa croissance. A un état fébrile continuel, avec des exacerbations violentes et rapprochées, se joignaient des douleurs aiguës dans la région des reins et des envies fréquentes d'uriner, avec émission douloureuse d'une urine lactescente, dans laquelle un dépôt semblable à de la farine délayée se formait par le refroidissement. Cet état fâcheux, réuni au peu de docilité de l'enfant, aux écarts de régime qu'il commettait sans cesse, ne permettant pas d'espérer que l'application de la lithotritie pût être faite avec succès: je l'essayai cependant, d'après les sollicitations pressantes des parents; mais je crus devoir m'arrêter, à cause du volume de la pierre, qui était fort dure, et parce que l'état des reins m'inspirait de grandes inquiétudes. Quelques mois après, les douleurs lombaires reparurent avec une nouvelle force, et la fièvre devint continue; les urines, plus chargées de glaires et de pus, exhalaient une odeur fétide; leur émission était plus fréquente et très-douloureuse; le malade

____

(1) *Loc. cit.*, p. 24.

succomba dans un état de marasme. A l'ouverture du corps, je trouvai les reins désorganisés par la suppuration, celui du côté droit ayant le volume du poing. Les uretères dilatés contenaient un liquide purulent, et leur face interne présentait des traces d'inflammation. Il y avait dans la vessie un calcul oblong, légèrement aplati, d'acide urique, entouré d'une couche mince de phosphates, dont le noyau, assez gros, était d'acide urique. Cette pierre, après la dessiccation, pesait deux gros et demi; elle avait quatorze lignes de long, sur onze de largeur et sept d'épaisseur. La vessie était épaisse, et d'un rouge brun à l'intérieur.

Les différentes lésions organiques, dont je viens d'indiquer les principales, peuvent exister et parcourir leurs diverses périodes sans produire de symptômes propres à les faire apprécier chez le vivant, soit qu'elles compliquent l'affection calculeuse, soit qu'il n'existe pas de pierre. Sous ce rapport, les résultats fournis par l'anatomie pathologique doivent fixer sérieusement l'attention du praticien, et lui montrer la nécessité de se tenir sur ses gardes dans les opérations qu'il est appelé à pratiquer, les chances étant subordonnées à ces insidieuses altérations. Nous verrons, dans un chapitre suivant, où se trouvent aussi groupés d'autres faits analogues, que, pour n'avoir pas suffisamment tenu compte de cette particularité, on est tombé dans de graves méprises, en cherchant à apprécier la valeur comparative et les résultats des moyens curatifs.

ARTICLE II.

Des lésions organiques des uretères.

Les uretères présentent très-souvent des dispositions anormales ou morbides dans leur trajet des reins à la vessie.

Ces lésions peuvent dépendre d'une maladie de la poche urinaire ou des reins; parfois aussi elles se rattachent à un état pathologique développé dans les canaux eux-mêmes.

Anomalies de disposition. — Je ne m'appesantirai pas sur les simples anomalies de disposition qu'offrent quelquefois les uretères, et qu'on trouve décrites dans les traités d'anatomie; l'une d'elles doit cependant trouver place ici.

L'extrémité inférieure de ces conduits fait souvent une saillie assez prononcée, dans l'intérieur de la vessie, pour que le cathéter la rencontre, et surtout pour que les mouvements de rotation de la pince, pendant qu'on procède à la recherche de la pierre, causent de la douleur au malade et gênent le praticien. Le passage de chaque branche sur cette saillie donne lieu à une espèce de saut.

Dilatation. — On trouve les uretères dilatés chez la plupart des calculeux et même des personnes qui succombent à une affection chronique de la vessie, ou par suite d'une rétention d'urine. M. Howship a rapporté un cas dans lequel l'accroissement de leur volume dépendait de la compression exercée sur eux par un squirrhe utérin (1). Hoffmann aussi en a trouvé un semblable à un boudin chez un homme qui avait été atteint du diabète, et dont le rein correspondant était deux fois plus gros que l'autre (2).

Cette dilatation, fort anciennement connue, puisque Arétée la signale déjà (3), et dont les auteurs citent un grand nombre d'exemples, présente des différences nombreuses. Le plus ordinairement l'uretère s'est développé seulement au point de pouvoir admettre le petit doigt, le pouce (4) ou

(1) *Loc. cit.*, p. 215.

(2) *Consult. med.*, cent. 2, cas. 85.

(3) *De causis et signis acut. morb.*, l. 2, c. 10.

(4) Eustachi, *Tract. de renib., cap. ultim.* — Fantoni, *De observ. med. et*

deux doigts (1); mais quelquefois aussi son volume égale celui d'un intestin grêle, même d'un gros intestin (2), et, pour employer une comparaison de Colot (3), celui du bras d'un enfant nouveau né. Un vieillard sujet aux douleurs néphrétiques fut saisi d'une rétention complète d'urine, et mourut dans un état de léthargie : on trouva le rein gauche très-petit, et son uretère plein de concrétions pierreuses ; l'autre rein était aussi fort gros, et l'uretère de ce côté aussi ample qu'un intestin grêle (4). Chez un autre homme, dont Portal ouvrit le corps (5), et qui était mort d'ischurie, la vessie était rétrécie au point qu'on n'apercevait presque plus aucune trace de sa cavité ; ses parois étaient calleuses, et son ouverture urétrale oblitérée ; le calibre des uretères égalait celui des intestins grêles. Dehaen (6) a trouvé, chez un homme dont la vessie contenait une pierre de quatre onces, le rein gauche beaucoup plus gros que de coutume, et rempli d'abcès ; l'uretère du même côté égalait le colon en volume. Morgagni a rencontré un uretère aussi gros que l'aorte, et offrant de plus, à sa partie supérieure, une poche capable de loger un œuf de poule (7). Cheselden en cite un qui avait quatre pouces de circonférence, et J.-L. Petit a vu les ure-

anat., ep. 8, n° 15. — Bonet, *Sepulchret.*, sect. 24, obs. 6, § 8, 16 ; obs. 12, § 6, 7. —Sylvius, *Prax. med.*, l. 1, c. 56.—*Commerc. litterar.*, ann. 1738, hebd. 32, n° 1. — Morgagni, *De sedib.*, ep. 42, art. 22, 23 et 28. — *Eph. Nat. Cur.*, cent. 1, obs. 58. — Baillie, *Anat. patholog.*, p. 230. — Teichmeyer, *Diss. de calculo*, p. 11.

(1) *Act. Berol.*, t. I, vol. IX, p. 59.

(2) *Act. erud. Lips.*, 1685, mens. mart. — *Eph. Nat. Cur.*, cent. 8, obs. 15, et 22 ; cent. 9, obs. 2. — On en trouve aussi des exemples dans Henrici, Ettmuller, Bartholin, Plater.

(3) *Traité de la taille*, p. 14.

(4) Portal, *Anat. médic.*, t. V, p. 392.

(5) *Loc. cit., ibid.*

(6) *Ratio medendi*, t. V, p. 147.

(7) *De sedib.*, ep. 4, art. 19.

tères former, avec les bassinets des reins, deux sacs beaucoup plus volumineux que la vessie elle-même (1). Ruysch et Morand parlent d'uretères ainsi dilatés, qui pouvaient contenir jusqu'à une pinte d'urine. Johnson a décrit un uretère fort élargi et constituant une poche immense, qui renfermait trois pintes de liquide; le rein avait entièrement disparu (2).

Tantôt le canal est dilaté d'une manière à peu près uniforme depuis la vessie jusqu'au rein ; tantôt il offre des ampliations et des coarctations alternatives (3). Les resserrements peuvent alors être très-courts, et dépendre uniquement d'espèces de brides circulaires, comme j'ai eu plusieurs fois occasion de l'observer. C'est à cette disposition qu'on doit attribuer les replis valvuliformes que divers auteurs notent comme une anomalie assez fréquente dans les uretères (4). Desault, entre autres, ouvrit le corps d'un enfant, dont il trouva les reins en suppuration et pleins de calculs; les deux uretères étaient plus gros qu'à l'ordinaire; celui du côté droit présentait, vers son milieu, un resserrement annulaire, qui ressemblait en quelque sorte à la valvule pylorique.

J'ai observé un cas remarquable de valvule dans les uretères. A environ trois pouces de l'un des reins, un stylet introduit par la partie supérieure fut arrêté; un autre stylet le fut également lorsqu'on l'introduisit par le bout inférieur, et il devint impossible de traverser cette partie du conduit, dont les parois étaient resserrées et beaucoup plus dures qu'en

(1) *OEuvres chirurg.*, t. III, p. 8.

(2) *Med. chir. Journal*, juillet 1816.

(3) Fleischmann, *Leichenœffnungen.* p. 162.

(4) *Med. essais of Edinb.*, t, II, n° 31. — Haller, *Elem. physiol.*, t. VII, p. 259. — Morgagni, *De sedib.*, ep. 42, art. 15; ep. 46, art. 5. — Fantoni *Diss. anat.*, p. 331. — Rutty, t. II, f. 6. — Howship, *loc. cit.*, p. 209.

tout autre point. En incisant dans la direction des deux sty-
lets, on reconnut que le canal changeait brusquement de direction : on eût même dit que les deux bouts, allant l'un au
devant de l'autre, s'étaient dépassés sans se rencontrer, en se
plaçant côte à côte ; ils se terminaient par un cul-de-sac arrondi, et communiquaient ensemble au moyen d'une ouverture latérale. A la partie inférieure de l'uretère du côté opposé existait aussi une valvule considérable, mais qui n'offrait rien de particulier. La surface interne des deux conduits
avait une teinte rouge ; les canaux eux-mêmes étaient fortement dilatés, et leurs membranes épaissies.

En général, l'augmentation de calibre des uretères est d'autant plus considérable que la maladie de vessie est plus grave
et plus ancienne, ou que les efforts pour uriner, en cas, soit
de pierre vésicale, soit de tout autre obstacle à l'expulsion du
liquide, ont été plus violents et plus prolongés.

Dans certains cas, les uretères, non-seulement sont dilatés,
mais encore décrivent des flexuosités ou même des circonvolutions nombreuses, à l'instar des intestins grêles (1).

J'en ai vu deux exemples, dans un seul desquels la vessie
contenait aussi une grosse pierre, tandis que le sujet de l'autre
observation avait succombé à une ancienne rétention d'urine.
Mais, outre ces cas, qu'on pourrait appeler extrêmes, j'en ai
rencontré divers autres, dans lesquels des espèces de circonvolutions, presque toutes séparées les unes des autres par des
resserrements, présentaient une série de nodosités, qui donnaient aux uretères une longueur beaucoup plus considérable
qu'à l'ordinaire.

La dilatation est quelquefois bornée à l'extrémité inférieure
de l'uretère, à la portion de ce conduit qui rampe entre les

---

(1) Coschwitz, *Diss. de valvul. in ureter.*, § 5 et 7. — Schulze, *Diss. de
vas. umbilical*, § 6. — Morgagni, *De sedib.*, ep. 4, n° 19 ; ep. 42, art. 11. —
Feischmann, *Leichenœffnungen*, p. 166.

tuniques de la vessie; Haller en rapporte un exemple (1). **Mais**
plus souvent encore l'orifice lui-même cesse d'être oblique,
comme dans l'état normal, et acquiert plus ou moins d'ampleur (2). Cette dernière anomalie a de l'importance en chirurgie. L'ouverture vésicale de l'uretère peut effectivement
devenir assez grande pour permettre l'entrée du bec d'une
sonde, et donner lieu ainsi à de graves méprises, comme il est
arrivé à Pelletan, qui ne reconnut point une pierre mobile,
et de la grosseur d'un œuf de poule, parce que l'extrémité du
cathéter avait pénétré dans un uretère (3). Cette disposition
des uretères a fait naître l'idée d'essayer d'y introduire une
sonde dans les cas où il paraîtrait nécessaire d'en faire l'exploration. Un cas de ce genre s'est présenté dans ma pratique:
des douleurs constantes et fixes qu'éprouvait une malade le
long du trajet de l'uretère droit me déterminèrent à tenter
quelques essais, et je parvins à pousser une sonde jusqu'au
milieu de la fosse iliaque. Ce qu'il y a de plus difficile, c'est
de rencontrer l'orifice du conduit; une fois que la sonde s'y
est engagée, elle pénètre aisément.

Dans d'autres circonstances, c'est l'extrémité supérieure,
ou seulement une petite partie du milieu du conduit, qui se
trouve dilatée de manière à former une cavité plus ou moins
arrondie et d'une grande capacité. J'en ai vu quelques exemples, qui se trouvent disséminés dans cet ouvrage, avec plusieurs autres, extraits des auteurs.

La membrane muqueuse des uretères offre assez souvent
les traces d'une phlegmasie plus ou moins intense, dans les cas
où l'on trouve ces conduits dilatés; quelquefois cependant elle
paraît à l'état sain. Très-fréquemment alors la dilatation coïn-

(1) *Elem. phys.*, t. VII, p. 258.

(2) Morgagni, *De sed.*, ep. 40, art. 23 et 24; ep. 42, art. 28. — Portal,
Anat. méd., t. V, p. 392.

(3) Chopart, *loc. cit.*, t. I, p. 297.

cide avec un épaississement notable des parois. Une fois, j'ai vu ces dernières épaisses et dures comme celles des grosses artères. Dans la plupart des cas où les uretères s'écartaient de la disposition normale, Morgagni (1) a trouvé leurs tuniques épaissies et le tissu cellulaire qui les environne plus dense. M. Howship a fait aussi la même remarque (2), et M. Crosse a figuré cette hypertrophie (3).

Morand cite un cas où il trouva des ulcérations dans les uretères, à trois pouces de distance du rein. Cette lésion de tissu paraît être fort rare (4).

La force d'expulsion que les reins possèdent pour se débarrasser de l'urine, à mesure qu'ils la secrètent, et l'obstacle qu'opposent à l'arrivée de ce liquide les contractions de la vessie, ou son état de plénitude dans le cas de rétention, expliquent assez bien ce genre de dilatation des uretères. Mais il y a des circonstances où l'on ne peut se rendre compte du phénomène; car les uretères ont été trouvés plus volumineux que de coutume dans beaucoup d'affections de la vessie et des reins, alors même qu'aucun obstacle ne s'opposait au libre écoulement de l'urine. De même aussi on a rencontré plusieurs cas dans lesquels l'uretère n'était point dilaté, quoiqu'obstrué par un calcul, que ses parois embrassaient avec assez de force pour ne point laisser passer l'urine. Un homme périt à la suite d'une suppression d'urine, qu'il avait déjà éprouvée quatre ans auparavant. A l'ouverture du corps, on trouva le rein gauche désorganisé, contenant plusieurs calculs, et réduit à une masse informe, qui avait envahi l'extrémité de l'uretère. Le rein droit avait plus de volume qu'à l'ordinaire, et renfermait quelques graviers; l'uretère, bouché

(1) *De sed.*, cp. 4, art. 19; cp. 42, art. 11.
(2) *Loc. cic.*, p. 240.
(3) *Loc. cit.*, pl. 7, fig. 2.
(4) *Traité de la taille au haut appareil*, p. 447.

complétement à six lignes de son embouchure dans le rein, n'était point dilaté au dessus du calcul qui l'obstruait (1).

Retrécissement. — On sait que le plus grand nombre des calculs se forment dans les reins, d'où ils passent ensuite dans la vessie. Quelques-uns cependant ne quittent pas le lieu de leur origine, et y grossissent au point d'obstruer complétement l'ouverture de l'uretère. On en trouve des exemples dans Bonet (2) et Manget (3). Tulpius a donné la figure d'une grosse pierre allongée, ovalaire, située dans le bassinet du rein, et dont l'extrémité aiguë s'enfonçait dans le conduit, qu'elle remplissait exactement, de manière à intercepter le passage de l'urine (4). MM. Brodie (5) et Langstaff (6) citent chacun un cas analogue.

C'est alors surtout qu'on observe le rétrécissement de la partie de l'uretère située au-dessous de l'obstacle. Ce canal a même été vu quelquefois entièrement oblitéré, et réduit à une sorte de filet, dans lequel il ne restait plus aucun vestige de cavité. Meckel, Morgagni et M. Félix Pascal ont rapporté des exemples de cette particularité. Dans le cas cité par Meckel (7), l'uretère était bouché, à sa partie supérieure, par le bout arrondi d'un des calculs, au nombre de quatorze, que contenait le rein : il ne constituait plus qu'un cordon membraneux et plein. Celui dont parle Morgagni (8) était rétréci au point que l'air qu'on y souffla put à peine passer;

(1) *Clinique des hôpitaux*, t. ii, p. 53.

(2) *Sepulchret.*, sect. 25, obs. 10. — *Voyez* aussi Fourcroy, *Méd. éclairée*, t. ii, p. 253.

(3) *Biblioth. chirurg.*, lib. 18.

(4) *Obs. med.*, l. 2, c. 45, p. 117, pl. 8.

(5) *Loc. cit.*, p. 188.

(6) *Med. chir. Trans.*, t. xi. — *Voyez* également *Med. chir. review*, décembre 1822.

(7) *Collect. acad.*, t. ix, p. 3.

(8) *De sedib.*, cp. 40, art. 48.

il aboutissait à un rein atrophié, mais dont le bassinet était très-dilaté. Dans l'observation recueillie par M. Pascal (1), le canal était obstrué, à un pouce au-dessous de sa naissance, par une pierre de la grosseur d'une noix.

Le rétrécissement des uretères n'est cependant pas toujours l'effet de l'action d'un calcul. Tolet (2) l'a observé sur un homme très-âgé, qui mourut après avoir été trois jours sans uriner, et dont la vessie ne contenait pas une seule goutte d'urine. Bonet (3) cite un cas d'imperforation congéniale de l'uretère droit : la cavité de l'abdomen était remplie par une vaste tumeur séreuse, à laquelle le rein avait donné naissance.

J'ai vu un de ces rétrécissements chez le malade suivant. Un homme, âgé de soixante-neuf ans, entra à l'hôpital Necker, pour y être soumis à la lithotritie. Le volume de la pierre, sa dureté et le mauvais état des voies urinaires firent renoncer au broiement. On était sur le point de pratiquer la cystotomie, quand le malade fut pris de symptômes cérébraux formidables, auxquels il succomba. A l'ouverture du cadavre, on trouva un épanchement assez considérable dans le cerveau. Les reins étaient désorganisés par de nombreux et vastes abcès, les uretères dilatés et à parois épaissies ; celui du côté gauche offrait, à trois pouces de sa sortie du rein, une coarctation, indiquée intérieurement par une bande circulaire filiforme, blanche, comme nacrée, semblable à celles que l'on trouve dans certains rétrécissements organiques de l'urètre. Derrière cette bande, il était très-dilaté, fusiforme, et contenait beaucoup de pus. La vessie, garnie de colonnes épaisses, surtout vers son sommet, offrait une dilatation telle de son col, qu'on pouvait aisément y introduire le doigt. Elle contenait un calcul ovale, aplati, ayant vingt-six lignes de long, quinze d'é-

____

(1) Chopart, *loc. cit.*, t. i, p. 306, note.
(2) *Traité de la lithotomie*, p. 65.
(3) *Sepulchret*, l. 3, c. 17.

paisseur, vingt de largeur, et pesant deux onces trois gros, avec trois fragments provenant d'une autre pierre attaquée dans une tentative avec l'instrument courbe, et dont le plus gros avait seize lignes de long, sur douze de large; ce fragment pesait à lui seul deux gros et demi. La prostate était volumineuse, dure et remplie de petits calculs blancs, à facettes, et lisses; ses deux lobes latéraux étaient réunis par une saillie très-prononcée, au niveau du col vésical, particularité dont je m'occuperai plus loin.

Concrétions calculeuses. — Après avoir abandonné le rein, des sables, des graviers, des calculs peuvent séjourner dans l'uretère, et s'y agglutiner ou s'y accroître. Les pierres urétérales sont communes. On a vu précédemment que les auteurs en rapportent un assez grand nombre d'exemples, et que j'en ai moi-même rencontré plusieurs très-remarquables dans ma pratique.

De petits calculs sphériques peuvent s'arrêter dans l'uretère, et donner lieu aux plus graves accidents, promptement terminés d'une matière fatale. Un enfant de cinq ans, qui se plaignait de douleurs violentes dans le ventre, avec pouls vif et petit, mouvements convulsifs, prurit au nez et dilatation des pupilles, mourut le neuvième jour de cette maladie, qu'on avait attribuée à des vers et traitée en conséquence. À l'ouverture du corps, on trouva le rein droit plus volumineux du double que le gauche; l'uretère, enflammé et plein d'urine, contenait, près de son insertion à la vessie, une pierre oblongue et rugueuse (1). Un fait analogue est consigné dans l'ouvrage de M. Crosse (2) : un homme, d'une soixantaine d'années, succomba au sixième jour d'une maladie aiguë; l'un de ses uretères contenait un petit calcul; le rein était enflammé, en

_____

(1) Chopart, *loc. cit.*, t. I, p. 313.

(2) *Loc. cit.*, p 24, pl. 3, fig. 4. — Plusieurs autres cas intéressants de calculs urétéraux sont également décrits et figurés par cet auteur.

suppuration, et gangréné. M. Julia Fontenelle a observé un cas de suppression mortelle d'urine chez un sujet auquel manquaient le rein et l'uretère gauches; le rein droit, cinq fois plus gros que dans l'état normal, mais occupant sa place ordinaire, était d'ailleurs sans traces d'altérations morbides ; l'uretère était bouché par un calcul, de la forme d'une amande, du poids de cinq grammes, et aux trois quarts engagé (1).

Au reste, rien n'est plus variable, en pareille circonstance, que le tableau des phénomènes morbides. Van Swieten, qui les a fort bien décrits (2), fait remarquer qu'ils sont souvent de nature à induire en erreur, et qu'on ne doit pas se fier à ceux qu'indiquent la plupart des auteurs (3). Pison lui-même, qui avait la gravelle, paraît avoir écrit sous la dictée de l'imagination, en disant qu'il sentait les graviers descendre le long de ses uretères (4). Fort souvent, en effet, il n'y a pas même de douleur locale. Dans d'autres circonstances, les organes voisins deviennent le siége d'altérations pathologiques. Quelques auteurs parlent, par exemple, de collections purulentes, et même d'abcès urineux, dans le tissu cellulaire qui entoure les uretères. Frank dit avoir vu une fille dont l'uretère gauche, adhérent avec le péritoine, fut perforé par la pierre, ce qui fit naître, dans les muscles des parois abdominales, un abcès à l'ouverture duquel le corps étranger s'échappa au dehors (5).

Dans le plus grand nombre des cas, le calcul, quels que soient sa forme et son volume, n'obstrue pas l'uretère, dont les parois semblent le fuir. Il est alors libre et mobile dans une cavité anormale que présente le conduit, et l'urine arrive facilement à la vessie. Le développement et la dureté de quel-

(1) *Archiv. génér.*, 1823, août.
(2) *Comment. in Aph.* §. 1442, p. 256.
(3) Paré, l. 17, ch. 38, p. 242.
(4) *De colluv. séros.*, sect. 4, c. 2, p. 301.
(5) *Epitome*, l. vi, l'. 3, § 984.

ques-uns de ces corps étrangers prouvent que les malades
ont dû vivre un certain laps de temps avec eux. J'ai vu, entre autres cas, un malade qui, souffrant depuis long-temps,
avait laissé prendre à la pierre un volume tel, qu'on ne put
pratiquer la lithotritie; il fallut recourir à la cystotomie sus-
pubienne: une hémorrhagie survint, on ne parvint pas à en
découvrir la source, et tout fut inutile pour la tarir; le malade succomba. A l'ouverture du corps, indépendamment
d'une tumeur stéatomateuse dans le rein gauche, dont j'ai
déjà parlé, on trouva une dilatation considérable des calices,
du bassinet et de l'uretère du côté droit; ce dernier présentait, à peu de distance de son insertion dans la vessie, un calcul du volume d'une noisette. Aucun symptôme, pendant
la vie, n'avait fait soupçonner cet état des reins et de l'uretère.

Quelques calculs s'arrêtent à l'orifice vésical de l'uretère,
et parfois même font saillie dans l'intérieur de la vessie (1).
Ruysch parle d'une pierre, de la grosseur d'une aveline, qui
affectait cette disposition (2). D'autres cas du même genre
ont été vus par Monro, Sandifort (3), Ledran (4) et Desault.
Colot en rapporte deux (5). M. Belmas cite une pierre volumineuse, qui fut extraite de la vessie d'un enfant, mais dont
une partie resta dans l'uretère (6). M. Roux a communiqué
à l'Académie de Médecine, en 1828, un cas dans lequel une
une pierre grosse comme le bout du pouce était enchâtonnée
à l'extrémité inférieure de l'uretère droit; le malade, qui
avait été taillé par le haut appareil, mourut peu de temps

---

(1) On en trouve un exemple dans les Actes de la Société de Médecine de
Massachusset, t. I, p. 90.

(2) *Cent. obs. anat. chirurg.*, obs. 94, fig. 75.

(3) *Obs. anat. patholog.*, l. 4, c. 7, p. 84.

(4) *Opér. de chirurg.*, p. 175.

(5) *Traité de la taille*, p. 14 et 171.

(6) *Traité de la taille suspubienne*, p. 66.

après (1). J'ai observé deux faits du même genre, dont l'un, très-remarquable, a été exposé ailleurs avec tous ses détails: c'est celui du plus célèbre des astronomes de notre époque, le baron de Zach, mort du choléra en 1832 : à l'orifice vésical de l'uretère droit existait un calcul du volume d'une noisette, avec un prolongement qui lui donnait l'apparence des balles qu'on vient de couler ; du reste, l'uretère avait, dans toute son étendue, un volume double de celui qu'on lui connaît. Dans l'autre cas qui s'est offert à moi, une pierre, en apparence d'oxalate calcaire, mais qui ne fut pas divisée, bouchait l'extrémité vésicale de l'uretère gauche, qui avait le volume d'un gros intestin ; le bassinet du rein était énormément dilaté. Chez un homme dont parle M. Howship (2), et qui mourut à la suite de plusieurs coliques néphrétiques, on trouva le rein gauche distendu, et sa substance réduite presque en pulpe; l'uretère, épaissi et dilaté, offrait, à sa partie inférieure, un gros calcul d'acide urique, pesant près de cinq gros, et long d'au moins deux pouces ; entre ce corps étranger et le rein, il y avait une petite quantité de liquide purulent. Chez un homme âgé, qui succomba aux douleurs de l'affection calculeuse, l'entrée de l'uretère dans la vessie fut trouvée bouchée par une pierre du volume d'une petite châtaigne, dont un segment faisait saillie dans l'intérieur de la poche urinaire (3).

C'est ordinairement d'un seul côté qu'on rencontre un calcul dans l'uretère ; mais il peut y en avoir plusieurs dans le même, tantôt appliqués les uns contre les autres, tantôt arrêtés à des hauteurs différentes. Ledran a trouvé, dans l'un des uretères d'une femme qui avait été pendue, des colonnes pierreuses moulées sur la figure du canal, qui le remplissaient entièrement, et qui étaient formées par un amas de

(1) *Journal de clinique*, t. II, n° 39.
(2) *Loc. cit.*, p. 209.
(3) *London med. and surg. Journal*, 1829, février.

grains de sable mastiqués ensemble (1). A l'ouverture du
corps d'un homme âgé, qui avait eu quelques vives attaques
de gravelle, Monro vit l'un des uretères plein de graviers, si
pressés les uns contre les autres, qu'il y avait lieu de croire
que depuis long-temps l'urine ne passait plus par ce conduit (2). Sennert parle aussi d'uretères obstrués par une
grande quantité de sable aggloméré avec du mucus épais (3).

Les deux uretères peuvent être affectés chez un même
sujet. Ils étaient farcis de sable et de graviers chez le célèbre Sperling, outre que l'un d'eux avait son orifice supérieur
bouché par un énorme calcul (4). Duverney a rencontré une
femme chez laquelle ces deux conduits étaient fermés chacun
par une pierre arrêtée à l'orifice inférieur (5). Un homme
qui avait été long-temps sujet à la gravelle succomba quelques jours après l'invasion d'une suppression complète d'u-
rine : M. Clarke reconnut que le bassinet du rein droit contenait une quantité considérable de graviers ; l'uretère était
obstrué par un gros calcul, au-dessus duquel il y avait beaucoup de sable ; le rein gauche était enflammé, gangréné,
plein de graviers et de calculs ; son uretère présentait, dans
le milieu, une pierre qui le distendait, et que baignait une
petite quantité de sérosité ; la vessie contenait également un
calcul (6). Parmi les malades dont M. Crosse a donné l'histoire, il s'en trouve plusieurs qui étaient dans ce cas. M. Travers en a également observé un.

Les effets de la présence des calculs sur la partie de l'ure-

(1) *Loc. cit.*, p. 268.
(2) *Med. essais of Edinb.*, t. VI.
(3) *Instit. med.*, l. 2, P. 3, sect. 2, cap. 1.
(4) Major, *Hist. anat. calcul.*, Leipzick, 1662. — Ces conduits étaient tellement remplis, dit l'auteur, *ut farciminum par quis dixerit, si cui inscio
ureteres hi objecti essent.*
(5) *Mém. de l'Ac. des Sciences*, 1694, hist., p. 112.
(6) *Med. commentar*, t. VI.

tère qui les embrasse varient beaucoup ; tantôt il y a épaississement, induration ; tantôt, au contraire, on observe un véritable amincissement, une espèce d'atrophie des parois du
canal. La membrane muqueuse présente souvent les traces
d'une phlegmasie, presque toujours récente et légère, mais
parfois aussi portée jusqu'à la désorganisation, degrés extrêmes
entre lesquels tous les intermédiaires peuvent se rencontrer.

Hydatides. — On a quelquefois trouvé des hydatides dans
les uretères. Morgagni en a vu un exemple, dont voici le
précis : un homme d'une soixantaine d'années mourut subitement au milieu de son repas, n'éprouvant aucune douleur, et guéri d'une légère ophthalmie pour laquelle seule il
était entré à l'hôpital ; sa vessie était tellement pleine d'u-
rine que, dans la position couchée du cadavre, elle s'étendait
jusqu'à la dernière vertèbre des lombes ; les tuniques de cet organe étaient épaissies, mais sans rougeurs : du bord postérieur
de l'orifice urétral s'élevaient deux éminences contiguës, blanches, dures, hémisphériques, qui se continuaient avec la prostate ; les uretères étaient élargis et flexueux ; au toucher on les
aurait cru pleins de calculs médiocres, mais ils ne contenaient
que des hydatides suspendues à leur tunique interne, qui était
rouge partout ; les parois de ces conduits avaient beaucoup d'é-
paisseur : on trouva aussi des hydatides dans les reins, dont
les bassinets étaient dilatés ; le malade s'était plaint souvent
d'acrimonie de l'urine, mais sans dire qu'il eût jamais rendu
de graviers (1). Chopart rapporte (2), d'après Fleuret, le cas
d'une femme de vingt-cinq ans, qui éprouvait des douleurs néphrétiques, sans rendre de sable, ni de graviers, mais bien des
hydatides pleines ou vides ; après la mort on reconnut que l'un
des reins contenait un sac plein d'hydatides, et que l'uretère,
très-dilaté, à parois épaissies, renfermait aussi plusieurs pe-

(1) *De sedib.*, ep. 42, art. 11.
(2) *Loc. cit.*, t. i, p. 148.

tites hydatides naissantes. Chez un homme de quarante-huit ans, mort à la suite de plusieurs rétentions d'urine, toutes de plus en plus longues et graves, Portal trouva le rein droit très-gonflé ; l'uretère, fortement dilaté, contenait de véritables hydatides, réunies en chapelet, dont il y avait aussi beaucoup dans la vessie (1). Ici les hydatides n'étaient que de passage, tandis que, dans les deux autres cas, elles adhéraient aux parois de l'uretère. Il ne paraît pas que ces canaux en aient encore présenté chez les calculeux ; Morgagni conjecture cependant que celles qu'il observa tenaient à une altération produite anciennement par des graviers qui avaient maltraité ou blessé la membrane muqueuse, en passant du rein dans la vessie. J'ai opéré par la lithotritie un malade qui, quelques jours auparavant, avait rendu plusieurs hydatides, sans éprouver d'autre accidents que de légères douleurs dans la région lombaire.

Tous les états pathologiques des uretères réagissent sur les reins, et y déterminent des lésions de tissu analogues à celles que si souvent produit la présence des calculs dans ces organes eux-mêmes. Ils ne sont pas non plus sans influence sur la vessie, dont ils simulent parfois les maladies, au point de donner lieu à des méprises qui ne sont reconnues qu'après la mort, à l'ouverture du cadavre.

ARTICLE III.

Des lésions organiques de la vessie.

Changements de forme. — La forme de la vessie subit quelquefois, chez les calculeux, des changements qu'il importe de connaître.

On sait que la vessie des femmes est légérement aplatie d'avant en arrière, et que l'étendue de son diamètre transversal surpasse celle du diamètre antéro-postérieur ; la matrice fait

____

(1) *Anat. méd.*, t. v, p. 392.

saillie vers la partie médiane de sa face postérieure, tandis que, sur les côtés, la poche urinaire, lorsqu'elle est légérement distendue, présente deux dépressions remarquables, on pourrait même dire deux bas-fonds. Il m'est arrivé plusieurs fois de trouver ces enfoncements inégaux, parce que la vessie s'était plus déjetée d'un côté que de l'autre, ordinairement à gauche. Cette disposition était surtout très-prononcée chez la femme de la vessie de laquelle j'ai extrait des cailloux. M. Brodie la signale aussi chez un homme, dans la vessie duquel il découvrit une pierre enveloppée par une poche située près du fond de l'organe (1) : cet homme était avancé en âge, et il souffrait peu, ce qui lui avait fait refuser de se soumettre à l'opération ; la poche résultait, non d'une hernie de la membrane muqueuse à travers les fibres musculaires, mais d'une ampliation de toutes les tuniques ; elle n'était pas assez serrée sur le calcul pour empêcher qu'il s'échappât ; M. Brodie attribue aux entrées et sorties alternatives du corps étranger les états successifs de souffrance et de bien-être que le malade éprouvait, surtout pendant les derniers temps de sa vie. Ce déplacement de toutes les tuniques de la vessie n'est pas rare dans le cas de cellules anciennes et peu développées, principalement lorsque le collet a été pour ainsi dire agrandi par la présence d'une grosse pierre. Il se pourrait donc que le cas rapporté par M. Brodie fût relatif seulement à une ancienne cellule, supposition dont je m'occuperai plus loin. Il n'en est pas de même du cas suivant, qui est un des plus remarquables que je connaisse.

Bouland, âgé de cinquante-huit ans, marinier, souffrait des reins depuis une vingtaine d'années ; à diverses époques il avait rendu du sable et des graviers ; depuis quinze ans, au moins, il éprouvait de la difficulté et de la douleur en urinant ; lorsqu'il se fatiguait, et qu'il allait à cheval ou en voiture, il

______

(1) *Loc. cit.*, p. 203.

ressentait des douleurs au bout de la verge. Son urine contenait du sang; depuis long-temps aussi elle était purulente, et déposait des mucosités abondantes. Cet homme, livré par état à de rudes travaux, et menant un genre de vie très-actif, s'était adonné à la boisson; il avait surtout contracté depuis quelque temps l'habitude de boire beaucoup d'eau-de-vie, comme pour s'étourdir sur son mal; car, malgré les souffrances auxquelles il était sujet, et qui chaque jour s'aggravaient, il envisageait cependant sa position avec assez d'insouciance, ou plutôt, comme beaucoup d'autres, il reculait devant le cathétérisme, et se contentait de prendre une foule de remèdes insignifiants. Vaincu enfin par la force des douleurs, il vint me consulter, et le 12 avril 1837 il fut admis dans le service des calculeux. Le cathétérisme ordinaire fit reconnaître un énorme calcul dans la vessie; les fonctions digestives étaient en bon état, et le sujet avait de l'embonpoint; il accusait alors une douleur vive et persistante dans la région lombaire du côté droit, qui, disait-il, avait toujours été le siége principal de ses souffrances, attribuées par lui à la fatigue et à un rhumatisme. Les besoins d'uriner étaient très-rapprochés, accompagnés et suivis de tenesme, de douleurs vives. Je remarquai chez cet homme une disposition constante à la tristesse; il était taciturne et même hébété, et pleurait souvent. Les organes urinaires avaient une irritabilité telle, que la simple introduction d'une bougie, malgré la liberté de l'urètre, suffisait pour déterminer une réaction fébrile et un dérangement général de la santé, qui était ensuite plusieurs jours à se rétablir. Ces mauvaises dispositions me forcèrent d'ajourner toute espèce d'opération; d'ailleurs le volume de la pierre ne permettait guère d'espérer qu'on pût la détruire par la lithotritie, et le mauvais état des reins ne présentait pas de chances bien favorables à la cystotomie. Je conseillai donc au malade de se retirer chez ses parents. Malgré les précautions prises dans ce transport, il fut très-fatigant et empira notablement l'état général. Le 2 mai, le malade fut atteint de vomissements et d'un hoquet que rien ne put calmer; le pouls devint petit, tendu, irrégulier; les urines étaient horriblement fétides, rouges et purulentes; elles finirent par s'écouler involontairement. Pendant trois jours le malade lutta contre la mort; il perdit, l'une après l'autre, la parole, la vue et l'ouie; le hoquet et les vomissements persistèrent malgré tous les moyens mis en usage. La mort eut lieu le 4 mai. A l'ouverture du corps on trouva que le rein droit avait plus du double de son volume ordinaire; il était, ainsi que le gauche, entouré d'une grande quantité de graisse; d'ailleurs, il était bosselé, inégal sur sa convexité, de couleur pâle et très-mou. Incisé longitudinalement, depuis la substance corticale jusqu'au bassinet, il laissa échapper beaucoup de pus renfermé dans les calices, qui étaient forts dilatés et à parois épaisses, comme cartilagineuses. La substance corticale était ramollie, d'un rouge-brun; elle présentait, à la partie supérieure de la glande, un renflement de la grosseur d'une noix; en enlevant la membrane extérieure, on apercevait, sur toute la surface corticale, une innombrable quantité de petites granulations semblables à du sable ou à de la poussière. La face interne des deux segments offrait également quelques petits points jaunes, disséminés, que l'on pouvait suivre jusque vers les mamelons. Le bassinet était très-dilaté ; ses parois étaient épaisses, rouges à leur face interne, et recouvertes aussi d'une infinité de granulations. Le rein gauche avait à peu près son volume normal; mais, ainsi que le droit, il était fort mou, et contenait une grande quantité de pus, qui s'en échappa par l'incision. Cette glande offrait les mêmes altérations que l'autre ; le bassinet était très-dilaté, ainsi que les calices ; sa face interne était rouge, marbrée et granuleuse. Les uretères avaient cinq à six fois plus de volume qu'à l'ordinaire; celui du côté droit présentait une suite d'étranglements valvulaires, qui lui donnaient l'aspect d'un intestin; ses parois étaient

épaisses, mais la membrane muqueuse avait conservé sa couleur naturelle. La vessie, observée en place, avait la forme
d'un cône, dont le sommet ne dépassait point le petit bassin;
mais, au lieu d'être située sur la ligne médiane, elle était fortement déjetée sur la droite, tellement que l'incision pratiquée derrière le pubis, comme pour la taille hypogastrique,
au lieu de tomber sur la poche urinaire, correspondait à près
d'un demi-pouce de ce viscère, sans l'atteindre. Les parois
étaient immédiatement appliquées sur un corps dur. Après les
avoir fendues, on trouva d'abord un calcul, qui paraissait être
d'acide urique; il avait la forme d'un rein, et présentait,
comme cette glande, une scissure dans son épaisseur et à sa
partie moyenne, tournée en bas ; cette échancrure était lisse,
et simulait une cavité articulaire dans laquelle joue une surface arrondie. On retira ensuite un second calcul, de forme conoïde irrégulière, dont la base, inclinée et arrondie, s'articu-
lait avec l'échancrure du premier; son sommet était engagé
dans le col de la vessie. Malgré le volume considérable de ces
deux lourdes pierres, qui n'avaient pu arriver à cet état que par
une longue suite d'années, la vessie ne présentait aucune altération notable; tous les désordres s'étaient concentrés dans
les reins et les uretères.

On doit tenir compte aussi des changements que les altérations du col et l'état du corps de la matrice peuvent imprimer
à la forme de la vessie, quoiqu'ils soient en réalité d'une importance secondaire; rarement, en effet, a-t-on à s'occuper
de la pierre quand la lésion utérine est arrivée au point de
changer la forme de la vessie.

Les abcès ou autres tumeurs au voisinage de la vessie peuvent également produire des déviations auxquelles on doit
avoir égard.

Chez les enfants, le corps de la vessie est plus élevé que
chez les adultes et les vieillards; il est aussi plus oblong, et
son sommet se rapproche davantage de l'ombilic. La même

disposition, avec des caractères spéciaux que je ferai connaître, se présente chez certains adultes ; elle peut imprimer à la
pierre une forme analogue à celle des calculs qui se développent au col vésical. D'ailleurs, soit qu'on l'envisage sous le
point de vue du diagnostic, soit qu'on la considère par rapport à l'opération, elle mérite une attention sérieuse, parce
qu'elle peut rendre celle-ci difficile et donner lieu à de fâcheuses méprises. J'en vais citer quelques exemples.

M. Anthoine, de Strasbourg, âgé de quarante-quatre ans,
éprouvait depuis six années les symptômes de la pierre ; dans
les derniers mois, cette maladie s'était compliquée d'une incontinence d'urine ; à un état de dépérissement se joignaient
des souffrances excessives. Le cathétérisme me fit connaître
que la vessie, qui était fort grande, contenait un corps étranger, dont le volume paraissait repousser l'emploi de la lithotritie. Cependant MM. Marjolin et Bally furent d'avis que l'on
devait faire un essai ; il eut un résultat plus heureux qu'on ne
s'y attendait. La pierre ne put être embrassée par le litholabe ; mais elle était friable, et de gros fragments en furent détachés par l'action tant des crochets de la pince que du perforateur ; ces fragments sortirent avec l'urine ; le malade n'é-
prouva aucun accident. A la seconde séance, il me fut d'abord
impossible de trouver la pierre ; elle était située au sommet
de la vessie, qui touchait à l'ombilic, où on la sentait bien distinctement à travers les parois abdominales ; je réussis, enfin,
à la saisir. Cette séance eut le plus satisfaisant résultat ; beaucoup de détritus fut expulsé, et le malade commença à retenir l'urine. A la cinquième opération, la pierre était tout-à-
fait divisée ; à la neuvième, la guérison fut complète, l'incontinence d'urine avait totalement cessé.

M. Hébert, de Paris, adulte, d'une forte constitution,
éprouvait depuis plusieurs années les symptômes de la
pierre ; cependant sa santé était assez bien conservée. Un chirurgien habile, qui le sonda, ne trouva qu'un petit calcul ; je

m'assurai, au contraire, que la vessie contenait une grosse pierre, située près du col et même en partie engagée dedans. Le malade était obligé d'uriner souvent; sa vessie ne pouvait admettre qu'une petite quantité de liquide. Plusieurs essais de lithotritie furent faits, et amenèrent la destruction de toute la partie du calcul située dans l'urètre; mais les souffrances du malade et la difficulté de saisir le corps étranger firent renoncer à ce mode de traitement. La cystotomie fut pratiquée par l'appareil latéralisé; après avoir retiré une pierre, on en découvrit une seconde vers le sommet de la vessie, qui s'élevait près de l'ombilic. Ce fut alors seulement qu'on reconnut l'allongement de la poche urinaire; il fallut des tenettes fort longues pour atteindre le calcul et l'extraire. Le malade mourut au quatrième jour; l'ouverture du corps ne fut pas faite : je le regrettai d'autant plus, qu'elle aurait sans doute fourni quelques éclaircissements sur une anomalie au sujet de laquelle les auteurs ne sont pas d'accord.

M. Charles Bell a publié, d'une disposition analogue de la vessie, une figure que j'ai reproduite, parce qu'elle donne une idée fort exacte d'une particularité qu'il n'est pas très-rare de rencontrer. Le fait observé par le chirugien anglais a beaucoup d'analogie avec d'autres dont j'aurai occasion de parler; seulement tantôt la pierre est entièrement renfermée dans la cavité accidentelle, tantôt elle fait saillie dans la vessie : ici c'était une sorte de châtonnement. Il a été présenté à l'Académie de Médecine, en 1830 (1), une vessie hypertrophiée et à colonnes, au sommet de laquelle quatre calculs étaient chatonnés ; le cathétérisme n'avait pas fait découvrir ces pierres, quoiqu'on en eût soupçonné l'existence d'après les symptômes. On se gardera bien de confondre l'état dont je m'occupe ici avec les vessies à cellules, dont il sera question plus loin ; quand il existe des cellules, c'est vers le bas-fond,

(1) *Lancette française*, t. III, p. 232.

et quelquefois sur les côtés du sommet de la vessie qu'on les rencontre, tandis qu'ici c'est le sommet lui-même qui se prolonge et s'évase.

Quelque temps après avoir rencontré le cas précédent, j'ai constaté un semblable état de la vessie chez un homme de soixante-trois ans, attaqué de la pierre, et qui mourut à l'hôpital, avant qu'on eût essayé sur lui aucun des moyens que l'art possède pour le soulagement des calculeux. La pierre, du volume d'un œuf de poule légèrement aplati, avait vingt-sept lignes de long, sur vingt-deux de large et quinze d'épaisseur; elle était un peu étranglée à un pouce de sa petite extrémité. La vessie correspondait d'une manière exacte à cette forme; elle présentait un rétrécissement notable à quelque distance de son sommet, qui était lui-même plus large que l'espèce de collet placé entre lui et le bas-fond (1). Du reste, la face interne de ce viscère n'offrait pas de traces d'inflammation intense; ses parois étaient fortement épaissies, et ses fibres charnues très-développées; les faisceaux de celles-ci laissaient entre eux des intervalles qui étaient devenus presque autant d'orifices de cellules peu profondes. La partie inférieure de l'orifice vésical de l'urètre présentait une saillie transversale, formée par une de ces productions morbides dont j'aurai plus loin occasion de parler. Le malade avait succombé à une lésion profonde des reins (2).

Nous possédons un assez grand nombre d'exemples d'enfants, de jeunes gens, d'adultes et de vieillards calculeux qui

(1) Ayant négligé de faire dessiner cette pièce remarquable, je me suis déterminé à reproduire la planche de M. Charles Bell, qui représente un état analogue, avec la différence toutefois que le collet du sac est un peu plus marqué, et que la pierre ne paraissait pas susceptible d'être détachée.

(2) *Voyez*, pour un cas calcul dans une cavité distincte de la vessie, près des téguments de la région hypogastrique, *The Philadelphia journal of the medical and physical sciences*, t. VII, p. 456,

rendaient l'urine par l'ombilic (1). Une fille de quinze ans, dont parle Covillard (2), fut débarrassée de son infirmité par l'opération de la taille, qui la délivra d'une pierre arrêtée dans le col de la vessie. Un jeune homme de dix-huit ans, dont une pierre volumineuse remplissait le col vésical, avait, au rapport de Littre (3), l'ouraque creux et dilaté jusqu'à cinq travers de doigt au dessus de la vessie. Une fille de douze ans rendait l'urine par l'ombilic, à l'occasion d'une pierre engagée dans l'orifice vésical de l'urètre (4). Chez un homme, la suppression d'urine fut suivie de l'apparition, à la partie antérieure et inférieure du ventre, d'une tumeur que l'on prit pour un abcès, et dont l'ouverture spontanée donna issue à de l'urine et à du pus; le malade, dont l'urètre était fortement rétréci, continua de rendre l'urine par cette fistule ; à l'ouverture du corps, Sabatier reconnut que l'urètre était obstrué par une pierre développée dans sa partie membraneuse; la vessie, qui contenait plusieurs autres petites pierres, présentait près de l'ouraque l'ouverture de la fistule; celle-ci formait un canal de deux pouces entre l'ouverture vésicale et la tégumentaire (5). M. Fourquet, de Toulouse, a bien voulu me communiquer l'histoire d'un enfant de trente et un mois, qu'il débarrassa, par la taille latérale, d'une pierre peu dure, mais volumineuse, pesant cinq gros et demi, et enveloppée d'un mélange de mucus et de matière calcaire ; depuis deux mois environ, à la suite des efforts considérables et fréquents auxquels il se livrait pour expulser l'urine, cet enfant était atteint d'une fistule ombilicale, par laquelle il ren-

---

(1) Duverney, *OEuvres posthumes*, t. II, p. 137. — Hofmann, *Med. cons.*, XI, c. 6. — Kœnig, *Lithogenes.*, p. 42. — Cheselden, p. 281. — *Revue médicale*, 1829, novembre, p. 294.

(2) *Obs. iatrochirurg.*, obs. 12.

(3) *Mém. de l'Acad. des Scienc.*, 1701.

(4) *Journ. de méd.*, t. LXVIII, p. 206.

(5) *Mém. de l'Acad. des Scienc.*, 1778.

dait continuellement les trois quarts au moins de son urine, et qui se cicatrisa d'elle-même après l'opération.

A côté de ces faits viennent tout naturellement s'en placer deux autres séries non moins étendues.

La première comprend les cas d'émission de calculs par l'ombilic. L'anatomiste Colombus dit avoir vu des pierres dans l'ombilic (1). Au rapport de Hagendorn (2), une femme fut atteinte d'un abcès ombilical très-douloureux, d'où l'on tira deux calculs. Vallisnieri parle de pierres, singulières par leur figure et leur couleur, qui étaient sorties par le nombril (3). Une femme de soixante-dix ans, dont on trouve l'histoire dans Helwig (4), eut au même endroit une tumeur qui abcéda, et avec le pus de laquelle s'échappèrent plusieurs pierres, dont une du poids de quinze grains. Le même auteur fait mention d'un homme qui rendit par cette voie un calcul pesant près d'une once, et gros comme un œuf de pigeon. Tolet (5), Rhodius (6) et Rœsler (7) citent des pierres grosses comme un noyau d'olive, la moitié d'une noisette, ou une noisette entière, qui se sont ainsi échappées du corps (8).

L'autre série comprend les faits relatifs à des sujets dont la vessie communiquait avec l'ombilic, par lequel elle se débarrassait en partie ou en totalité de son contenu, mais qui, exempts de la pierre, ne pouvaient rendre l'urine par la voie naturelle, imperméable ou obstruée. Cabrol a guéri de cette infirmité, en perforant l'urètre, une fille de dix-huit à vingt ans, qui

(1) *De re anatom.*, lib. 15, p. 491.

(2) *Hist. med. phys.*, cent. 2, hist. 9, p. 167.

(3) *Eph. Nat. Cur.*, ann. 10, obs. 52, p. 344.

(4) Obs. 110, p. 309.

(5) *Traité de la taille*, p. 33.

(6) *Obs. med.*, cent. 2, obs. 99, p. 104.

(7) *Eph. Nat. Cur.*, dec. 1, ann. 3, obs. 329, p. 542.

(8) *Voyez* aussi Bartholin, *Ep. med.*, cent. 1, ep. 62, p. 255. — Marcellus Donatus, *De med. hist. mirab.*, l. 4, c. 30, p. 525.

jusqu'alors avait toujours rendu l'urine par l'ombilic (1).
Chez un homme vu par Fabrice de Hilden (2), l'opération
pratiquée dans la vue d'extraire une pierre du scrotum, loin
de guérir plusieurs fistules urinaires qui existaient dans cette
partie, ne fit qu'en produire une nouvelle, par une ouverture
qui se déclara au nombril (2). Une fille de douze années, dont Littre communiqua l'histoire à l'Académie des Sciences, et qui
avait presque toujours rendu l'urine par l'ombilic, avait le
col de la vessie bouché par des fongosités (3). Un autre malade, qui se trouvait dans le même cas, avait préalablement
éprouvé une rétention complète d'urine (4). Un homme, chez
lequel l'urine ne pouvait plus couler dans l'urètre, par l'oblitération de l'orifice inférieur de la vessie, la rendit enfin par l'ombilic, et vécut ainsi quelque temps, au rapport de Portal (5). Je
n'ai eu qu'une seule occasion d'observer cette curieuse anomalie, dont je donnerai ailleurs les détails. En 1823, je trouvai,
en outre, dans les pavillons de la Pitié, un cadavre ouvert, dont
les intestins avaient été enlevés, avec la paroi antérieure de
l'abdomen ; mais les organes contenus dans le petit bassin
étaient encore intacts : la vessie faisait une saillie terminée
en haut par un prolongement cylindrique, qu'on avait coupé à
quelques lignes du corps du viscère ; l'ouverture permettait
d'introduire le doigt dans la vessie, et correspondait exactement à l'insertion de l'ouraque : elle était lisse, arrondie et
garnie d'une sorte de bourrelet musculeux, comme on le voit
dans les grandes cellules vésicales ; il existait un rétrécissement considérable de l'urètre, par suite duquel des altérations
profondes avaient envahi les parties prostatique et membraneuse de ce canal ; les parois de la vessie présentaient aussi

(1) *Alphabet. anat.*, obs. 20, p. 95.
(2) Cent. 6, obs. 58, p. 573.
(3) *Mém. de l'Acad. des Scienc.*, 1701, p. 89.
(4) *Eph. Nat. Cur.*, dec. 1, ann. 3, 1672.
(5) *Anat. méd.*, t. v, p. 421.

une épaisseur et un développement extraordinaires. Il est à regretter que je n'ai pu savoir ni comment se terminait le prolongement vertical, ni d'où venait le sujet.

Un phénomène digne de remarque, c'est que plusieurs malades atteints de ces sortes de fistules pouvaient lancer l'urine par l'ombilic à une certaine distance. Un septuagénaire la rendait par jets, même sans que sa vessie fût extrêmement pleine, chaque fois qu'une pierre dont il était atteint embarrassait le col de ce viscère (1). Chez un autre homme de trente ans, le jet était assez bien fourni pour faire arcade par dessus l'épaule d'un domestique agenouillé devant le malade, qui prétendait même pouvoir uriner à volonté par l'ombilic ou par l'urètre, et qui finit par ne pouvoir plus vider sa vessie que par la voie ordinaire (2).

Les auteurs sont partagés d'opinion sur la voie que l'urine suit pour arriver à l'ombilic. Quelques-uns pensent que ce liquide s'échappe par l'ouraque dilaté, ou plutôt non oblitéré. Ils se fondent sur ce que Harder dit avoir vu quelquefois des sables sortir par ce canal (3), et sur ce que Boyer affirme avoir rencontré douze pierres de la grosseur d'un grain de millet dans l'ouraque dilaté au point de former un canal long d'un pouce et demi (4). Cependant Deschamps (5) et Boyer lui-même pensent que, dans la plupart des cas au moins, il s'agit ici de véritables cellules vésicales, c'est-à-dire de hernies de la membrane muqueuse, qui finissent par s'ouvrir et donner lieu à un dépôt, après l'ouverture duquel il reste une véritable fistule urinaire. C'est aussi l'hypothèse qu'admet M. Cooper pour expliquer le fait suivant (6). Un

(1) *Journ. de méd.*, 1766, p. 58.
(2) *Mém. de l'Acad. de chir.*, t. III, hist., p. 10.
(3) *Apiar.*, obs. 94, p. 365.
(4) *Traité d'anat.*, t. IV, p. 478.
(5) *Traité de la taille*, t. IV, p. 186.
(6) *The Lancet*, 1826, n° 166.

portefaix fût pris tout-à-coup d'une violente douleur à la région ombilicale; au bout de quinze jours, il se développa sur
ce point un abcès qui rendit beaucoup de pus, après quoi il
resta, à trois lignes au-dessous de l'ombilic, une petite ouverture par laquelle s'opérait un suintement continuel d'u-
rine, en même temps que le sujet expulsait moins de ce liquide qu'à l'ordinaire par les voies normales. L'auteur croit
qu'il y eut, dans ce cas, inflammation ulcérative et perforation de la vessie adhérente aux parois abdominales. Quoi
qu'il en soit, M. Froriep a rapporté un cas de hernie vésicale
fort singulière, qui consistait en un prolapsus de la membrane muqueuse de la vessie dans l'ouraque demeuré per-
méable (1). Dès lors, la présence de calculs dans ce canal n'a
rien de bien surprenant.

Il est une autre particularité, dans la forme de la vessie,
qui paraît résulter exclusivement de la présence des calculs
et des contractions qu'ils provoquent. Les fibres charnues
de cet organe, que j'ai représentées dans les planches du premier volume de mon Traité des maladies des organes génito-
urinaires, sont disposées de manière que, en se resserrant,
elles tendent à rassembler les parois vers l'orifice interne de
l'urètre. Cette disposition, qui lui est commune avec tous les
viscères creux, lui permet d'expulser les corps qu'il contien t,
et fait que ceux-ci s'appliquent contre son col, quand ils ont
un volume qui dépasse la capacité du conduit excréteur.
Mais, soit que les fibres du corps de la vessie ne se contractent pas également, soit que, par une conformation spéciale,
la partie connue sous le nom de bas-fond se trouve plus dé-
primée qu'à l'ordinaire, il y a des calculs qui semblent ne
jamais quitter ce lieu. Les contractions vésicales s'exercent
sur eux dans le sens de leur direction, c'est-à-dire qu'elles les
poussent en bas et en avant, de sorte qu'avec le temps il se

____

(1) Schmidt, *Iahrbucchen*, t. v, p. 379.

produit une excavation derrière la prostate, et en quelque sorte au-dessous d'elle.

J'ai signalé, il y a long-temps, cette disposition anormale, à laquelle les praticiens paraissent n'avoir attaché que dans ces derniers temps l'importance qu'elle mérite (1). Il importe beaucoup de s'en faire une idée nette, car elle a plus d'une fois donné lieu à des méprises qui sont devenues funestes aux malades, nombre de pierres, même volumineuses, ayant échappé aux recherches faites avec le cathéter ou avec les tenettes, en se cachant dans le sac creusé entre la prostate et le rectum. On a vu effectivement des calculs pesant plus de trois onces disparaître presque en entier dans cette excavation, qui d'ordinaire s'accompagne d'un gonflement soit de la prostate entière, soit seulement de la partie moyenne de son corps. Dans un cas cité par Delpech (2), la pierre avait séjourné assez long-temps dans la cavité pour détruire entièrement la membrane muqueuse, et une sorte de rebord membraneux s'était développé au pourtour du calcul, de manière à le fixer, et même à en rendre l'extraction impossible, ou au moins fort difficile.

Aux faits qui ont été rapportés par Delpech et M. Lallemand, j'en pourrais ajouter plusieurs autres très-remarquables, qui se sont offerts soit à l'hôpital Necker, soit dans ma pratique particulière; mais il serait inutile de multiplier les preuves déjà exposées dans mon Parallèle, mes Compte-rendus du service des calculeux, et mes Lettres sur la lithotritie.

Déplacements. — La vessie est susceptible de subir des déplacements en divers sens. Tantôt d'autres viscères l'en-

(1) M. Cooper l'a indiquée sommairement et figurée, dans les *Med. chir. Trans.*, 1821, p. 349. — Houstet (*Mém. de l'Acad. de chir.*, t. II, p. 274, pl. 1, fig. 1) a représenté une cavité de la vessie, située derrière la prostate, qui avait un pouce et demi de profondeur, sur un et demi de large, et qui fut trouvée contenant de la matière purulente.

(2) *Revue médicale*, avril 1831.

traînent avec eux, comme on le voit dans les hernies inguinales, les éventrations, les chutes du rectum et celles de la
matrice; tantôt elle est chassée hors de sa place ordinaire par
le développement morbide des organes avec lesquels elle se
trouve en rapport.

Les auteurs citent un petit nombre d'exemples de cysto-
cèles qui contenaient des calculs; les deux sexes et les divers
âges de la vie en ont également fourni.

Dans la plupart des cas, le déplacement de la vessie est la
conséquence du prolapsus de la matrice. Ruysch opéra avec
succès une octogénaire, qui depuis vingt ans était affligée
d'une chute de matrice, avec descente de vessie, et qui souffrait de cruelles douleurs ; une simple incision longitudinale
lui permit de retirer quatre-vingt-deux calculs, tant avec les
instruments qu'avec les doigts seulement ; ces calculs, dont il
a donné la figure, ainsi que celle de la tumeur, étaient faciles
à sentir au toucher, avant l'extraction ; cependant Ruysch se
trompa sur leur volume, car il les croyait minces et plats,
tandis qu'il les trouva épais et anguleux (1). Duverney cite
un cas analogue ; mais la pierre, d'un volume assez considérable, était unique, et la vessie, entraînée avec la matrice par
une chute du vagin, se trouvait dans la duplicature que ce
canal formait par la procidence de sa partie antérieure (2).
Tolet parle d'une femme de soixante-dix ans, attaquée depuis
long-temps d'une chute complète du corps de la matrice,
formant une tumeur du volume d'un petit melon, dans laquelle on discernait une espèce de craquement; en incisant
cette tumeur dans l'endroit où le bruit était le plus distinct,
il fit sortir cinq pierres, dont la plus petite était de la grosseur d'une aveline : l'urine ne s'écoula par le vagin que pendant quelques jours (3). White a rencontré aussi un calcul

(1) *Thesaurus anat.*, VIII, p. 57.
(2) *Mém. de l'Acad. de chir.*, t. II, p. 28.
(3) *Journal des savants*, année 1700.

pesant quatre onces dans la vessie d'une jeune femme, dont la matrice renversée formait une grosse tumeur qui, durant six années, avait causé de cruelles souffrances (1), et M. Paget a trouvé une énorme pierre de vingt-sept onces dans un prolapsus de la vessie (2). Deux cas analogues sont mentionnés dans le grand ouvrage de M. Cruveilhier.

Il y a aussi quelques cas de pierres trouvées, pendant la vie ou après la mort, dans des hernies inguinales de vessie, chez des hommes, et même chez des enfants. Bartholin parle d'un calcul découvert, après la mort, dans une portion de la vessie qui occupait l'un des côtés du scrotum, chez un homme que les symptômes de l'affection calculeuse avaient tourmenté long-temps, sans que le cathétérisme eût fait découvrir aucun corps étranger (3). Deux exemples à peu près semblables ont été rapportés par Verdier (4); dans l'un des cas, la pierre était unique, de la forme et du volume d'un œuf de poule; dans l'autre, il y avait plusieurs petits calculs arrondis, qui, au dire du malade, repassaient sans peine dans la vessie, et sortaient ensuite par l'urètre. Pott a opéré un enfant de six ans, dont la portion de vessie sortie par l'anneau, et descendue jusqu'au bas du scrotum, contenait une pierre (5).

Parmi les faits de ce genre, il s'en trouve quelques-uns à l'égard desquels on ne saurait décider s'il s'agit réellement d'une hernie de vessie, ou seulement de calculs, soit rénaux, soit urétéraux, sortis par un abcès à l'aine. Tels sont les suivants. Un enfant éprouvait depuis plusieurs jours tous les accidents d'une rétention d'urine, sans que rien annonçât chez lui l'existence d'un calcul rénal, et sans que le cathéter eût

<hr>

(1) *Med. obs. and inquiries*, t. III.

(2) *The London med. and phys. Journal*, t. VI, p. 391.

(3) *Hist. anat.*, cent. 4, obs. 28.

(4) *Mém. de l'Acad. de chir.*, t. II.

(5) *OEuvres chirurg.*, t. I, obs. 26.

fait découvrir ni pierre dans la vessie, ni aucun obstacle quelconque; un abcès parut à la base de la verge, près de l'aine, s'ouvrit et laissa s'échapper un calcul de la grosseur d'un haricot (1). Un jeune homme de quinze ans, après avoir beaucoup souffert, fut atteint d'un ulcère à l'aine, par lequel sortit une pierre, mais qui continua ensuite de livrer passage à l'urine (2). Un homme de trente ans vit se développer dans l'une de ses aines une tumeur que les cataplasmes firent abcéder, et d'où l'on tira plusieurs pierres, dont une de la grosseur d'une noix muscade, et semblable à de la pierrre ponce, mais plus blanche (3); la plaie resta long-temps fistuleuse. Un autre homme de vingt-quatre ans souffrit pendant long-temps de l'aine gauche, où se manifesta enfin une ulcération qui livra passage à un calcul très-blanc, lisse, du volume d'un gland (4). Une femme de quarante-cinq ans éprouva de grandes douleurs dans l'aine droite, sans qu'il s'y manifestât aucune tuméfaction; un abcès ne tarda pas cependant à s'y prononcer, par l'ouverture duquel sortirent, en différentes fois, une soixantaine de pierres, dont quelques-unes grosses comme des noisettes et de forme triangulaire (5). Copeland a publié aussi l'histoire d'un malade qui rendit un calcul par l'ouverture d'une tumeur survenue à l'aine (6).

Hartmann a trouvé une pierre du poids de trois onces dans la grande lèvre gauche d'une femme, qui contenait une portion herniée de la vessie (7).

J'ai observé un déplacement fort remarquable de la vessie. Son sommet, allongé et aplati transversalement, s'engageait

(1) Stalpart van der Wiel, *Obs. med.*, cent. 1, obs. 90, p. 376.

(2) *Id. ibid.*, obs. 91, p. 379.

(3) *Id. ibid.*, obs. 92, p. 381.

(4) Rosinus Lentilius, *Miscell. med. pract.*, part. 1, p. 261.

(5) Nicolas de Blégny, *Zodica med. gall.*, ann. 1, jul., obs. 3, p. 118.

(6) *Trans. of the med. and chir. Society of London*, t. III, p. 191.

(7) *Eph. Nat. Cur.*, ann. 5, obs. 74.

par un double prolongement dans deux hernies inguinales anciennes. Il y avait de fortes adhérences entre les divers tissus. La hernie du côté droit était formée par l'épiploon et une anse d'intestin grêle; celle du côté gauche, plus volumineuse, par un appendice graisseux du colon descendant. Indépendamment de ces parties irréductibles, les tumeurs contenaient des anses intestinales pendant les efforts. Il y avait une pierre vésicale, les uretères étaient dilatés, et le rein droit, très-volumineux, portait plusieurs abcès.

On a vu des tumeurs développées dans le petit bassin, ou adhérentes au corps des os pubis, déplacer la vessie au point d'induire le praticien en erreur. M. Belmas a rencontré une tumeur osseuse adhérente au pubis, qui faisait saillie dans la vessie de manière à simuler un calcul, fait extraordinaire, et par lui-même et par sa ressemblance frappante avec celui que M. Johnson a publié en Angleterre (1). Il rapporte aussi deux exemples analogues, l'un d'une tumeur osseuse, du poids de vingt onces, située dans le tissu cellulaire qui sépare la vessie du pubis et de la paroi antérieure de l'abdomen ; l'autre d'une tumeur remplissant l'espace périnéal, chez un individu mort de rétention d'urine. Il cite enfin un cas dans lequel on pouvait à peine passer le doigt indicateur entre les symphyses pubienne et sacro-vertébrale, de sorte que la vessie, comprimée entre ces deux points osseux, se trouvait pour ainsi dire divisée en deux loges, de l'une dans l'autre desquelles le calcul passait alternativement (2). Les branches du pubis et les tubérosités sciatiques sont aussi quelquefois rapprochées au point de changer totalement les dispositions normales du détroit inférieur du bassin. Delaunay et Deschamps ont vu des sujets chez lesquels, la cavité cotyloïde ayant été détruite, la tête du fémur faisait saillie dans l'intérieur de la vessie.

(1) *Lond. med. and surg. Journal*, 1827, octobre.
(2) *De la taille suspubienne*, p. 32, 34, 36 et 68.

Rutty nous apprend (1) qu'un homme éprouvait tous les symptômes de la pierre vésicale, et qu'en le sondant on jugea qu'il en avait une; mais, après la mort, on reconnut que le prétendu calcul n'était qu'un amas d'excréments endurcis dans le cœcum distendu et refoulé contre la vessie. Le rectum peut également offrir des anomalies importantes à connaître. Dans un cas de taille, cité par Deschamps, cet intestin, dilaté outre mesure, recouvrait toute la partie latérale gauche de la prostate, et il fut ouvert dans l'opération. Chez un autre sujet, qui offrait la même disposition, Deschamps fit la taille du côté droit. La matrice aussi peut donner lieu à des erreurs. Levret rapporte qu'une femme, éprouvant la plupart des symptômes propres aux calculeux, subit l'opération de la taille, qui la fit périr; après sa mort, on découvrit qu'il n'y avait pas de pierre dans la vessie, mais que le fond de cet organe était enfoncé, près de son col, par la paroi antérieure de la matrice, engorgée et inclinée en avant (2).

3°. *Hypertrophie et atrophie des parois; ampliation et diminution de la cavité.* — Lorsqu'un calcul ou tout autre corps étranger est arrivé dans la vessie, soit par les uretères, soit par l'urètre ou toute autre voie, et que son volume ou sa forme ne lui permet pas d'en sortir, il agit de la même manière qu'une masse d'urine dont un obstacle quelconque, par exemple une tumeur fongueuse, une tuméfaction de la prostate ou un rétrécissement de l'urètre, ne permet point à l'organe de se débarrasser. Les parois de la poche urinaire multiplient et répètent à chaque instant leurs vains efforts pour l'expulser. Cet état continuel d'irritation produit sur elle deux sortes d'effets.

Assez souvent les fibres vésicales finissent par se fatiguer d'une lutte inutile, et céder presque sans resistance au liquide

(1) *Treatise on the urinary passages,* p. 25.
(2) *Journ. de méd.,* t. XL.

qui, par son accumulation, tend à les distendre et les allonger. La vessie alors, tout en augmentant de capacité, s'amincit, et perd en tout ou en partie sa faculté contractile. Or, comme l'exercice de cette faculté est la source principale des lésions organiques qu'on découvre après la mort, il ne faut pas s'attendre alors à rencontrer ces lésions. L'ouverture des cadavres constate néanmoins des particularités qu'on doit noter. D'abord la capacité de la vessie est quelquefois assez considérable pour que le viscère puisse contenir plusieurs pintes de liquide, circonstance d'autant plus frappante que, pendant la vie, on n'avait point observé à l'hypogastre la tuméfaction que présentent la plupart des personnes qui succombent par suite d'une rétention d'urine. Ce fait est facile à expliquer. Dans les cas ordinaires d'ischurie, la vessie se contracte avec force, et produit une tumeur dure et arrondie, dont on suit aisément les contours; ici, au contraire, elle ne se contracte pas, ses parois sont molles et flasques, et le liquide, par l'effet de son seul poids, les pousse vers le point qui offre le moins de résistance. Le toucher fait découvrir une espèce d'empâtement à la partie inférieure de la région hypogastrique, et la percussion médiate annonce la présence d'un liquide. Mais il faut une certaine habitude pour distinguer si ce liquide est contenu dans la vessie, et l'on s'exposerait souvent à des erreurs de diagnostic, si l'on omettait de recourir à la sonde. Les parois vésicales ne sont guère plus épaisses que dans l'état normal : quelquefois même elles le sont moins ; mais leur tissu est très-lâche, presque décoloré. La surface interne de l'organe présente parfois des traces de phlegmasie : on voit alors une teinte noirâtre, surtout dans le voisinage du col. S'il n'y a point d'inflammation, la membrane muqueuse est d'une pâleur extrême ; on y aperçoit quelques points saillants, des espèces de villosités ou de fongosités, de couleur variable. Dans certains cas, on découvre sous cette membrane quelques faisceaux musculaires très-minces et fort éloignés les uns des autres.

Mais, dans le plus grand nombre des cas, la vessie qui, chez l'homme en santé, n'a qu'environ une ligne d'épaisseur, en acquiert une plus considérable. Son épaississement, connu depuis fort long-temps, et signalé par tous ceux qui ont écrit sur l'anatomie pathologique, peut aller, même chez des enfants, depuis un travers de doigt médiocre (1) jusqu'à un pouce et plus (2). Chopart (3) a mesuré une vessie, de la grosseur d'une pomme moyenne, dont les parois avaient sept lignes d'épaisseur au bas-fond, et un peu moins au reste de son corps.

En pareil cas, il peut arriver que la cavité du viscère diminue et s'efface même en grande partie, de sorte que les parois embrassent exactement le calcul, à la surface duquel elles semblent pour ainsi dire se mouler. Ce phénomène a été observé par la plupart des lithotomistes. Au rapport de Scarpa (4), le cabinet de Pavie possède une vessie dont la capacité est presque entièrement remplie par une énorme pierre ; ses parois ressemblent, par leur épaisseur et leur dureté, à une large bourse de cuir. On remarque aussi la même chose dans les cas de rétention d'urine par obstacle à l'écoulement du liquide. Camerarius (5) parle d'une vessie semblable à une masse charnue, dont les parois avaient une épaisseur de deux pouces, et dont, à cause de cette particularité, la cavité était à peine plus grande qu'une noix. Zwinger (6) rapporte qu'une vessie était tellement épaisse que,

(1) Ruysch, *Cent. obs. anat. chir.*, obs. 19. — *Eph. Nat. Cur.*, dec. 3, ann. 9, obs. 31. — Bonet, *Sepulchret.*, sect. 28, l. 3, obs. 19, sect. 23 *in schol. ad obs.* 1, § 8. — Morgagni, *De sedibus*, ep. 42, art. 20 et 28.

(2) Rivière, *Praxis med.*, l. 14, c. 21. — Come, obs. 8, p. 148, — Belmas, *loc. cit.*, p. 110.

(3) *Loc. cit.*, t. I, p. 358.

(4) *Traité de la taille*, p. 71.

(5) *Eph. Nat. Cur.*, cent. 3, obs. 10.

(6) *Act. Helvet.*, t. I, p. 13.

quoiqu'elle égalât presque la tête d'un enfant, sa cavité pouvait cependant à peine admettre une noix.

Dans d'autres circonstances, la cavité du viscère s'accroît beaucoup, et laisse un espace considérable entre le corps étranger et les parois de l'organe. On en peut voir divers exemples dans Morgagni (1). M. Crosse a figuré (2) la vessie très-spacieuse d'un homme âgé, qui renfermait une grosse tumeur stéatomateuse derrière la prostate, avec un calcul de la forme et du volume d'un œuf de poule; les parois en étaient extrêmement épaisses. Chopart (3) donne les détails d'un cas fort curieux, communiqué par Laflize à l'Académie de chirurgie : la vessie, distendue au point qu'elle gênait l'action du diaphragme pendant la vie, contenait, à l'ouverture du corps, près de quatre pintes d'urine; elle avait onze pouces de long, sur cinq de large, dans sa partie la plus étendue; ses parois étaient épaisses de huit lignes, les uretères cinq fois plus gros que dans l'état normal, les bassinets extraordinairement distendus, les reins tuberculeux et absolument désorganisés, et l'urètre obstrué presque en entier par la prostate, aussi grosse qu'un œuf de cane : malgré tous ces désordres, la maladie dura plusieurs années avant d'amener la mort, et elle n'empêcha même pas le malade, qui était médecin, d'aller dîner en ville la veille de son décès.

Cette dernière disposition, que j'ai souvent observée, ressemble, quant au rôle qu'elle joue dans l'affection calculeuse, à celle dans laquelle la vessie s'agrandit en s'amincissant. Mais elle en diffère sous deux points de vue : d'abord eu égard à la manière dont elle se développe, puisqu'au lieu d'être accompagnée d'atrophie, elle est jointe à une hypertrophie,

___

(1) *De sedibus*, ep. 4, art. 19; ep. 39, art. 33; ep. 40, art. 22; ep. 41, art. 13; ep. 42, art. 39; ep. 49, art. 18. — *Voyez* Meckel, *Handbuch der pathologischen Anatomie*, t. ii, p. 310.

(2) *Loc. cit.*, pl. 16, fig. 2.

(3) *Loc. cit.*, t. i, p. 359.

par l'excès de laquelle elle semble avoir été amenée; ensuite sous le rapport de l'époque de sa manifestation. Elle
paraît, en effet, n'avoir lieu qu'à une époque avancée de la
maladie : c'est du moins ce que je crois pouvoir conclure des
sensations du malade et des explorations faites avec la sonde.
Après avoir éprouvé, pendant des mois et des années, des
besoins rapprochés d'uriner, et s'être livré aux plus violents
efforts, non pour déterminer la sortie du liquide, comme
dans le cas de paresse ou d'atonie de la vessie, mais seulement pour procurer l'expulsion des dernières gouttes, le calculeux cesse tout-à-coup d'uriner avec effort, et les besoins
ne s'annoncent **plus que de loin** en loin, par une sensation pénible et jusqu'alors inconnue; il n'a plus de douleurs en
finissant d'uriner; le liquide qu'il rend est fétide et coloré;
quelquefois son ventre est un peu plus gros qu'à l'ordinaire,
et il y a comme une sorte d'empâtement dans le petit bassin. A ces signes, on reconnaît que la vessie ne se contracte
plus sur la pierre, et que ses parois, malgré leur épaisseur,
étant tombées dans l'inaction, se laissent distendre par l'u-
rine. Il s'opère donc là un changement non appréciable pour
l'anatomiste, mais dont on ne peut contester la réalité, puisqu'on en voit les effets. Tantôt le col vésical se contracte avec
trop de force pour que le corps de la vessie puisse en vaincre la
résistance ; tantôt, et plus fréquemment, la couche musculeuse de l'organe, envahie par l'inflammation, cesse de se
contracter. C'est ce que constatent plusieurs exemples d'infiltration de pus dans les tissus mêmes de la vessie, dont les auteurs nous ont transmis les détails, et parmi lesquels je citerai
le suivant, emprunté à Ruysch (1). Cet anatomiste a trouvé,
chez un homme dont la vessie contenait une pierre énorme,
et qui était mort après avoir subi en vain la lithotomie, toutes
les membranes du viscère infiltrées de pus; elles avaient plus

____

(1) *Obs. anat. chir.*, obs. 89.

d'un pouce d'épaisseur, et se partageaient sans peine en nombreux feuillets, entre lesquels était le pus, qui s'échappait
dès qu'on y pratiquait une piqûre; la même infiltration fut
remarquée aux uretères et aux reins. J'ai vu un cas à peu
près analogue, après une taille très-laborieuse, qui se termina
aussi par la mort; mais, au lieu de pus proprement dit, c'é-
tait une sanie purulente qui sortait des parois vésicales, quand
on les comprimait, après les avoir piquées. Cependant l'hypertrophie de la vessie, chez les calculeux, n'est pas toujours
accompagnée de traces d'inflammation; fort souvent, au
contraire, on trouve les fibres charnues très-développées, et
en pleine jouissance de leur pouvoir contractile, ce qui explique les efforts inouis auxquels se livrent certains malades
en finissant d'uriner. M. Hardy (1) a reconnu, chez un homme
de soixante et six ans, qui souffr ait de la pierre depuis vingt-
cinq années, les membranes de la vessie épaisses de six à
neuf lignes, mais non enflammées; la pierre, pesant vingt-
sept onces et demie, remplissait entièrement l'organe. Ce fait
curieux confirme ce que beaucoup d'autres m'ont démontré,
c'est que l'hypertrophie des parois vésicales n'est qu'un gros-
sissement de l'état normal des fibres musculeuses, et que la
phlegmasie qu'on observe dans beaucoup de cas est indépendante de ce développement. En effet, il arrive souvent que,
sous l'influence d'un traitement approprié, la phlegmasie
cesse et la contractilité vésicale se rétablit.

L'épaisseur des parois hypertrophiées de la vessie diminue-
t-elle au moment où le viscère acquiert une capacité anormale? On l'ignore; mais ce qui est certain, c'est qu'on la
trouve considérable encore à l'ouverture des corps.

Cette hypertrophie doit être étudiée dans les tuniques musculeuse, celluleuse et muqueuse de la vessie.

A. *Tunique musculeuse.*—Pendant long-temps au moins,

____

(1) Froriep, *Notizen,* t. xxiv, p. 240.

l'hypertrophie ne porte que sur la tunique charnue. Wilson
s'est assuré, chez de jeunes sujets qui avaient souffert long-
temps de la pierre, avant de s'en faire délivrer par l'opération,
que la seule altération morbide consistait dans l'épaississement
d e cette membrane (1). Plusieurs fois aussi, et à toutes les
ép oques de la vie, j'ai observé que l'hypertrophie s'attachait
d'abord exclusivement à la couche musculaire; les autres
membranes de la vessie étaient à l'état normal, ou si la muqueuse offrait des traces de phlegmasie, on reconnaissait que
celle-ci, peu ancienne, avait dû se déclarer dans les derniers
temps de la maladie.

Que devient cette hypertrophie lorsque le calculeux continue de vivre après l'extraction de la pierre? Les sensations
du sujet, le retour des fonctions de la vessie à l'état normal,
quelques ouvertures de corps, et l'analogie de ce qui arrive
dans d'autres organes, la matrice par exemple, portent à
croire qu'elle diminue beaucoup, si même elle ne disparaît
pas tout-à-fait. Ainsi tel malade dont, avant l'opération, la
vessie se contractait avec violence tous les quarts d'heure
pour chasser au plus quelques gouttes d'urine, a recouvré,
après sa guérison, la faculté de retenir ce liquide pendant des
heures entières. Mais l'impossibilité de déterminer rigoureusement quelle était l'épaisseur de la vessie au moment de
l'extraction, prive d'une grande partie de leur précision les
données que l'examen du cadavre fournit lorsque le malade
vient à succomber long-temps après l'opération.

Voici, au reste, ce qu'on observe dans le cas d'hypertrophie
des parois vésicales. Les fibres musculaires de l'organe, à peine
perceptibles dans l'état ordinaire, deviennent saillantes, s'iso-
lent, s'arrondissent, se dessinent derrière la membrane muqueuse, de manière à permettre qu'on en distingue la direction, se réunissent en faisceaux, et forment des cordons

(1) *Lectures.* p. 239.

entrelacés, très-résistants. De là le nom de *vessies à colonnes*
par lequel on désigne les poches urinaires qui présentent cette
disposition, comparable en effet à celle des colonnes charnues
du cœur, et dont Frank (1) a donné une description aussi exacte
que concise. Il serait oiseux de rappeler ici tous les auteurs
qui ont parlé des vessies à colonnes ; je citerai seulement Brendel (2) et Morgagni (3). Trew a figuré une de ces vessies (4).

On a prétendu que la membrane muqueuse se détruisait entièrement alors. Trew, qui partageait cette opinion, assure
que, dans le cas qui s'est offert à lui, la tunique interne étant
détruite entièrement, on apercevait, au lieu des fibres ordinaires de la tunique musculeuse, différents trousseaux
rassemblés d'une manière extraordinaire et séparés les uns
des autres par de grandes lacunes. M. Brodie parle aussi (5)
d'un malade d'environ cinquante ans, qui mourut au milieu des symptômes d'une cystite, et à l'ouverture du corps
duquel on trouva la membrane muqueuse détruite partout, excepté près du col ; les fibres musculaires étaient à
nu, comme si on les eût disséquées avec soin. Une pareille
destruction complète est-elle admissible, et n'a-t-on pas pris
pour elle un simple amincissement de la membrane muqueuse ? Il y a aussi des anatomistes qui veulent que la cavité
utérine soit dépourvue de tunique muqueuse, et cependant
les phénomènes pathologiques obligent d'y en admettre une.

(1) *Epitome*, l. 6, P. 1, p. 495. — *Hoc enim viscus, cordis humani magis,
quam cystidis urinariæ, figuram habuit. Sex nempe circiter pollicum illi
longitudo, quatuor pollicum latitudo, figura conica, color externus ex rubro
lividus, densitas parietum, ex fibrarum muscularium, et numero, et ordine,
et crassitie auctis, unius cum dimidio pollicis ; ad internam superficiem nu-
merosi etiam lacerti, cordis illis non absimiles, fuerunt.*

(2) *Progr. de calc. vesic. natalib.,* n° 2. — *Voyez* aussi *Eph. Nat. Cur.,*
dec. 3, ann. 9 et 10, obs. 232.

(3) *De sed.,* ep. 40, art. 4 ; ep. 41, art. 6 ; ep. 42, art. 33.

(4) *Commerc. litterar.,* ann. 1734, hebd. 6, n°.5.

(5) *Lectures,* p. 84.

L'hypertrophie des faisceaux musculeux entrecroisés donne à la surface interne de la vessie une disposition défavorable lorsqu'il s'agit de reconnaître et de saisir un petit calcul ou un fragment de pierre. Dans l'état normal, la surface interne du viscère est lisse et unie presque partout, principalement lorsqu'un liquide écarte les parois ; on n'y découvre que les petites saillies formées par les orifices des uretères, et les proéminences dues à la matrice et au rectum distendu par des matières fécales. Dans les vessies à colonnes, au contraire, cette surface est bosselée et inégale ; elle présente une série d'excavations et de saillies irrégulières.

A l'hypertrophie vésicale se rattachent encore d'autres conséquences qui jouent un grand rôle dans l'histoire de l'affection calculeuse ; car c'est à elle que se rallie la majeure partie au moins de ce qui concerne les pierres dites adhérentes, et presque tout ce qui a rapport aux calculs enkystés.

Quelquefois, en effet, quand les parois vésicales ont acquis beaucoup d'épaisseur, et qu'elles exercent une forte pression sur un calcul à surface hérissée, les aspérités de ce corps étranger s'implantent dans les interstices des fibres musculaires, et le fixent au point de le rendre immobile. C'est là une de ces dispositions qui ont fait admettre des pierres adhérentes. Je vais décrire deux cas dans lesquels je l'ai trouvée très-prononcée.

Le premier concerne un vieillard qui était tourmenté, depuis plusieurs années, par une pierre dans la vessie. A l'époque où je le vis, il présentait le plus affligeant tableau des désordres que la maladie détermine ; les circonstances ne permettaient de songer à aucune opération. Ce malheureux mourut quelques jours après. On trouva les parois de la vessie fort épaisses, et sa capacité entièrement occupée par une pierre du volume d'un gros œuf de poule, couverte d'aspérités, dont plusieurs étaient dues à des cristaux transparents de phosphate ammoniaco-magnésien. Ces aspérités s'implantaient dans le tissu du viscère de manière à simuler l'adhérence de la pierre, qu'il fut cependant facile de détacher. La membrane muqueuse présentait les traces d'une inflammation intense, mais elle n'était point ulcérée.

Dans l'autre cas, l'adhérence était encore plus marquée, et il me fut permis d'examiner les pièces plus à loisir. M. Diernat, âgé de quarante-huit ans, d'une bonne constitution, avait la pierre depuis plusieurs années ; ses souffrances étaient vives, mais il aimait mieux les supporter que de courir les chances de la taille. Il vint à Paris pour réclamer l'application de la lithotritie. Les conditions dans lesquelles il se trouvait ne permirent pas d'y avoir recours ; la pierre était volumineuse ; la fétidité et la purulence des urines annonçaient des lésions profondes ; il y avait de plus un trouble marqué dans toutes les fonctions. Un dépérissement rapide amena bientôt la mort. A l'ouverture du corps, je reconnus que les reins étaient en suppuration, les parois de la vessie très-épaisses, et sa membrane muqueuse d'un rouge noirâtre. Ce viscère était fortement collé sur la pierre, qui avait le volume d'un œuf de poule. Le corps étranger présentait des espèces de stalactites (1), qui avaient pénétré dans le tissu vésical, au point d'établir de véritables adhérences. J'eus quelque peine à le séparer de la vessie, qui n'offrait cependant aucune trace de destruction ; mais on concevra sans peine qu'en pratiquant

______

(1) A propos de ces stalactites, j'ai cité précédemment (p. 172) un calcul de forme bizarre dont la figure a été donnée par Zacutus Lusitanus. L'exactitude du récit fait par le médecin portugais a été révoquée en doute. Cependant M. Hodgkin vient de décrire (*Guy's hospital reports*, 1837, p. 273), moins pompeusement il est vrai, un calcul presque semblable, observé par M. Mussey, praticien à Newhannover, aux États-Unis ; les rayons, longs d'un pouce au moins, sur un dixième ou un douzième de pouce seulement de diamètre, étaient unis à un corps central fort grêle, et le tout constituait une étoile si délicate, qu'on concevait à peine qu'elle eût pu rester dans la vessie sans se rompre.

l'extraction de cette pierre, après la taille, il aurait été impossible de ne point arracher une partie de la membrane muqueuse interposée entre ses aspérités.

Lorsque les colonnes charnues de la vessie ont acquis un certain développement, elles laissent entre elles des espaces dans lesquels peut s'engager l'une ou l'autre des membranes qui en recouvrent les deux faces. De là résultent des espèces de hernies, produites, les unes par la tunique séreuse, qui s'introduit dans le viscère, les autres par la membrane muqueuse, qui s'échappe au dehors.

Les premières sont fort rares; cependant il en existe quelques exemples. On a vu la tunique péritonéale de la vessie s'engager dans les interstices des fibres musculaires, et former une espèce de bourse, dont l'ouverture communiquait avec la cavité abdominale. Il est même quelquefois arrivé que des anses intestinales se sont engagées dans cette poche herniaire, et ont produit ainsi dans la vessie une tumeur dont il eût été impossible de déterminer le caractère pendant la vie (1). Ces sortes de hernies ne doivent point être confondues avec ce qu'on pourrait appeler l'invagination ou l'introversion de la vessie, qui a lieu quand le sommet ou toute autre point de ce viscère, s'affaissant sur lui-même, forme, à l'intérieur, une saillie que remplissent des anses d'intestin ou une portion de la matrice, comme j'en ai rapporté précédemment des exemples; mais on peut les rapprocher de ce que Verdier (2) appelait le prolapsus de la membrane interne de la vessie dans sa cavité même, et qu'il attribuait, d'une manière fort gratuite, à un relâchement du tissu cellulaire.

Quant aux hernies de la membrane muqueuse à travers les fibres musculaires, elles se voient très-souvent, et ce n'est pas

---

(1) Deschamps, *loc. cit.*, t. i, p. 27. — Chopart, *loc. cit.*, t. i, p. 379, note.

(2) *Mém. de l'Acad. de chir.*, t. iii.

sans quelque surprise qu'on lit dans Deschamps (1) qu'il n'en
a rencontré que trois exemples, quoique, par un extrême opposé, M. Crosse (2) en exagère beaucoup la fréquence. Il est
facile de concevoir, en effet, que la membrane muqueuse ne
trouvant pas de soutien dans les espaces qui séparent les fibres
charnues d'une vessie à colonnes, cède aux efforts de l'urine,
lorsque le viscère se contracte et qu'un spasme du col vésical,
une pierre, une tumeur ou une coarctation de l'urètre empêche le liquide de s'écouler librement: elle s'engage dans
ces espaces, qui sont d'autant plus grands que les colonnes
ont pris plus de développement, et que la distension est
portée plus loin; elle se glisse entre les plans musculaires, et
parvient même, soit en entraînant le plus superficiel avec elle,
soit en les traversant tous, à faire saillie hors de la surface externe de l'organe.

De là résultent tantôt de simples cellules vésicales *(cellulæ
s. crumenæ vesicæ, diverticula s. appendices vesicæ,
sinus s. recessus vesicæ)*, tantôt des poches qu'on a fréquemment considérées comme des vessies accessoires, et auxquelles on doit rapporter tout ce qui a été dit des vessies
doubles ou lobées *(vesica urinaria duplex s. divisa)*,
dans les cas au moins où les sacs urinaires adossés ne rece-
vaient pas d'uretères. En effet, on a rencontré quelques cas
de vessies réellement multiples, mais alors chaque sac distinct communiquait avec les reins. Ainsi la vessie double dont
parle Blasius (3) était partagée, par une cloison longitudinale
double, en deux cavités distinctes, à chacune desquelles aboutissait un uretère. Un fait analogue est rapporté par Steg-
mann (4). Dans un autre cas, indiqué par Molinetti (5), il y

(1) *Loc. cit.*, t. i, p. 17.
(2) *Loc. cit.*, p. 37.
(3) Obs. 19, p. 50, pl. 6, fig. 12.
(4) *Eph. Nat. Cur.*, dec. 3, ann. 4, obs. 110.
(5) *Diss. anat. pathol.*, l. 6, c. 7.

avait cinq vessies, recevant l'une deux, et chacune des quatre autres un seul uretère. M. Baudeloque neveu m'a communiqué un fait très-remarquable, dans lequel on regrette seulement que la disposition des uretères n'ait point été observée, car il semble s'agir bien réellement d'une vessie double : un homme de cinquante-sept ans, qui se plaignait de ressentir des douleurs dans la vessie, et chez lequel la sonde avait fait reconnaître l'existence d'un calcul, vint mourir à l'hôpital Beaujon, d'une affection chronique de poitrine; l'urètre offrait plusieurs fistules, des rétrécissemens et des points gangrénés; les fistules se réunissaient en une seule, qui allait s'ouvrir à la partie antérieure du scrotum, en s'y divisant plusieurs fois; elle contenait un calcul de la grosseur d'une forte tête d'épingle; la vessie représentait un double ovoïde; elle était dure partout, mais plus particulièrement à droite; en examinant sa cavité, on découvrit une cloison médiane, percée dans son centre d'une ouverture ayant à peu près trois lignes de diamètre et entourée d'un bourrelet de fibres musculaires; chacune des cavités latérales contenait un calcul; l'ouverture de la cloison les faisait communiquer ensemble, mais l'urètre ne s'ouvrait que dans celle du côté droit.

La théorie de la formation des cellules vésicales que je viens de présenter, que Tenon et Houstet admettaient, à l'appui de laquelle je pourrais invoquer la puissante autorité de Morgagni (1), dont enfin MM. Brodie et Crosse se montrent partisans, est tellement naturelle, que je crois inutile de m'appesantir sur l'opinion des auteurs qui ont attribué ces cellules à un vice de première conformation, ou à l'action des calculs urinaires, tantôt se glissant entre les parois de la vessie, par suite de l'insertion oblique des uretères, tantôt repoussant devant eux la membrane muqueuse vésicale. Je ferai seulement remarquer que, pour qu'on pût admettre cette dernière

____

(1) *De scd.*, ep. 42, art. 30.

explication, dont se sont contentées de grandes autorités chirurgicales, il faudrait que les vessies à cellules n'existassent qu'avec des pierres; or elles se rencontrent aussi chez des sujets non calculeux, mais atteints de rétrécissements urétraux, de maladies prostatiques, de fongus au col vésical, ou de tout autre obstacle au libre cours de l'urine. J'ai vu un très-grand nombre de vessies à cellules plus ou moins vastes dans ces diverses circonstances, et j'en ai fait représenter quelques-unes. Les faits de cette nature fixent de plus en plus l'attention des observateurs, et les recueils scientifiques, aussi bien que les ouvrages spéciaux, en renferment depuis quelque temps de fort intéressants (1).

C'est principalement vers le bas-fond et la partie postérieure de la vessie que se développent les cellules. Cependant elles peuvent aussi occuper le sommet ; j'en ai rencontré plusieurs exemples, indépendamment des prolongements du sommet de la vessie qui établissent une communication entre l'ombilic et le réservoir de l'urine, et qui ont été considérés par plusieurs auteurs comme de véritables cellules. Quant aux poches dont il s'agit ici, elles m'ont offert une particularité d'autant plus digne de remarque, qu'elle paraît être constante; c'est l'existence de deux d'entre elles sur les côtés de l'insertion des vaisseaux ombilicaux et un peu à la face postérieure de la vessie; lorsqu'il y avait en même temps d'autres cellules, ces deux-là étaient presque toujours les plus développées.

Il faut rapporter ici les appendices supérieurs des vessies en forme de calebasse, qui communiquent avec le corps vésical proprement dit par un orifice plus ou moins étroit, comme

(1) Houstet a représenté les cellules vésicales dans une des planches annexées à son mémoire sur les pierres enkystées. Heister en avait donné une bonne figure dans ses *Institut. chirurg.*, pl. 32, fig. 1 et 2. Marcet (*loc. cit.*, pl. 4) et M. Crosse (*loc. cit.*, p. 121, pl. 18) en ont aussi publié.

l'ont vu Tenon (1), Bordenave (2) et Bauhin (3). On a quelquefois trouvé des pierres dans ces appendices. C'est ce qui avait lieu chez Casaubon, au rapport de Riolan (4). M. Sanson a présenté en 1833, à l'Académie de Médecine , la vessie d'un homme qui avait succombé après la taille ; cette vessie offrait latéralement deux ouvertures , du diamètre d'un tuyau de plume, communiquant avec deux poches, dont une contenait sept calculs (5). Bonet dit, d'après Pierre Blandinus, qu'une vessie fut trouvée partagée en deux bourses , dont chacune contenait six calculs de là grosseur d'une noix de galle (6). Meckel a fait connaître aussi un cas analogue (7). Fallati a trouvé une vessie partagée, d'avant en arrière, par une cloison, en deux moitiés égales ; elle contenait deux cent seize pierres, grosses comme des haricots, anguleuses et tuberculeuses (8). On doit à M. Jack (9) la description d'une vessie épaisse, compacte, et divisée , par un étranglement médian , en deux cavités, l'une renfermant une quantité considérable de sanie sanguinolente et fétide, l'autre supérieure, contenant un calcul gros comme un œuf de poule , exactement moulé sur la poche, et envoyant à travers l'ouverture de communication, un collet mince, à l'extrémité duquel était fixée une autre pierre placée transversalement par rapport à la première.

Les autres grandes cellules qui se voient dans la vessie ont leur siége sur les côtés du bas-fond, derrière l'insertion

<hr>

(1) *Mém. de l'Acad. des Scienc.*, 1768.

(2) *Mem. de l'Acad. de chirurg.*, t. II, p. 35.

(3) *Tract. anat.*, lib. 1, p. 195.

(4) *Anthropogr.*, lib. 2, c. 23.

(5) *Archiv. génér.*, t. II, p. 124, mai 1833.

(6) *Sepulchret.*, l. 3, sect. 23, obs. 4, § 4.

(7) *Mém. de l'Acad. de Berlin*, 1754.

(8) Naumann, *Handbuch der medicinischen Klinik*, t. VI, p. 433.

(9) *Edinb. med. journ.*, t. VIII.

des uretères. Boudou a trouvé, entre la prostate et l'orifice des uretères, une poche assez grande pour pouvoir admettre un œuf de pigeon, et dont l'entrée était moins large que le fond (1). Bassius en a vu deux, une de chaque côté, qui étaient même assez vastes pour simuler une vessie triple (2). Mais les grandes cellules sont rares en cet endroit, quoiqu'on en rencontre souvent de petites : il y en avait deux entre les orifices des uretères et celui de l'urètre, dans l'un des cas que je rapporterai plus loin tout au long.

Le nombre des cellules n'a rien de fixe. Plus d'une fois je les ai vues très-multipliées. Dans plusieurs vessies dont j'ai donné le dessin, elles sont fort nombreuses, et variées tant sous le rapport de leur situation que sous celui de leur capacité et de la disposition de leurs orifices. M. Crosse a fait représenter (3) une vessie qui en contient plusieurs, dont quatre fort larges au sommet ; c'était un cas de récidive de la pierre, onze années après l'opération de la taille; il y avait un grand nombre de calculs dans la poche urinaire. On trouve aussi dans son ouvrage le dessin d'une autre vessie, dont la face interne est parsemée de cellules, parmi lesquelles une très-grande se trouvait au côté droit, derrière l'urètre. M. Bassereau a rencontré, dans le cadavre d'un homme mort de strangurie, la paroi postérieure du côté droit de la vessie percée de trois ouvertures, dont chacune conduisait dans une poche de la grosseur d'un œuf; en avant, et du côté gauche, il y avait plusieurs ouvertures analogues, qui communiquaient avec des poches moins développées : à l'insertion de l'uretère droit, on voyait un sac égalant le volume de la tête d'un enfant (4).

Lorsque les cellules sont petites, et contenues dans les pa-

---

(1) *Mém. de l'Acad. de chir.*, t. II, p. 279.

(2) *Philos. Trans.*, 1701.

(3) *Loc. cit.*, pl. 16, p. 121.

(4) *Med. Zeitung.*, 1833, n° 12.

rois vésicales, on les rend aisément évidentes au moyen
de tractions exercées en sens divers, ou en remplissant la vessie, soit d'eau, soit d'air, et enlevant les tissus qui la recouvrent.
On découvre alors, à sa surface extérieure, des appendices
généralement ovoïdes, à parois minces et transparentes, qui
tiennent à l'organe par un pédicule, la plupart du temps court
et mince. Lorsque les cellules ont acquis un certain développement, leur forme est moins régulière, ce qu'il faut presque
toujours attribuer à la pression exercée par les tissus envi-
ronnants.

En général, l'ouverture des cellules vésicales est proportionnée à leur volume. Elle a quelquefois un diamètre suffisant
pour permettre l'introduction d'un petit œuf de poule; mais
ce cas est rare. Les bords en sont toujours lisses, arrondis et
recouverts par la membrane muqueuse vésicale, qui se continue avec celle de la cellule, sans interruption, sans la
moindre trace de déchirure. Cette dernière remarque avait
déjà été faite par Morgagni (1), qui dit positivement qu'aucun
des sujets chez lesquels il a trouvé ces petits sacs, n'offrait
de traces d'une rupture de la membrane interne, qui sur tous
était relâchée et entrait en expansion pour former la poche.

J'ai dit précédemment que, dans les cas de cellules anciennes, les parois de ces poches avaient souvent une épaisseur
égale à celle de la vessie. Le fait suivant en fournit la preuve.

Barbier, journalier, âgé de soixante et un ans, éprouvait
depuis vingt années des douleurs néphrétiques, qui s'étaient
renouvelées à divers intervalles, et qui chaque fois avaient
cessé après l'expulsion spontanée de nombreux graviers.
Quand cet homme se présenta pour être admis à l'hôpital,
le 13 septembre 1836, il offrait les apparences d'une assez
bonne constitution; son état général ne semblait pas avoir

____

(1) *Adversar.* 3, animadv. 36. — *De sedib.*, cp. 42, art. 30; cp. 21,
art. 15.

beaucoup souffert de l'affection grave pour laquelle il venait réclamer des soins. Depuis quinze mois il avait beaucoup de peine à uriner, et des douleurs vives se faisaient sentir au bout de la verge, après l'émission de l'urine. Le même phénomène se reproduisait quand il marchait ou allait en voiture ; il avait aussi rendu quelquefois du sang. Peu de jours seulement avant son arrivée à Paris, il avait été sondé, et l'instrument avait fait découvrir dans la vessie une pierre, dont les gens de l'art n'avaient eu jusqu'alors aucun soupçon. L'urine déposait d'abondantes mucosités puriformes et fétides ; le besoin de la rendre se renouvelait très-fréquemment. Le malade accusait en outre une douleur considérable à l'anus et une grande gêne pour aller à la selle. Le cathétérisme m'apprit qu'il y avait, derrière le col vésical, un calcul qui me parut être très-gros. L'urètre présentait un rétrécissement à sa courbure, et ses parois avaient peu d'élasticité. Cette disposition nécessita un traitement préparatoire plus long qu'à l'ordinaire. Le volume de la pierre parut d'abord repousser l'application de la lithotritie ; cependant l'état général s'étant beaucoup amélioré, je me décidai à mettre cette méthode en usage. Le 8 octobre, la pierre fut saisie avec un instrument à écrou brisé, et j'en détachai plusieurs fragments ; l'instrument ramena aussi des débris très-friables de phosphate calcaire ; le jour même et les suivants, le malade rendit une plus grande quantité de sable, et du détritus qui ressemblait à du grès pilé : il n'y eut aucun accident. Le 15, je saisis de nouveau la pierre à plusieurs reprises ; chaque fois elle s'échappa, et elle fut peu endommagée. Du reste, le malade souffrit à peine ; mais il n'en fut pas de même après l'opération. Le lendemain, Barbier urinait avec beaucoup de difficulté, et il éprouvait de vives douleurs ; il avait passé une nuit trèsagitée ; le pouls était irrégulier, intermittent. Ces symptômes dénotaient une vive irritation des organes urinaires, déterminée par la présence de la pierre derrière le col vésical, et

aussi par des fragments arrêtés dans l'urètre. Les corps caverneux paraissaient être le siége d'un engorgement, auquel
tenait la rigidité du canal, fâcheuse en ce sens qu'elle s'opposait à la progression des débris. Ceux-ci, d'une nature très-
friable, s'accumulaient dans le conduit, et laissaient filtrer
l'urine. Je me contentai d'abord de les repousser dans la vessie, à l'aide d'une sonde élastique de gros calibre et d'injections. Le 17, la pierre fut plusieurs fois saisie et écrasée : les
jours suivants, il me fallut extraire une grande quantité de
fragments arrêtés dans l'urètre. Mais ces manœuvres répétées
fatiguant beaucoup le malade, je pris le parti de les remplacer
par des injections, qui réussirent très-bien. Six autres séances
de broiement eurent lieu, la dernière le 19 novembre. Le
malade fut pris alors de douleurs dans l'hypocondre droit :
il allait très-difficilement à la selle. Je lui prescrivis, à diverses
reprises, des purgatifs, qui n'apportèrent que peu de changement dans sa position. La santé générale se détériorait de plus
en plus ; l'altération profonde des traits, l'amaigrissement et
l'extinction de la voix annonçaient qu'une lésion profonde ne
tarderait pas à causer la mort. Elle eut lieu, en effet, le 29. Il
y avait, dans le côté droit de la poitrine, pleurésie chronique,
et épaississement considérable de la plèvre, avec fausses membranes et épanchement d'un litre et demi de sérosité purulente,
qui refoulait le diaphragme. Le rein droit était atrophié et mou,
mais sans altération notable de tissu : on trouva, dans l'un des
calices, à sa partie supérieure, un calcul, pesant quinze grains,
d'oxalate calcaire, en partie recouvert d'acide urique ; l'uretère était dilaté, mais sans autre lésion appréciable. Le rein
gauche était double de son volume normal, et ramolli ; sa
substance paraissait comme infiltrée et désorganisée en quelques points ; l'uretère était fort dilaté, mais rétréci par une
bride à deux pouces du bassinet ; sa surface intérieure présentait les traces d'une inflammation chronique de la membrane muqueuse, qui était ramollie, brune, même noire de

distance en distance, et ulcérée : on ramassa sur cette surface une assez grande quantité de matière calculeuse, qui parut être du phosphate de chaux. La vessie, vue à l'extérieur, semblait bilobée, à cause d'une vaste cellule située sur sa partie latérale droite, et dont les parois étaient aussi épaisses que celles d'une vessie ordinaire. Le corps principal de l'organe, incisé à son sommet, laissa échapper environ cinq à six onces d'urine bourbeuse, purulente, blanchâtre et horriblement fétide. On trouva dans la cavité plusieurs fragments de pierre, dont l'un, d'acide urique, paraissait avoir servi de noyau au reste du calcul, formé de phosphate calcaire très-friable, et pesant au total huit gros et demi. Les parois de la vessie avaient quatre à cinq lignes d'épaisseur. La surface interne était sillonnée par des colonnes charnues plus ou moins saillantes. La cavité communiquait, par une ouverture circulaire, d'environ un demi-pouce de diamètre, avec la poche accessoire, dont l'amplitude égalait presque celle de la vessie elle-même. Cette cellule, à parois membraneuses, et non musculaires, contenait aussi des fragments de pierre. La membrane muqueuse était partout de couleur noirâtre, sans autre altération notable qu'un certain degré d'épaississement. La prostate avait à peu près son volume ordinaire : les conduits éjaculateurs laissaient échapper, par leurs orifices dilatés, une assez grande quantité de matière puriforme.

Sous quelque point de vue qu'on envisage les cellules ou poches vésicales, elles constituent toujours une disposition très-fâcheuse. L'une d'elles peut se rompre, dans la rétention d'urine, et produire une mort aussi prompte qu'inattendue. L'urine, par le séjour qu'elle y fait, car elles ne peuvent se vider complétement, acquiert des qualités irritantes, et provoque des catarrhes purulents opiniâtres, contre lesquels on épuise inutilement toutes les ressources de l'art. J'ai observé avec soin plusieurs de ces cas. L'inspection cadavérique m'a fourni des notions utiles qui plus tard m'ont

mis à même de les reconnaître sur le vivant et de neutrali-
ser jusqu'à un certain point leur fâcheuse influence. Plusieurs fois, en sondant les malades, j'avais remarqué que le
liquide contenu dans la vessie, urine ou eau injectée, ne s'é-
coulait pas par la sonde d'une manière complète ; les chan-
gemens de position du malade, ses efforts expulsifs, et la
pression en divers sens avec la main appliquée sur l'hypogastre, procuraient ensuite la sortie d'une nouvelle quantité
de liquide, phénomène qui n'a point lieu lorsque la vessie
est régulièrement conformée, même dans les cas où elle a
perdu une partie de sa contractilité, car il suffit alors que le
malade pousse, ou qu'on appuie la main sur le bas-ventre,
pour que le liquide sorte en entier, et sans intermissions, par
la sonde. A ce premier caractère indicatif des cellules vésicales, s'en joint un autre qui n'est pas sans valeur : en faisant
plusieurs injections successives, le liquide, expulsé par sac-
cades et à de courts intervalles, est souvent plus trouble et
plus chargé que l'urine rendue immédiatement après l'introduction de la sonde. Or c'est par ces injections, fréquemmeut
répétées, par ces espèces de lavages à grande eau ou d'irrigations, que je suis parvenu à guérir des catarrhes jusque là
incurables. Cependant ce signe diagnostique n'a pas toujours
la même valeur, surtout lorsqu'il existe une pierre.

Quand la sécrétion puriforme déterminée par le séjour de
l'urine dans les cellules vésicales ne s'écoule point avec ce
liquide, d'une manière au moins intermittente, les collections
qu'elle y forme peuvent être prises pour des abcès. M. Crosse
en rapporte un exemple (1). Lapeyronie (2) cite un malade
chez lequel il trouva les cellules pleines de matière purulente.
Dans le cas que je vais rapporter, la disposition de ces petites poches était telle, qu'elle fit croire à l'existence de plu-

____

(1) *Loc. cit.*, p. 30 et 113, pl. 10.
(2) *Mém. de l'Acad. de chir.*, t. ii, p. 277.

sieurs abcès dans l'épaisseur des parois vésicales. Cette opinion fut même soutenue avec chaleur au moment de l'ouverture du corps ; mais, en examinant avec attention la cavité des prétendus abcès, qui était tapissée par une membrane muqueuse semblable à celle de la vessie, il fallut y renoncer, et tous les assistants demeurèrent convaincus qu'il s'agissait uniquement de cellules lorsqu'on eut découvert, dans les petites cavités, des graviers d'acide urique assez volumineux pour qu'il leur eût été impossible de passer par les orifices.

M. de Naranzi, âgé de soixante-cinq ans, éprouvait depuis plusieurs années un trouble marqué dans les fonctions de la vessie. Divers moyens furent successivement employés sans succès soutenu ; les accidents, qui d'abord n'avaient pas de caractère régulier, revenaient à des époques indéterminées, mais toujours de plus en plus rapprochées. Enfin, ils se prononcèrent tellement qu'on fut conduit à faire une exploration de la vessie. Le cathéter démontra l'existence d'un calcul, que l'on crut être peu volumineux. Le malade, ne voulant pas se soumettre à la taille, vint à Paris réclamer l'emploi de la lithotritie ; mais il fut retenu à Genève par des accès de fièvre, qu'on attribua à la grippe et à des douleurs rhumatismales, et que l'on combattit par divers moyens, notamment par l'emploi du quinquina. Au bout d'environ quinze jours, M. de Naranzi fut en état de continuer le voyage ; il arriva le 17 octobre 1832 à Paris. Malgré les fatigues qu'il venait de supporter, son état était satisfaisant, surtout sous le rapport des facultés digestives ; cependant le sommeil était souvent interrompu ; le pouls surtout me frappa par sa fréquence ; l'artère battait quatre-vingt-dix fois par minute. Le malade accusait peu de douleurs en urinant ; mais je m'aperçus qu'il faisait des efforts considérables, et que son visage devenait rouge, d'où je conclus que chaque émission était plus pénible qu'il ne le disait. Du reste, l'urine sortait lentement et presque sans former de jet; elle était légérement muqueuse, et répandait une odeur fétide.

Le cathétérisme, pratiqué deux jours après, me donna la preuve que la vessie contenait une grosse pierre. Comme l'urètre était irritable, il convenait d'en diminuer la sensibilité par l'usage de quelques bougies. Cette sorte de traitément préparatoire me donna d'ailleurs le temps d'observer le malade, sans trop exciter son impatience. A l'exception de la fréquence du pouls, qui persistait, et d'une légère dyspnée, toutes les fonctions paraissaient s'exécuter avec régularité. L'état seul de la circulation m'inspirait des inquiétudes. Je témoignai mes craintes à MM. Coïdam et Canella, médecins grecs qui prenaient un intérêt particulier au malade. Cependant il fallait se décider; j'explorai la vessie, dans le but de déterminer rigoureusement la grosseur de la pierre et sa dureté, si je parvenais à la saisir. Le malade supporta courageusement cette exploration; la pierre fut saisie, après avoir échappé deux fois; elle était volumineuse et aplatie. Dès lors, je jugeai que la méthode du broiement ne serait pas applicable, bien que je n'eusse découvert aucune altération pathologique de la vessie. On verra bientôt néanmoins qu'il en existait d'assez graves pour rendre la guérison impossible, lors même que je serais parvenu à morceler la pierre. L'irritabilité du sujet, la grosseur du calcul, sa forme et sa dureté présumée annonçaient que le traitement serait long, et tout portait à croire que le malade ne le supporterait pas. L'exploration augmenta momentanément l'irritation de la vessie; les besoins d'uriner devinrent plus fréquents; les urines furent d'abord teintes de sang, mais elles reprirent bientôt leur caractère primitif. On se contenta de prescrire des bains, des lavements émollients, des boissons émulsionneés, et de diminuer la quantité des aliments. Le malade se rétablit promptement; mais, après un dîner trop copieux, il fut pris d'un frisson, auquel succéda une sueur abondante; dans la nuit, le frisson reparut, et se termina de même ; l'urine devint rouge, son passage à travers l'urètre produisait de fortes cuissons ; l'application de quinze sangsues à l'anus fit disparaître cet accident. Le retour des frissons à des heures presque régulières parut indiquer l'emploi du quinquina, d'autant plus que le malade, qui était sujet à ces sortes d'accès fébriles, le demandait avec instance. Le sulfate de quinine, uni à l'opium, diminua les accidents, mais n'arrêta pas la fièvre. La persistance d'un tel état le rendait grave : je demandai une consultation, à laquelle prirent part MM. Dubois, Marjolin, Roux et Coïdam. On crut reconnaître un engouement du poumon droit ; une saignée au bras fut prescrite, ainsi qu'un vésicatoire sur la poitrine et des sinapismes aux jambes ; les accidents persistèrent. J'avais remarqué que la vessie ne se vidait pas ; l'introduction de la sonde donna issue à une certaine quantité d'urine limpide et semblable à celle que le malade rendait habituellement. Cette opération fut répétée plusieurs fois par jour ; mais l'état général empirait d'une manière notable. La fréquence du pouls continuait, et les forces déclinaient rapidement ; la dyspnée faisait aussi des progrès. Le 11, au matin, le malade se trouvait dans un état analogue à celui des jours précédents ; à midi, la prostration était extrême, quoique les facultés intellectuelles n'eussent subi aucune altération ; la mort eut lieu une heure après.

Il est digne de remarque que ce malade ne se plaignit jamais, et qu'il conserva jusqu'au dernier moment l'espoir d'une prompte guérison.

L'ouverture du corps fut faite avec soin, en présence de MM. Kapeler, Payen, Coïdam, Caron de Villars, Hebray, etc., disposition rendue nécessaire par quelques rapports inexacts sur le traitement auquel avait été soumis M. de Naranzi. Je vais en faire connaître les résultats, en ce qui concerne l'appareil urinaire.

Les deux reins avaient un volume triple de celui qu'ils

présentent d'ordinaire. Ils étaient parsemés de foyers purulents. Les uretères ne présentaient rien d'anormal. La vessie, de capacité ordinaire, était partagée en trois cavités, une principale, dans le milieu, et deux latérales, situées à peu près vers l'orifice des uretères, un peu plus en dehors : la gauche aurait pu admettre un œuf, l'autre était moins grande. L'orifice de la première avait le diamètre d'une pièce de vingt sous; celui de la seconde était plus large. Un pertuis double existait vers la portion de la vessie correspondante à la partie postérieure de la prostate et vers celle où commence l'urètre; il s'en écoula un liquide purulent, tenant en suspension de petits graviers d'un vert noirâtre. Par cet orifice on pénétra dans une cavité assez grande pour recevoir une grosse aveline, et ménagée dans l'épaisseur des parois vésicales. Cette cavité était tapissée par une membrane muqueuse de même couleur que celle de la vessie, sans aucune trace de travail inflammatoire. Une seconde cavité, à orifice analogue, mais simple, contenait aussi du pus et deux petits graviers colorés en noir; elle était tapissée d'une membrane muqueuse rosée. Du reste la vessie était large et teinte en rouge-brun dans toute son étendue, mais sans altérations. Les parois vésicales étaient absolument saines.

Les inconvénients que j'ai signalés jusqu'ici ne sont pas les seuls qu'entraînent les cellules vésicales. La sonde, en y pénétrant, lorsqu'elles sont grandes, peut faire croire à une dilatation de la vessie qui n'existe pas, et la moindre pression du bec de l'instrument produire la rupture de leurs parois, ce qui donne lieu à des accidents inattendus. Enfin elles peuvent contenir une ou plusieurs pierres. Que ces dernières s'y forment, ou que seulement elles y pénètrent, soit après avoir pris naissance dans la vessie, soit après être descendues des reins, toujours est-il qu'il n'est pas rare de rencontrer des calculs dans les cavités anormales des vessies à cellules. Tantôt il n'y en a qu'un seul, et tantôt il s'en trouve plusieurs ensemble, ainsi qu'on le voit dans une des planches jointes à cet ouvrage. Pendant deux années, un jeune homme eut des attaques fréquentes de dysurie, et rendit plus de cinquante graviers avec ses urines ; de ces graviers, les uns, gros comme des pois, ronds et polis, sortirent sans douleurs, et les autres, plus ou moins anguleux, séjournèrent dans l'urètre : à l'ouverture du corps, on trouva dans la vessie trois pierres grosses presque comme des noisettes, et renfermées dans un sac membraneux : ce sac était continu à la membrane interne de la vessie, et de même substance qu'elle (1).

Tant que les pierres logées dans les cellules vésicales sont petites, elles peuvent passer de la vessie dans les poches, et réciproquement ; mais un moment arrive où ce passage cesse d'être praticable, soit parce que le calcul a pris trop de volume, soit parce que l'orifice s'est trop resserré. La pierre continue alors de croître dans son kyste, sans en dépasser les limites ; quelquefois cependant elle se développe surtout par la surface qui correspond à la cavité vésicale, dans laquelle elle envoie un prolongement plus ou moins étendu. On dit, dans le premier cas, qu'elle est enkystée, et dans le second qu'elle est châtonnée, état fort différent de celui d'adhérence, avec lequel beaucoup d'écrivains l'ont confondu, et dont je chercherai plus loin à donner la véritable interprétation.

Ma pratique m'a offert un assez grand nombre d'exemples de calculs engagés dans des cellules. Parmi ceux dans lesquels ces corps étrangers occupaient tantôt leurs loges et tantôt la vessie, je citerai les suivants, auxquels se rattachent des considérations d'une haute importance, qui donnent un intérêt spécial aux détails dans lesquels je vais entrer.

M. Rousseau, de Paris, âgé de soixante-huit ans, d'une constitution épuisée par les douleurs de la pierre, avait eu

(1) Ziegenhorn, dans Haller, *Disp. chir.*, t. iv, p. 1, pl. 26, fig. 1.

plusieurs attaques d'apoplexie, qui furent suivies d'une altér-
ration manifeste de la plupart des fonctions et d'un œdème
considérable des extrémités inférieures. Les premiers symptômes du calcul n'offrirent rien de particulier : le malade n'é-
prouvait pas les besoins fréquents d'uriner et les épreintes
en urinant dont se plaignent la plupart des calculeux. La vessie n'était point restée étrangère à l'atonie générale : elle ne
s'appliquait pas sur la pierre quand l'urine cessait de couler;
elle ne se débarrassait point non plus entièrement du liquide
qu'elle contenait, et ce n'était même qu'avec de grands efforts
qu'elle parvenait à en expulser quelques gouttes. Cet état durait depuis plusieurs mois, pendant lesquels on avait employé
sans succès tous les moyens usités en pareil cas. On songea
enfin à la possibilité de l'existence d'un calcul vésical. Je fus
appelé, et je m'assurai que la vessie contenait plusieurs pierres. Du reste, elle ne présentait aucun indice d'altérations
organiques profondes. Le délabrement seul de la constitution
semblait s'opposer à toute opération; cependant les instances
du malade me décidèrent à essayer le broiement : l'urètre
étant large et peu irritable, il y avait peu d'inconvénient à
faire une tentative de lithotritie, qui devait d'ailleurs fournir
des notions plus exactes sur le nombre, le volume et la dureté des calculs. Les souffrances furent moins fortes qu'on
ne s'y attendait : un petit calcul fut promptement saisi, broyé,
écrasé et en partie extrait dans la pince; le malade rendit
ensuite quelques fragments; du reste, il n'éprouva aucun accident; à peine le pouls s'accéléra-t-il un peu. Un second
essai eut lieu quatre jours après : j'eus un peu plus de peine
à saisir la pierre, qui s'échappa plusieurs fois de la pince; à
la fin, elle fut fixée, broyée et écrasée : des fragments sortirent avec la pince, d'autres avec l'urine. A la suite de cette
séance, le malade se trouva fatigué, l'atonie de la vessie augmenta, et il devint nécessaire d'introduire plusieurs fois la
sonde, pour faciliter l'écoulement de l'urine et d'une certaine

quantité de sang, qui s'échappa par exhalation pendant deux jours. A l'aide de ces moyens, d'un régime tonique et de quelques frictions avec l'extrait de digitale pourprée, on obtint la cessation des accidents et une amélioration de la santé. Une troisième tentative fut suivie du même résultat, quant au broiement, d'un nouveau dérangement de la santé, et d'une exhalation sanguine plus abondante. Je fus frappé d'ailleurs d'une circonstance qui aurait suffi pour me faire renoncer à la lithotritie. Au premier essai, la vessie m'avait paru contenir un grand nombre de calculs; au second, je n'en trouvai plus qu'un, et j'eus de la peine à le saisir; au troisième, plusieurs pierres se présentèrent à l'instrument. Qu'étaient-elles devenues lors de la seconde tentative? L'instrument lithotriteur permet d'explorer parfaitement tous les recoins de la vessie, et de s'assurer si elle contient plusieurs calculs, ce qui est surtout facile après que la pince en a saisi et fixé un. Il me fut démontré que les autres pierres s'étaient logées dans un lieu où l'on ne pouvait les atteindre. C'en était assez pour rendre le résultat de l'opération fort incertain. L'état général du malade ne permettait pas de continuer un traitement si hasardeux : d'ailleurs les souffrances causées par la pierre n'étaient point assez vives pour qu'il y eût urgence d'opérer. Je fis part de mes craintes au malade, qui les jugea fondées. M. Chardel, médecin ordinaire, adopta entièrement mon opinion. Nous nous bornames à prescrire des moyens propres à apaiser les douleurs. Je revis M. Rousseau plusieurs mois après; il était dans le même état, désirant toujours d'être débarrassé de la pierre, mais appréciant les motifs trop valables qui m'empêchaient d'opérer. Toutefois il me demanda quelques avis sur la cystotomie. Elle était encore moins praticable que la lithotritie : comment, en effet, se résoudre à pratiquer une opération si grave chez un malade dont les douleurs étaient très-supportables, et qui offrait d'ailleurs si peu de chances de succès? il y avait pa-

ralysie, œdème des extrémités inférieures, et atonie générale rendant touts les mouvements presque impossibles. Je
crus nécessaire de communiquer mes scrupules à M. Rousseau, afin de le détourner d'une pensée qui devait lui devenir funeste. On se borna de nouveau à l'emploi des
moyens hygiéniques et pharmaceutiques. Mais bientôt le
malade revint à sa première idée, et cette fois il s'a-
dressa à Dupuytren, qui, ne partageant pas ma manière
de voir, pratiqua la cystotomie par le procédé bilatéral.
Il retira deux calculs de moyenne grosseur, et fit de nombreuses recherches pour reconnaître si la vessie était entièrement débarrassée. Ses explorations ne lui laissèrent aucun doute à cet égard. Le malade mourut au septième jour.
L'ouverture du corps apprit que la vessie présentait plusieurs
cellules. Dans l'une d'elles se trouvait une pierre du volume
d'une noix, qui avait échappé aux recherches de Dupuytren
et de plusieurs autres chirurgiens présents à l'opération.

Jean, âgé de soixante-dix-sept ans, éprouvait, depuis quelques années, des douleurs à l'extrémité de la verge et dans
le trajet de l'urètre. Ces douleurs se propageaient aux os
pubis, et même à la partie inférieure de la région hypogastrique. Le malade avait en outre des besoins d'uriner fréquents et difficiles à satisfaire. Lorsque ces accidents eurent
acquis assez d'intensité pour l'empêcher d'exercer sa profession de berger, il vint à Paris, et fut reçu dans le service des
calculeux. Les progrès de la maladie et les fatigues du voyage
avaient exaspéré son état : il fallut attendre plusieurs jours
pour s'assurer si la vessie contenait les calculs. Quand on eut
acquis cette certitude, j'introduisis une grosse bougie de cire,
afin de savoir au juste quel était le diamètre du canal : cette
introduction fut répétée plusieurs fois, dans le but de diminuer l'irritabilité de l'urètre, qui était excessive. Une exploration de la vessie avec un instrument lithotriteur me donna
l'assurance qu'il y avait plusieurs calculs ; l'un d'eux fut saisi :

il était petit, mais très-dur ; je fus obligé de le perforer
avant de l'écraser. Cette opération dura peu de minutes,
quoique douloureuse, elle fut mieux supportée qu'on ne
s'y attendait : le malade rendit ensuite un peu de détritus
et quelques petits fragments. Mais les symptômes de la maladie se trouvèrent augmentés le jour de l'opération et le lendemain. Huit jours après, une nouvelle séance eut lieu, et procura le même résultat : un calcul fut saisi aisément, perforé
dans un sens, retourné, perforé dans un autre sens, et écrasé
sans peine. Le lendemain et les jours suivants, le malade
rendit des fragments, moins toutefois que je ne m'y attendais. La difficulté d'uriner se trouvant accrue, l'opération ne
fut reprise que quinze jours après : elle ne présenta rien de
particulier ; mais la présence de l'instrument dans la vessie était toujours pénible pour le malade. Ce traitement paraissait le fatiguer : il était impossible d'en calculer la durée ;
aussitôt que les douleurs de la pierre augmentaient, le pouls
devenait irrégulier et intermittent ; la langue tendait à se des-
sécher pendant la nuit. La dureté des calculs en rendait la
destruction très-lente, et les sensations du sujet obligeaient
d'abréger la durée des séances. Il en avait supporté trois, et
n'avait pas rendu plus de détritus qu'on n'en observe à la suite
d'une séance ordinaire. Cependant l'impossibilité de recourir
à d'autres moyens me fit renouveler les tentatives de broiement. Lorsque la pince fut ouverte dans la vessie, j'eus de la
peine à saisir et même à trouver un calcul, qui fut perforé et
écrasé comme les précédents. Je commençais à espérer qu'il
ne faudrait plus qu'un petit nombre d'opérations pour débarrasser la vessie ; mon espoir fut déçu. A la séance suivante,
la pince était à peine ouverte, qu'elle rencontra plusieurs
pierres. L'idée me vint alors que la vessie était à cellules,
et que les calculs se trouvaient tantôt dans sa cavité, tantôt
dans les poches. Deux autres explorations, faites à quinze
jours de distance, fortifièrent cette opinion, et me firent

définitivement renoncer à la lithotritie. Le sujet était souffrant, et l'air de l'hôpital paraissait le fatiguer ; ayant appris
qu'il avait des parents près de Paris, je l'engageai à passer
quelques jours chez eux. Il sortit de l'hôpital, pour y rentrer
peu de temps après. Accablé de misère et de douleurs, il avait
obtenu quelque amélioration dans sa santé, mais pas assez
pour qu'on pût entreprendre de le guérir. Je m'assurai que sa
vessie conservait le même degré de sensibilité. On se borna
aux moyens propres à tenir le ventre libre, à calmer l'irritation de la vessie, à rendre les urines abondantes, à lutter contre le développement d'un catarrhe pulmonaire qui revenait
tous les hivers. Ces prescriptions n'eurent pas tout l'effet
qu'on en attendait : la constipation persista, la toux et la dyspnée augmentèrent, la fièvre se déclara, et le malade périt.

L'ouverture du corps apprit que le point de départ des
phénomènes morbides était presque exclusivement dans les
organes génito-urinaires. La capacité de la vessie était considérablement diminuée, et sa membrane muqueuse beaucoup
plus rouge que dans l'état normal. Cette membrane recouvrait un lacis de saillies disposées irrégulièrement, de longueur et de direction très-variées. C'étaient les colonnes
charnues de la vessie, qui avaient acquis un développement
extraordinaire, et qui se dessinaient au-dessous de la tunique
interne. Entre ces colonnes, spécialement vers le bas-fond du
viscère, se trouvaient les orifices d'un grand nombre de petites cavités ou cellules, de capacités diverse ; quelques-unes
renfermaient des calculs, les plus petites ne contenaient que
de l'urine. Leur orifice ne répondait pas à leur grandeur ; il
était caché par le rapprochement des colonnes pendant l'af-
faissement des parois ; mais, en écartant celles-ci, on voyait
les ouvertures arrondies, tapissées, ainsi que l'intérieur des
cellules, par un prolongement de la muqueuse vésicale. Les
cellules avaient des parois fort minces, celles surtout qui
étaient le plus développées, et qui s'étendaient au-delà du

plan extérieur des fibres musculaires, tandis que les petites étaient recouvertes par ce même plan. La prostate avait beaucoup augmenté de volume et de consistance. L'urètre ne présentait rien de particulier.

Ces deux faits présentent de l'intérêt à plusieurs égards. On y voit des vessies à cellules, sans nul obstacle mécanique à l'émission de l'urine ; en effet, l'urètre était libre, très-large même, et pendant long-temps le malade n'avait point eu la conscience des efforts que sa vessie faisait pour se débarrasser de l'urine. Les douleurs étaient moins vives qu'elles ne le sont d'ordinaire : on eût dit qu'il y avait plutôt atonie qu'excès de force des parois vésicales. Au milieu d'un tel concours de circonstances, il est difficile de s'expliquer la formation des cellules, dont plusieurs avaient cependant beaucoup d'ampleur. Les contractions spasmodiques du col vésical et l'état habituel de distension du viscère sont les seules causes auxquelles on puisse attribuer la manifestation de cet état pathologique. En second lieu, il était impossible de déterminer si les cellules avaient précédé ou suivi la formation des pierres. Celles-ci passaient de la vessie dans les poches accidentelles et réciproquement. Ce qui avait eu lieu dans le second essai de lithotritie m'avait fait soupçonner fortement cette disposition, et ce fut même là ce qui, dans le premier cas, me détermina surtout à renoncer au broiement. Nous trouvons donc ici une nouvelle preuve de la supériorité des explorations faites avec mes intruments sur celles pour lesquelles on emploie la sonde. En pareille occurrence, le cathéter ne saurait procurer aucune notion précise, et il n'y a que le hasard seul qui puisse en conduire l'extrémité dans les cellules. Cette importante remarque n'a point échappé à la pénétration de Morgagni (1). « Outre que le lithotomiste, dit » il, peut se tromper en cherchant le calcul, puisque ce corps

____

(1) *De sedib.*, ep. 42, art. 32.

» tantôt est dans la vessie, et tantôt se cache dans un petit sac,
» il peut encore arriver, au grand détriment de sa réputation
» et du malade, qu'après l'incision déjà faite, on cherche en
» vain dans la vessie la pierre qu'on y avait sentie les jours pré-
» cédents (1). »

Mais ce n'est pas seulement à obscurcir le diagnostic et à compromettre le succès d'une opération inconsidérément tentée que se borne l'influence des cellules vésicales coïncidant avec l'affection calculeuse. Ces poches peuvent encore donner à penser que la pierre a disparu, et plus d'une fois il est arrivé qu'elles ont contribué à mettre en crédit les prétendus fondants ou dissolvants, dont la crédulité publique a tant de fois accueilli la pompeuse annonce avec enthousiasme, et dont on cherche encore à la bercer, en exagérant la portée de quelques observations vagues ou incomplètes, comme je l'ai démontré dans ma cinquième Lettre (2). Aux faits que déjà j'ai cités, il ne sera pas inutile d'ajouter les suivants.

(1) *Summe nocet*, dit Tulpius (*Obs. med.*, l. 3, c. 5, p. 487), *vesicæ urinariæ calculus ipsi adnatus, quem si tollas, sive relinquas, perinde occidis ægrum. Talis periculosæ accretionis exemplum licuit videre in cadavere, cujus vesica continuit calculum membrana involutum, et fibris tam stricte vesicæ tunicis alligatum, ut vix inde avelleretur sine manifesta dilaceratione. Misero cuidam lithotomus adempturus calculum, extrahit simul et ipsam vesicam, utpote calculo tot et tam tenacibus vinculis accretam, ut nequiverit nulla arte separari.*

(2) *Cinquième Lettre sur la lithotritie*, p. 131. — Les observations que j'ai présentées dans cette Lettre, au sujet des nouvelles tentatives pour accréditer les bicarbonates alcalins, et plus particulièrement encore les eaux de Vichy, comme lithontriptiques, ont soulevé des récriminations qui n'ont pas dû me surprendre, car je m'y attendais. Ma conviction n'en a point été ébranlée. Pouvait-elle l'être, quand la conscience des médecins, éclairée par une connaissance approfondie de l'affection calculeuse, et par les résultats cliniques, a déjà résisté à tant de travaux analogues ? Nos contemporains nous ont-ils appris plus que ce qu'on lit entre autres dans l'opuscule de David Hartley (*De lithontriptico a Joanna Stephens nuper invento dissertatio epistolaris*. Leyde,

Quelques symptômes de pierre, mais peu violents, se faisaient sentir chez un homme. La sonde révéla distinctement la présence d'un calcul. Comme le malade ne souffrait point assez pour agréer aucune opération, il employa des boissons alcalines, et rendit avec les urines plusieurs graviers d'acide urique. Peu à peu cependant la prostate s'engorgea. Wilson, qui le sonda vingt ans après, ne sentit point de corps étranger dans la vessie. Quelques mois avant la mort, qui eut lieu à soixante-quatorze ans, les symptômes de la pierre reparurent : de temps en temps alors le cathéter procurait la sensation d'un corps dur, mais sans qu'on pût bien distinguer si c'était un calcul ; sur la fin cependant, Wilson ne conserva plus de doute à cet égard, et plusieurs fragments de matière pierreuse s'engagèrent même dans les yeux de la sonde ; après la mort, deux calculs furent trouvés dans des kystes vésicaux, qui ne renfermaient toutefois qu'une partie de chacun d'eux : la portion enkystée, lisse et polie, était d'oxalate calcaire ; une couche de phosphate couvrait le reste ; les reins étaient malades : dans l'un, dont le volume n'égalait pas celui de l'autre, on trouva des abcès ; tous deux contenaient des calculs (1).

Un autre calculeux, après avoir fait usage du fameux re-

1741, in-8°), dont les recherches ont été faites avec tant de soin , et sont accompagnées de bonnes figures ? La mode peut accréditer des moyens inutiles, même dangereux ; mais elle est sans empire sur le crédit de ceux dont l'expérience a invariablement établi l'efficacité. Or les lithontriptiques surtout ont subi ses caprices, et de cela seul on peut conclure que, si jamais ils doivent prendre place dans la matière médicale, l'époque n'est point encore venue pour eux d'y figurer utilement. Pour les remettre en crédit, s'ils ont des droits légitimes à revendiquer, il faudra suivre une autre marche que celle qui ne les a pas empêché plus d'une fois déjà de retomber dans l'oubli, d'où M. le docteur Petit cherche encore à les tirer dans des vues extra-scientifiques, qui ne me permettent pas d'entrer en lice avec lui.

(1) *Lectures,* p. 232.

mède de Stephens, cessa de ressentir les douleurs de la pierre, qu'on ne put même plus retrouver avec le cathéter; il mourut cependant, et à l'ouverture de son corps, Nourse ne trouva pas dans sa vessie moins de six kystes, renfermant neuf calculs.

Il n'arrive pas toujours aux calculs emprisonnés dans des poches vésicales de ne manifester leur présence par aucun symptôme, alors même qu'ils n'ont point de partie saillante dans l'intérieur de la vessie. Un homme presque octogénaire éprouvait depuis long-temps des accidents qu'on attribuait à la pierre, quoique plusieurs chirurgiens, qui l'avaient souvent sondé, n'eussent rien senti dans la vessie. Wilson fut plus heureux que ses prédécesseurs ; mais le malade mourut peu de temps après. On trouva une large ouverture qui passait de la vessie dans une cavité entourée d'un côté par le péritoine un peu épaissi et de l'autre par les muscles de l'abdomen. Cette cavité contenait un calcul du poids de quatre onces. La circonférence de l'ouverture était ulcérée, et celle-ci assez large pour permettre au calcul de passer dans la vessie. Le malade souffrait peu, mais ses douleurs dataient de trente-cinq années (1).

B. *Tunique celluleuse.* — L'épaississement des parois vésicales n'est pas toujours borné à la seule couche des fibres musculaires. Les diverses couches celluleuses y prennent souvent part aussi, surtout lorsque la maladie est fort avancée. J'ai plusieurs fois observé cet épaississement des tuniques celluleuses de la vessie, mais presque toujours borné à un point de la circonférence du viscère, spécialement vers l'insertion des uretères et à la région derrière laquelle le rectum se trouve adossé. La dureté des tissus était si grande, dans quelques-uns de ces cas, qu'on avait de la peine à les diviser, et qu'ils criaient sous le scalpel. On ne concevrait pas autrement

____

(1) *Ibid.*, p. 234.

la densité pour ainsi dire calleuse (1) ou cartilagineuse (2) qu'acquiert fréquemment la vessie, ni l'apparence comme lardacée ou stéatomateuse que présente parfois la tranche de ses parois (3).

C. *Membrane muqueuse.* — C'est surtout la membrane muqueuse qui se ressent des atteintes de la pierre.

Chez la plupart des sujets qui ont succombé à l'affection calculeuse, ou à toute autre maladie des organes urinaires, avec phlegmasie vésicale, la membrane muqueuse du viscère présente une coloration qui lui est propre. C'est une teinte brune, violacée, bleuâtre ou noirâtre, tantôt occupant toute la surface interne, avec des nuances diverses, tantôt bornée à une partie de cette surface, la plus voisine du col. Ce qu'il y a de plus remarquable, c'est l'existence de cette coloration sans changement appréciable dans la texture et les dispositions de la membrane muqueuse, soit à la surface libre, soit dans la section. Le point où elle commence ne saurait être déterminé que par la teinte elle-même, qui d'ailleurs se trouve intimement liée avec le tissu de la membrane.

Il est beaucoup de calculeux dont la vessie offre à la sonde exploratrice des inégalités, des espèces de franges, qui paraissent dépendre d'un état de relâchement de sa membrane muqueuse, et qu'on distingue aisément de celles auxquelles donne lieu l'hypertrophie de la tunique musculeuse, en ce qu'elles sont molles, flasques et spongieuses, de sorte qu'elles cèdent et fuient pour ainsi dire devant l'instrument. Le Musée huntérien possède une vessie dont la membrane interne est, dans quelques parties, allongée en lames ou appendices ayant chacun trois lignes de long (4). C'est dans des

____

(1) *Eph. Nat. Cur.*, cent. 7, obs. 15.

(2) Portal, *Mém. de l'Acad. des Scienc.*, ann. 1770.

(3) Targioni Tozzetti, *Osservaz. med.*, raccolta 1.

(4) Brodie, *loc. cit.*, p. 92.

cas de ce genre que des personnes peu exercées aux manœuvres de la lithotritie, et faisant usage d'instruments imparfaits, ont pincé, arraché même la membrane muqueuse. Presque toujours alors il y a un catarrhe vésical déjà ancien, et les malades rendent beaucoup de mucosités. A l'ouverture des corps, on trouve quelquefois les villosités de la membrane en relief sur la surface interne du viscère ; si l'on verse un peu d'eau sur cette dernière, leur extrémité libre se soulève et devient pour ainsi dire flottante. J'ai observé cette disposition, à un degré très-prononcé, chez des malades qui avaient long-temps souffert d'un catarrhe vésical.

Les inégalités peuvent être assez considérables pour constituer de véritables replis. A l'ouverture du corps d'un homme mort de la pierre, Lapeyronie trouva une loge qui renfermait le corps étranger, et dont l'entrée était bouchée par une espèce de voile ou de rideau mobile, étendu de haut en bas sur le devant de la cellule (1).

M. Howship a décrit et figuré (2) un pli transversal de la membrane interne de la vessie, qui s'étendait aussi de l'orifice de chaque uretère à celui de l'urètre, et formait une valvule empêchant le passage de l'urine. Il en résultait des rétentions d'urine fréquentes, qui cédaient au cathétérisme, mais dont une fit périr le malade.

Ces plis transversaux, dans le voisinage du col vésical, ne sont pas rares, non-seulement chez les calculeux, mais aussi dans d'autres états morbides de la vessie, notamment lorsque la prostate est engorgée. Il y a déjà plusieurs années que j'en ai fait connaître quelques exemples, et je crois devoir encore revenir sur ce point.

On trouve, près du col de la vessie, deux sortes de plis transversaux qui opposent des difficultés à la sortie de l'urine,

(1) *Mém. de l'Acad. de chir.*, t. I, p. 400.
(2) *Loc. cit.*, p. 126, pl. 2, fig. 3.

ainsi qu'à l'introduction des instruments, et qu'il importe d'autant plus de connaître, qu'ils peuvent donner lieu à des méprises et à des accidents.

L'un correspond aux insertions des uretères, de l'un à l'autre desquels il s'étend. C'est la fin ou le rebord postérieur du trigone vésical. Mais la saillie que forme ce pli est en quelque sorte fictive, du moins dans le plus grand nombre des cas; il y a moins élévation de sa part, que dépression de la partie du corps vésical située immédiatement derrière. Quand cette dépression devient considérable, il en résulte un changement de forme de la vessie, dont je viens de parler.

L'autre pli, beaucoup plus commun, et aussi plus important, est situé au niveau du col vésical, dont il fait pour ainsi dire partie. Il s'étend d'un lobe latéral de la prostate à celui du côté opposé. Sa hauteur, son épaisseur et sa dureté varient (1), et changent la direction du canal dans la même proportion. J'ai vu des cas dans lesquels la hauteur de cette sorte d'éperon était de neuf lignes. Son épaisseur est en général peu considérable. Bien entendu qu'on ne le confondra pas avec deux autres états dont j'aurai bientôt occasion de parler, les fongus et les engorgements du moyen lobe de la prostate; la saillie que ceux-ci forment, chez certains calculeux spécialement, est quelquefois aplatie d'avant en arrière, au point de ressembler presque au pli dont il s'agit ici, et qui est essentiellement membraneux : du reste, on distingue aisément, pendant la vie, ce repli de l'engorgement du corps de la prostate, en ce que la sonde se trouve arrêtée par lui au moment où l'on croit être parvenu dans la vessie, et lorsque déjà le bec de l'instrument a parcouru la partie prostatique de l'urètre. C'est principalement dans les cas où il existait qu'on a fait fausse route avec la sonde, quand, au lieu d'élever fortement l'extrémité

____

(1) Deschamps, *loc. cit.*, t. I, p. 47.

oculaire, on a poussé avec force dans la direction première. Deux faits cités par M. Cruveilhier, qui a donné le dessin des pièces, constatent le danger que je signale : dans l'une et l'autre circonstance, en effet, il y eut fausse route. J'ai ouvert aussi deux cadavres dans lesquels cette disposition avait été également cause de fausses routes; mais comme l'affection calculeuse n'était point alors le fait capital, je renverrai les détails de ces observations et de quelques autres analogues, que je possède, à l'examen que je ferai des maladies du col de la vessie, dans le second volume de mon Traité des maladies des organes génito-urinaires. J'ai lithotritié quelques malades qui la présentaient ; en modifiant le procédé, ainsi que je l'ai indiqué, de manière à faire passer l'instrument sur le repli, je suis parvenu à éviter de le léser; mais le simple frottement produit par la manœuvre a suffi pour déterminer une exhalation sanguine fort abondante, dans deux cas, et pour produire, chez deux autres malades, une irritation vive de la vessie, avec des besoins très-fréquents d'uriner, qui ont continué pendant quinze jours chez l'un et deux mois chez l'autre. Chez un malade cité par M. Belmas (1), on ne put extraire la pierre qu'après avoir incisé la bride.

On a vu aussi une cloison triangulaire dont la base répondait au trigone vésical, et le sommet à la partie supérieure de l'orifice de la vessie. Cette cloison, large d'un pouce, divisait en quelque sorte l'orifice vésical de l'urètre, et elle avait apporté de grandes difficultés à l'introduction des tenettes, dans l'opération de la taille périnéale (2).

Houstet parle (3) d'une pierre, de la figure d'une poire et de la grosseur d'un petit œuf de poule, logée dans une cavité qui existait vers le haut de la vessie, sous la voûte des os

---

(1) *De la taille suspubienne*, p. 65.

(2) Deschamps, t. III, p. 227.

(3) *Mém. de l'Acad. de chir.*, t. I, p. 274.

pubis: jusque là ce fait ressemble à un cas dont j'ai donné
ailleurs (1) les détails, et dans lequel je fus obligé d'aller
broyer un calcul au milieu d'une cavité spéciale, située à la
partie supérieure du col de la vessie, où la sonde ne parvenait
que par une manœuvre particulière au moment où elle fran-
chissait le col vésical; mais ce qu'il offre de différent, c'est
qu'outre que la cavité embrassait exactement la pierre dans
toute son étendue, la membrane interne fournissait encore
des prolongements qui s'enfonçaient dans des sillons assez
profonds de ce corps étranger, et le liaient si intimement avec
lui qu'on ne l'en séparait qu'avec peine.

Ce n'est point là le seul cas dans lequel des expansions de
la membrane muqueuse vésicale se soient ainsi engagées dans
les inégalités d'un calcul de manière à établir une sorte d'adhérence, même assez solide. J'ai indiqué d'autres modes encore d'adhésion, mais qui exigent que la membrane soit passée à l'état pathologique, qu'elle ait été envahie par l'inflammation, ou que des fongosités se soient développées à sa
surface.

Inflammation. — Je n'insisterai point sur les effets de
l'inflammation de la vessie. A l'état aigu, cette phlegmasie
est beaucoup moins commune qu'on ne serait tenté de le
supposer d'après les longs détails dans lesquels les nosolo-
gistes entrent à son égard. L'inflammation chronique est in-
finiment plus commune, et c'est à elle qu'il faut rapporter la
couleur brune, passant quelquefois presque au noir, qu'offre
si fréquemment la vessie des calculeux. Son résultat le plus
ordinaire, ou du moins le plus évident, est un accroissement
et une modification de la sécrétion muqueuse, qui constituent
ce qu'on appelle le catarrhe vésical, et dont j'ai fait précédemment connaître l'influence sur la production, le développement et la composition des calculs.

(1) Voyez mon *Parallèle*, p. 294.

A la vessie, comme partout, l'inflammation peut se terminer de plusieurs manières.

A. *Gangrène.* — Il est très-rare qu'elle se termine par gangrène, ou du moins que celle-ci envahisse une grande étendue de la vessie, et à plus forte raison qu'elle l'occupe toute entière. Morgagni cite cependant un cas de ce dernier genre (1). Dans la grande majorité des circonstances, la gangrène se borne à un point, celui principalement sur lequel portait l'action soit d'une pierre chargée d'aspérités, soit d'un corps aigu, comme aiguille ou autre, servant de noyau à une concrétion calculeuse. L'ouverture du corps de Barthez a fourni un exemple de cette gangrène partielle produite par la présence d'un calcul. La mort s'ensuit presque toujours, à cause de l'épanchement urinaire qui a lieu dans la cavité péritonéale ou dans le tissu cellulaire pelvien.

B. *Suppuration.* — L'inflammation de la vessie se termine bien plus fréquemment par suppuration. Tantôt alors le pus reste confiné entre les tuniques vésicales, soit qu'il les infiltre de manière à en augmenter beaucoup l'épaisseur (2), soit qu'il se réunisse en petits foyers disséminés (3), ou qu'il ne forme qu'une collection plus ou moins volumineuse (4), généralement située vers le sommet ou à la face antérieure de l'organe, et produisant une tumeur qui fait saillie au-dessus du pubis, qui s'élève même jusqu'à l'ombilic. Tantôt la suppuration s'établit dans le tissu cellulaire qui unit la vessie au rectum (5), et alors c'est presque toujours vers le périnée qu'elle cherche à se frayer une issue, quoiqu'il lui arrive quelquefois aussi de se porter également vers l'hypogastre et la

(1) *De sedib.,* ep. 42, art. 25.

(2) Bonet, *Sepulchret.,* l. 3, sect. 23, p. 590. — J'ai déjà rapporté plus haut une observation de Ruysch à ce sujet.

(3) Paré, l. 17, c. 59.

(4) Chopart, *loc. cit.,* t. i, p. 453.

(5) Colot, *Traité de la taille,* p. 188 et 191.

partie inférieure du petit bassin (1). On l'a cependant vue
se faire jour dans la cavité péritonéale, et déterminer ainsi
la mort (2). Lapeyronie a reconnu, après la mort d'un
homme auquel il avait pratiqué une incision au périnée, pour
une rétention d'urine causée par un abcès gangréneux au col
de la vessie, qu'un autre abcès s'étendait tout le long de l'uretère, depuis son orifice inférieur jusqu'au rein, et que la vessie
présentait en outre quatre cellules remplies de pus. M. Brodie a vu, chez un malade qui mourut peu de temps après la
taille, un large abcès du bassin, communiquant à la vessie par
une ouverture ulcérée sur l'un des côtés du col de celle-ci,
et, chez un autre, un abcès occupant presque tout le bassin,
mais sans communication avec la poche urinaire (3). Ces
deux malades avaient été soignés par Home. M. Brodie, de
ce que la mort avait eu lieu très-peu de temps après l'opération, conclut que les abcès devaient avoir existé déjà avant
qu'on pratiquât la taille, et les considère comme la conséquence, non de celle-ci, mais de la maladie.

En faisant l'ouverture d'un vieillard de quatre-vingt-deux
ans, à l'hopital Necker, j'ai trouvé un abcès à la face antérieure de la vessie, dans l'épaisseur de ses parois. Il en existait un second à la partie latérale inférieure du côté gauche.
Ni l'un ni l'autre n'avait été soupçonné pendant la vie. La
vessie contenait onze pierres.

Déjà j'ai publié un autre cas d'abcès qui s'est offert à moi
entre la vessie et la paroi antérieure de l'abdomen (4). Je ne
rappelle ici ce fait que pour relever l'erreur dans laquelle est
tombé l'auteur d'une lettre adressée le 29 juillet 1833 à l'A-
cadémie des Sciences. La collection purulente n'avait point

(1) Chopart, *loc. cit.*, t. I, p. 454. — Morand, *Taille au haut appareil*,
p. 168.

(2) *The Glasgow med. journ.*, t. III, p. 97.

(3) *Loc. cit.*, p. 214 et 215.

(4) *Seconde Lettre sur la lithotritie*, p. 107.

été l'effet, comme on l'a prétendu, d'un essai de lithotritie, car le malade chez lequel elle se manifesta ne fut
soumis à aucune tentative d'application de la nouvelle méthode.

Ces abcès, toujours graves, le deviennent surtout lorsqu'ils
se compliquent d'un épanchement rapide et abondant d'u-
rine; car alors ils entraînent souvent la mort du malade.
Mais s'ils ne sont accompagnés que d'une infiltration lente,
ils peuvent se terminer heureusement. Presque toujours
néanmoins ils laissent à leur suite des fistules aboutissant soit
à l'hypogastre ou à l'ombilic, soit au périnée, soit enfin au
vagin, au rectum, à l'iléon ou au colon. On connaît beaucoup d'exemples de ces divers modes de terminaison, de l'un
desquels j'ai déjà eu l'occasion de parler en traitant des altérations de forme de la vessie.

Je crois utile de placer ici la relation d'un fait qui s'est offert à moi au moment même où je livrais cet article à l'impression, et qui présente des particularités fort remarquables.

Grizard, âgé de vingt ans, horloger, reçu à l'hôpital Necker
en 1837, se disait affecté, depuis sa cinquième année, d'un
dérangement dans les fonctions des organes urinaires; on
peut présumer qu'il commença dès lors à ressentir les premiers symptômes de la maladie calculeuse. Ses parents le
conduisirent à l'hôpital de Lyon, où il assure qu'on trouva
une pierre dans sa vessie, mais qu'on refusa de l'opérer parce
que ce corps fut jugé trop petit. Il continua donc de souffrir,
peu cependant; il éprouvait seulement de la difficulté pour
uriner, et il urinait très-souvent. En 1831, étant âgé de quatorze ans, il fut de nouveau amené à Lyon, où l'on constata,
par le cathétérisme ordinaire, la présence d'un calcul dans
la vessie; mais on soutint qu'aucune opération n'était praticable pour guérir le malade, et l'on se contenta de prescrire
des soins hygiéniques, avec un régime convenable. Le 17 fé-

vrier 1837, Grizard entra à l'Hôtel-Dieu de Paris, d'où il sortit au bout d'un mois. Pendant son séjour dans cet hospice, des tentatives furent faites pour le délivrer de sa pierre, qu'on saisit même à deux reprises, avec un instrument courbe ; mais il souffrit tant, qu'il refusa de se soumettre à d'autres essais. Les premiers accidents qu'entraîna la manœuvre persistèrent pendant un mois, à un haut degré d'intensité. Ils se calmèrent ensuite ; mais les douleurs de la pierre étaient plus vives. Le malade vint à l'hôpital Necker, le 28 septembre. Il était alors dans une position très-critique : fièvre continue, avec exacerbation quotidienne ; pouls donnant cent vingt à cent vingt-cinq pulsations par minute ; maigreur effrayante ; pâleur de la face ; irritabilité générale excessive ; sensibilité de l'urètre, telle que le cathétérisme était insupportable ; besoin d'uriner presque à chaque instant ; incontinence d'urine ; urine trouble, fétide, purulente ; insomnie ; dévoiement ; faiblesse considérable, obligeant de garder le lit. Tous ces symptômes graves, que ne pouvait raisonnablement expliquer la seule présence d'un calcul vésical, dont le malade n'avait d'ailleurs jamais beaucoup souffert, devaient tenir à des lésions d'un autre genre, à des complications dont le siége ne se dévoilait pas à l'extérieur. La fièvre hectique, le dévoiement colliquatif et le marasme indiquaient une résorption purulente ; mais quel était le foyer du pus ? On pensa que les reins pouvaient en être le siége. Le malade paraissait donc condamné à une mort prochaine. Je pratiquai plusieurs fois le cathétérisme ; mais une déviation de l'urètre à droite et en haut, l'excessive sensibilité du canal et un état spasmodique rendaient cette opération difficile, douloureuse et inutile ; je ne rencontrai pas de calcul. Quelques injections semblèrent d'abord procurer au malade un peu de soulagement ; il se trouva bien aussi, pendant quelques jours, d'une sonde à demeure, qui, laissée ouverte, lui permettait de prendre un peu de repos ; mais il fallut bientôt l'enlever, parce qu'elle devint insupportable. Pendant deux mois que ce malade demeura à l'hôpital, il garda constamment le lit; à diverses reprises le dévoiement reparut, et finalement il ne le quitta plus jusqu'à la mort; les urines coulaient tantôt continuellement et avec peu de douleurs, tantôt avec des souffrances vives et à la suite de grands efforts, qui auraient exigé l'emploi de la sonde si son passage dans l'urètre avait produit moins de douleurs. La fièvre persista, les fonctions digestives se dépravèrent de plus en plus; dans les premiers jours du mois de novembre, un abcès se montra au périnée, et fut ouvert le 23; il s'en écoula une grande quantité de pus. L'urine s'échappa ensuite par cette voie. Le malade succomba, dans un état de marasme complet, et après une courte agonie, dans la nuit du 25 au 26 novembre. L'abdomen ouvert laissa voir les traces d'une péritonite chronique, avec adhérences nombreuses des intestins, épanchement et infiltration de pus, de sérosité lactescente, et d'albumine à demi concrète dans les replis du péritoine. De petits abcès existaient dans chaque fosse iliaque, dont tout le tissu cellulaire était infiltré de pus. Le tissu cellulaire du petit bassin, surtout dans le voisinage du rectum, du col vésical et du corps du pubis, offrait la même altération, et rendait compte de la congestion de pus qui s'était présentée au périnée peu de jours avant la mort. Au milieu de cette infiltration purulente, à laquelle il était vraiment extraordinaire que le malade n'eût pas succombé plus tôt, on distingua un vaste abcès derrière la branche du pubis du côté gauche; cet abcès, qui faisait saillie, au dessus du petit bassin, dans la cavité abdominale, avec laquelle il communiquait par une large ouverture, contenait un grand verre de pus, et présentait d'autres particularités dont je parlerai tout à l'heure. Les reins et les uretères n'offraient aucune lésion profonde et digne de remarque; cependant le rein droit renfermait quelques petits abcès formés dans les calices, et les uretères élargis présentaient plusieurs rétrécissements. La vessie, comme ratatinée derrière le pubis, était déviée à droite, et avait environ le volume d'un œuf de cane. Elle contenait une petite quantité d'un liquide trouble, jaunâtre, comme purulent, qui s'en échappa par une incision faite au sommet du viscère, sur sa face postérieure. On rencontra dans le bas-fond quatre petits fragments d'un calcul d'apparence d'acide urique, recouverts d'une couche noire et rugueuse. Les parois de la vessie avaient quatre à cinq lignes d'épaisseur. La surface de ce viscère était mélanosée, celluleuse, hérissée de nombreuses colonnes assez fortement prononcées; à sa partie latérale gauche et inférieure, on découvrait, entre deux colonnes charnues, à trois lignes environ de l'insertion de l'uretère, un pertuis qui communiquait, par un trajet sinueux, d'environ quatre à cinq lignes de longueur, dans la cavité de l'abcès dont j'ai parlé plus haut. Les parois de cette poche étaient organisées en membrane épaisse et résistante, ce qui prouve que l'abcès était fort ancien; dans son fond, on trouva un fragment calculeux pareil à ceux qui avaient été rencontrés dans la vessie. Au-dessous de l'abcès, accollé au côté gauche de la vessie, s'en trouvait un autre, encore plus vaste, qui occupait le bas-fond du viscère, se prolongeait vers le col vésical, entre celui-ci et le rectum, qui baignait ainsi dans des fusées de pus. Au milieu de cette vaste désorganisation, il ne fut pas possible de découvrir aucune communication entre les foyers purulents et le petit abcès qui s'était formé au périnée. La section de la vessie, prolongée jusque sur la partie membraneuse de l'urètre, donna issue à du pus que renfermaient deux abcès dans chacun des lobes latéraux de la prostate, spécialement le droit.

C. *Ulcération.* — A côté des abcès de la vessie vient se placer une lésion qui n'est peut-être pas sans liaison avec eux, et qui se rencontre assez fréquemment chez les calculeux; je veux parler des ulcérations.

On lit dans les auteurs (1) une foule de cas d'ulcères à la vessie produits par la présence d'une pierre inégale ou chargée d'aspérités, et l'expérience confirme pour ainsi dire chaque jour l'exactitude du tableau que Covillard a tracé de ce qu'il appelait l'*excoriative attrition* des calculs. C'est principalement lorsque la surface du corps étranger offre des inégalités, et qu'il survient de l'inffammation, que celles-ci détruisent la membrane muqueuse dans un ou plusieurs points de son étendue, et que la couche musculaire se trouve mise à découvert, si même elle ne participe pas aussi à l'érosion. J'ai observé plusieurs faits de ce genre, et à ceux que déjà j'ai publiés j'ajouterai le suivant.

M. Boiron, d'une forte constitution, éprouvait depuis plusieurs années les symptômes qui indiquent l'existence d'un calcul vésical. Les douleurs, d'abord peu vives, de courte durée, et ne se déclarant qu'à des époques éloignées, augmentèrent peu à peu de durée et d'intensité, et finirent par devenir presque continues. Le malade avait des envies fréquentes d'uriner, et faisait, pour les satisfaire, notamment pour chasser les dernières gouttes, des efforts tels, qu'il en résulta une congestion cérébrale. On combattit cet accident par les saignées et les révulsifs, après quoi le malade fut sondé. La pierre était volumineuse ; la vessie raccornie pouvait à peine contenir deux onces de liquide, qu'elle chassait avec une force prodigieuse. Cependant l'urine était belle par intervalles, et ne témoignait pas qu'il existât de lésions organiques profondes. La fièvre n'était point continue, et le malade conservait un peu d'appétit. La lithotritie était néanmoins impossible ; on proposa la cystotomie, que le malade rejeta d'abord, et qu'il ne fut plus temps de pratiquer lorsqu'il consen-

(1) *Voyez*, entre autres, Sandifort, *Exercit. acad.*, l. 2, c. 11, p. 103. — Morgagni, *De sedib.*, ep. 42, art. 20 et 25. — Chopart, *loc. cit.*, t. 1, p. 459. — Howship, *loc. cit.*, p. 46, 193 et 313.

tit à s'y soumettre. Malgré les saignées, les antiphlogistiques, le repos et un régime sévère, les accidents s'accrurent d'une manière rapide, les urines devinrent lactescentes et chargées de mucositéspurulentes; la fièvre s'alluma, et des symptômes nerveux se déclarèrent. Les douleurs étaient atroces ; la mort seule put y mettre un terme. On reconnut, à l'ouverture du corps, que les reins étaient à peu près d'un tiers plus volumineux qu'à l'ordinaire ; ils avaient été le siège d'une inflammation intense ; dans l'un, on voyait de petits tubercules ; l'autre était en pleine suppuration. Les uretères étaient très-dilatés, mais inégalement, de manière à présenter une série d'étranglements et de dilatations. La vessie offrait les traces d'une vive phlegmasie ; sa membrane muqueuse, d'un rouge noir, était détruite sur plusieurs points, notamment dans ceux qui correspondaient aux extrémités d'une pierre oblongue, légérement aplatie, et du volume d'un très-petit œuf. Cette pierre remplissait presque toute la vessie, dont les parois avaient considérablement augmenté d'épaisseur.

Ce qui existait chez ce malade est ce qu'on observe ordinairement. Les ulcérations de la vessie correspondent surtout aux points sur lesquels la pierre a exercé la plus forte pression. Elles n'ont guère lieu qu'aux derniers moments de la vie, lorsque la phlegmasie de la membrane muqueuse est portée à un très-haut degré, et que les parois vésicales hypertrophiées se contractent avec force et d'une manière permanente sur le calcul. Les malades ne rendent alors qu'une très-petite quantité d'urine à la fois, mais ce liquide ne présente aucun caractère propre à faire reconnaître les altérations subsistantes. Tout ce qu'on a dit de leur caractère purulent ou puriforme repose sur des suppositions gratuites.

Les ulcères ont quelquefois assez de profondeur pour qu'il en résulte une véritable perforation de la vessie. Tulpius (1)

_____

(1) *Obs. med.*, l. 3, c. 11, p. 182. *Vesica adeo a calculis fuit attrita*, dit

nous apprend que deux gros calculs fixés au bas-fond de cet organe, en percèrent les parois, et Chopart (1), que la vessie d'un calculeux, contenant une pierre mûrale de la grosseur d'un œuf d'oie, offrait, vers le milieu de son bas-fond, une ouverture qui communiquait dans le rectum, et par laquelle l'urine coulait dans cet intestin. Baillie a vu le contenu de la vessie s'épancher dans la cavité péritonéale (2). Plus d'une fois on a observé la communication de la vessie avec le rectum. Fernel (3) en cite un exemple, et Deschamps (4) un autre. On a même vu des malades rendre les matières fécales par la verge. Entre autres cas de ce dernier genre, je rappellerai le suivant : un homme qui avait la pierre aux reins et à la vessie, cessa de rendre ses excréments par l'anus, à la suite de douleurs vives sous le pubis; pendant six mois, il s'en débarrassa par la verge, avec les plus grands efforts; enfin il mourut d'épuisement (5) : on doit regretter que l'ouverture du corps n'ait point été faite. Covillard nous apprend qu'ayant été appelé auprès d'un malade « travaillé d'une grande diffi-»culté d'uriner, qui lui causait aussi de cruelles douleurs au »siége, ne pouvant ni pisser ni fienter», il s'aperçut, au moyen du doigt introduit dans l'anus, d'une dureté qui était fixe; pressant alors l'hypogastre, il sentit à découvert une pierre, qu'il fit sortir par le siége, avec le doigt; le malade, qui continuait de souffrir, rendit bientôt après deux autres pierres, grosses

l'auteur, *et a pure tam fœde consumpta, ut urina, destituta proprio receptaculo, fluctuaverit libere per universa intestina.*

(1) *Loc. cit.*, t. i, p. 459.

(2) *Anat. pathol.*, p. 238 et 239.

(3) *Praxis*, l. 6, c. 14.

(4) *Loc. cit.*, t. i, p. 171.

(5) *Eph. Nat. Cur.*, 1685, obs. 75. — *Voyez* un autre exemple de communication entre la vessie et le rectum dans les Mémoires de la Société de Médecine de Londres, t. iii, p. 535. — Gooch a décrit aussi une pierre qui faisait saillie dans le rectum, au-dessus du sphincter (*Cases and practical remarks*, t. ii, app., p. 184).

comme des œufs de pigeon ; depuis il vécut sans douleurs, mais avec une fistule qui épanchait l'urine dans le rectum (1). On lit dans Van Swieten les détails d'un fait très-curieux, mais malheureusement incomplet, car on ne saurait déterminer si la seconde branche dont parle l'auteur était dans l'urètre ou dans la vessie. Quoi qu'il en soit, voici ce fait : un jeune homme qui avait subi la taille dans son enfance, ne tarda pas à souffrir de nouveau après l'opération ; au bout de cinq ans, on remarqua au périnée, dans le voisinage du scrotum, une tumeur dont le volume augmentait graduellement ; la sortie des urines était accompagnée de violentes douleurs, qui diminuaient quand la vessie se trouvait pleine, de sorte que le malade avait contracté l'habitude de boire beaucoup : au bout de vingt ans, on fit une incision aux téguments, et l'on retira facilement une pierre de l'urètre : mais on eut plus de peine à en dégager une seconde, partagée en deux branches, qui se brisa au milieu des tentatives ; le chirurgien, pour en faciliter l'expulsion, introduisit deux doigts dans le rectum, et reconnut alors, à sa grande surprise, que la seconde branche avait perforé cet intestin, dans l'intérieur duquel elle faisait saillie ; l'urètre, très-dilaté, était devenu presquecartilagineux (2).

Quelquefois la pierre s'arrête dans le tissu cellulaire compris entre la vessie et le rectum. En ouvrant le cadavre d'un sexagénaire, Portal trouva, dans cet endroit, un calcul de la grosseur d'un œuf de pigeon, un peu aplati sur deux faces, inégal, raboteux, grisâtre à l'intérieur comme à l'extérieur, et si peu consistant qu'il s'égrena par la pression entre les deux mains ; la face antérieure du rectum était amincie et enflammée, mais sans aucune ouverture, l'urètre rétréci, le périnée infiltré, et percé de trois trous fistuleux ; la vessie,

(1) *Obs. iatrochirurg.*, obs. 42.
(2) *Comment.*, t. v, § 1421.

immédiatement en arrière du trigone, formait un cul-de-sac offrant deux petites ouvertures oblongues (1).

C'est à la faveur de semblables perforations que des pierres ont pu s'échapper de la vessie et tomber dans le vagin (2). On en a même vu assez souvent qui restaient engagées ou qui se développaient dans le trajet fistuleux, la plupart du temps alors déterminé par la présence d'un corps étranger pointu, comme j'en ai rapporté plusieurs exemples en traitant du noyau des pierres. Il peut également arriver qu'un calcul, après avoir perforé la cloison vagino-vésicale, perce aussi la paroi postérieure du vagin et le rectum (3). L'un des cas les plus remarquables en ce genre est celui d'une femme qui, au rapport de Mackarness, rendit par l'anus une pierre pesant huit onces et demie, et ayant dix pouces et demi de tour : l'urine avait passé successivement par le vagin et par l'anus. (4). Un fait publié par Lehmann (5) est curieux en ce qu'on y peut suivre, pour ainsi dire pas à pas, la manière dont ce double passage s'effectue : une femme de cinquante-sept ans portait une pierre friable et du volume d'une noix, qui saillait d'un demi-pouce dans le vagin; l'extraction de ce corps étranger fut assez facile, et put même être faite avec le doigt ; mais il resta une fistule, dans laquelle ne tarda pas à se développer une autre pierre beaucoup plus grosse et pyriforme, qu'on retira par morceaux, pesant ensemble six gros: ce second calcul gênait les déjections alvines, en comprimant le rectum, qu'il était sur le point de perforer, car l'intestin

(1) *Anat. médic.*, t. v, p. 446.

(2) Fabrice de Hilden, cent. 1, obs. 58, p. 52 ; cent. 3, obs. 69, p. 251. — Brodie, *loc. cit.*, p. 297.

(3) *Philos. Trans.*, 1740, n° 58, art. 8. — Deschamps, *loc. cit.*, t. i, p. 178.

(4) *Philos. Trans.*, t. xli.

(5) *Journ. de Græfe*, t. iii, p. 284.

était fort douloureux au toucher dans l'endroit contre lequel il appuyait.

A côté de ce fait, j'en placerai un autre, que j'ai observé il y a quelques années, et qui s'en rapproche beaucoup. Une femme, à la suite d'un accouchement laborieux, eut la cloison urétro-vaginale détruite : de là résulta une fistule dont on ne put obténir la guérison. Le vagin se rétrécit au point qu'il ne restait plus qu'un petit conduit, à travers lequel passait une partie du sang menstruel, dont le reste coulait dans la vessie. Au bout de quelque temps une pierre se forma dans le trajet fistuleux, entre la cloison vaginale et le col utérin. En grossissant, cette pierre produisit de la gêne et de la douleur. La malade prit enfin le parti de se soumettre à la taille; mais on ne retira qu'une portion du calcul, celle qui faisait saillie dans la vessie; la guérison, quoique prompte, ne fut donc qu'incomplète. Peu de mois après, les douleurs reparurent, et la malade vint à Paris. Je réussis, avec les instrumens lithotriteurs, à retirer une partie de la pierre par l'urètre, mais celle qui ne faisait point de saillie ne put être enlevée. C'est ce qui me détermina à tenter la dilatation du vagin, afin d'avoir la facilité d'agir sur le corps étranger par cette voie. Le résultat ne fut pas tel que je l'attendais : d'ailleurs, au lieu d'une pierre, j'en découvris deux, une de chaque côté du col de la matrice. Celle du côté gauche, qui était la plus petite, fut extraite par l'ouverture, que j'avais en partie dilatée. Pour atteindre l'autre, il fallut recourir à l'incision de la portion correspondante de la cloison vaginale. L'opération fut longue et difficile; j'eus beaucoup de peine à tirer la pierre. Cependant la malade guérit.

Les fistules vésicales ne s'ouvrent pas toujours dans le vagin et le rectum. J'ai déjà parlé de celles dont l'orifice est placé soit à l'ombilic, soit au-dessous, à la paroi antérieure du bas-ventre. D'autres aboutissent à l'iléon ou au colon. Garlich, ouvrant le corps d'un homme de soixante ans, qui depuis six semaines rendait les matières fécales uniquement par l'urètre, trouva la partie supérieure de la vessie et la fin du colon adhérentes, et communiquant ensemble par une ouverture, vers l'endroit où l'intestin se continuait avec le rectum. La même disposition fut remarquée à l'ouverture du corps de Georges IV, roi d'Angleterre; on découvrit entre le colon et la vessie des adhérences, au milieu desquelles s'était développée une tumeur du volume d'une orange, qui contenait un calcul urinaire gros comme une aveline : la cavité de cette tumeur communiquait avec la vessie, qui d'ailleurs était saine, ainsi que les reins; la prostate ne paraissait point engorgée (1). Il peut se faire, en pareil cas, que des pierres vésicales passent dans le canal alimentaire, et sortent ensuite par l'anus ou par la bouche. On lit dans les Transactions philosophiques (2) qu'une femme de vingt et un ans rendit par la bouche, après de violentes douleurs néphrétiques, accompagnées de vomissements et de rétention d'urine, une grande quantité de graviers semblables à du café, et pesant ensemble une demi-once; cette expulsion eut lieu à la suite d'un lavement, qui sortit aussi par la bouche, sans excréments : la malade continua de rendre ainsi les remèdes et le bouillon, outre une grande quantité de pierres; pendant plusieurs mois, il lui sortit journellement par la bouche depuis une demi-once jusqu'à six et même quatorze gros de pierres grosses comme des pois et des avelines; ensuite elle vomit de l'urine, puis elle rendit des pierres à la fois par la bouche, par l'anus et par l'urètre : cette malade, qui avait été long-temps sans aller à la selle et sans uriner, remplissait alors ces deux fonctions en partie; lorsqu'elle allait à la garde-robe, elle vomissait, mais les pierres passaient par la vessie; le bas-ventre était gonflé; en y touchant, on entendait un bruit causé

(1) *Annual register*, 1829, t. LXXII, p. 97.
(2) Ann. 1678, n° 3.

par le frottement des pierres ; l'hypocondre gauche était dur,
et la région lombaire droite douloureuse. Un autre fait analogue se trouve dans l'ancien Journal de médecine (1) : une
fille âgée de dix-huit ans, d'une constitution robuste, mais
hystérique, fut prise de coliques néphrétiques et de rétention
d'urine ; le cathétérisme fit reconnaître une pierre engagée
dans le col de la vessie ; elle fut extraite avec des pinces à
anneaux : la malade en rendit ensuite quatre cent soixante-
seize, toutes de grosseur moyenne, sans comprendre celles
qui sortirent par l'anus, en nombre égal à la moitié des précédentes, et cela dans l'espace de cinq jours ; elle continua
de rendre des graviers en grande quantité, quelquefois trois
quarterons, puis une demi-livre, en diminuant ; trois mois
après, à la suite de nouvelles douleurs néphrétiques, il sortit
cent quatre-vingt-six pierres par l'urètre et soixante-dix-
neuf par les selles : au bout de six mois, la malade rendit
encore beaucoup de sable ; six mois plus tard, nouvelle émission de pierres, en très-grande quantité, par l'urètre et l'a-
nus ; elles étaient grosses comme des pois et des lentilles : au
bout de quatre mois, il y eut une attaque de paralysie générale, qui céda à divers remèdes, après quoi la malade
jouit d'une santé parfaite. Le rédacteur de l'observation assure avoir été témoin de l'issue des calculs par l'anus.

Ces émissions spontanées de pierres par l'anus, observées
deux fois par C.-L. Hoffmann, lui suggérèrent l'idée de la
taille recto-vésicale, dont on doit le regarder comme l'inven-
teur, puisqu'il en fit le sujet d'une leçon publique devant le
Collége de Médecine de Munster, le 26 octobre 1779 (2).
Mais ni lui ni aucun de ses auditeurs n'eut l'idée de mettre le
projet à exécution, de même que, jusqu'à ces derniers temps,
personne non plus n'imita la tentative que M. Martin de

(1) T. xvii, p. 173.
(2) *Medicinische Schriften*. Munster, 1791, t. ii, p. 511.

Saint-Génès fit, en 1786, de cette opération sur le cadavre (1).

Fongosités. — Il n'est pas rare que la membrane muqueuse de la vessie des calculeux donne naissance à des tumeurs polypeuses ou fongueuses, qui, assez fréquemment aussi, existent sans pierres, et peuvent alors donner lieu aux mêmes désordres que ces dernières (2). C'est le plus ordinairement au col ou au bas-fond qu'elles siégent; mais on en a trouvé aussi au sommet ou à la partie antérieure de la vessie; il y a même des cas où la surface interne de cette dernière en est entièrement parsemée. Tantôt portés par un étroit pédicule, et tantôt appuyés sur une large base, ces fongus sont simples ou rameux, lisses ou tuberculés, mous ou d'une dureté qui peut aller jusqu'à égaler celle du cartilage. Leur volume varie depuis celui d'un pois jusqu'à celui d'un œuf ou du poing. On les trouve assez souvent incrustés de sables ou de graviers. Parfois aussi ils s'insinuent entre les aspérités d'un calcul; tel était le cas d'une pierre de sept onces et demie que Ledran retira du corps d'une femme, et dont l'une des faces, longue de trois pouces et large de deux et demi, présentait des inégalités engagées dans des chairs fongueuses. Cette disposition, que j'ai plus d'une fois rencontrée, sert à expliquer en partie le phénomène de l'adhérence des pierres, sur lequel les auteurs ont tant disputé (3). Quand les fongus ont pris un

(1) *Journal complémentaire*, t. IX, p. 225.

(2) Consultez, sur ces tumeurs, qui ont reçu les épithètes de *fongueuses, lymphatiques, champignoneuses* et *variqueuses*, Fabrice de Hilden, cent. 2, obs. 65, p. 136. — Zacutus Lusitanus, *Praxis*, l. 2, obs. 71. — Bartholin, *Anat.*, cent. 2, hist. 52, p. 243. — Covillard, *Obs. iatrochirurg.*, p. 93. — Morgagni, *De sedib.*, ep. 37, art. 30; ep. 41, art. 18; ep. 42, art. 13; ep. 43, art. 24; ep. 66, art. 612. — *Philos. Trans.*, 1790. — *Mém. de l'Acad. de chir.*, t. II. — Morand, *Opusc.*, part. 2, p. 130. — Chopart, *loc. cit.*, t. II, p. 74. — Deschamps, *loc. cit.*, t. I, p. 78. — Lassus, *Patholog. chirurg.*, t. I, p. 522. — Howship, *loc. cit.*, p. 194.

(3) Ruysch, qui attribuait les fongosités à l'attrition produite par les calculs, s'exprime ainsi à cet égard : *Inter has ramosas excrescentias calculi ali-*

certain accroissement, la tumeur qu'ils forment refoule quelquefois la vessie en arrière, et donne à la partie prostatique de l'urètre une longueur extraordinaire, qui, dans certains cas, est devenue la cause de fâcheuses méprises.

J'ai observé fort souvent les fongus de la vessie, avec ou sans complication de calcul. Chez l'un de mes malades (1), il y avait, de chaque côté du col vésical, deux tumeurs fongueuses fort dures, qui s'étaient en quelque sorte logées dans deux excavations de la pierre. Chez un autre (2), je constatai, après l'extraction du calcul, l'existence, au col de la vessie, d'un fongus long d'environ dix lignes, et de la grosseur du petit doigt. Dans ces deux cas, la tumeur, qui n'avait rien de commun avec les engorgements partiels de la prostate, adhérait au col de la vessie par une base large. Chez un troisième malade (3), de petites tumeurs fongueuses, dont je reconnus l'existence, contribuèrent, avec le mauvais état de la santé, à me détourner d'entreprendre les opérations nécessaires pour le débarrasser de la pierre ; il continua de vivre en conservant cette dernière et les fongus. Un homme ayant succombé par les progrès de l'affection calculeuse, je découvris, entre autres lésions, qu'il n'existait qu'un seul rein, situé au côté gauche et rempli d'abcès, et que la vessie recelait une tumeur, du volume d'une noisette, attachée, par un mince pédicule, long d'un demi-pouce, à la face antérieure de son col, immédiatement au-dessus de l'orifice (4). Plusieurs autres exemples se sont présentés depuis dans ma pratique : j'ai indiqué les prin-

quandiu latitant, quemadmodum pilæ lusoriæ, nuces, etc., inter plantas gramineas; hinc non raro contingit, in calculi extractione, ut lithotomus non solum calculum, verum etiam dictas ramosas excrescentias forcipe arripeat, unde lethalia symptomata sæpe suboriuntur (Thes. anatem., II, p. 3).

(1) *Gazette médicale de Paris*, t. II, n° 24.
(2) *Seconde Lettre sur la lithotritie*, p. 129.
(3) *Ibid.*, p. 112.
(4) *Traité de la lithotritie*, p. 21.

cipaux dans une Lettre adressée à l'Académie des Sciences le 22 décembre 1834, où j'exposai en même temps les procédés, soit d'arrachement, soit d'écrasement, à l'aide desquels je suis parvenu à extraire quelques-unes de ces tumeurs avec autant de facilité que de succès.

M. Bedor en a observé un fort remarquable dans l'hôpital de Troyes. Le cadavre d'un octogénaire, qu'on croyait attaqué de la pierre, lui offrit une masse fongueuse implantée, par un pédoncule resserré, sur la membrane muqueuse de la vessie, à sa région antérieure et supérieure; cette tumeur égalait le volume d'une grosse truffe; sa surface, d'un rouge de sang, était couverte d'une couche peu épaisse et facile à détacher de sédiment urinaire d'une couleur orangée foncée; sa substance était pulpeuse, blanchâtre et de nature cérébriforme (1). Je donnerai ailleurs les détails d'un autre fait curieux.

J'ai dit que les fongosités vésicales pouvaient être prises pour une pierre, dont elles simulent les symptômes. Le fait suivant, qui a été communiqué par M. Berthelot, en fournit la preuve.

Un ancien grenadier aux Gardes-françaises, robuste et bien constitué, éprouva, en 1826, quelques douleurs passagères dans le ventre, auxquelles il fit peu d'attention, parce que les bains suffisaient pour l'en délivrer. En 1832 et 1833, ces douleurs reparurent avec plus de force : le malade rendit du sang et commença à maigrir; il urinait fréquemment et avec douleurs dans l'abdomen. En 1834, les souffrances devinrent insupportables; le malade avait de fréquentes envies d'uriner, et rendait avec l'urine du sang tantôt fluide, tantôt en petits caillots; plus tard, le liquide prit l'aspect de la lie du vin rouge. On soupçonna d'abord l'existence d'une pierre, mais la sonde ne découvrit qu'un corps mou. Vers la fin de l'année, le malade succomba, épuisé par les douleurs,

____

(1) *Lancette française*, t. VII, n° 148.

les hématuries continuelles, et une diarrhée colliquative. Les reins étaient sains, mais la vessie se montra plus volumineuse que d'habitude; ses parois étaient fort épaisses et comme squirrheuses; elle renfermait quatre ou cinq tumeurs carcinomateuses de volume divers, les plus grosses près du col.

On peut rapprocher de ce fait le suivant, rapporté par M. Key : un homme fut sondé plus d'une fois par un chirurgien expérimenté, qui prononça qu'une pierre existait dans la vessie ; le malade paraissant être dans des conditions favorables à l'application de la lithotritie, on prit jour pour l'opérer ; mais son état devint tout-à-coup si grave, qu'il fallut ajourner toute tentative. La mort ayant eu lieu quelques jours après, on ouvrit le corps, et, au lieu d'une pierre, on trouva un fongus de volume considérable, qui tenait à la membrane muqueuse (1).

Dans un cas où, malgré l'incertitude des signes fournis par le cathétérisme, M. Crosse crut cependant devoir tailler le malade, dont l'opération causa la mort, la vessie ne contenait pas de pierre ; mais, sur ses côtés, au niveau de l'insertion des uretères, existaient deux masses polypeuses considérables, surtout celle du côté gauche. En avant de ces deux tumeurs, il y en avait une série d'autres plus petites, irrégulièrement groupées au pourtour de l'orifice vésical, et s'étendant jusqu'à la partie prostatique de l'urètre. Vers le sommet, les parois de la vessie étaient fort épaisses, notamment sur les côtés, où l'on découvrit une cavité contenant de la matière purulente (2).

M. Leroy a tout récemment répété quelques expériences sur les fongus du col de la vessie, contre lesquels il a essayé aussi

(1) *Guy's hospital reports*, n° 4, avril 1837, p. 31.

(2) *Loc. cit.*, p. 44, pl. 20, fig. 2 et 3. — On trouve une figure analogue dans Baillie, *Engravings*, fasc. 7, pl. 4, fig. 2.

l'écrasement, l'arrachement, la ligature, et la cautérisation avec la pierre infernale sur le pourtour de la partie prostatique de l'urètre, dans un cas où il n'existait cependant de tumeur qu'au côté droit de la face inférieure. Les détails dans lesquels il est entré à l'occasion d'un de mes anciens malades, m'obligent de donner ici quelques éclaircissements.

J'ai opéré ce malade, nommé Danzel, par la lithotritie. En pratiquant les dernières explorations, je m'assurai qu'il y avait au col vésical une petite fongosité, qui venait s'engager entre les branches de la pince. Je prévins le malade de cette circonstance ; cependant, comme la tumeur était encore peu volumineuse et qu'elle ne déterminait pas d'accidents graves, je l'engageai à ne rien entreprendre tant qu'il souffrirait peu et rendrait l'urine sans difficultés. Mais il ne tint pas compte de mes conseils, et, quelque temps après, il consulta plusieurs de nos grands praticiens, qui ne découvrirent dans sa vessie rien qu'on pût regarder comme la cause des souffrances qu'il éprouvait. Les sangsues, la térébenthine, le séton et autres moyens généralement employés contre le catarrhe vésical, furent mis en usage pendant quatre mois, sans aucun résultat. Enfin, on découvrit une pierre, qui ne put être retrouvée le surlendemain, mais qui se fit sentir quelques jours après. Cette pierre fut attaquée et détruite par les procédés de la lithotritie ; quant aux fragments, ils firent naître des difficultés de tous genres, et *il ne fallut pas moins de six mois pour les découvrir nichés dans une cavité anormale, dans une cellule profonde*, au-dessus du col de la vessie, derrière le pubis, d'où, à force d'injections, on parvint à les déloger et à les extraire. Là se borne le récit du fait. Cependant il n'eût pas été sans intérêt de savoir ce que le malade est devenu. Il eût été à désirer aussi que, sans rapporter avec inexactitude ce qui avait été fait avant lui, l'auteur eût bien voulu examiner ce qui en réalité s'était passé ; sans doute alors, au lieu des suppositions et des interprétations inexactes auxquelles il s'est laissé entraîner, M. Leroy se serait aperçu que la cellule dont il parle n'existait pas, et que la fongosité reconnue par moi avait acquis assez de volume pour dévier les instruments et rendre la manœuvre si difficile.

La présence d'un fongus au col de la vessie dispose à la reproduction de la pierre, quelque procédé qu'on ait employé pour détruire un premier calcul. J'en citerai des exemples dans mes Recherches de statistique, notamment dans la partie relative à la pratique particulière de la ville de Paris. Il serait inutile de s'arrêter plus long-temps à un sujet sur lequel d'ailleurs je reviendrai en examinant l'influence que les obstacles au cours de l'urine exercent sur la formation des calculs vésicaux.

Mais les fongus au col de la vessie, considérés comme complication de l'affection calculeuse, ne bornent point là leur action ; ils donnent des caractères spéciaux aux symptômes, ils rendent les explorations, même les opérations, souvent incertaines et fréquemment inutiles. Sous le premier de ces deux points de vue, celui de la modificaion imprimée aux phénomènes morbides, je citerai le fait suivant, qui présente, du reste, de l'importance à plusieurs égards.

M. Mondoret, âgé de soixante-seize ans, souffrait de la pierre depuis environ six années ; mais il redoutait l'opération, et avait trop de confiance dans les moyens qui paraissaient calmer ses douleurs : aussi ne se décida-t-il à recourir à la chirurgie que quand la vie lui devint insupportable ; il n'était plus temps alors. Lorsque le malade vint à Paris, en septembre 1837, les organes urinaires et la santé générale étaient si profondément altérés, que toute opération se trouva impraticable ; l'urine était purulente, la fièvre intense, et le dépérissement rapide ; le malade s'éteignit bientôt. A l'ouverture du corps, on trouva dans la vessie une pierre de vingt-huit lignes, sur vingt-une, formée au centre par de l'acide urique, et à la circonférence par des phosphates d'un gris sale, tirant sur le jaune, exhalant une odeur repoussante, et tellement friables, au moment de l'extraction, qu'on pouvait à peine toucher au calcul sans qu'il s'en détachât des éclats considérables. Une circonstance particulière m'avait frappé, c'était la disproportion existant entre la marche rapide des symptômes généraux auxquels le malade succomba en peu de jours et les accidents locaux, qui ne présentaient rien de bien grave. Lorsque le sujet cherchait à uriner, il était toujours obligé d'attendre et de pousser pendant quelques minutes avant de parvenir à chasser le liquide, qui ne coulait ensuite que d'une manière très-lente, et, pour ainsi dire, par gouttes. Cependant il n'y avait ni paresse de vessie, qui aurait pu rendre compte du phénomène, ni ces fortes douleurs qu'on observe si souvent aux derniers moments de la vie. L'ouverture du corps m'expliqua tout. A la partie inférieure du col vésical existait un fongus pédiculé, mais dont l'extrémité libre, de forme triangulaire et à bords frangés, formait une cloison aplatie d'avant en arrière, et s'étendait d'un lobe latéral à celui du côté opposé. Lorsque la pierre ou tout autre corps s'appliquait contre la face postérieure de cette cloison, l'orifice vésical de l'urètre était complétement oblitéré. Après avoir enlevé le calcul, en appuyant le doigt contre la face antérieure de la vessie, la personne qui fit la dissection du corps ne put distinguer ni la fongosité, ni même l'orifice du canal. Cependant cet orifice était assez large pour permettre l'introduction du doigt, dès qu'on avait abaissé la soupape. Les parois de la vessie étaient d'ailleurs fort épaisses, et la surface interne du viscère portait les traces d'une phlegmasie profonde. Les uretères étaient dilatés. Quant aux altérations rénales, elles étaient peu avancées. Toutefois on trouva dans la fosse iliaque droite un vaste abcès, qui paraissait être la conséquence de la lésion du rein; mais il fut impossible de découvrir aucune communication entre le foyer et le point de départ de la maladie. Ce fait, quelques autres dont j'ai donné aussi les détails et les abcès qu'on observe au pourtour de l'urètre, sans communication appréciable avec le canal, méritent au plus haut point de fixer l'attention du praticien.

Ce sont probablement ces tumeurs fongueuses qui, développées par leur long séjour dans la vessie, irritées et exaspérées par la présence de la pierre ou par tout autre cause, passent à l'état de carcinome et de cancer.

Cancer. — Le cancer de la vessie, indépendant de celui de la matrice ou du rectum (1), est heureusement peu commun. On en connaît pourtant quelques exemples (2). M. Horn a vu un homme âgé chez lequel des maux de tête opiniâtres disparurent après la manifestation de douleurs rénales qui se prolongeaient vers la vessie, le long du côté gauche; il y avait en même temps hématurie, coliques et diarrhée purulosanguinolente; à l'ouverture du corps, on trouva le rein gauche stéatomateux et contenant une pierre irrégulière, de la grosseur d'une noisette; la paroi postérieure de la vessie offrait un ulcère carcinomateux communiquant avec le rectum.

J'ai eu l'occasion aussi d'observer le cancer de la vessie.

Un malade de quarante-quatre ans, qui depuis très-longtemps éprouvait du trouble dans les fonctions de la vessie, se fit admettre à l'hôpital Necker. Je m'assurai qu'il avait une pierre volumineuse, et que sa vessie était racornie. Cependant cette dernière faisait saillie à l'hypogastre; mais, comme la tumeur était peu considérable et stationnaire, on crut qu'elle tenait à l'épaississement des parois de la poche

---

(1) On trouve dans les auteurs un assez grand nombre d'exemples de communication à la vessie d'un cancer de la matrice (Dodoens, *Obs. med.*, c. 34. — Morgagni, *De sed.*, ep. 39, art. 33) ou du rectum (Chopart. *loc. cit.*, t. i, p. 500).

(2) Tulpius, l. 4, c. 38, p. 335; dans ce cas le cancer occupait le trajet d'une fistule recto-vésicale. — Chopart, *loc. cit.*, t. i, p. 466. — Howship. *loc. cit.*, p. 196 et 198. — Brodie, *loc. cit.*, p. 92, 93 et 94.

urinaire. La lithotritie étant impraticable, le malade subit l'opération de la taille, à laquelle il succomba. On trouva, entr'autres lésions, des calculs et de petits abcès dans les reins; la face postérieure de la vessie présentait une énorme tumeur carcinomateuse et ulcérée, qui occupait une partie de l'excavation pelvienne, et déjetait le rectum à droite.

J'ai vu, dans le même hôpital, un autre cancer de la paroi antérieure de la vessie; mais la saillie arrondie et bosselée que la tumeur faisait dans l'hypogastre et la fosse iliaque gauche, jointe aux symptômes locaux et généraux qu'on observait chez le malade, ne permettaient pas de se méprendre sur la nature de l'affection. L'ouverture du corps apprit que les parois vésicales correspondantes à la tumeur avaient été détruites, et qu'il s'était établi des adhérences fort étendues entre cette tumeur et la paroi antérieure de l'abdomen. Je me borne à énoncer ce fait, parce qu'il n'y avait point de pierre. Je le décrirai plus au long dans le second volume de mon Traité des maladies des organes génito-urinaires.

ARTICLE IV.

Des lésions organiques de l'urètre.

Lorsque je me suis occupé des maladies de l'urètre, dans un autre ouvrage, j'ai donné un exposé sommaire des diverses espèces de lésions qui sont susceptibles de se développer dans les parois de ce canal, soit sur les points devenus le siége d'un rétrécissement, soit en avant et surtout en arrière de la coarctation. Ces notions étaient nécessaires pour bien faire comprendre la marche de la maladie. Ici le même motif m'oblige d'entrer dans de plus amples développements sur les altérations nombreuses que les parois urétrales peuvent éprouver chez les sujets atteints de l'affection calculeuse. Je ferai voir ainsi qu'elles présentent des caractères spéciaux dans chacune des phases de leur développement, et, en rapprochant les divers faits, je compléterai autant que possible l'anatomie pathologique, à laquelle la séméiologie surtout se rattache par des liens si étroits qu'il ne m'a pas paru possible de les séparer l'une de l'autre, sans m'exposer à des répétitions fastidieuses.

Les calculs urétraux, qu'il est si commun de rencontrer, donnent lieu à des altérations extrêmement variées. Celles-ci portent, les unes sur le point même où les pierres s'arrêtent, les autres sur les parties du canal situées au-devant ou en arrière d'elles, et même sur l'appareil urinaire entier ; car, tout aussi bien cause que résultat de coarctations, les calculs de l'urètre déterminent des effets locaux et généraux dont la gravité est fort souvent égale et fréquemment supérieure à celle des accidents déterminés soit par les rétrécissements, soit par les calculs vésicaux.

Mais, pour bien apprécier la portée de leur influence, on doit les examiner successivement dans les diverses parties du canal où ils peuvent siéger.

I. *Partie prostatique de l'urètre.* — L'orifice interne de l'urètre, la région de ce canal qui avoisine la vessie et celle qu'embrasse la prostate sont les parties dont les altérations pathologiques, envisagées comme complications de l'affection calculeuse, présentent le plus d'intérêt, à cause de l'influence qu'elles exercent sur la marche et la gravité de la maladie, non moins que sur le choix et l'application des moyens curatifs.

1° *Lésions de la prostate.* — On sait que le col vésical est entouré par un corps arrondi, mais de forme irrégulière, qui porte le nom de prostate (1). Placée d'une part entre

(1) J'en ai donné la description dans le premier volume de mon **Traité des maladies des organes génito-urinaires**, p. 19.

le rectum et l'arcade pubienne, de l'autre entre la partie membraneuse de l'urètre et l'orifice de la vessie, la prostate est traversée d'avant en arrière par l'urètre, qui s'y trouve logé dans une gouttière spéciale, et dont la partie qu'elle embrasse a reçu l'épithète de prostatique. La face postérieure de cette glande offre aussi une gouttière, mais plus large et beaucoup moins profonde, que remplit le rectum. Entre le bord supérieur de sa circonférence et la symphyse pubienne il existe un intervalle variable, occupé par les divers moyens d'union entre elle et les pubis, ainsi que par du tissu cellulaire graisseux et plusieurs vaisseaux. Au milieu de sa face vésicale, on remarque un évasement qui forme l'orifice interne de l'urètre, et de chaque côté duquel s'élève quelquefois une petite éminence arrondie. En bas et en arrière, se voit aussi une autre éminence, ordinairement peu marquée chez l'enfant et l'adulte, mais parfois assez prononcée chez les vieillards. Cette dernière éminence a été regardée par Home comme un lobe moyen, ou comme un prolongement du corps de la prostate dans l'intérieur de la vessie; d'autres praticiens n'ont vu en elle qu'une production morbide. Quoi qu'il en soit, sa forme, son volume, sa consistance et sa texture présentent de nombreuses variétés chez les calculeux. Mais ce qui ne varie pas, c'est qu'elle occupe la face inférieure du col vésical, et qu'elle est implantée par une base large sur la prostate, avec laquelle elle fait corps. Au moyen de ces deux caractères, on la distingue des tumeurs fongueuses dont j'ai parlé dans l'article précédent, et qui ont aussi leur siége au col de la vessie, mais tantôt sur les côtés et tantôt à la partie supérieure, pouvant d'ailleurs se développer également sur tout autre point,

Quelquefois cette tumeur se montre sous la forme de champignon. Dans certains cas, elle se termine en pointe plus ou moins allongée. Dans d'autres, elle est aplatie d'avant en arrière, s'étend transversalement d'un lobe latéral à l'autre, et forme ainsi une espèce de bourrelet, pour ainsi dire frangé, à la partie inférieure de l'orifice interne de l'urètre. Deux fois j'ai observé cette dernière disposition, qu'il ne faut pas confondre avec les replis membraneux dont j'ai fait mention en décrivant les lésions de la vessie. Ici ce n'est pas seulement la membrane muqueuse qui se trouve soulevée et forme une sorte d'éperon : le repli est plus épais, et constitué par un tissu analogue à celui de la tumeur prostatique, mais aplati d'avant en arrière; la membrane muqueuse qui le couvre est plus rouge et plus vasculeuse; elle prend quelquefois une teinte violacée. On n'aura pas de peine non plus à distinguer la tumeur en question d'un autre état qu'il n'est pas absolument rare de rencontrer, et dans lequel il existe un repli triangulaire, comprenant toute la partie connue sous le nom de trigone vésical, soit qu'il résulte d'un simple soulèvement de la membrane muqueuse ayant la forme d'un delta renversé et produisant un rebord saillant, soit que le trigone se trouve pour ainsi dire soulevé dans toute son étendue. La première de ces dispositions, déjà signalée et même figurée dans quelques ouvrages modernes, est beaucoup plus commune que la seconde. L'une et l'autre se sont présentées à moi, mais peu développées, et incapables d'exercer une grande influence sur le choix et le résultat de l'opération. Dans les explorations avec le litholabe, on apprécie aisément les saillies que forment tous ces replis.

Tantôt la tumeur est molle, flasque et comme flottante; tantôt elle est dure, raide et en quelque sorte squirrheuse. Dans quelques circonstances rares, elle acquiert un volume considérable, et forme dans la vessie une masse au sujet de laquelle nos moyens d'exploration ne permettent pas encore d'obtenir des données suffisantes pour établir un diagnostic rigoureux. Ces sortes de lésions n'ont été constatées qu'après la mort, et l'on a remarqué alors, tantôt que l'extrémité seule de la tumeur avait augmenté de volume, la base n'ayant pas changé, et le tout ayant pris la forme d'une poire, permettant à la sonde de passer, quoiqu'avec difficulté, sur les côtés de son collet; tantôt, ce qui est le plus fréquent, que la tumeur s'était développée surtout par la base, et qu'ainsi elle avait produit une masse empêchant la sonde de pénétrer plus avant, mais derrière laquelle peuvent exister des pierres volumineuses.

Qu'on la considère comme un état purement pathologique, ou comme le simple résultat du développement morbide d'une partie de la prostate, toujours est-il que les moyens de l'art ne peuvent rien contre cette tumeur, quand elle a pris un certain volume. Non-seulement elle accroît les dangers de la cystotomie, mais encore elle peut rendre cette opération inutile. Plusieurs auteurs citent des cas dans lesquels elle a soustrait la pierre aux tenettes (1).

Ce n'est pas seulement le moyen lobe de la prostate qui acquiert quelquefois un volume considérable. Les lobes latéraux peuvent aussi se tuméfier, ensemble ou séparément, et changer tout-à-fait la disposition normale du col de la vessie. J'ai rencontré fort souvent ces anomalies dans ma pratique, et j'ai fait connaître quelques-unes des plus remarquables soit dans mes Lettres, soit dans le Parallèle; plus d'une fois (2) l'ouverture des corps est venue confirmer la justesse du diagnostic que j'avais porté. M. Crosse a donné la figure de la vessie d'un octogénaire qui avait été soumis à la lithotritie (3) : la prostate était engorgée, et l'extrémité de chaque lobe latéral donnait naissance à une tumeur arrondie et pédiculée qui faisait saillie dans l'intérieur de la vessie, contenant d'ailleurs une pierre sphérique et assez volumineuse; mais ces tumeurs étaient évidemment des fongus, et non des développements de la prostate.

(1) Deschamps, *loc. cit.*, t. i, p. 46. — Delpech, *Revue méd.*, avril 1831.

(2) *Voyez* notamment le cas de M. Erard dans mon Parallèle, p. 140.

(3) *Loc. cit.*, p. 122, pl. 19, fig. 2.

La prostate tuméfiée peut acquérir des dimensions considérables. M. Howship cite un cas dans lequel son volume égalait au moins celui d'une grosse orange (1). M. Hankel l'a vue grosse comme une pomme de reinette, mais sans induration, chez un vieillard dont la vessie, épaissie, contenait seize pierres rondes, d'un gris-blanc, égalant toutes une balle de fusil en grosseur, et accompagnées de plusieurs fragments (2). J'ai rencontré quelques cas de cette tuméfaction prostatique sans induration : on eût même dit qu'il y avait une sorte de ramollissement, qui n'est que le début d'une dégénérescence.

Il est très-probable que l'engorgement de la prostate précède quelquefois la formation de la pierre, parmi les plus puissantes causes de laquelle on doit le ranger ; mais, dans un grand nombre de cas aussi, il résulte de l'irritation que le corps étranger produit sur la glande. Ce qui le prouve, c'est que la tumeur au col de la vessie paraît devenir stationnaire et diminuer par le seul fait de l'extraction du corps étranger, si l'on en juge d'après la régularité que reprend l'exercice des fonctions. Ceci ne s'applique toutefois qu'aux engorgements peu considérables.

M. Brodie a vu trois cas de calculs compliqués de tuméfaction et d'*ulcération* de la prostate ; les souffrances des malades étaient horribles ; dans deux de ces cas on pratiqua la taille ; l'un des opérés mourut cinq minutes environ après ; l'autre tomba immédiatement dans le coma, et périt en peu d'heures ; le troisième malade ne fut point opéré, et succomba deux ou trois jours après son entrée dans l'hôpital (3).

Quelquefois la tuméfaction de la prostate, au lieu de sur-

(1) *Loc. cit.*, p. 299.

(2) Heckel, *Litter. Annalen*, 1831 ; cah. 6, p. 129.

(3) *Loc. cit.*, p. 211.

venir avec lenteur, s'établit d'une manière rapide, et la glande devient subitement le siége d'un abcès. J'ai observé un cas de ce genre, qui m'a causé les plus vives inquiétudes pendant une quinzaine de jours. Le malade rendait l'urine goutte à goutte, et avec les plus grandes difficultés. Il m'avait été impossible de déterminer la nature d'une tumeur que de minutieuses explorations par l'urètre, le rectum et l'hypogastre faisaient découvrir au col vésical. La marche de la maladie et les accidents généraux déterminés par elle autorisaient bien à penser qu'il s'agissait d'une collection purulente; mais l'abcès devait-il s'ouvrir dans le rectum, dans la vessie, dans l'urètre, à l'extérieur ou dans la cavité abdominale? c'est ce que rien ne pouvait faire préjuger. Dans cette incertitude, convenait-il d'abandonner la maladie à elle-même, ou fallait-il chercher à attirer le liquide au dehors par une incision profonde du périnée? Ce dernier parti me paraissait préférable, bien qu'il mit l'opérateur dans une position difficile. Quelque temps après, l'abcès s'ouvrit de lui-même dans l'urètre, et le malade rendit pendant plusieurs jours une grande quantité de pus. Quoi qu'il n'y eût pas de pierre dans ce cas, et qu'heureusement je n'aie pas eu à constater l'exactitude de mon diagnostic, j'ai cru devoir le rapporter ici, comme exemple d'une maladie rare et en même temps fort grave. A cette occasion, je ferai remarquer qu'on admet souvent des engorgements prostatiques là où il n'y en a point; c'est ce qui arrive surtout à ceux qui, n'ayant pas une grande habitude du cathétérisme, se trouvent arrêtés à la partie prostatique de l'urètre, soit parce qu'ils n'ont pas dirigé l'instrument d'une manière convenable, soit parce qu'ils ont opéré dans un moment où le col vésical était en proie à une contraction spasmodique. J'aurai plus loin à revenir sur les lésions de la prostate, et à faire connaître non-seulement les effets qu'elles produisent, mais encore les nombreux malheurs que peut alors entraîner l'introduction de la sonde, lorsqu'elle n'est pasconfiée à des mains habiles.

Les calculs qu'on rencontre dans la prostate (1), tantôt font saillie dans l'urètre, de manière à pouvoir être assez facilement sentis avec une sonde, tantôt sont situés au fond des conduits excréteurs, ou même dans le tissu propre de la glande (2). Leur histoire est fort obscure. On ne les a point encore assez étudiés pour savoir bien précisément ni à quel état pathologique leur formation se rattache, ni à quelles altérations organiques leur présence peut donner lieu.

2°. *Lésions de l'orifice interne et de la portion prostatique de l'urètre.* — On a beaucoup parlé de pierres engagées dans le *col de la vessie*, dans la partie de l'urètre qu'embrasse la prostate. C'est principalement à la disposition anatomique des parties et à la situation courbée en avant que certains calculeux prennent pour satisfaire le besoin d'uriner, qu'on a attribué (3) la fréquence des pierres dans cette région du canal. Mais elles s'y arrêtent moins qu'on ne l'avait pensé, et quand elles s'y rencontrent, la cause principale n'est pas celle qu'on a indiquée. On ne doit point considérer comme cas de ce genre ceux dans lesquels

(1) Terraneus, *De gland.*, c. 5.' — Rhodius, cent. 3, *obs. med.* 27. — Douglas, *Act. erud. Lips.*, ann. 1707, *mens. febr.* — Pohl, *De prostatis calculo adfectis*, 1737. — Lossins, l. 1, *Obs. med.* 33. — Marcellus Donatus, *De med. hist. mirab.*, l. 4, c. 30.—Blegny, *Zodiacus*, ann. 2, obs. 4, p. 74.—Bonet, *Sepulchretum*, l. 3, sect. 24, obs. 17, § 4 ; sect. 34, obs. 5, § 4 ; obs. 6, § 1.— Morgagni, *De sedib.*, ep. 7, art. 11 ; ep. 24, art. 6 ; ep. 42, art. 13, 27 ; ep. 44, art. 21, 22. — Goulard, *Obs. sur les malad. vénér.*, t. II, p. 229. — Bertrandi, *Opera*, p. 182. — Chopart, *loc. cit.*, t. II, p. 378. — Deschamps , *loc. cit.*, t. IV, p. 290. — Key, dans *London med. gazette*, t. IV, p. 120.

(2) On trouve des figures de ces calculs dans Marcet, *loc. cit.*, pl. 9, fig. 1 et 2 ; Prout, *loc. cit.*, fig. 14, 15, 16 et 17 ; Crosse, *loc. cit.*, pl. 11, fig. 1 , 2 et 3 ; pl. 16, fig. 1.

(3) Deschamps, *loc. cit.*, t. IV, p. 161.

des contractions fortes et permanentes de la vessie tiennent une grosse pierre immobile et appliquée contre l'orifice interne de l'urètre pendant un laps de temps indéterminé; car alors le corps étranger n'est point *engagé*, et il se déplace de lui-même, ou bien on le déloge avec assez de facilité en introduisant un cathéter.

Il y a des pierres qui s'engagent, s'arrêtent et grossissent dans l'orifice même de l'urètre, lorsque cet orifice jouit d'une ampleur ou d'une dilatabilité suffisante pour leur livrer accès et en même temps laisser couler l'urine. C'est encore là un cas dans lequel le cathétérisme ou la simple introduction d'une bougie peut faire cesser les accidents, en déplaçant le corps étranger.

Un calcul s'engage, séjourne et se développe dans la partie prostatique de l'urètre lorsqu'il est poussé avec force par les contractions vésicales, que sa petitesse lui permet de franchir l'orifice interne du canal, et que cet orifice jouit d'une ampleur et d'une dilatabilité supérieures à celles de la partie qui sépare les portions prostatique et membraneuse l'une de l'autre. Si, à cette disposition, qui existe chez quelques individus, se joint une dilatation notable du milieu de la partie prostatique, ce qui n'est point absolument rare, un calcul pourra séjourner en cet endroit, s'y développer en tous sens, notamment en avant, vers la partie membraneuse de l'urètre, et en arrière, vers l'orifice interne du canal ou même la vessie. On doit distinguer les calculs de cette espèce en deux classes, ceux qui sont renfermés dans l'évasement de la partie prostatique, et ceux qui occupent non-seulement ce point, mais encore, soit l'orifice ou la partie membraneuse de l'urètre, soit tous deux à la fois.

En effet, on a rencontré des sujets chez lesquels la pierre était en entier dans la partie prostatique de l'urètre. J'ai trouvé, sur un cadavre, un calcul oblong, du volume d'une noisette, qui paraissait avoir séjourné long-temps dans cette région

du canal, sans y déterminer d'autre lésion qu'une dilatation :
tous les organes urinaires étaient dans l'état normal, et le
malade avait succombé à une affection du poumon. J'ai vu,
il y a peu de temps, un homme qui, souffrant de la pierre depuis plusieurs mois, vint à Paris pour se soumettre à la lithotritie; en chemin, il rendit un calcul ayant la forme de la partie
prostatique du canal; au moyen de la sonde, je m'assurai que la
vessie ne contenait pas de pierre, mais que le séjour et le développement du calcul dans le col avaient fortement réagi
sur cette partie, de sorte que, malgré toutes les ressources
de l'art, le malade a continué de souffrir.

Divers faits cités par les auteurs (1) ne permettent pas de
douter que, plus d'une fois, des pierres se sont arrêtées
dans cette partie du canal, d'où elles ont été extraites. Mais
la relation qu'on donne de ces faits n'est point assez claire,
ni assez explicite, pour permettre de déterminer si, dans tous,
la pierre occupait bien réellement la région prostatique seule,
ou si la partie membraneuse et même l'orifice interne de
l'urètre n'avaient pas été confondus avec la partie prostatique. Tel est, par exemple, le suivant : un homme de
soixante-quatre ans ne pouvait uriner depuis cinq jours, à
cause de calculs qui bouchaient entièrement l'urètre; Dupuytren ouvrit le canal, et repoussa d'arrière en avant six pierres
de la grosseur d'un haricot, dont l'extraction exigea de grands
efforts; le malade était guéri au bout de trente huit jours,
après une violente inflammation du périnée (2).

Il y a des malades chez lesquels la partie prostatique de

(1) Entre autres par Colot (*loc. cit.*, p. 167), qui dit avoir, sur un sexagénaire, retiré vingt pierres, grosses comme des noisettes, du col de la vessie, prodigieusement *dilaté le long du rectum*. Il est parlé, dans un journal anglais (*The London med. gazette*, t. VI, p. 885), d'un calcul de deux
pouces huit lignes de circonférence, qui occupait la partie prostatique de
l'urètre.

(2) Belmas, *Theses de ischuria*, p. 37.

l'urètre renferme des calculs qui paraissent y avoir séjourné long-temps, et qui ont acquis le volume d'une noisette, sans produire ni accidents graves ni altérations profondes. J'ai vu plusieurs cas de ce genre, dont le plus remarquable, par les difficultés qu'a présentées l'opération, s'est offert dans un hôpital militaire, où M. le docteur Gimelle me fit appeler : ce ne fut qu'après plusieurs tentatives inutiles que je parvins à saisir et à extraire la pierre ; cependant le malade n'éprouva aucun accident grave.

Dans d'autres circonstances les calculs, en se développant, produisent des altérations organiques très-profondes. Tel paraît avoir été celui dont parle F. Come (1), et qui se rapporte à une femme, de la vessie de laquelle il retira, par le petit appareil, une grosse pierre pyriforme, retenue dans une loge propre, à la racine de l'urètre, qu'elle avait raccourci et élargi, sans intéresser le corps de la vessie ; la loge communiquait avec ce dernier, dont les parois étaient fort épaissies, et qu'une distance de plus d'un pouce séparait des os pubis, par une ouverture ayant deux ou trois lignes de diamètre. C'est là une de ces dispositions qui produisent les vessies bilobées, dont il a été tant question, et qui ont donné lieu à tant de fausses interprétations.

Un fait analogue, mais plus intéressant encore, parce que la figure des pierres s'y trouve jointe, a été décrit par M. Crosse (2). A l'ouverture du corps d'un homme de soixante-six ans, qui traînait depuis quelques années une existence misérable, et qu'un chirurgien expérimenté avait refusé de tailler, à cause du délabrement de sa constitution, mais sans avoir le moindre soupçon de l'état singulier dans lequel étaient les parties, on trouva un gros calcul ovoïde, d'acide urique, couvert d'oxalate calcaire mamelonné, et pesant une once et

<hr>

(1) *Nouv. méthode d'extraire la pierre*, p. 120.
(2) *Loc. cit.*, p. 26, pl. 9, fig. 1. Le calcul est représenté pl. 2, fig. 3.

demie, dans la partie prostatique de l'urètre; la prostate avait entièrement disparu, et la vessie était contractée au point que sa cavité ne dépassait pas celle d'une petite noix; les uretères et les canaux déférents s'ouvraient dans la poche occupée par la pierre, ce qui indique que celle-ci comprenait au moins une partie de la vessie elle-même, et que le cas appartient réellement à l'une des catégories que j'examinerai plus loin.

La prostate n'est pas toujours atrophiée et réduite à rien, comme dans l'exemple qui vient d'être rapporté ; mais elle éprouve au moins une diminution sensible d'épaisseur, et forme autour du calcul une enveloppe tellement appliquée à sa surface, que le doigt, introduit dans le rectum, ne peut nettement distinguer ce qui appartient au corps étranger et ce qui revient à la glande; car, la pression du doigt sur la tumeur, dans le cas de pierre, n'est point aussi douloureuse qu'on l'a prétendu, et c'est à tort qu'on a donné cette douleur comme un signe certain de la situation du calcul dans le col de la vessie. Au reste, on parvient quelquefois à distinguer cette espèce d'incarcération en plaçant le sujet dans une position horizontale, élevant le bassin, et faisant une injection dans la vessie, dont les parois se trouvent ainsi écartées, de manière qu'on repousse la pierre sans beaucoup de peine, comme dans les cas précédemment indiqués.

Il existe un autre mode d'enclavement des pierres dans le col vésical. Un calcul, logé dans la vessie, et la remplissant, envoie un mamelon, un prolongement, dans la partie prostatique du canal. Ce cas n'est pas rare, et je l'ai observé plusieurs fois. Le mamelon peut avoir même un certain volume, et dilater fortement la partie prostatique de l'urètre, sans toutefois parvenir dans la partie membraneuse. Alors tantôt il y a seulement dilatation du col vésical, et tantôt on observe des altérations de tissu plus profondes. Les lésions qu'on rencontre le plus fréquemment en pareil cas sont l'atrophie de la prostate et l'évasement du col; celui-ci disparaît, pour ainsi dire, de manière que la pierre semble exister presque au-dessous de la symphyse pubienne. Il me paraît que c'est ici qu'on doit rapporter le fait observé par M. Crosse, comme aussi un calcul pyriforme, offrant un sillon creusé dans son épaisseur, que Scarpa retira, chez un homme atteint d'incontinence d'urine, qui persista après l'opération (1). Sous le triple rapport des dispositions que présente la pierre, des altérations organiques qu'elle provoque, et des difficultés qu'elle apporte à l'extraction, cette espèce de calcul a moins d'importance que celle dont il me reste à traiter.

Chez d'autres malades, le corps étranger, occupant à la fois le corps de la vessie et la partie prostatique de l'urètre, envoie en outre un prolongement dans la partie membraneuse de celui-ci. Presque toujours, ce prolongement, à l'instar des autres calculs urétraux, se moule sur les parois qui le circonscrivent. Mais, comme la partie membraneuse de l'urètre est plus dilatable que la prostatique, il y grossit davantage que dans cette dernière. De là les pierres étranglées vers le milieu, ayant la forme d'une calebasse, dont, le plus ordinairement, la grosse extrémité répond à la vessie, et la petite à la partie membraneuse de l'urètre; le contraire peut cependant avoir lieu. Mais toujours l'étranglement est contigu à la région prostatique.

Les cas de cette nature sont extrêmement communs; Gooch (2), Morand (3), Deschamps (4), Livington (5), Wick

____

(1) *Traité de la taille*, p. 177, pl. 4, fig. 3.

(2) *Cases and remarks*, t. I, p. 174, pl. 9, fig. 2. — Cette pierre, extrêmement singulière par l'irrégularité de sa forme, se composait de seize calculs enchâssés les uns dans les autres de manière à produire une masse continue.

(3) *Taille au haut appareil*, p. 203, d'après Macgill.

(4) *Loc., cit.*, t. III, p. 266 ; t. IV, p. 167.

(5) *Essais and obs. phys. and literary of Edinb.*, t. III, p. 546.

ham (1), M. Crosse (2) et autres en ont rapporté des exemples plus ou moins curieux. Frédéric III, électeur de Saxe, portait une grosse pierre qui envoyait un prolongement dans le col de la vessie (3). Marcet cite aussi (4) un calcul de plus de cinq onces, et de forme très-irrégulière, qui, d'après ce qu'il en dit, paraît avoir été vésico-urétral. Home a extrait par la taille une pierre oblongue, dont j'ai déjà parlé à l'occasion des corps étrangers servant de noyau; elle était en partie dans l'urètre et en partie dans la vessie (5). Un fait du même genre a été vu par M. Martin, chirurgien de l'hôpital Saint-André, à Bordeaux; il s'en est offert un aussi à l'hôpital Beaujon (6) et un à l'Hôtel-Dieu. M. Voisin en a présenté, à l'Académie de Médecine, un sur lequel j'ai été appelé à faire un rapport (7). J'en ai observé plusieurs dans ma pratique (8). Un fort curieux s'est rencontré dans celle de M. Bérard : on avait pratiqué la castration pour essayer de guérir deux hernies; le malade, âgé de vingt-cinq ans, souffrait depuis dix années d'une incontinence d'urine; il avait un calcul engagé dans le col de la vessie et dans la partie membra-

(1) *Medical facts*, t. VIII, p. 126. — *Voyez* aussi *Medical records and researches*, t. I, p. 163. — *Annali universali di medicina*, t. XLII, p. 395. — *The lancet.*, t. XI, p. 333. — *The medical museum*, 1763.

(2) *Loc. cit.*, p. 102, pl. 2, fig. 2. — Ce calcul, retiré par la lithotomie, à un enfant de six ans, pesait quatre gros et un scrupule. La portion vésicale était d'oxalate calcaire, revêtue de phosphate de chaux; l'urétrale n'était composée que de ce dernier sel. L'auteur ne dit pas ce que devint-le malade, circonstance importante en ce que l'opération est alors souvent mortelle.

(3) Kentmann, *De calcul. in corp. human.*, p. 10.

(4) *Loc. cit.*, p. 7.

(5) M. Brodie, qui rapporte ce fait (*loc. cit.*, p. 191), ne fait pas connaître le résultat de l'opération.

(6) *Lancette française*, t. I, n° 17.

(7) *Gazette médicale*, juin 1836.

(8) *Troisième Lettre sur la lithotritie*, p. 53.

neuse de l'urètre ; M. Bérard le soumit à la taille hypogastrique, mais ne put extraire la pierre : on essaya de faire éclater la partie contenue dans l'urètre, sans obtenir autre chose qu'un résultat imparfait ; cependant on parvint à dégager la pierre à l'aide du doigt et d'une spatule ; le malade mourut le lendemain. Le rédacteur de cette observation n'a point fait connaître l'état des organes.

Ces pierres vésico-urétrales présentent au praticien, tant sous le rapport du diagnostic que sous celui du traitement, beaucoup de difficultés, qui s'expliquent par la variété des changements qu'elles apportent dans la disposition des parties, suivant le volume respectif des deux principaux segments qui les forment.

Chez certains sujets la partie membraneuse de l'urètre est agrandie et allongée ; elle contient même quelquefois une certaine quantité d'urine, qui, s'échappant par la sonde, au moment où l'instrument frappe sur la pierre, peut faire croire qu'on est parvenu dans la vessie. J'ai vu commettre cette erreur dans un cas même où la partie membraneuse de l'urètre n'avait pas, à beaucoup près, tant d'ampleur. Le développement extraordinaire de cette région du canal peut s'opérer sans altération notable de texture, sans qu'on trouve à peine les traces d'une inflammation légère. Quelquefois, au contraire, on observe des désordres considérables, des altérations, des collections purulentes, des destructions plus ou moins étendues de tissus. Mais une remarque fort importante, c'est que le travail à la suite duquel ces altérations ont eu lieu ne s'est opéré que vers les derniers temps de la maladie et d'une manière rapide. En effet, l'expérience apprend que quand l'inflammation s'empare de tissus qui ont été long-temps distendus et froissés par la pierre, les désorganisations marchent avec une effrayante rapidité, mais souvent sans qu'aucun symptôme les fasse prévoir.

Chez d'autres malades, la partie prostatique est elle-même

fortement atteinte : aplatie d'arrière en avant, elle semble avoir été refoulée vers le bulbe. La prostate qui l'entoure est atrophiée et aplatie dans le même sens, comme aussi de dedans en dehors, et la pierre de la vessie, en se développant d'une manière presque uniforme, gagne peu à peu la partie membraneuse de l'urètre, où la sonde la rencontre, pour ainsi dire, au-dessous de la symphyse pubienne. C'est alors que les calculs vésico-urétraux sont allongés et le plus souvent pyriformes, configuration dont on trouve dans les collections des exemples fort remarquables. Ces cas ne diffèrent de ceux dont j'ai parlé d'abord, et où le prolongement a produit une lésion analogue dans le col de la vessie et la prostate, qu'en ce que la pierre occupe aussi la partie prostatique et la partie membraneuse de l'urètre, la première étant beaucoup plus dilatée et la seconde l'étant moins. Ils constituent des exceptions rares, comparativement à ceux dans lesquels le calcul a la forme d'une calebasse. Ils en diffèrent surtout parce que, quand la pierre n'est pas très-volumineuse, indépendamment des notions que fournit le cathéter, la possibilité de placer cet instrument dans le col vésical donne aux explorations par le rectum une précision qu'autrement elles ne pourraient avoir. Ces cas sont les moins embarrassants de tous; cependant l'expérience prouve que même alors les plus habiles praticiens peuvent rester dans le doute à plusieurs égards. Les difficultés s'accroissent encore si la pierre est grosse : le cathétérisme et les explorations par le rectum, qui paraissent infaillibles en théorie, laissent alors dans une complète incertitude, non-seulement sur la situation de la pierre, sa forme, ses dispositions et ses rapports avec les tissus au milieu desquels elle s'est développée, qu'elle a tiraillés et déformés en tous sens, mais encore sur l'existence même de ce corps étranger, qu'on ne parvient quelquefois pas à reconnaître, comme le prouvent l'exemple de

Deschamps (1) et un cas rapporté par M. Crosse (2) , dans lequel plusieurs chirurgiens expérimentés ne purent découvrir avec la sonde une pierre, de volume considérable, qui était logée dans l'urètre.

Presque toujours donc on est réduit à des données vagues sur la forme du corps étranger, son volume et les désordres qu'il a produits dans le col vésical. Les observations consignées dans les auteurs ne sont guère propres à dissiper les obscurités du diagnostic; car elles sont, pour la plupart, vagues et incomplètes, soit que l'autopsie n'ait pas été faite, soit que le délabrement entraîné par les manœuvres de l'opération eût tellement changé la disposition des parties, qu'il ne fût pas possible de s'en faire une idée exacte. D'après cela, il ne faut pas s'étonner de ce que les opérations qu'on a tentées avec des notions si incertaines ont présenté des difficultés parfois insurmontables, et de ce que même elles ont été complétement inutiles. C'est là une vérité qui ressort de la pratique des plus grands maîtres. D'un côté, en effet, nous voyons Deschamps et Dupuytren être arrêtés, l'un dans la taille latéralisée, l'autre dans la cystotomie recto-vésicale, par des difficultés qui prolongent et aggravent l'opération, bien qu'ils aient agi tous deux dans les circonstances les plus favorables, bien que le prolongement de la pierre ne les eût point empêchés d'introduire le cathéter jusqu'à la vessie, et d'inciser sur lui les parties molles. D'un autre côté, nous trouvons Macgill, qui tenta la taille hypogastrique sur un homme de trente ans, et qui ne put retirer de la vessie qu'une partie de la pierre, l'autre étant demeurée dans le col; toutes les tentatives du célèbre chirurgien d'Édimbourg furent inutiles, aussi bien que l'assistance de ses confrères; le septième jour, on les renouvela sans plus de succès, et le malade succomba le treizième; à

(1) *Loc. cit.*, t. iv, p. 195.
(2) *Loc. cit.*, p. 31.

l'ouverture du corps, on trouva le col vésical tellement contracté sur la pierre, dont il embrassait même les anfractuosités, que l'auteur déclare qu'on n'aurait pu extraire celle-ci par aucun procédé. On n'a pas été plus heureux dans les divers cas récents que je viens d'indiquer.

II. *Partie membraneuse de l'urètre.*—La partie de l'urètre à laquelle on donne le nom de membraneuse étant plus large que la précédente, et aussi que celle qui vient immédiatement après, étant de plus immobile, très-dilatable et entourée de tissus fort extensibles, il n'est pas surprenant que des calculs s'y arrêtent souvent, et s'y développent au point de changer totalement la forme des parties, dans la texture desquelles ils déterminent des altérations plus ou moins considérable s.

Ce qui rend le séjour des pierres en cet endroit plus commun que partout ailleurs, c'est le changement de direction que le canal subit à la jonction de sa partie membraneuse avec celle qu'on nomme bulbaire, c'est surtout la fréquence des rétrécissements dans cette région de l'urètre.

Il arrive fort souvent, en effet, qu'un malade qui porte une coarctation à la courbure de l'urètre soit en même temps attaqué de la gravelle; les graviers qui, chez tout autre, seraient entraînés, même avec facilité, par l'urine, se trouvent alors retenus derrière l'obstacle; d'autres viennent se placer derrière eux, et bientôt la partie membraneuse du canal en est entièrement remplie. C'est là un fait qui se présente tous les jours dans la pratique, et dont j'ai donné plusieurs exemples (1).

Quelle que soit la cause sous l'influence de laquelle les calculs séjournent dans la partie membraneuse de l'urètre, les

____

(1) Voyez ma *troisième Lettre sur la lithotritie*, et notamment un cas fort remarquable dans le premier volume du Traité des maladies des organes génito-urinair es, p. 302.

effets qu'ils produisent méritent de fixer l'attention des praticiens : j'espère donc qu'on ne trouvera pas inutiles les détails un peu étendus dans lesquels je vais entrer.

Examinons d'abord les sensations du malade, qui n'ont que peu de rapports avec les symptômes ordinaires de la pierre.

Il est rare que le séjour d'une pierre dans cette partie du canal ne soit pas précédé de quelque trouble des fonctions de la vessie; le calcul ne produit alors qu'une augmentation ou un changement dans les symptômes, ce qui peut d'ailleurs dépendre d'une foule de circonstances. Aussi la plupart des malades font-ils d'autant moins attention à ces nouveaux phénomènes, que les accidents n'ont d'abord rien de grave ni de bien saillant. C'est toujours à une époque avancée de la maladie, quand le calcul a séjourné long-temps dans l'urètre, qu'ils réclament les secours de l'art.

Les explorations locales sont seules propres à faire connaître la nature de la maladie.

1°. S'il n'y a pas de rétrécissement, une bougie ou une sonde, introduite dans l'urètre, fait bientôt découvrir le calcul. Cette exploration, jointe aux données fournies par l'examen du périnée et du rectum, suffit presque toujours pour assurer le diagnostic. Dans mes publications antérieures, j'ai donné les détails d'un grand nombre de faits qui m'ont mis à même d'apprécier les moyens d'exploration conseillés par les auteurs, et de constater les erreurs que l'on peut commettre.

2°. Lorsqu'il existe un ou plusieurs rétrécissements, qui empêchent la sonde ou les bougies d'atteindre la partie du canal dans laquelle on soupçonne un ou plusieurs calculs, il se présente des difficultés de tous genres.

Il suffit souvent d'un très-petit calcul pour déterminer les plus graves accidents, pour causer même la mort. C'est ce qui résulte d'un fait observé, il y a quelques années, à Paris : M. Leroy avait essayé de broyer la pierre chez un malade; mais

des symptômes inflammatoires qui survinrent obligèrent de
suspendre le traitement ; les accidents persistèrent malgré
l'emploi des moyens les plus propres à les calmer, et le malade
périt : on trouva un fragment de pierre dans la partie membraneuse, qui était largement ulcérée près du col de la vessie (1). Je pourrais présenter ici beaucoup d'autres faits analogues, car plus d'une fois j'ai été appelé pour extraire de la
partie membraneuse de l'urètre des calculs d'un petit volume,
ou des fragments de pierre, qui déterminaient déjà des accidents alarmants, quoique leur séjour ne datât que de quelques heures. J'ai vu naguère un très-petit calcul, cantonné
derrière un rétrécissement considérable, qui s'opposait à
l'introduction de la plus petite bougie, devenir la source d'accidents généraux tellement graves que la mort s'ensuivit ; les
sensations du malade et quelques graviers qu'il avait rendus
avant que la coarctation fût devenue aussi forte, me firent
soupçonner la présence d'une pierre, conjecture à l'appui de
laquelle venait encore une très-petite tumeur qui se faisait
sentir dans la partie membraneuse de l'urètre ; une bougie de
cire ayant traversé le rétrécissement, son extrémité rencontra le calcul, et ramena une empreinte qui ne permettait plus
aucun doute. L'ischurie avait atteint un degré tel, que le seul
moyen de faire cesser les accidents était de pratiquer la ponction de la vessie, ou plutôt une incision au périnée : le malade ne voulut consentir à rien : il succomba peu de temps
après, au milieu d'angoisses terribles et d'efforts inouïs pour
rendre quelques gouttes d'urine fétide et brûlante ; on ne
trouva d'autre lésion organique qu'une légère dilatation de
la partie membraneuse de l'urètre : il y avait un petit calcul
du volume d'un gros pois.

Lorsqu'un calcul s'engage dans l'urètre au moment où
les parties sont déjà irritées par une autre cause, sa présence

____

(1) *Lancette française*, 27 octobre 1829.

peut imprimer aux accidents une marche extrêmement rapide, et leur fait acquérir une grande intensité. L'application de la lithotritie en a déjà fourni une multitude de
preuves.

Quelquefois, au contraire, la constitution se trouve minée
lentement, et la mort vient enfin mettre un terme à une existence qui n'avait été marquée que par des douleurs sans caractères spéciaux. Un homme de quarante-six ans rendait depuis
long-temps et sans interuption une urine habituellement fétide;
il succomba enfin aux progrès toujours croissants de la maladie.
On trouva derrière le bulbe de l'urètre un rétrécissement contré
lequel s'appliquait une pierre de neuf lignes de diamètre : le
col vésical, amplement dilaté, ne faisait qu'un avec la vessie,
qui était phlogosée, et contenait deux petits calculs; les uretères étaient dilatés, ainsi que les bassinets et les entonnoirs
des reins (1). Un autre homme, de constitution robuste, dont
parle M. Riecke, succomba, au bout de quinze ans, à une maladie de ce genre, qui se termina par une péritonite circonscrite, avec dépôt de pus entre la vessie et le rectum ; la vessie était hypertrophiée et à colonnes; l'urètre présentait,
dans son tiers postérieur, un calcul occupant une poche
longue d'un pouce et demi, sur neuf lignes de large, à partir
de laquelle le canal se portait en haut et en arrière, pour aller gagner la vessie ; le malade avait éprouvé de fréquentes
rétentions d'urine, dont une avait rendu la ponction nécessaire : il n'urinait qu'avec douleur, et en faisant de violents
efforts, qui accumulaient le sang dans la tête et la poitrine :
cependant le liquide coulait parfois involontairement lorsqu'il se tenait couché sur le dos ; jamais on n'avait pu introduire une sonde dans la vessie (2).

Chez certains sujets , au lieu de ces symptômes effrayants,

(1) Crosse, *loc. cit.*, p. 30, pl. 10, fig. 1.
(2) Hufeland, *Journ. der prakt. Heilk.* 1831, cah. 7, p. 7.

on en observe un autre bien moins grave, mais qui donne les
plus vives inquiétudes aux malades : je veux parler de l'é-
coulement. Plusieurs états morbides de l'urètre s'accompagnent d'un écoulement, qui est le résultat d'une phlegmasie
plus ou moins étendue, plus ou moins profonde. La présence
des calculs en produit parfois un très-abondant ; l'un de mes
malades salissait plusieurs serviettes par jour ; il n'est pas de
moyens qu'on n'eût employés contre cette grave infirmité,
sans en obtenir le moindre soulagement : dès que la maladie
fut connue, il devint facile de tarir l'écoulement, qui ne tenait point à une altération, à une destruction de parties,
comme on l'avait pensé d'après son abondance et sa couleur ;
une fois les calculs extraits, le malade rentra dans l'état
normal, sauf toutefois une grande tendance du rétrécissementt
à se reproduire.

Dans quelques cas, la maladie suit une marche opposée ; au
lieu de provoquer une réaction et de déterminer des symptômes locaux ou généraux assez graves pour qu'on soit obligé de
recourir sur-le-champ aux ressources de l'art, la pierre s'accroît
peu à peu, et à mesure qu'elle augmente de volume, ou qu'elle
se multiplie, car on en compte souvent plusieurs, même un
nombre assez considérable, elle dilate le canal. Cette dilatation s'opère dans le sens où la résistance est le moins grande.
Ordinairement elle porte d'une manière presque uniforme
sur les parois inférieure et latérales ; mais quelquefois aussi
la prostate se trouve refoulée en arrière, de sorte que l'urètre
présente beaucoup plus de longueur que chez le commun des
hommes. Cette particularité a lieu surtout quand il existe plusieurs calculs engrénés l'un au-devant de l'autre. Dans tous
les cas, la poche résulte d'une simple ampliation des parois
urétrales, et elle n'est pas due, comme on l'a dit, à l'usure
progressive des tissus. L'urètre s'accoutume en quelque sorte
au contact du corps étranger, mais des changements importants à connaître s'opèrent en lui.

Il est, en effet, des malades que la présence du calcul incommode à peine. C'est ce qu'on observe surtout lorsque le corps étranger reste à peu près stationnaire, ou du moins s'accroît d'une manière lente et presque insensible. J'en ai vu plusieurs exemples, et les auteurs en citent un grand nombre. Gladbach a donné l'histoire d'une pierre, pesant une once, qui séjourna vingt ans dans l'urètre (1); OEhme, celle d'un malade qui, pendant vingt-deux ans, porta dans le canal un calcul pour lequel il se soumit enfin à l'opération (2); Block, celle d'un autre calculeux qui ne réclama l'extraction du corps étranger qu'après l'avoir conservé pendant vingt-huit années (3). Tolet parle d'une pierre qui, depuis trente ans, était située au commencement du périnée, près du scrotum (4). M. Crosse a vu un homme de cinquante ans, qui, malgré la présence d'une semblable pierre, jouissait d'une santé parfaite, éprouvant seulement de temps en temps des rétentions d'urine passagères et de fréquentes envies d'uriner (5).

Tous les malades ne sont cependant point si heureux ; quelques-uns, comme le suivant, périssent victimes de leur incurie.

M. Fontaine, de Gonesse, portait depuis dix ans un calcul dans l'urètre. Durant les premières années, ce corps étranger produisit peu d'accidents, confondus d'ailleurs avec ceux d'une paralysie des extrémités inférieures; aussi le malade les négligea-t-il jusqu'à ce qu'ils eussent acquis beaucoup de violence. Ce fut alors seulement, mais trop tard, qu'il réclama des secours. Une petite tumeur circonscrite avait paru au périnée, et en deux jours cette région fut envahie par l'infiltration d'urine et la gangrène. Il fut décidé par plusieurs méde-

(1) En allemand. Gœttingue, 1775.

(2) En allemand. Varsovie, 1773.

(3) *Eph. Nat. Cur.*, t. VIII, p. 441.

(4) *Loc. cit.*, p. 34.

(5) *Loc. cit.*. p. 29.

cins consultants qu'on ouvrirait l'abcès du périnée, et qu'on extrairait ensuite la pierre. L'incision ne produisit ni douleur, ni écoulement de sang; l'extraction du calcul ne présenta non plus aucune difficulté, quoique ce corps fût très-volumineux : à peine le malade s'aperçut-il de l'opération, au troisième jour de laquelle il succomba. On reconnut, à l'ouverture du corps, que la vessie, racornie, n'excédait pas le volume d'une noix; sa face externe était d'un rouge noirâtre, et l'interne envahie par un ulcère profond, qui avait détruit une partie de la prostate. La portion membraneuse de l'urètre formait une cavité dans laquelle on pouvait placer le poing, et dont la surface présentait de nombreuses altérations. Tout le périnée, avec une partie de l'urètre et du scrotum, avait été détruit par la gangrène.

Le volume que cette pierre avait acquis ici, et qu'on verra dans les exemples suivants pouvoir être bien plus considérable encore, annonce que la partie membraneuse de l'urètre jouit d'une dilatabilité hors de toute proportion avec celle que comporteraient les opinions généralement admises. Cependant il suffit, pour faire cesser toute surprise à cet égard, de se rappeler que l'urètre de la femme correspond exactement à la partie membraneuse du canal chez l'homme, qu'il peut se dilater énormément, et que très-souvent il sert de réceptacle ou livre passage à des pierres d'un volume considérable. Or, les faits consignés dans cet article mettront hors de doute que la partie membraneuse de l'urètre masculin n'est pas moins dilatable. Le col seul de la vessie n'a point autant de dilatabilité, chez l'homme, à cause de la prostate qui l'entoure, et c'est pour cela qu'il est moins commun de voir des sujets mâles chez lesquels de grosses pierres l'ont franchi, que des femmes chez lesquelles des concrétions volumineuses s'y sont engagées. Quant aux parties situées depuis la portion membraneuse jusqu'au gland, elles sont loin de posséder la même extensibilité, surtout en certains points, que j'ai notés.

L'un des effets du séjour prolongé des calculs dans la partie membraneuse de l'urètre, est la production de petits abcès au périnée, même avant que la pierre ait acquis un grand volume, et bien qu'elle n'annonce sa présence par aucun symptôme notable. La manière dont ces abcès se développent, marchent et se terminent, exige quelques distinctions.

Tantôt ils débutent par une petite tumeur dure, indolente, profondément située, et dont les progrès sont à peine perceptibles. J'ai vu un cas de ce genre; l'abcès s'ouvrit dans l'urètre avant qu'on eût commencé l'opération.

Tantôt une tumeur dure, peu douloureuse, et située à une grande profondeur, prend tout-à-coup un développement rapide, et l'abcès s'ouvre de lui-même. Un enfant de douze ans s'était plaint pendant long-temps de douleurs gravatives dans les reins, sans qu'on le soupçonnât d'être atteint de la pierre : les douleurs allèrent en augmentant, une tumeur se dessina au périnée, l'enfant la rompit lui-même sans souffrir beaucoup, et il en sortit vingt calculs pisiformes; après quoi la plaie se cicatrisa (1). Un autre enfant de quatre mois fut également débarrassé de la pierre par un abcès qui s'ouvrit de lui-même, mais qui laissa une fistule urinaire; le calcul était sphérique, blanc comme de la craie, mais solide (2). Deschamps, ayant retiré un calcul du périnée d'un jeune homme soumis dix-sept ans auparavant à la taille, sans qu'aucune goutte d'urine s'écoulât par la plaie (3), conclut de là que l'ouverture qui avait donné passage à ce corps étranger s'était refermée et consolidée. La conclusion n'est pas rigoureuse; j'ai vu des abcès urineux dans lesquels on ne pouvait apercevoir de communication entre le foyer et l'urètre. D'autres faits analogues sont rapportés par les auteurs. Cependant la communication a lieu dans le plus grand nombre des cas,

<hr>

(1) *Eph. Nat. Cur.*, dec. 1, ann. 9 et 10, obs. 33, p. 91.
(2) Bartholin, *Hist. anat.*, cent. 4, hist. 8, p. 227.
(3) *Loc. cit.*, t. IV, p. 264.

Quelquefois aussi ces abcès donnent lieu à de graves accidents. Un enfant de treize à quatorze ans se plaignait d'une
grande difficulté d'uriner et de douleurs vers le pubis : son urine
contenait beaucoup de graviers, et déposait un sédiment bourbeux, glaireux, même purulent : quelques jours après, il rendit par le scrotum une pierre grosse comme une aveline, et
ne souffrit plus ; le scrotum gangréné laissait le testicule à découvert ; mais la guérison fut parfaite (1). Un homme de
soixante ans, atteint d'une tumeur considérable au périnée et
au scrotum, avec des fistules urinaires et une inflammation
des téguments, était en proie aussi à une fièvre ardente ; la
peau tomba en gangrène ; à la chute des escarres, on aperçut
une pierre, dont l'extraction fut facile, et qui pesait treize onces ; il resta une fistule livrant passage à l'urine (2). Un fait
analogue se lit dans Chopart (3) ; une tumeur, d'abord bornée
au périnée, mais qui bientôt envahit une partie du scrotum,
survint à la suite d'une fistule qu'avait laissée l'opération de
la taille ; une inflammation très-douloureuse se déclara, et
amena la gangrène : il sortit de la plaie une pierre ovalaire
et lisse, pesant dix onces et six gros, qui laissa une fistule.

Il y a des malades chez lesquels l'urètre présente des poches, des cellules, des excavations plus ou moins profondes,
dans lesquelles des calculs, même volumineux, se forment et
échappent aux recherches avec les instruments ordinaires.
Ces cellules, à la formation desquelles les pierres peuvent elles-
même contribuer, sont parfois très-multipliées, et donnent à la
partie membraneuse de l'urètre une forme étrange et comme
godronnée. Tel était probablement, du moins à en juger d'a-
près la figure du calcul, le cas du sujet auquel appartenait
l'énorme masse calculeuse vésico-urétrale dont j'ai parlé plus
haut, d'après Gooch. J'ai dit aussi que l'introduction fréquente

(1) *Act. Hafn.*, t. III, c. 6, p. 10.
(2) Deschamps, *loc. cit.*, t. IV, p. 269.
(3) *Loc. cit.*, t. II, p. 334.

d'une sonde mal dirigée, ou toute autre cause, pouvait faire naître, entre le rectum et la prostate, une excavation, une fausse route, qu'un repli ou un éperon sépare du véritable canal. J'ai vu plusieurs cas de ce genre, dans l'un desquels il y avait plus de deux cents calculs ; chez un autre malade, une pierre était cachée entre la prostate et le rectum. Le moyen, au reste, de constater l'existence de ces fausses routes, et même d'en mesurer la profondeur, consiste à y introduire la sonde, et à la retirer en appliquant son extrémité contre la paroi supérieure ; au moment où elle pénètre dans le véritable canal, elle fait un saut qui ne permet pas de se méprendre.

Chez certains sujets, l'épanchement d'urine est fort lent à se faire ; cependant, à la longue, il se forme de grosses pierres. On en a vu d'énormes sortir d'elles-mêmes, à la chute des escarres. Molinelli rapporte, dans l'histoire de l'Académie des Sciences de Bologne, que, chez un homme de soixante-dix ans, tourmenté depuis long-temps par les douleurs de la pierre, le périnée s'ouvrit naturellement, sans qu'aucun abcès eût précédé ; l'ouverture s'accrut peu à peu, et, dans un effort que fit le malade pour uriner, il expulsa une pierre en forme de croissant, longue de deux pouces, large d'un, et pesant deux onces et demie ; il s'écoula ensuite non du pus, mais une matière semblable à du plâtre délayé dans de l'eau : le malade vécut encore quelques années, avec une fistule au périnée. Dans un autre cas, décrit par M. Charles Bell, il se forma au périnée une tumeur considérable, produite par extravasation urineuse ; le gonflement avait envahi le scrotum et le pénis ; la sonde, qui ne put d'abord pénétrer que dans l'excavation urétrale, évacua une certaine quantité de pus et d'urine ; introduite une seconde fois, elle parvint jusqu'à la vessie, d'où elle fit sortir une pinte et demie d'urine fétide : des incisions furent pratiquées au périnée et au scrotum, mais le malade succomba ; à l'ouverture du cadavre, on trouva, dans

l'épaisseur du périnée, une cavité assez grande pour loger
un œuf, et remplie de petites pierres, dont il y avait aussi
quelques-unes dans la prostate ; la vessie était contractée, et
sa membrane interne enflammée.

Les très-jeunes enfants eux-mêmes ne sont point exempts de
ces sortes de tumeurs pierreuses. Un enfant de deux ans, qui
n'avait point été taillé, mais qui éprouvait de la peine à uriner,
et dont l'urine était chargée de graviers, fut atteint au périnée
d'une tumeur qui s'ouvrit d'elle-même, et d'où l'on retira avec
le doigt une pierre de cinq onces, après l'extraction de laquelle
il se trouva parfaitement guéri (1). Je serais entraîné beaucoup
trop loin si je voulais détailler les autres cas analogues qu'on
lit dans les auteurs. Les Mémoires de la Société de médecine
de Montpellier (2) font mention d'une tumeur au périnée qui
abcéda, et dont le malade agrandit avec le doigt l'ouverture,
par laquelle il put enfin retirer une pierre conique, pesant plus
de trois onces. On a vu sortir ainsi un calcul de la grosseur
d'une aveline (3) ou d'un pignon (4). Warner a publié deux
observations relatives, l'une à une grosse pierre qui s'échappa
d'elle-même par le périnée (5), l'autre à deux calculs, remarquables par leur forme et leur volume, qui demeurèrent
pendant six ans logés dans l'urètre (6). On trouve aussi, dans
les Transactions philosophiques, quelques faits analogues,
communiqués par Frewen (7) et par Hartley (8).

Plusieurs calculs, au lieu de se développer dans la partie
membraneuse de l'urètre, se forment ou s'arrêtent et grossis-

(1) Haller, *Disp. chir.*, t. iv, p. 47.
(2) T. i, p. 119.
(3) *Mém. de l'Acad. de chir.*, t. iii, p. 333.
(4) Covillard, *Obs. iatrochirurg.*, obs. 8.
(5) *The medical museum*, t. i, p. 486.
(6) *Ibid.*, t. ii, p. 43.
(7) T. lii, p. 258.
(8) T. xli, p. 342.

sent dans un trajet fistuleux. Il se peut alors que les accidents déterminés par eux soient peu graves, et que même les phénomènes morbides qui accompagnent leur expulsion au-dehors, se bornent à ceux qui signalent d'ordinaire la manifestation d'un abcès simple. Un homme presque septuagénaire, malade depuis trente-cinq ans, portait depuis treize années une fistule urinaire : il lui survint, entre le pénis et le scrotum, un abcès à l'ouverture duquel sortit une pierre ayant sept pouces de long, sur six et demi de circonférence à l'un de ses bouts, et quatre et demi à l'autre ; le malade conserva une fistule (1). Sandifort a donné la figure d'un calcul, pesant huit onces, et long de près de six pouces, qui se voit aujourd'hui dans le cabinet d'anatomie de Leyde, et qui, chez un enfant de neuf années, déjà soumis deux fois à la cystotomie, sortit, deux ans après la seconde opération, par une ouverture spontanément survenue au périnée (2). Une autre pierre, du poids de cinq onces et deux gros, s'échappa d'elle-même par le périnée d'un malade qui n'avait point été taillé, mais qui portait une fistule, à travers laquelle on avait senti un corps étranger au moyen d'un stylet (3). Delaunay rapporte un fait bien plus extraordinaire, celui d'un jeune homme qui conservait une fistule à la suite d'une opération de taille faite vers l'âge de cinq ans : son périnée était le siége d'une vaste tumeur, qui contenait un calcul de dix-sept onces, et qui se déchira un jour d'elle-même; une moitié de la pierre fut trouvée dans le lit du malade ; mais il fallut retirer l'autre par l'ouverture que celle-ci avait laissée (4).

C'est assez fréquemment par la fistule même, déjà existante au périnée, et qui s'agrandit peu à peu, que parviennent à s'échapper les pierres logées dans la partie membra-

<hr>

(1) *Journ. de Græfe*, t. vi, p. 366.
(2) *Obs. anat. patholog.*, l. 4, p. 130.
(3) *Philos. Trans.* 1740, n° 456, art. 16.
(4) *Diss. sur la mal. et opér. de la pierre*, ch. 3, p. 40.

neuse de l'urètre. Un homme qui avait été soumis à la taille demeura pendant plusieurs années en parfaite santé, et rendant l'urine avec facilité ; tout-à-coup, une vive douleur survint à l'endroit de l'incision ; la cicatrice se rouvrit, et livra passage à l'urine ; enfin la plaie elle-même s'agrandit, et laissa échapper une pierre, qui tomba par terre, où elle se cassa en deux morceaux (1). Un garçon de seize ans s'aperçut un jour qu'une petite tumeur s'était développée à son périnée ; comme elle ne lui causait pas de souffrances, il n'y fit aucune attention ; à la suite d'un voyage à cheval, les parties molles se déchirèrent, et livrèrent passage à une pierre de la grosseur d'un pois et à de l'urine, après quoi il resta une fistule ; au bout de quelque temps survint, au bas du scrotum, vers le côté gauche, une autre tumeur, qui amena la guérison de la fistule, mais fit de rapides progrès : un jour que ce jeune homme se livrait à des efforts pour soulever un fardeau, il sentit une douleur considérable au périnée, y porta la main, et s'aperçut qu'une pierre faisait saillie hors des téguments ; pendant huit jours il essaya vainement de la retirer : elle sortit d'elle-même au moment où il se levait de sa chaise ; son poids était d'une once six gros et quinze grains, et son épaisseur de neuf à dix lignes : elle avait une forme à peu près triangulaire (2). Les faits de ce genre ne sont point rares. Petit (3) dit avoir été consulté pour un cas de pierres dans l'urètre, qui s'échappaient par une ouverture au périnée. Covillard (4) en cite un, dont il décrit assez vaguement les détails, dans son langage plein de naïveté : « Étant à Lyon, » dit-il, « on me » fit appeler pour un homme âgé de soixante-cinq ans, gran- » dement travaillé d'une difficulté d'uriner, et, m'ayant décou- » vert la bourse et le périnée, j'y reconnus plusieurs fistules,

(1) *Philos. Trans.*, 1740, n° 456, art. 15.

(2) Ledran, *Obs. chir.*, t. ii, obs. 79, p. 180.

(3) *OEuvres chirurg.*, t. iii, p. 14.

(4) *Obs. iatrochirurg.*, obs. 9.

» lesquelles pénétraient jusqu'au milieu des parties intérieures
» de l'une et l'autre cuisse; toutes ces cuniculations et sinuo-
» sités venaient aboutir au col de la vessie avec un tel rapport,
» que l'urine se rendait aussi bien par chacune d'icelles que
» par son tuyau ordinaire ; la semence, en l'éjaculation, pre-
» nait de même son issue par tous ces trous, comme on voit en
» un arrosoir de jardin : en somme, par intervalles, il rendait
» plusieurs pierres par ces conduits, et tout sur-le-champ je
» lui en tirai sept de la grosseur d'une fève chacune, qui
» étaient détenues dans le scrotum. » M. Crosse a indiqué en
peu de mots un fait qui se rapproche beaucoup de celui-là :
un jeune homme de dix-sept ans, qui souffrait depuis dix
années, et qui était porteur de plusieurs fistules au périnée,
rendit par cette voie un calcul de deux onces et deux gros, qui
avait près de quatre pouces de long; il vécut encore deux
ans, rendant de temps en temps d'autres petits calculs par
la plaie, qui ne se cicatrisa point (1).

Dans d'autres cas les pierres urétrales causent assez de gêne
et de douleurs au malade, pour qu'on soit obligé de recourir à
l'incision, afin de l'en débarrasser. Un enfant de six ans,
robuste et bien portant, avait la verge plus grosse qu'un
œuf de poule, et tuberculeuse; on y sentait des corps
durs, mobiles sous le doigt; l'urine coulait par l'urètre
et par deux ouvertures fistuleuses au scrotum; le cathéter
n'annonçait pas de pierre dans la vessie; une incision
à la partie antérieure du scrotum permit de retirer plus de
vingt petits calculs, dont une cinquantaine d'autres sortirent
aussi les jours suivants (2). Un homme de trente-cinq ans,
qui avait été taillé dans sa jeunesse, souffrait beaucoup depuis dix-huit années pour rendre l'urine; une simple incision
aux téguments du périnée et du scrotum le délivra d'un

(1) Loc. cit., p. 32.
(2) Blasius, Obs. med, P. 6, obs. 25, p. 89.

énorme calcul, dont le poids s'élevait à dix-huit onces (1). Un autre homme, de vingt-cinq ans, portait, depuis environ quatre années, au scrotum, une tumeur dont la manifestation avait été précédée d'un abcès périnéal, qui guérit sans laisser d'ouverture fistuleuse; Colot fit une incision à la peau, et retira près de quatre-vingts pierres grosses comme des pois (2). Morand pratiqua de même, par une incision dans le milieu du scrotum, l'extraction d'un calcul de quatre onces et six gros, à la surface duquel on voyait une gouttière qui, probablement, servait de couloir à l'urine, et non pas, comme le dit l'auteur, de réceptacle à l'urètre (3). Deschamps rapporte plusieurs cas de petites pierres ovoïdes, triangulaires et en croissant, qu'il retira ainsi du périnée par une incision (4).

Il s'est trouvé des malades qui, par impatience ou par d'autres motifs, ont pratiqué eux-mêmes cette incision, que l'exagération publique a présentée ensuite comme une véritable taille, tandis qu'il n'y a eu, dans tous les cas, qu'ouverture d'un abcès, ou section de la cicatrice laissée par une ancienne opération cystotomique.

Un homme qui avait déjà subi deux fois la taille, et qui ressentait de nouveau les souffrances de la pierre, résolut de s'en débarrasser lui-même à l'aide d'un couteau, dont Tulpius a donné la figure (5) : il s'ouvrit le périnée; mais quoiqu'il eût agrandi trois fois la plaie avec l'instrument, il fut encore obligé de la dilater avec ses doigts pour en faire sortir un calcul, pesant quatre onces, qui était plus gros qu'un œuf de poule. Un autre homme, qui avait été taillé dans sa jeunesse, passa quinze années sans éprouver aucune incommodité; tout-à-coup, pendant la nuit, une sensation douloureuse se ma-

(1) Chopart, *loc. cit.*, t. ii, p. 334.
(2) *Traité de la taille*, p. 16.
(3) *Mém. de l'Acad. de chir.*, t. iii, p. 346.
(4) *Loc. cit.*, t. iv, p. 258. 262 et 263.
(5) *Obs. med.*, l. 4, obs. 30, p. 324, pl. 15.

nifesta dans le point occupé par la cicatrice ; s'armant aussitôt
d'un couteau, il ouvrit cette dernière, et fit sortir, sans beaucoup de douleurs, une pierre allongée, ayant trois pouces
et quelques lignes dans son plus grand diamètre, et dix-neuf
à vingt lignes dans son plus petit (1). Dans ce cas, comme
dans le précédent, la guérison fut complète et sans fistule.
M. Félix Pascal a fait connaître un cas analogue : un vieillard de soixante ans se fendit le périnée avec un mauvais couteau, et tira un calcul de la grosseur d'un œuf de pigeon ; mais
la plaie resta fistuleuse (2). Personne n'ignore que le docteur
Clever, devenu célèbre par le grand nombre d'opérations
auxquelles la récidive continuelle de la pierre l'a obligé de se
soumettre, s'en est ainsi pratiqué lui-même une (3).

Dans la plupart des faits que j'ai cités les poches ou cellules
urétrales se rattachaient à la dilatation des parois de la partie
membraneuse du canal par l'accroissement progressif des concrétions calculeuses. Il arrive cependant quelquefois que l'urètre s'éraille. Alors l'urine, en s'infiltrant dans le tissu cellulaire,
y donne naissance à des masses pierreuses, distinctes ou réunies, et qui varient beaucoup, tant sous le rapport de la
forme que sous celui du volume. C'est ce qui arriva, selon toutes
les apparences, dans le cas suivant : dix-huit ans après avoir
subi l'opération de la taille, un homme de trente-six ans s'a-
perçut qu'il lui était survenu au périnée une tumeur grosse
comme une noisette ; bientôt après se forma au scrotum une
fistule par laquelle s'échappait la plus grande partie de l'u-
rine ; pendant vingt années, la plaie se rouvrit d'une manière
à peu près périodique, de quatre en quatre ans, donnant
chaque fois issue à du pus sanguinolent ; enfin, à l'âge de cinquante-huit ans, le malade rendit spontanément, par une

_____

(1) *Eph. Nat. Cur.*, dec. 2, ann. 7, 1688, obs. 60.

(2) Chopart, *loc. cit.*, t. ɪ, p. 356.

(3) *Journ. universel des scienc. méd.*, t. xxxvi, p. 110.

crevasse du scrotum et du périnée, une pierre pesant une
once et demie, enveloppée d'une membrane fort mince, et
laissant, à la place qu'elle avait occupée, un vide dans lequel
on aurait pu loger le poing : l'ouverture resta fistuleuse ; on
reconnut que la pierre était composée de plusieurs autres,
qui s'étaient formées séparément, mais qui avaient fini, avec
le temps, par se réunir en une seule masse (1).

La formation de kystes calculeux accidentels est moins
équivoque encore dans l'exemple suivant, que j'emprunte à
Louis. Un enfant de dix ans était en proie à une fièvre violente, causée par une tumeur très-dure, douloureuse et grosse
comme une forte noix, qui se prononçait sous la cicatrice
d'une opération de taille exécutée deux années auparavant.
Le canal était libre, et l'enfant urinait à plein jet. Louis fit
appliquer des cataplasmes émollients sur la tumeur. Au quatrième jour, il découvrit, vers la partie supérieure de l'ancienne cicatrice, une ouverture d'où il tira un calcul gros
comme une aveline. Une sonde portée dans la plaie lui apprit
que d'autres corps étrangers en occupaient encore le fond.
Il fendit la tumeur, et parvint à extraire sept pierres, dont
chacune était enveloppée d'un sac membraneux particulier,
qu'il fallut inciser. Réunis ensemble, ces calculs formaient
un corps du volume d'un noyau de pêche. Ils se correspondaient par des surfaces alternativement convexes et concaves (2).

M. Chelius, de Heidelberg, a publié un fait qui se rapproche un peu de celui-ci. Le malade tomba d'un arbre sur
un pieu fixé en terre ; il y eut tuméfaction subite et considérable, émission d'urine très-douloureuse, quoiqu'à plein jet,
perte successive de sang, de mucosités et de pus, et troubles
ultérieurs dans les fonctions de la vessie, mais avec des inter-

(1) *Mém. de l'Acad. de chir.*, t. VIII, p. 343.
(2) *Ibid.*, p. 335.

valles de bien-être. Cet état dura ainsi vingt-quatre ans : alors les accidents s'aggravèrent, et il fallut recourir aux moyens de la chirurgie. La tumeur du périnée occupait spécialement la partie supérieure et postérieure du scrotum, et contenait des calculs, qui furent extraits par une incision, au nombre de vingt-sept. Après l'extraction, on vit les parois de la cavité lisses et uniformes; dans le fond, on découvrit le cathéter préalablement introduit dans la vessie par une ouverture de l'urètre, qui avait plus d'un demi-pouce. Il ne survint aucun accident par suite de l'opération; la sonde fut renouvelée plusieurs fois, on toucha les lèvres de la plaie avec la pierre infernale, et la guérison fut complète (1). Les pierres étaient rapprochées, juxtaposées par des facettes, et formaient une masse compacte. C'est un fait, sinon constant, du moins très-ordinaire, que quand des calculs se développent, ou dans l'urètre, derrière un rétrécissement, ou dans une poche, sur les côtés du canal, ils sont multiples, parfois en très-grand nombre, et à facettes très-lisses.

Enfin cette formation devient tout-à-fait évidente dans les deux cas suivants. L'un, rapporté par Else (2), concerne une tumeur enkystée du scrotum, prenant son origine de l'urètre, et contenant un grand nombre de calculs, avec de l'urine. L'autre est cité par M. Brodie (3) : un homme de moyen âge, qui depuis dix ans éprouvait les symptômes de la pierre, et portait en outre une fistule au périnée, fut opéré par Home; le chirurgien, après avoir introduit un gorgeret, trouva la pierre à la surface concave de l'instrument, et l'enleva avec les doigts ; cette pierre avait le volume d'une noix; le malade mourut au quatrième jour : sa vessie était fort resserrée, et pouvait à peine contenir une once de liquide: la tunique musculeuse était

---

(1) *Gazette médicale*, 1835, p. 661.

(2) *Med. obs. and inquir.*, t. v, p. 336.

(3) *Loc. cit.*, p. 342.

dégénérée en une sorte de substance ligamenteuse; la muqueuse portait des marques d'inflammation : elle présentait un ul- cère qui communiquait avec une cavité périnéale, dans laquelle la pierre se trouvait logée avant l'opération ; la fistule du périnée s'ouvrait dans la portion membraneuse de l'urètre. On peut rapprocher de ces deux faits celui qu'on lit dans les Mémoires de l'Académie de Chirurgie (1), d'une tumeur survenue à la partie moyenne du scrotum, et dont la cause première avait été un coup reçu dans cette région; on la jugea squirrheuse, et en conséquence elle fut extirpée par l'énucléation : en la disséquant, on vit qu'elle communiquait avec l'urètre par un canal intermédiaire, et qu'elle contenait une pierre de deux onces et un gros ; le malade n'avait jamais eu de rétention d'urine, ni rendu de graviers.

C'est vers le scrotum que tendent généralement à se porter les calculs produits par une infiltration urineuse à travers une éraillure de l'urètre. Ils trouvent là, en effet, tout l'espace nécessaire pour se développer, et ils peuvent y acquérir des dimensions énormes. Telle était la pierre que rendit, par une crevasse spontanée du scrotum, en allant à la selle, un sexagénaire, dont elle abreuvait depuis vingt ans l'existence d'amertume : ce monstrueux calcul, dont la sortie fut suivie d'une guérison parfaite, pesait vingt-six onces ; il avait six pouces de long, sur cinq de large et trois d'épaisseur ; sa forme était celle d'un ovale aplati, avec une pointe probablement engagée dans l'urètre (2).

On trouve dans Huxham (3) l'observation remarquable d'un jeune homme qui avait subi l'amputation de la verge; les pansements ayant été mal faits, l'urètre fut presque entièrement bouché par la cicatrice, de sorte qu'il fallait les plus

(1) T. VIII, p. 358.

(2) *Journal de Græfe*, t. III, p. 399 et 695, pl. 5, fig. 1.

(3) *Opera*, t. III, p. 42.

grands efforts pour expulser l'urine par un grêle filet et au milieu de vives douleurs. Au bout de quelque temps, il se développa, à la partie moyenne et supérieure du scrotum, une petite tumeur, qui peu à peu acquit un volume considérable. Le malade perdit la faculté de rendre ses urines, qui ne sortaient plus que par un suintement involontaire, à travers quatre fistules scrotales, et souvent mêlées de pus. Vingt années environ après l'opération, le scrotum se déchira dans un violent effort pour lâcher l'urine ; il en sortit une pierre pesant cinq onces et demie. Le reste de l'urètre formait, avec la déchirure du scrotum, une cavité assez spacieuse pour admettre le poing d'un enfant. La guérison fut prompte et facile.

Il s'en faut de beaucoup que les pierres scrotales acquièrent toujours de pareilles dimensions. Mais, en revanche, elles ne sont point rares. Tolet parle d'un jeune homme qui avait été opéré à quatre ans, et chez lequel il s'était formé depuis, dans le scrotum, un calcul du volume d'un œuf de poule, dont le bout se terminait en queue de poire (1). La pierre de cinq onces deux gros, dont j'ai parlé plus haut, était en partie dans le scrotum (2). Le cabinet de l'hôpital de Norwich en possède une de huit onces, qui fut trouvée, après la mort, dans le scrotum d'un homme de quarante-six ans (3). Jahn en décrit une, du poids de cinq onces, longue de neuf travers de doigt et large de trois, dont, à la faveur d'une incision, on débarrassa un enfant qui souffrait depuis trois ans d'une rétention d'urine, et qui avait en outre des fistules urinaires au scrotum (4). Beniveni (5), Ried-

____

(1) *Traité de la lithot.*, p. 38.

(2) *Philos. Trans.*, t. XLI, p. 351.

(3) Crosse, *loc. cit.*, p. 32.

(4) Haller, *Disp. chirurg.*, t. IV, p. 47.

(5) *De abditis rerum causis*, c. 78.

lin (1), Sachs (2), Bartholin (3), Brinius (4) et Nebel (5)
parlent aussi de calculs qui sont sortis du scrotum à l'ouverture d'abcès provoqués par leur présence. En incisant un de ces
abcès, survenu au côté gauche du scrotum, chez un homme
d'une cinquantaine d'années, Gibier retira quatre pierres de
différents volumes et de figure irrégulière, dont la plus grosse
pesait une once et cinq gros et demi; les autres étaient fort
poreuses (6); le malade, qui éprouvait des coliques néphrétiques depuis trois ans, et qui était réduit à l'état de marasme, mourut après l'opération.

La matière calculeuse peut s'infiltrer en quelque sorte dans
tout le tissu cellulaire du scrotum, au point de donner à penser que cette poche s'est pour ainsi dire pétrifiée. M. Motte
en a publié un cas fort (7) remarquable : le scrotum était
douze à quinze fois plus volumineux que dans l'état ordinaire, et descendait jusqu'au tiers inférieur des cuisses; aplati
en avant et en arrière, il était parsemé, surtout latéralement,
de plusieurs douzaines de tumeurs, de diverses grosseurs,
depuis celle d'un pois jusqu'à celle d'une muscade, de consistance pierreuse, de couleur blanche, et recouvertes par les
téguments : cet assemblage de tumeurs avait à peu près l'aspect d'une énorme grappe de raisin; les téguments qui en-
veloppaient deux ou trois des plus grosses étaient ulcérés depuis plus d'un an, et fournissaient constamment une matière

(1) *Obs. med.*, cent. 3, obs. 46, p. 338.

(2) *Misc. Nat. Cur.*, dec. 1, ann. 2, obs. 142, p. 225 et 227.

(3) *Hist. anat.*, cent. 4, hist. 8, p. 227.

(4) *Eph. Nat. Cur.*, t. III, p. 360. — *Voyez* un autre cas de pierre scrotale dans le même recueil, t. IV, p. 370.

(5) *Eph. Nat. Cur.*, t. I, p. 60.

(6) *Journ. de méd.*, t. IX, p. 64.

(7) *The Philadelphia journal of medecine*, t. V, p. 335. — Dekker avait
déjà donné la description d'un scrotum entièrement couvert en dedans d'une
croûte pierreuse (*Exercit. pract.*, c. 4, p. 150).

purulente très-fétide ; au fond des ulcérations on apercevait des corps blancs, arrondis, de consistance pierreuse ; une
matière blanche, semblable à du mortier, s'écoulait par les
ulcérations : la maladie datait de vingt années.

L'urètre de la femme, qui, comme je l'ai dit plus haut, correspond exactement à la partie membraneuse de celui de
l'homme et se prête aussi à une grande dilatation, peut, en
raison de cette dernière faculté, admettre des pierres
volumineuses et les transmettre au dehors. Il a même
déjà souvent par lui-même une ampleur assez considérable pour recevoir le bout du pouce, pour permettre de
porter aisément le doigt dans la vessie, comme je l'ai observé sur trois jeunes filles, pour faire même office du vagin,
ainsi que Portal en a cité un exemple (1) et Morgagni (2) un autre. M. Naumann parle d'une jeune fille chez laquelle il représentait une fente longue d'un pouce et demi, analogue à l'entrée
du vagin (3). Chez une fille de six ans, que j'ai soumise à la
lithotritie, il admettait sans difficulté les plus gros instruments qu'on puisse mettre en usage. Chez une autre de onze
ans, qui fut opérée à l'Hôtel-Dieu, il y a une dizaine d'années, on put introduire de petites tenettes dans la vessie, sans
être obligé de recourir à aucune dilatation préalable. Il paraît qu'un état morbide prolongé du vagin, de la matrice ou
de la vessie, peut concourir à amener cette singulière disposition. Quoi qu'il en soit, elle explique le grand nombre
d'exemples de gros calculs qui ont été rendus spontanément
par des femmes. J'en vais rapporter quelques-uns.

Une femme, dont parle M. Legros (4), rendit un calcul
oblong, du poids de quatre gros et trente-six grains, ayant
vingt-deux lignes de long, sur dix de large ; elle n'éprouva en-

______

(1) *Anat. médic.*, t. V, p. 476.
(2) *De sedibus*, ep. 46, art. 12.
(3) *Handbuch der medicinischen Klinik*, t. VI, p. 803.
(4) *Lancette française*, 1830, n° 54.

suite aucun accident. Clozius a donné la figure d'une pierre assez grosse, rugueuse à la surface, et pesant une demi-once, qu'une femme de cinquante années rendit spontanément et sans lésion de l'urètre (1). Un fait du même genre est consigné dans les Essais d'Edimbourg (2); mais il se rapporte à une petite fille de quatre ans, qui demeura sujette à une incontinence d'urine, après avoir expulsé un calcul ovale, du poids de quatre gros, qui avait environ un pouce de diamètre. Bierling rapporte qu'une femme rendit une pierre de six gros, dont la sortie détermina une hémorragie abondante (3). Au dire de Dillen (4), la femme d'un barbier se débarrassa sans efforts d'un calcul pesant une once, et gros comme une châtaigne. Elle guérit, de même qu'une autre femme, dont Guérin a donné l'histoire (5), et dont la pierre pesait une once moins un demi-gros, et qu'une troisième, indiquée par Riedlin (6), dont la pierre, de forme irrégulière, pesait une once et un gros. Beard parle d'une femme de soixante-trois ans, qui expulsa un calcul irrégulier, de deux onces un gros et cinquante-cinq grains, ayant sept pouces et demi de tour dans un sens, sur quatre et demi dans l'autre, et qui demeura affectée d'incontinence d'urine (7). Jægerschmidt dit (8) qu'une femme rendit un calcul d'une once et deux gros, après avoir fait usage d'eaux acidules pendant trois mois. Une pierre d'une once trois gros et demi, pyriforme, ayant deux pouces et demi de long, sur dix-huit lignes de large et quinze d'épaisseur, sortit d'elle-même, sans déchirure, après trois années

(1) *Eph. Nat. Cur.*, dec. 1, ann. 2, obs. 124, p. 205.
(2) T. iv, p. 360.
(3) *Advers*, cas. 98. p. 249.
(4) *Eph. Nat. Cur.*, dec. 3, ann. 9 et 10, obs. 242, p. 425.
(5) *Journ. de méd.*, t. xxxi, p, 162.
(6) Cent. 1, obs. 5.
(7) *Philos. Trans.*, 1727, t. xxxiv, p. 14.
(8) *Eph. Nat. Cur.*, dec. 3, ann. 3, obs. 104, p. 193.

de douleurs presque continuelles (1). Une autre, pesant une once et demie, ne parvint au-dehors qu'après avoir causé d'incroyables douleurs et une suppression d'urine pendant quelques jours; la femme demeura atteinte d'incontinence d'urine (2). Leprotti parle d'un calcul d'une once et demie, long de trois pouces, sur un et demi de large, que rendit une femme de cinquante ans (3). Au dire de Cornaro, une pierre de deux onces et deux gros, du volume d'un œuf de poule, fut retirée sans incision à une femme de soixante-neuf ans (4), et Sommer parle (5) d'une autre, de même poids et de forme ovale, que rendit une femme de soixante dix-neuf ans : cette dernière avait deux doigts d'épaisseur. Un calcul de deux onces deux gros et vingt-quatre grains, ayant trois pouces et un quart de long, fut rendu par une femme de soixante-sept ans, dont Heberden a retracé l'histoire (6). Foreest (7), Ange (8) et Lecat (9) parlent de pierres pesant deux onces et demie, rendues spontanément par des femmes. Molyneux en indique une de deux onces et trois gros, ayant sept pouces de tour, sur six de long (10); Ramlovius (11), une de deux onces et cinq gros; Wallis (12), une de trois onces, ayant cinq pouces et demi de tour dans un sens et quatre trois quarts dans l'autre, et Kerkring (13), une du même poids, dont la lon-

(1) Schurig, *Litholog.*, c. 3, p. 275, *cum* fig.

(2) *Ibid.*, c. 3, p. 171.

(3) *Philos. Trans.*, t. XLII, p. 363.

(4) *Obs. med.*, c. 16, p. 32.

(5) *Misc. Nat. Cur.*, dec. 2, ann. 2, obs. 180, p. 392.

(6) *Philos. Trans.*, t. LV, p. 128.

(7) *Obs. med.*, l. 24, obs. 24, p. 537, *cum* fig.

(8) *Misc. Nat. Cur.*, dec. 1, ann. 6 et 7, obs. 195, p. 286, *cum* fig.

(9) *Deuxième recueil*, p. 102.

(10) *Philos. Trans.*, 1693, vol. XVII, p. 847.

(11) *Specul. acidul. Wildungens.*, l. 2, c. 21, p. 179.

(12) *Philos. Trans.*, vol. XV, p. 271.

(13) *Spicileg. anat.*, obs. 67, p. 135.

gueur était de deux pouces, la largeur d'un et demi, et l'épaisseur de deux. Lecat parle (1) d'une fille de vingt-quatre ans, atteinte de rétention d'urine, qui, ne voulant pas se faire sonder, rendit spontanément une pierre inégale, du poids de trois onces et un gros. Au rapport de Tulpius (2), une femme de quatre-vingt-neuf ans expulsa sans trop d'efforts un calcul de trois onces et deux gros. Une autre, dont M. Yelloly fait mention (3), se délivra elle-même d'une pierre oblongue, pesant trois onces trois gros et demi, qui avait trois pouces de long, sur deux de large, et huit de tour; elle demeura affectée d'incontinence d'urine. Une femme de soixante-treize ans, qui souffrait horriblement depuis vingt-cinq années, rendit presque sans douleurs, en faisant des efforts pour uriner, une pierre inégale, raboteuse, ayant cinq pouces et demi de tour, sur trois de longueur, et dont le poids s'élevait à vingt-huit gros et demi, après la dessiccation (4). Gooch parle (5) d'une femme chez laquelle l'extraction d'une pierre de trois à quatre onces ne fut suivie d'aucun accident, et Wolff d'une autre qui rendit presque sans douleurs un calcul pesant trois onces quatre gros et demi (6). M. Bernard a décrit une pierre de trois onces et demie, longue de deux pouces et demi, sur vingt-une lignes de large et dix-huit d'épaisseur, de forme irrégulière, dont l'émission fut suivie d'incontinence d'urine (7). Middleton (8) a vu rendre un calcul de quatre onces. Morand cite (9)

(1) *Deuxième recueil*, p. 102.

(2) *Obs. med.*, l. 3, c. 7, p. 200, *cum* fig.

(3) *Med. chir. Trans.*, t. vi, p. 574.

(4) *Nouv. de la répub. des lettres*, mai 1686, art. 7.

(5) *Chirurg. observ.*, p. 182.

(6) *Obs. chir. med.*, l. 1, obs. 47, p. 155.

(7) *Séances de l'Institut*, 1836, p. 389.

(8) *Dict. des Scienc. méd.*, t. xxviii, p. 431.

(9) *Traité de la taille*, p. 146.

une fille de dix-huit ans qui rendit par l'urètre une pierre pesant plus de quatre onces; ce corps volumineux déchira la cloison urétro-vaginale, mais la fistule guérit d'elle-même. M. Howship (1) a figuré un calcul ovale, de quatre onces et six gros, rendu spontanément par une vieille négresse. Garliep parle d'un calcul de cinq onces et demie, rendu par une femme de cinquante-six ans (2); et Lecat d'un autre (3) de cinq onces six gros, ayant trois pouces trois lignes de long, sur vingt-cinq lignes de large et vingt d'épaisseur. Une villageoise, au rapport de Bartholin (4), souffrait cruellement depuis plusieurs années, lorsqu'elle sentit s'arrêter dans l'urètre une pierre, qu'elle en tira de ses propres mains; cette pierre, ovale, lisse, blanche, médiocrement dure, et de la grosseur d'un œuf de poule, pesait six onces; elle présentait un mamelon séparé du corps par un collet étroit. Clauder a tracé l'histoire d'une femme de quarante ans, qui rendit un calcul sphérique, de couleur d'ocre, du poids de douze onces et un gros, et qui resta atteinte d'incontinence d'urine (5).

Plusieurs écrivains se sont contentés d'évaluer d'une manière aproximative le volume des calculs ainsi rendus spontanément par des femmes, en les comparant à des objets connus, à un noyau d'olive (6) ou de datte (7), au petit doigt (8), à une muscade ou à une grosse balle de fusil (9), à une amande ou une noix (10),

(1) *Loc. cit.*, p. 152.

(2) *Misc. Nat. Cur.*, dec. 2, ann. 10, obs. 78, p. 147.

(3) *Deuxième recueil*, p. 102.

(4) *Act. Hafn.*, t. iv, obs. 83, p. 193.

(5) *Misc. Nat. Cur.*, dec. 2, ann. 5, obs. 198, p. 395.

(6) Fabrice de Hilden, *Obs. chir.*, cent. 3, obs. 68, p. 251.

(7) Schulze, dans Haller, *Disp. chir.*, t. v, p. 20.

(8) Verzascha, *Obs. med.*, obs. 9, p. 23.

(9) Schurig, *loc. cit.*, c. 3, p. 260 et 274.

(10) Civiale, *Parallèle*, p. 79. — Christophe de Vega, *De arte med.*, l. 3, sect. 9, c. 6.

à un œuf de pigeon (1), de poule (2) ou d'oie (3), à une balle
de paume. D'autres, sans parler du poids, ont fait connaître les dimensions. Ainsi Proby cite une pierre d'un pouce
de large, et une autre qui avait plus d'un pouce de long, sur
douze lignes de largeur (4). Molyneux en indique une dont
la longueur était de deux pouces, et la largeur d'un (5). Covillard en a fait connaître une ayant deux travers de doigt de
long, qui sortit après de vives douleurs, et recouverte d'une
membrane propre (6). Enfin quelques-uns se bornent à dire
que les calculs rendus étaient volumineux ; tels sont Zacutus
Lusitanus (7), Zampollo (8) et M. Brodie (9).

L'espèce de merveilleux que ces faits présentent en apparence disparaît devant un examen approfondi. Les pierres
énormes que tant de femmes ont ainsi rendues d'elles-mêmes
ne venaient pas directement de la vessie. Elles avaient séjourné plus ou moins dans l'urètre, s'y étaient développées,
et en avaient dilaté peu à peu les parois, jusqu'à leur faire
perdre pour ainsi dire tout ressort. En pareille circonstance,
la dilatation peut être ou non accompagnée d'un travail inflammatoire, à la suite duquel se manifestent des altérations di-

(1) Rodrigue de Fonseca, *De calcul. remed.*, p. 103. — Hermann, *Misc.
Nat. Cur.*, dec. 1, ann. 2, obs. 74, p. 270. — Wier, *Opp.*, l. 4, c. 46,
p. 317.

(2) Bartholin, *Hist. anat.*, cent. 4, hist. 71, p. 107. — Fabrice de Hilden, *Obs. chirurg.*, cent. 1, obs. 68, p. 52. — Sennertz, *Med. pract.*, l. 3.
part. 8, sect. 1, c. 2.

(3) Borellus, cent. 2, obs. 22, p. 128. — Colot, *Traité de la litholomie,*,
p. 289.

(4) *Philos. Trans.*, t. xvii, p. 817.

(5) *Philos. Trans.*, t xx, p. 11.

(6) *Obs. iatrochirurg.*, p. 115.

(7) *De med. princ. hist.*, t. ii, l. 2, c. 16, obs. 4.

(8) *Acad. des Scienc.*, 1735. p. 21,

(9) *Loc. cit.*, p. 208.

verses de tissus. C'est ce qui explique comment la guérison
a pu être quelquefois aussi prompte que complète, tandis
qu'il est resté ailleurs des fistules, plus souvent des inconti-
nences d'urine, et qu'on cite même un cas de mort après la
sortie spontanée d'une pierre qui ne pesait que trois gros et
un scrupule (1). Voilà pourquoi la dilatation artificielle qu'on
cherche à opérer, en imitation de ce que fait la nature, n'est
pas aussi innocente qu'on l'avait pensé. Elle agit d'une manière trop brusque, et toutes les fois qu'on a voulu la
porter un peu loin, on a provoqué des accidents graves,
sans même pouvoir obtenir le résultat qu'on s'était promis.
Cette méthode, proposée en 1685 et 1692, par Wallis et Molyneux, qui probablement ignoraient qu'on l'avait déjà employée avant eux (2), et remise depuis peu en honneur par
sir Astley Cooper, Yelloly et Thomas, a cependant procuré
quelques succès réels. M. Brougham, avec son secours, est parvenu à extraire un calcul arrondi, de trois onces cinq gros et dix
grains, ayant six à sept pouces de circonférence, chez une
jeune personne de dix-neuf ans, dont la dilatation de l'urètre
avait été portée au point de permettre d'introduire deux doigts
dans la vessie (3). Masotti (4) a débarrassé, au moyen d'instruments dilatateurs, une jeune fille de seize ans d'un calcul
très-dur, presque arrondi, pesant une once et demie, et ayant
seize lignes de diamètre ; le même moyen lui a permis
d'extraire à une autre fille de dix ans une pierre oblongue,
plus grosse à un bout qu'à l'autre, et longue de dix-neuf lignes,
sur treize de large ; il n'y eut d'incontinence d'urine ni dans
l'un ni dans l'autre cas. M. Ramsay a réussi aussi, en procédant

(1) *Eph. Nat. Cur.*, dec. 2, ann. 5, obs. **71.**

(2) Elle avait notamment été mise en usage dans les cas que j'ai cités plus
haut, d'après Fonseca, Christophe de Véga, Cornaro et Garliep.

(3) *Lancette*, t. vi, n° 96, 6 octobre 1832.

(4) *Lettera sopra gl'instrumenti necessari per la lithotomia nelle donne,*
p. 31, fig. 4 et 10.

avec lenteur, à dilater assez l'urètre d'une femme de soixante-sept ans, pour pouvoir introduire dans la vessie des tenettes au moyen desquelles il retira, non sans quelques difficultés, ni sans de vives douleurs pour la malade, une pierre de sept gros et demi, qui avait cinq pouces et demi dans son plus grand diamètre, et trois et demi dans le plus petit (1).

III. *Partie bulbeuse de l'urètre.* — Comme l'évasement que l'urètre présente au-devant du bulbe ne se termine point, à sa partie antérieure, par une espèce d'étranglement brusque, ainsi qu'on le voit dans la ortion membraneuse de l'urètre et à la fosse naviculaire, il est rare que des calculs s'arrêtent dans la partie bulbeuse de ce canal, quoiqu'elle soit la plus large et l'une des plus extensibles. J'en ai cependant vu un cas d'autant plus singulier, que la pierre fut découverte seulement après l'extraction de deux autres très-volumineuses, développées dans la partie membraneuse, et qu'avant l'opération on ne l'avait pas sentie avec le cathéter. Quoique j'ai déjà publié un extrait de cette observation (2), je crois utile de la reproduire en entier. Un adulte, bien constitué, souffrait depuis long-temps d'une pierre dans l'urètre. M. Lisfranc me proposa de le soumettre à la lithotritie ; mais le volume du calcul aurait rendu le traitement trop long et la manœuvre trop douloureuse. Après avoir balancé les avantages et les inconvénients respectifs des deux méthodes, on se décida pour la cystotomie. La nécessité d'inciser sur la pierre, et sans conducteur, rendit le premier temps de l'opération long et pénible ; les difficultés furent plus grandes encore pour exécuter l'extraction. On retira deux calculs réunis par des surfaces qui avaient la plus grande analogie avec l'articulation scapulo-humérale ; ils formaient ensemble un corps ovoïde, long de deux pouces sept lignes,

____

(1) *Annali universali di medicina*, t. XLIII, p. 187.
(2) *Troisième Lettre sur la lithotritie*, p. 34.

sur dix-huit lignes de large et quatorze d'épaisseur. L'extrémité vésicale était la plus mince, et se terminait par un tubercule, à neuf lignes de distance duquel on voyait deux
éminences latérales, et une troisième, inférieure, oblongue,
aplatie latéralement, mais plus mince que les deux autres.
L'extrémité opposée était régulièrement conoïde, et n'offrait
rien de remarquable. Le poids du tout était d'une once
trois gros et demi. En explorant la plaie, on découvrit à sa
partie antérieure, dans une cavité spéciale, formée par la
portion bulbeuse de l'urètre, une troisième pierre pyriforme,
et du volume d'une noisette, séparée des autres par l'espèce
d'éperon qui existe entre les parties bulbeuse et membraneuse
du canal; l'extraction de ce corps fut d'autant plus facile,
qu'il était libre et mobile dans sa cavité : une grosse sonde,
introduite par l'urètre, suffit pour le repousser vers la plaie.
Ce que ce cas offrit de plus remarquable, c'est la promptitude de la guérison, qui fut complète en moins d'un mois;
la partie membraneuse de l'urètre, quoiqu'ayant été distendue et étant restée si long-temps dans un état anormal, revint sur elle-même avec une promptitude surprenante, phénomène annonçant qu'il n'y avait eu ni lésion ni destruction
de tissus.

On trouve un petit nombre d'autres faits de ce genre.
M. Chapman, de Wandsworth, retira, par une incision, de la
partie bulbeuse de l'urètre, un calcul de volume assez considérable, chez un malade qui n'avait jamais éprouvé de difficulté d'uriner, ni même soupçonné qu'il pût être atteint de la
pierre (1). Depuis il a informé M. Howship (2) que cette
pierre, du poids de dix-huit grains, était d'oxalate calcaire,
et qu'elle avait la forme et le volume d'une mûre.

IV. *Partie spongieuse de l'urètre.* — A partir du

(1) *Philos. Trans.*, t. xii.
(2) *Loc. cit.*, p. 150.

bulbe, le calibre de l'urètre va en diminuant dans une étendue de deux à trois pouces, après quoi il reste le même jusqu'à la fosse naviculaire. Des graviers, et surtout les fragments de calcul que les malades rendent après la lithotritie, s'arrêtent dans la partie embrassée par le scrotum, et dans celle qui est située un peu au-devant de ce point, parce que, indépendamment de leur étroitesse relative, elles ne possèdent qu'un faible degré de dilatabilité, susceptible d'ailleurs d'être diminué encore par divers états morbides. La lithotritie, ou plutôt les mauvaises applications de cette méthode, ont appris qu'aucune partie du canal ne se rétracte avec plus de force lorsqu'elle a été distendue outre mesure ou froissée d'une manière quelconque. Si le corps étranger qui s'y arrête a un certain volume, et que son séjour se prolonge, il devient, pour l'ordinaire, immobile, les parois du canal l'embrassant de toutes parts avec exactitude. De là résultent des accidents tellement graves, que, si les secours de l'art se font attendre, le malade court les plus grands dangers. Il est rare, en effet, qu'un calcul, fût-il même inégal, ne soit pas serré par les parois urétrales de manière à intercepter entièrement le passage de l'urine. Un assez grand nombre de cas semblables se sont présentés dans ma pratique, soit qu'il fût question de fragments pierreux ou de graviers proprement dits, et presque toujours j'ai observé une rétention complète d'urine. C'était même pour remédier à ce dernier accident qu'on réclamait mon assistance. Quant à la sensation produite par le calcul lui-même, elle est en général assez faible pour que le malade ne s'en occupe pas, surtout lorsqu'il est en proie aux angoisses de la rétention d'urine.

Quelques faits, fort incomplètement décrits au reste, sembleraient cependant établir que des calculs peuvent demeurer long-temps dans la partie spongieuse de l'urètre sans incommoder beaucoup le malade; mais ce sont là des cas

rares et exceptionnels, dans lesquels la contraction des parois urétrales s'exécute avec moins de force, ou cesse au
bout de quelque temps, et laisse à l'urine contenue dans la
vessie un espace suffisant pour s'échapper, quoique avec
lenteur. C'est en pareille circonstance que des malades ont
pu conserver quelque temps, dans cette partie du canal,
des corps étrangers, qui s'y sont même quelquefois creusé
des espèces de loges. Sous ce rapport, rien n'est plus curieux
que le fait suivant, rapporté par M. Loir (1) : Un homme de
soixante-huit ans, qui avait toujours rendu ses urines avec
facilité, étant mort de pleurésie, on trouva une ouverture
longue d'un pouce et demi, et large de six lignes, à la paroi
inférieure de la partie spongieuse de l'urètre, à trois pouces
et demi du gland ; la circonférence de cette ouverture, épaisse
d'une ligne, était le siége d'une cicatrice solide, sans nulle
trace d'ulcération ni d'injection ; elle conduisait à une vaste
poche, dont les parois fibro-celluleuses, épaisses et résis-
tantes, étaient tapissées par une membrane muqueuse continue avec celle de l'urètre ; cette poche renfermait un calcul
long de deux pouces sept lignes, sur vingt-trois lignes de
large, pesant quarante-un gros, lisse et mamelonné à sa
surface, et présentant, du côté qui correspondait à l'ouverture de l'urètre, une dépression peu profonde et légèrement
rugueuse.

Dans le plus grand nombre des cas, au contraire, les calculs,
pour peu que leur séjour se prolonge, donnent lieu aux
accidents les plus redoutables, à des accès de fièvre prolongés, à des mouvements nerveux, à la rétention d'urine,
à des crevasses du canal, à des infiltrations urineuses. Le
fait suivant en fournit la preuve : M. Crosse fut appelé
auprès d'un enfant attaqué d'une inflammation du scrotum si violente, qu'elle s'était terminée par la gangrène :

____

(1) *Diss. sur quelques points d'anatomie*, p. 18.

le malade n'urinait pas depuis trois jours ; en l'examinant avec soin, on découvrit un calcul qui bouchait entièrement le méat urinaire, et dont l'extraction fut suivie d'un flux abondant d'urine ; mais il était trop tard ; l'enfant mourut en trente-six heures, des effets d'une infiltration d'urine dans le scrotum ; la planche (1) qui représente les organes urinaires fait voir une crevasse de l'urètre au-devant du scrotum : la vessie était très-dilatée, ainsi que les deux uretères et les bassinets des deux reins. M. Scuttigna (2) a rapporté l'observation d'un calcul qui fut extrait de la fosse naviculaire d'un enfant, vingt-quatre heures après sa naissance, et qui avait également causé une rétention complète d'urine.

C'est derrière l'orifice extérieur de l'urètre que les calculs expulsés par la vessie s'arrêtent le plus ordinairement, parce que cet orifice est aussi la partie la plus étroite et la moins extensible du canal. La fosse naviculaire jouissant, au contraire, d'une grande dilatabilité, les pierres peuvent y séjourner assez pour prendre un développement considérable, sans apporter trop d'obstacle à l'émission de l'urine. J'en ai extrait une, chez un jeune enfant, qui avait acquis un très-grand volume. Bartholin dit avoir vu un enfant de six ans qui fut débarrassé d'une rétention d'urine par une incision longitudinale à l'urètre, au moyen de laquelle on parvint à faire sortir un calcul de la grosseur d'une noix (3). Verduin rapporte le fait analogue d'un enfant de cinq ans, qu'une incision délivra d'une pierre, plus grosse qu'une noix, et pesant cinq gros, dont il souffrait depuis sa naissance ; mais l'opération laissa une fistule (4).

On a vu quelquefois les calculs arrêtés à la fosse naviculaire occasioner de grands désordres. Un homme, âgé

(1) *Loc. cit.*, p. 32, pl. 9, fig. 3.
(2) *Memorie per i curiosi di medicina*, t. VI, p. 445.
(3) *Act. Hafn.*, ann. 1676, obs. 83.
(4) *Obs. chirurg.* 15, p. 52.

d'environ cinquante-cinq ans, était sujet, depuis sa naissance, à la dysurie ; plusieurs fois il avait eu des abcès aux bourses et des fistules urinaires, ce qui ne l'avait pas empêché de prendre femme et de procréer neuf ou dix enfants. Camperdon, appelé auprès de lui, dans une attaque de rétention d'urine, trouva que le prépuce adhérait au gland dans toute son étendue, et que la fosse naviculaire renfermait une pierre ; celle-ci fut extraite par une incision longitudinale au gland ; elle avait le volume et la forme d'un haricot (1). Il est très-probable que la fosse naviculaire recélait le calcul, dans un cas fort intéressant, dont Coopmans (2) nous a transmis les détails : un homme, âgé de cinquante-huit ans, éprouva des douleurs en urinant, et s'aperçut qu'un calcul de la grosseur d'un pois était fixé dans l'urètre : peu à peu cette pierre augmenta de volume, et au bout de trois ans elle perfora la partie latérale gauche du canal, à travers lequel elle saillait au dehors ; les douleurs devinrent de plus en plus vives, sans que le malade se décidât cependant à réclamer les secours de l'art : au bout de quelques années, enfin, le calcul sortit tout entier de lui-même, par une ouverture placée un peu au dessous du gland ; il pesait cinq onces six gros et deux scrupules ; sa longueur était de trois pouces ; sa largeur de vingt-cinq lignes à un bout, et de vingt-deux à l'autre. Gourgues a rapporté le fait très-analogue d'un enfant de quatre ans, qui, après de vives douleurs, rendit, par la partie latérale gauche de la verge, une pierre pesant cinq onces, ayant la forme et la grosseur d'un œuf de poule, et présentant à l'une de ses extrémités une cavité où l'on pouvait introduire le bout du doigt (3).

(1) *Journ. de méd.*, t. XI, p. 260. — Le même auteur (*ibid.*, p. 263) rapporte le cas d'un autre homme de quarante ans, aussi atteint de rétention d'urine depuis plusieurs années, et dont la fosse naviculaire renfermait une pierre qui, malgré l'opération, ne put être extraite que par parcelles,

(2) *Nevrologia*, p. 224.

(3) *Journ. de méd.*, t. VIII, p. 351.

Chez certains malades, un calcul arrêté à la fosse naviculaire détermine la formation de rétrécissements postérieurs, derrière lesquels s'arrêtent et se développent de nouveaux calculs, comme dans le cas suivant. Damboise, âgé de quarante-six ans, éprouvait depuis plus de quarante années des désordres dans les fonctions de la vessie; mais l'irrégularité des accidents, les longs intervalles de bien-être dont il jouissait souvent, l'indifférence de ses parents, et plus tard la crainte de toute opération, l'avaient détourné de recourir aux moyens chirurgicaux. Le malade ne prit ce parti que quand les douleurs ne purent plus être supportées. Alors il vint à Paris, et fut admis à l'hôpital Necker. L'orifice extérieur de l'urètre était excessivement étroit, et une pierre remplissait la fosse naviculaire. Mon premier soin fut de débrider le méat, et d'extraire le calcul, ce qui ne présenta point de difficultés. Mais une seconde pierre existait entre le bulbe et le scrotum, où elle formait une tumeur du volume d'une noisette. Elle était trop grosse pour qu'on pût l'extraire entière. Je l'écrasai avec facilité au moyen d'un instrument à deux branches; quelques fragments furent retirés; l'urine en amena d'autres à la fosse naviculaire, où je les saisis avec des pinces. Le traitement ne dura que huit jours.

Il y a d'autres circonstances dans lesquelles un gravier arrêté au méat urinaire forme une barrière à d'autres que l'urine entraîne ensuite avec elle. Tel était le cas d'un homme de cinquante ans, atteint de suppression totale d'urine depuis deux jours, et à qui Gooch, avec le seul secours d'injections huileuses, parvint à faire rendre trois pierres anguleuses, d'un volume considérable (1). Quelquefois aussi le canal finit par se remplir entièrement. C'est ce qui arriva chez un enfant dont parle Tulpius (2), qui, depuis son bas-âge, avait

(1) *Cases and remarks*, p. 177.
(2) *Obs. med.*, l. 4, c. 35, p. 331.

plusieurs calculs dans l'urètre : à l'âge de six ans, ces corps étaient devenus assez volumineux pour que la verge égalât le poing en grosseur; une incision en fit sortir vingt-cinq, qui ressemblaient à de gros pois. Un homme tourmenté de douleurs néphrétiques mourut à la suite d'une rétention d'urine déterminée par des pierres qui remplissaient la totalité de la verge; avec un instrument en forme de tarrière on réussit à briser et à faire sortir ceux qui occupaient l'extrémité du canal, mais on ne put aller plus avant; l'urètre était distendu, et de la grosseur du petit doigt, depuis le méat jusqu'au pubis; il ne fut pas permis de faire l'ouverture du corps (1). J'ai vu un cas analogue; c'était un vieillard tourmenté depuis long-temps par la gravelle, et qui rendait une grande quantité de graviers; l'âge et la maladie l'affaiblirent tellement que sa vessie ne put plus expulser les corps étrangers; ceux-ci s'accumulèrent au point de remplir l'urètre et la poche urinaire elle-même, qui n'avait à la vérité que peu de capacité; ils étaient fort petits, et comparables aux pois les plus fins, mais si nombreux qu'on n'eut pas la patience de les compter; l'urine sortait ordinairement d'une manière continue, et comme par une sorte de filtration.

On connaît un exemple de pierre engagée dans la substance spongieuse elle-même de l'urètre. Il est rapporté par Eller (2), qui suppose que la matière pierreuse était entrée, par les lacunes du canal, dans ce tissu, où elle avait formé un petit calcul de la grosseur d'une féverolle. Le malade, âgé de six ans, urinait avec beaucoup de difficulté. Il paraît plus probable que la pierre occupait seulement une poche qu'elle avait fait naître par son contact prolongé avec un même point. On peut rapprocher de ce fait le cas d'un calcul uri-

(1) *Eph. Nat. Cur.*, 1677, obs. 89.

(2) *Mém. de l'Acad. de Berlin*, ann. 1755.

naire, pesant deux cent quatre-vingt-quatre grains, qui fut retiré de l'intérieur du gland à la faveur d'une incision (1); ce calcul, qui n'avait réellement fait qu'agrandir la fosse naviculaire et atrophier le gland, était gros comme une châtaigne, solide, consistant, d'un blanc sale, et lisse dans une grande partie de son étendue; sa base, presque circulaire, avait trois pouces et sept lignes de circonférence, et son plus grand diamètre était de treize lignes; il y avait un pouce de distance entre cette base et le sommet de la surface convexe. Il n'est pas rare que l'urine filtre pour ainsi dire à travers les parois de l'urètre, le pertuis qui lui livre passage étant si petit qu'on a quelquefois de la peine à le découvrir; presque toujours alors elle détermine des abcès, mais on conçoit sans peine qu'elle puisse aussi donner naissance à des con- crétions calculeuses.

Dans plusieurs maladies du col de la vessie, on remarque une induration, une tuméfaction notable du gland, avec rétrécissement de la portion du canal qui le traverse. Cette lésion, assez commune chez les calculeux, mérite de fixer l'attention du praticien, d'abord en ce qu'elle est un des effets de la pierre, et ensuite parce qu'elle contribue à rendre la lithotritie plus longue et plus douloureuse, en s'opposant à l'emploi d'un gros instrument et au passage des fragments volumineux. Si ces derniers franchissent les autres parties du canal, ils s'arrêtent dans la fosse naviculaire, et mettent obstacle à la sortie de l'urine, ou du moins au passage du détritus. Les cas de ce genre ne sont point rares; j'en ai vu plusieurs, dans lesquels j'ai eu même des rétentions d'urine à combattre. Heureusement il est facile de remédier aux divers accidents qui peuvent alors se présenter. C'est principalement pour les circonstances semblables que j'ai fait construire l'instrument dont j'ai donné ailleurs la description, et que j'emploie sou-

______

(1) *The London med. and phys. journal*, t. LX, p. 365.

vent. Je n'insisterai pas davantage sur cet état spécial du gland, qui me paraît se lier à une lésion profonde de la prostate, question que je me propose de traiter avec plus de développements dans un autre ouvrage.

L'ouverture que présente le prépuce est quelquefois assez étroite pour s'opposer à la sortie des graviers qui ont parcouru l'urètre, et les forcer de s'arrêter au-devant du gland, où ils séjournent et prennent un certain développement. La même cause, mettant obstacle à la libre émission de l'urine, peut aussi donner lieu à la formation de concrétions urinaires sur la surface du gland. J'ai rencontré deux cas de cette espèce. Un malade adulte portait une grosse pierre dans la vessie : son prépuce recouvrait le gland de manière à ne laisser, pour le passage de l'urine, qu'une très-petite ouverture, que j'eus même de la peine à découvrir quand je voulus y introduire la sonde. L'extrémité de la verge était dure et volumineuse, mais indolente ; je crus d'abord qu'il s'agissait d'une des indurations dont je viens de parler, et qui font grossir le gland au point de former une tumeur qui a fait comparer ces sortes de verges au battant d'une cloche. Je fus bientôt tiré d'erreur par l'opération du phimosis : j'acquis la certitude que le gland était, au contraire, atrophié, et qu'entre lui et le prépuce s'était déposée une couche épaisse de substance calcaire, friable, d'un blanc sale : je n'ai point pesé cette substance, mais elle formait une masse considérable. La membrane muqueuse du gland et du prépuce ne présentait aucune trace de lésion ; elle était seulement desséchée et privée de tout liquide lubréfiant. Le malade avait perdu le souvenir de l'époque à laquelle s'était développée cette disposition morbide, qu'il croyait naturelle. Les pierres préputiales ne sont cependant pas toujours aussi innocentes ; j'ai cité, dans mes Recherches de statistique, le cas d'un jeune homme chez lequel elles suscitèrent un écoulement abondant et des ulcérations.

En décrivant les caractères physiques des calculs en général, j'ai renvoyé à ce chapitre pour ce qui regarde les pierres développées dans l'urètre. On a pu remarquer, en effet, que ces caractères présentent ici quelque chose de particulier; mais ils varient à tel point qu'on ne saurait établir aucune règle générale. Je ne puis rien ajouter à ce qui précède, quant au nombre, au volume et à la composition des calculs urétraux ; mais j'ai quelques remarques à présenter sur un point spécial de la configuration de ces corps étrangers, et je les place d'autant plus volontiers ici, qu'elles sont également applicables à tous ceux qui peuvent se développer non-seulement dans les diverses régions de l'urètre, mais encore dans toutes les autres parties de l'appareil urinaire.

J'ai cité divers faits empruntés aux auteurs, dans lesquels des calculs vésicaux et surtout urétraux, placés les uns au-devant ou à côté des autres, sont accolés de telle sorte qu'on croirait qu'ils se sont comprimés et aplatis réciproquement, puisqu'ils présentent des facettes entre lesquelles il semble y avoir une exacte corrélation. Tantôt, en effet, ces facettes sont planes et parfaitement en harmonie les unes avec les autres; tantôt elles sont les unes excavées et les autres en relief, de sorte qu'on serait presque tenté de croire qu'on a sous les yeux une sorte d'articulation ginglymoïdale ou même cotyloïdienne. J'ai eu plusieurs occasions d'observer cette singulière disposition, tant dans des calculs vésicaux que dans des pierres urétrales, où elle se rencontre surtout assez fréquemment; et parmi les plus curieux j'ai cité un cas de calcul vésical qui s'est récemment offert à moi, dans lequel les deux corps étrangers rappelaient exactement, quant à la disposition de leurs surfaces correspondantes, le calcul urétral dont j'ai parlé pag. 373. Une femme que j'ai opérée par la lithotritie avait rendu aussi un calcul allongé, pyriforme, dont la grosse extrémité ressemblait d'une manière frappante au bout de l'os tibia.

CHAPITRE VI.

DU DIAGNOSTIC DE L'AFFECTION CALCULEUSE.

On s'est beaucoup occupé de nos jours des lésions organiques auquel le séjour prolongé des calculs urinaires donne
lieu dans les tissus mis en contact avec ces concrétions. Les faits
anciens et modernes dont j'ai présenté l'analyse témoignent
combien l'anatomie pathologique a fait de progrès sous ce
rapport. Le diagnostic est dans le même cas, surtout eu égard à
l'un des moyens qu'il employe pour acquérir les notions qui
lui sont nécessaires. En effet, ces moyens sont de deux genres,
les symptômes ou troubles fonctionnels, et les explorations
directes.

On appelle symptômes de l'affection calculeuse les phénomènes insolites auxquels donne lieu le trouble qu'apportent,
dans les fonctions de l'économie, les lésions, superficielles
ou profondes, qui sont produites par la présence et le séjour
des pierres dans les divers départements de l'appareil urinaire.

Ces désordres sont les uns purement locaux, et les autres généraux, c'est-à-dire étendus à un plus ou moins grand nombre
d'organes ou d'appareils. Ils varient suivant la nature des
calculs, leurs caractères physiques, la position qu'occupe le
corps étranger, et l'état des parties qui le recèlent, souvent
aussi en raison de circonstances tellement peu appréciables
qu'on ne saurait s'en rendre aucun compte. Je vais faire voir
que malheureusement nous ne possédons, sous ce point de vue,
que des observations incomplètes et des données vagues, lais-

sant de grandes et fâcheuses lacunes dans une branche si in-
téressante de la chirurgie.

Quant aux explorations, je montrerai qu'elles ont marché
de pair avec l'anatomie pathologique, et que, si elles ont été
long-temps incertaines ou trompeuses, elles permettent aujourd'hui, du moins en cas de calcul vésical, d'établir un
diagnostic aussi rigoureux qu'il est permis de l'espérer
dans les faits relatifs aux corps organisés.

ARTICLE PREMIER.

Des signes des maladies des reins et des uretères produites
par l'affection calculeuse.

Rien n'est plus variable que les effets des sables et des graviers sur la santé de ceux dont les reins en produisent.

Chez quelques personnes, la formation et l'expulsion des
graviers ont lieu sans qu'on s'en aperçoive pour ainsi dire.
Tout au plus avertissent-ils de leur sortie, quand ils ont un
certain volume, par le bruit qu'ils font entendre en tombant
dans le vase destiné à recevoir l'urine. J'ai vu des malades
qui en avaient recueilli plusieurs boîtes, qu'ils montraient aux
curieux; du reste, ils ne s'en affectaient nullement, bien per-
suadés qu'ils n'auraient pas la pierre aussi long-temps que
les graviers s'échapperaient avec tant de facilité; cependant
quelques-uns d'entre eux ont fini par devenir calculeux.

Chez d'autres, au contraire, la formation et surtout l'émission
de chaque pierrette sont précédées et accompagnées de douleurs au pubis, dans les lombes, même à la région sacrée, et spécialement le long du trajet des uretères, avec fièvre, mouvements
nerveux, vomissements, diminution ou suppression de l'urine,
qui est quelquefois chargée, rouge ou noire, douleurs dans
l'urètre et rétraction du testicule correspondant. L'ensemble
de ces symptômes porte le nom de *colique néphrétique* ou

d'*accès*, d'*attaque de gravelle*, car le mot de *gravelle* (1) s'emploie également pour désigner et la maladie et son produit.

Il paraît que c'est ordinairement pendant leur passage à travers les uretères que les graviers donnent lieu à des accidents. La sensation qu'ils produisent dans les reins est inappréciable. Une fois arrivés dans la vessie, tantôt ils ne causent plus de douleurs, tantôt, lorsqu'une colonne d'urine les entraîne au dehors, ils font souffrir davantage en traversant l'urètre qu'en descendant du rein. Il leur arrive même quelquefois, dans ce nouveau trajet, de déterminer des symptômes graves, notamment la dysurie ou la rétention d'urine. Ces accidents varient suivant l'état de l'urètre, l'irritabilité du sujet et la nature des graviers. En effet, toutes les espèces de gravelles ne donnent pas lieu aux mêmes phénomènes morbides, et c'est dans celles d'acide urique qu'on observe les plus alarmants : à la vérité, leur plus grande fréquence a permis de mieux étudier les symptômes qu'elles provoquent. On rencontre même quelques cas dans lesquels l'affection se reproduit avec des caractères si constants et si réguliers que les malades indiquent avec précision le moment où ils rendront du sable et des graviers. Ces cas ne sont malheureusement pas ceux qu'on observe le plus souvent.

On a fait pour la gravelle comme je montrerai qu'on s'est conduit à l'égard du calcul vésical. En présentant, à titre de phénomènes constants, des effets qui ne sont qu'éventuels, on lui a créé une liste de symptômes que le praticien cherche vainement près des malades.

Ainsi, les douleurs à la région lombaire ne sont rien moins que constantes. Il n'y en a souvent aucune trace. Leur pré-

______

(1) *Arena, arenaurinaria, arena lithica renum, arenula, materia arenosa urinæ, psammismus, sabulo, sabulum, sabulum urinæ*, des Latins ; ψαμμισμος, des Grecs ; *renella*, des Italiens ; *gravel*, des Anglais ; *Gries, Hargries, Nierengries, Blasengries*, des Allemands.

sence ne prouve pas plus que leur absence, car elles peuvent
dépendre d'une toute autre cause.

On a tracé un long tableau de toutes les variétés que peuvent
offrir les troubles fonctionnels, depuis le malaise jusqu'aux
convulsions, depuis la simple chaleur à la peau jusqu'aux désordres de la fièvre la plus intense. En groupant de cette manière, autour d'une affection, les phénomènes généraux qui
sont communs à la plupart des maladies, on embrouille le
diagnostic, au lieu de l'éclaircir : aussi les signes rationnels de
la gravelle sont-ils tellement incertains qu'ils ne suffisent presque jamais pour asseoir un jugement positif. On ne peut même
pas, de ce qu'un malade a déjà rendu des graviers, conclure
qu'il est actuellement en proie à une nouvelle attaque ; car
tous les jours on rencontre des sujets chez lesquels les douleurs
lombaires, les nausées, la fièvre, etc., dépendent d'une cause
absolument étrangère. C'est cependant une circonstance dont
on doit tenir compte, soit qu'il s'agisse d'une simple gravelle,
soit que la prolongation des accidents fasse soupçonner
l'existence d'un calcul dans les reins ou dans les uretères.

Un vague plus désespérant encore règne dans tout ce qui
concerne la séméiotique des calculs rénaux proprement dits
et des lésions auxquelles les reins sont exposés quand il existe
une pierre dans un lieu quelconque des voies urinaires. Quoique, dans plusieurs cas, on n'observe ni troubles fonctionnels
permanents, ni désordres appréciables, chez la plupart des calculeux, les fonctions et la texture des reins subissent un trouble
et des altérations que leur fréquence et leur gravité rendent un
des sujets les plus importants de la pathologie chirurgicale. Malheureusement l'histoire de ces lésions est couverte d'une obscurité profonde. Ce qu'on sait de plus positif à leur égard, c'est
que les calculs peuvent y donner lieu, en quelque région de l'appareil urinaire qu'ils aient pris naissance ou se soient arrêtés,
et que celles qui tiennent à la rétention de ces corps étrangers dans les reins ne diffèrent pas de celles que provoque

leur présence dans l'uretère, la vessie ou l'urètre. Il est bien certain également que beaucoup de lésions rénales ont pour cause première les maladies de l'urètre et de la vessie, spécialement celles qui s'opposent au libre cours de l'urine, comme les rétrécissements urétraux et les gonflements prostatiques. Enfin , il est avéré que toutes ces affections compliquent d'une manière fâcheuse la pierre vésicale; et qu'elles rendent en général inutiles tous les traitements applicables à cette dernière. Ainsi, j'ai cité dans mes précédentes publications plusieurs cas où il fut impossible d'empêcher la lithotritie et surtout la cystotomie d'entraîner des suites funestes, parce que les malades se trouvaient atteints de lésions rénales, qu'il n'avait point été donné de découvrir. Ces lésions forment donc un chapitre fort triste dans l'histoire des maladies de l'appareil urinaire.

Elles varient d'ailleurs beaucoup quant au moment de leur manifestation.

Quelquefois elles n'annoncent leur présence qu'après l'opération, bien qu'elles existent depuis long-temps, et qu'elles soient assez avancées déjà pour entraîner une mort rapide. C'est ainsi que Désaugiers succomba à une lésion rénale trois quarts d'heure après avoir subi la taille.

Chez certains malades, elles se déployent au moment du traitement, ou pendant les préliminaires de l'opération, et avant qu'on ait déterminé dans l'économie animale aucune secousse à laquelle l'événement puisse être rattaché. J'en ai vu de nombreux exemples, parmi lesquels je citerai le suivant : Un homme âgé de cinquante - cinq ans éprouvait depuis quatorze mois les symptômes qui indiquent la présence d'une pierre dans la vessie; le corps étranger fut reconnu par le cathétérisme explorateur : la largeur de l'urètre permettant d'introduire facilement des sondes flexibles, MM. Kapeler et Beauchêne pensèrent que la lithotritie devait être employée, et ils m'invitèrent à faire cette opération. La

veille du jour fixé, je fus prévenu que des symptômes adynamiques s'étaient déclarés tout-à-coup, et que le malade ne
pouvait supporter aucune tentative. En effet, il succomba peu
d'heures après. Les deux reins étaient envahis par une inflammation intense; les bassinets et les uretères pleins de
pus; on trouva dans l'un des reins un très-petit calcul, et
dans la vessie une pierre oblongue, du volume d'un gros œuf
de pigeon; les parois de ce dernier organe étaient fort épaisses : sa membrane muqueuse présentait des traces d'inflammation, et avait même une teinte noirâtre en quelques points;
la prostate, très-dure et plus volumineuse que dans l'état normal, contenait, dans cinq petites cases, plusieurs calculs d'un
jaune foncé et légèrement transparents. La mort du malade
fut précédée, pendant deux jours seulement, d'une grande
prostration des forces, survenue tout-à-coup par l'effet de l'affection rénale, qui ne s'était cependant manifestée par aucun
des symptômes réputés propres à cette maladie.

Il est des circonstances aussi où l'affection de la vessie avait
totalement cessé avant que les symptômes des lésions rénales
parussent; les opérations pratiquées pour porter remède à la
maladie de la poche urinaire dataient déjà d'une époque éloignée, et cependant la lésion des reins n'en a pas moins continué
de marcher, quoique sous forme chronique et souvent inappréciable. On en a vu précédemment un exemple dans le cas de
M. Lebaigue. Je rappellerai ici celui du général Viallanes, que
j'ai fait connaître ailleurs (1) : ce cas, dans lequel la mort ne fut
point attribuée à l'état des organes urinaires, est surtout remarquable par l'absence totale de symptômes indiquant une lésion
rénale et par le peu de volume de la pierre vésicale. Sous ce rapport, il se rapproche beaucoup de celui de M. Chevals, que j'ai
indiqué aussi. Quant au général, une fièvre intermittente pernicieuse se développa soudainement, environ quatre mois après la

____

(1) *Traité de la lithotritie*, p. 179.

guérison de la pierre, et, sans aucun symptôme précurseur, elle se termina par la mort, au troisième jour; les reins, gorgés de sang et de petits graviers, étaient ramollis, et présentaient des traces évidentes d'inflammation chronique.

Je m'étendrai peu sur les troubles de la sécrétion rénale. Chacun sait que la composition et les qualités de l'urine varient presque à l'infini. Les différences que ce liquide présente se rattachent à la quantité des boissons, à leur nature, au degré d'activité de quelques autres organes sécrétoires, à divers états morbides, et souvent à des circonstances dont on aurait beaucoup de peine à donner une explication plausible. Parmi ces dernières, il en est une principalement que je signalerai ici; c'est l'influence que l'état de la vessie, notamment chez les calculeux, exerce sur la fonction des reins. Si la pierre se borne à stimuler légèrement les parois de la poche qui la renferme, la quantité d'urine sécrétée dans un temps donné, augmente d'une manière sensible. Détermine-t-elle, au contraire, les douleurs vives auxquelles certains malades sont sujets, ce liquide diminue notablement, et même se supprime presque tout-à-fait; c'est ce que constatent de nombreux faits cités par les auteurs, qui se sont bornés à en donner la relation, sans tirer les conclusions pratiques qu'on en peut déduire. J'ai fort souvent observé cette particularité, qui peut fournir au praticien quelques indices non moins utiles que ceux qu'on tire du trouble de l'urine, ou de son apparence sanguinolente, mucilagineuse, puriforme. Ces diverses modifications, dont effectivement s'accompagnent quelquefois les affections des reins, peuvent compliquer les états morbides de toutes les parties de l'appareil urinaire, mais ne se rattachent à aucune d'elles d'une manière spéciale.

Parmi les accidents que déterminent les calculs rénaux, et qui ne leur appartiennent pas non plus exclusivement, se place la suppression d'urine, partielle ou même totale. Une femme offrait ce symptôme, que l'on attribua d'a-

bord à une pierre vésicale : le cathétérisme démontra bientôt qu'on s'était trompé. Après la mort, qui tarda peu,
on trouva la cause des désordres dans les reins ; celui du
côté droit renfermait plusieurs petits calculs et une grosse
pierre triangulaire, dont l'un des angles traversait d'outre en
outre la paroi du bassinet ; dans celui du côté gauche il y
avait une grande quantité de graviers (1). A la suite de ce
fait, observé long-temps avant lui par Pyle, M. Howship
rapporte le suivant, qui n'est pas moins remarquable : un
homme de quatre-vingt-trois ans, qui rendait depuis long-
temps du sable et des graviers, vit tout-à-coup s'accroître les
douleurs du côté des reins ; l'urine avait diminué, et quatre
jours même se passèrent sans qu'il s'en écoulât une seule
goutte: le malade tomba dans un état comateux très-prononcé, avec quelques symptômes nerveux ; le cathéter fut
introduit sans difficulté, mais n'évacua que deux onces d'un
liquide pâle; après la mort, on trouva, dans le bassinet du
rein gauche un gros calcul d'acide urique, qui bouchait l'u-
retère et qu'accompagnaient plusieurs petits fragments de
même nature; les cavités rénales étaient distendues par de
l'urine brune, sans pus ni mucosités.

La suppression d'urine peut être l'effet de la maladie d'un
seul rein; il y en a quelques exemples, notamment dans Bonet (2). Mais l'inaction d'un des reins n'entraîne pas toujours
et nécessairement celle de l'autre ; Morgagni l'a démontré
par des faits (3).

Au reste, quoique j'aie observé un grand nombre de malades affectés de calculs dans les reins, je n'ai point remarqué
que la suppression totale d'urine fût aussi commune qu'on le
dit, et que semblent l'annoncer les faits consignés dans les auteurs anciens.

(1) Howship, *loc. cit.*, p. 18.
(2) *Sepulchret.*, l. 3, sect. 24, obs. 1, § 9 et 10; obs. 2, § 1.
(3) *De sedib.*, ep. 40, art. 15; ep. 41, art. 1.

Il est arrivé, dans beaucoup de cas, qu'on a confondu la suppression avec la rétention d'urine qui peut avoir lieu dans les reins par le fait de la présence des calculs. Il me serait facile ici de faire de nombreux emprunts aux auteurs ; je me contenterai du suivant. M. Muhrbeck (1) cite le cas d'un sexagénaire qui souffrait de la pierre depuis trois ans, et qui, dans les derniers jours de sa vie, éprouva une cessation complète de la faculté d'uriner, avec de vives douleurs dans le côté gauche des lombes : à l'ouverture du cadavre, on trouva le rein droit et son uretère remplacés par une hydatide de la grosseur d'une noix ; le rein gauche était presque doublé de volume, et ne contenait pas d'urine ; une pierre en remplissait totalement le bassinet. L'art ne possède aucun moyen de distinguer sûrement la rétention d'urine dans les reins de sa suppression, car, dans l'un et l'autre cas, il y a identité absolue des symptômes.

Par opposition, on cite quelques exemples de diabète, où du moins d'accroissement notable de la quantité de l'urine sous l'influence des calculs rénaux. Baillou, entr'autres, nous en a transmis deux (2), relatifs, l'un à un homme de cinquante ans, sujet à la néphrite et à la gravelle, qui mourut à la suite d'un flux diabétique, et dans le rein gauche duquel on trouva plusieurs calculs anguleux, dont l'un était fixé au commencement de l'uretère ; l'autre à une veuve, également morte du diabète, dont le rein gauche, excessivement gros, contenait une petite pierre. Chopart rapporte également l'histoire curieuse d'un enfant que l'opération de la pierre débarrassa d'un flux excessif d'urine (3). Je ferai connaître un autre exemple fort remarquable dans le chapitre suivant.

On voit très-souvent des malades qui n'avaient ressenti au-

____

(1) *Journal de Græfe*, t. XVII, cah. 2, p. 172.
(2) *Consil.*, l. 2, n° 39.
(3) *Traité des maladies des voies urinaires*, t. 1, p. 55.

cune douleur dans la région des reins, dont les urines avaient toujours été limpides et transparentes , succomber presque subitement à une désorganisation complète de ces organes (1). J'ai observé un grand nombre de ces cas, do ntj'ai fait connaître plusieurs dans mon premier ouvrage sur la lithotritie, dans le Parallèle et dans ce Traité : il me suffira ici d'en citer un. Brion, âgé de quarante ans, portait dans la vessie une pierre qu'on n'avait point soupçonnée; cependant les douleurs en urinant étaient atroces, et la constitution tellement délabrée que l'opération fut jugée impossible, bien qu'il n'existât aucun indice de lésion profonde des reins. Le malade succomba peu de temps après m'avoir consulté. A l'ouverture du corps, on trouva les reins complétement désorganisés ; celui du côté gauche était réduit à une sorte d'enveloppe, qui se détachait facilement de la couche graisseuse superposée ; le rein droit conservait encore sa forme, mais il était parsemé de petits abcès fort nombreux : les uretères, dilatés, avaient beaucoup d'ampleur; la vessie était à colonnes saillantes, entre lesquelles on découvrait les orifices de plusieurs cellules; sa membrane muqueuse était d'un rouge brun ; elle contenait une pierre aplatie, du volume d'un petit œuf.

On a de la peine à comprendre qu'un malade puisse rendre de l'urine limpide, lorsque ses reins sont dans un état avancé de décomposition. C'est cependant un fait d'observation journalière, et qui même n'a pas lieu uniquement quand une seule des deux glandes se trouve affectée. Il me semble que l'examen anatomique des parties rend assez bien raison de ce phénomène. La matière purulente, où toute autre humeur morbide qu'on rencontre dans les reins, ne devient libre que par la division des tissus formant ces organes.

(1) Morgagni, *De sed.*, ep. 40, art. 15. — Bonet, *Sepulchret.*, l. 8, sect. 22, obs. 24, § 1, 2, 3 et 4: obs. 14. — *Hist. de l'Acad. des Scienc. de Paris*, 1740, obs. anat. 3. — *Eph. Nat. Cur.*, t. ii, *in append.*, n° 3. — *Commerc. litterar.*, ann. 1745, hebd. 2, n° 1 ; 1739, hebd. 31, n° 1.

Pendant la vie, les liquides restent isolés. S'ils viennent à se frayer une issue par les canaux excréteurs, ce n'est qu'accidentellement et d'une manière temporaire, comme l'attestent les variations qu'on observe dans l'aspect de l'urine. Du reste, il paraît être constaté que la partie encore saine de l'organe est la seule qui continue de sécréter; quelque peu qu'il en reste, ce résidu n'interrompt point ses fonctions, et le plus ordinairement la sécrétion morbide se cantonne dans une région à part, où elle forme ces collections purulentes que constatent si souvent les ouvertures des corps.

Dans un très-grand nombre de cas, les lésions rénales, quelle qu'en soit la nature, peuvent donc ne pas être même soupçonnées pendant la vie, quoique l'étendue des désordres qu'on découvre après la mort prouve qu'un laps de temps assez considérable a été nécessaire pour qu'ils se manifestassent.

Bonet parle d'un homme dont l'un des reins, qui pesait deux livres et demie, contenait une pierre de trois onces et demie, avec une centaine de petits calculs : cet homme n'avait jamais eu ni douleurs, ni gravelle, ni même la moindre difficulté d'uriner. Au rapport de Heurnius, soixante et dix pierres furent trouvées dans un rein, et quatre-vingts dans l'autre, sans que le sujet eût éprouvé aucun accident capable de déceler leur présence pendant la vie. Prassius et Baglivi ont fait la même observation, que Borsieri et Frank appliquent aussi avec raison, le premier aux pierres vésicales, le second à celles des uretères et de la vessie. *Sunt*, dit Baglivi (1), *qui calculum habent in renibus, nec ullum iisdem dolorem parit : quod in duobus observavi hominibus, quorum cadaveribus dissectis ingentes calculos in renibus vidimus, nec ullis ante vexatis fuerunt renum doloribus.* Vater s'exprime en termes non moins explicites : *Alii reperiuntur, qui per omnem vitam de*

____

(1) *Prax. med.*, l. 1, cap. 9.

dolore nephritico nunquam conquesti, tamen post mor-
tem renes lapillis onustos exhibuerunt (1). Morgagni a
réuni plusieurs exemples desquels il découle que des pierres
rénales, même fort grosses et irrégulières, peuvent exister
sans produire la plus légère douleur, ce qui a lieu, suivant
lui, lorsqu'elles sont perforées ou canaliculées, parfois aussi
quand elles augmentent peu à peu de volume, et s'enclavent
en quelque sorte dans la substance de l'organe (2). Houstet
rapporte (3) qu'une pierre de trois gros fut trouvée dans le
bassinet des reins d'une femme qui n'avait jamais souffert.
Portal fait mention (4) d'une femme de quatre-vingt-deux
ans, qui ne s'était jamais plainte d'aucune douleur dans les
lombes, et qui n'avait non plus jamais éprouvé ni difficulté
pour rendre l'urine, ni diminution dans la quantité de ce liquide : cependant on trouva ses reins tellement remplis de
concrétions pierreuses, que celles de l'un d'eux pesaient environ deux onces, et celles de l'autre une once et demie.
M. Howship dit avoir trouvé le rein gauche pesant plus d'une
livre et demie chez une personne qui n'avait jamais ressenti
de douleurs néphrétiques (5). Marcet parle aussi d'un homme
qui mourut d'hydrothorax, sans s'être jamais plaint d'aucune
affection quelconque des voies urinaires, et dont l'un des
reins avait le bassinet et les entonnoirs distendus par des
calculs (6). M. Crosse a donné la figure d'un rein contenant
une grosse pierre dans le bassinet : il provenait d'une femme
âgée, qui avait succombé à une rupture du cœur, sans donner aucun signe de souffrance du côté des reins, à l'exception d'un lumbago (7).

(1) *Diss. de nephritide vera,* p. 10.
(2) *De sedib.,* ep. XL, n° 15.
(3) *Mém. de l'Acad. de chirurg.,* t. I, p. 40.
(4) *Anat. médic.,* t. V, p. 384.
(5) *Loc. cit.,* p. 34.
(6) *Hist. chim. des calculs,* p. 12, pl. 1.
(7) *Loc. cit.,* pl. 3, fig. 3.

A ces faits j'ajouterai le suivant, choisi parmi plusieurs que la pratique m'a offerts. Un jeune homme d'une vingtaine d'années étant entré à l'hôpital Necker, je constatai, par le cathétérisme, que sa vessie contenait un calcul. Malgré le mauvais état de sa constitution, son effrayant état de maigreur, la purulence et la fétidité de l'urine, comme il n'avait jamais senti de douleurs dans les reins, on pouvait croire que ces glandes étaient saines, et que les accidents cesseraient après la soustraction du corps étranger; on dut aussi donner la préférence à la lithotritie, qui offrait plus de chances de guérison que la cystotomie; mais l'invasion presque subite d'une fièvre adynamique ne permit aucune tentative. Au bout de quelques jours, le malade succomba. On trouva plusieurs abcès dans le rein droit. Le rein gauche, beaucoup moins volumineux, était comme atrophié. Un vaste abcès existait dans la fosse iliaque droite, sur le muscle psoas. Les uretères étaient dilatés. La vessie et l'urètre ne présentaient aucune altération organique. La pierre vésicale, composée d'acide urique et couverte de phosphate calcaire, avait seize lignes de long, sur treize de large et onze d'épaisseur; elle était ovale et légèrement aplatie.

J'ai vu, à l'hôpital de la Pitié, un calculeux qui devait être soumis au broiement, et chez lequel on ne découvrait aucun indice de lésion, même superficielle, des reins; après une simple tentative d'opération, il survint quelques frissons irréguliers, avec redoublement tous les soirs, toux et signes d'embarras gastrique : les urines devinrent rouges et muqueuses : le malade mourut le cinquième jour après l'apparition des premiers symptômes inflammatoires; on vit, à l'ouverture du corps, que les reins étaient le siége d'une lésion profonde et déjà ancienne. Un autre malade, sexagénaire, éprouvait depuis plus de quatre ans les symptômes de la pierre. Les premiers accidents avaient consisté en hématuries assez abondantes, qui se renouvelaient chaque fois que le malade faisait un peu d'exercice. Ce phénomène fut attribué à une irritation, que l'on combattit avec succès par les moyens appropriés. Sous l'influence d'un repos prolongé, des bains, des lavements émollients et des boissons abondantes, l'urine reprit sa limpidité, et pendant quelques semaines le malade se crut parfaitement guéri. Plus tard, les mêmes accidents se reproduisirent ; on les réprima de la même manière, et peu à peu le sang cessa toutà-fait de paraître dans l'urine. Les autres symptômes n'attirèrent point l'attention. Ce fut seulement lorsque les douleurs devinrent vives et rapprochées, que le malade se décida enfin à réclamer les secours de l'art. Il entra à l'hopital Necker. A cette époque, il urinait toutes les dix minutes, et chaque fois avec des efforts considérables. Cependant il n'y avait pas de fièvre, et l'urine n'était même point de mauvaise nature. Le repos, les bains, les lavements anodins, procurèrent quelque soulagement, et l'on put explorer la vessie. Il fut alors facile d'acquérir la certitude que la pierre était trop volumineuse et les organes trop irritables pour permettre d'exécuter le broiement ; on décida donc que l'opération de la taille serait pratiquée ; le malade ne s'y refusa pas. Quelques frissons irréguliers et partiels, suivis de chaleur, se déclarèrent : il y eut un redoublement de fièvre, avec ardeur à la peau, sécheresse de la langue et altération du pouls. Cet état dura deux jours : après quoi, il survint un peu d'amélioration ; mais, dans la soirée du quatrième jour, un nouvel accès de fièvre, plus intense et accompagné de délire, se déclara ; le malade mourut pendant la nuit. On reconnut que les deux reins avaient un volume double de celui qui leur est naturel : leur substance était rouge, enflammée et parsemée d'abcès nombreux, dont quelques-uns considérables. Les uretères étaient dilatés et remplis d'une matière purulente. L'un d'eux présentait, à deux pouces au-dessous du rein, une courbure brusque, qui empêchait l'introduction d'un stylet, de manière à faire supposer l'existence d'un rétrécissement. La vessie était phlogosée. La pierre avait le volume d'un œuf de poule. La prostate engorgée faisait une saillie assez considérable à la partie inférieure de l'orifice interne de l'urètre.

Dans d'autres circonstances, les symptômes avaient fait croire tantôt à une lésion du rein opposé, tantôt à une maladie différente. Une femme de soixante-neuf ans mourut après avoir uriné pendant six mois du pus, mêlé à des matières ensanglantées, avec grande douleur au rein droit; ce dernier fut trouvé quatre fois plus gros que dans son état naturel; il était rouge au dehors et chancreux au dedans, rempli d'un pus de très-mauvaise odeur, et parsemé de graviers; son poids s'élevait à dix-sept onces; le rein gauche, plus petit qu'à l'ordinaire et mollasse, contenait une grosse pierre dans son parenchyme distendu et aminci; cette pierre, branchue, lisse et polie, pesait cinq gros; le rein lui-même pesait deux onces et six gros; la malade ne s'était jamais plainte de douleurs dans le côté gauche des lombes (1). M. Lebkuchner a ouvert le corps d'un jeune homme mort d'ictère, à la suite d'une hépatite devenue chronique. Pendant les derniers jours de son existence, ce malade se plaignait de violentes coliques, dont l'intensité augmentait encore pendant l'émission d'une urine rare, trouble et d'un rouge foncé : les deux reins ressemblaient à un petit placenta frais; ils étaient réduits à des sacs membraneux, parsemés de vaisseaux variqueux, et sans nulle trace de substance rénale; ces sacs contenaient beaucoup de pierres enveloppées de caillots de sang, dont les plus grosses bouchaient les urètères; outre plusieurs calculs du volume d'un haricot ou d'un pois, chaque rein en renfermait un d'un pouce de diamètre: toutes ces concrétions étaient d'un vert blanchâtre, porcu-

(1) *Eph. Nat. Cur.*, 1672, obs. 227. — On trouve dans le même recueil (t. iv, p. 539) l'histoire d'un malade qui porta pendant plusieurs années une grosse pierre dans le rein, sans éprouver de douleurs.

ses, grenues et très-friables ; le malade n'avait jamais souffert auparavant des voies urinaires (1).

Cabrol enleva d'un cadavre un rein pesant quatorze livres, qui était converti en un vaste abcès, et qui avait occasioné des accidents comparables à ceux de la pierre vésicale (2). Un homme passait pour avoir une maladie de vessie, parce qu'il éprouvait des douleurs à la région hypogastrique et qu'il se plaignait à peine de celle des reins ; la dissection, après la mort, fit voir qu'il n'existait aucune lésion vésicale, tandis que les reins contenaient des calculs volumineux et rameux (3). Un enfant de trois ans manifestait par ses gestes les plus vives douleurs en urinant, mais n'indiquait jamais qu'il en éprouvât aucune dans les reins ; à sa mort, on trouva la vessie saine ; il y avait une grande quantité de petits calculs dans l'un des reins, et devant l'orifice de l'uretère un calcul oblong, qui le bouchait (4). Lieutaud nous apprend que Rega, ouvrant le corps d'un homme qui s'était plaint de douleurs continuelles au genou, découvrit dans le rein un gros calcul, qui n'avait jamais annoncé sa présence par aucune douleur locale. L'empereur Don Pedro souffrait principalement de la vessie, qui fut trouvée saine ; mais l'un des reins renfermait un petit calcul.

Je vais faire connaître un cas dans lequel plusieurs praticiens s'accordaient pour admettre l'existence d'une lésion du foie, tandis que le rein était le point de départ des accidents. M. Coniam, de Paris, adulte, d'une constitution faible et épuisée par les souffrances, était en proie depuis long-temps à d'opiniâtres constipations et à une strangurie, qui fut suivie d'incontinence d'urine. Divers médecins auxquels

(1) *Wurtemb medicin. Correspondenzblatt*, 1834, n° 7.

(2) *Alphabet anat.*, obs. 28.

(3) Morgagni, *De sedibus*, ep. 42, art. 4.

(4) Bonet, *Sepulchret.*, l. 3, sect. 25, obs. 10.

il s'adressa successivement le jugèrent atteint d'un rétrécissement de l'urètre et d'un catarrhe vésical. L'inutilité de tous les traitements qu'on lui avait imposés le détermina enfin à chercher d'autres conseils. Je fus appelé, et je m'assurai que la vessie contenait une grosse pierre, sur laquelle les parois de l'organe s'appliquaient avec force. Cette dernière circonstance, jointe au mauvais état de la santé, rendait la lithotritie inopportune. Les injections, les lavements opiacés, les bains, les boissons abondantes, furent sans résultat: l'urine coulait continuellement, et la vessie ne cessait de demeurer appliquée sur la pierre. Plus tard, le malade éprouva de nouveaux accidents, qui semblaient se rapporter exclusivement à l'état du foie et de l'estomac. Le premier de ces organes avait augmenté de volume, et formait, dans la région qu'il occupe, une tumeur dépassant de plusieurs pouces le rebord des côtes. Les soins les plus assidus, dirigés par des médecins expérimentés, n'empêchèrent pas la maladie de se terminer par la mort. L'ouverture du corps prouva que les organes qu'on croyait en être le siége principal ne présentaient aucune trace de lésion profonde. Les reins seuls étaient malades et parsemés d'abcès. On trouva aussi les uretères dilatés, et la surface interne de la vessie fortement enflammée. La pierre avait deux pouces dans son plus grand diamètre.

Ces sortes de méprises ne sont point rares, ainsi que le constatent tous les traités d'anatomie pathologique. M. Cruveilhier, par exemple, cite plusieurs cas dans lesquels on avait cru tantôt à des lésions de l'estomac ou des intestins, tantôt à une affection de la rate, ou à un squirrhe du pylore, tandis qu'à l'ouverture du corps on reconnaissait que les reins seuls étaient malades. Il n'en est cependant pas toujours ainsi, et l'affection rénale, soupçonnée ou non, peut être parfois compliquée d'une autre lésion grave. Ainsi M. Bang a trouvé, chez un homme de soixante-cinq ans, mort d'un cancer à l'estomac, le rein gauche fort aminci et formant, avec le bassi net un vaste sac plein d'urine noirâtre, avec plusieurs petits calculs (1). De même, M. Horn rapporte (2) qu'à l'ouverture du corps d'un homme âgé, qui avait éprouvé des maux de tête opiniâtres, des pissements de sang fréquents et de fortes coliques, on rencontra non-seulement le rein gauche converti en une masse stéatomateuse, contenant une pierre irrégulière, de la grosseur d'une noisette, mais encore la paroi postérieure de la vessie cancéreuse, ulcérée, et communiquant avec le rectum.

Il importe cependant de faire observer que l'erreur provient quelquefois d'une attention trop exclusive consacrée à un symptôme prédominant. Morgagni, par exemple, cite un cas où, suivant lui, l'affection rénale ne se manifestait que par des douleurs épigastriques. Un homme plus que sexagénaire commença à rendre avec l'urine une matière blanche et visqueuse, dont l'émission ne se faisait pas sans douleurs. Bientôt il ne se plaignit plus de la dysurie, mais seulement d'une douleur à l'estomac, qui le forçait de s'arrêter quand il se promenait un peu vite. Cette douleur était si vive par moments, qu'il lui semblait être déchiré par des chiens : le sternum et les parties voisines étaient douloureux, et le bras gauche engourdi : il y avait des palpitations de cœur. Après la mort, on trouva que le rein gauche, presque entièrement détruit, contenait un calcul inégal et de l'urine semblable à celle que rendait le malade ; il y avait en outre trois pierres dans la vessie et des calculs dans la prostate (3). Evidemment ici on ne s'est attaché qu'au seul symptôme dont le malade fît mention, parce qu'il était le plus pénible pour lui : il ne voulait pas à toute force avoir la pierre, quoiqu'on l'eût sentie avec la sonde ; il avait de la peine à uriner et un sentiment

(1) Gerson, *Magazin des auslændischen Literatur*, 1829, cah. 3, p. 490.
(2) *Arohiv.*, 1832, cah. 4.
(3) *De sedibus*, ep. 42, art. 13.

d'ardeur aux environs du pubis; la quantité de ses urines dépassait celle des boissons; ce liquide était d'un blanc jaunâtre,
et déposait une matière blanche, tantôt peu abondante et
claire, tantôt copieuse, visqueuse et fétide, dont l'excrétion
se faisait toujours avec difficulté et douleur. En un mot, il était
presque impossible, dans ce cas, de ne pas soupçonner fortement une lésion des reins. C'est un grand écueil dans l'étude
et le traitement des maladies des voies urinaires que l'inexactitude avec laquelle les malades rendent compte de leurs sensations, tant ils craignent d'être convaincus d'avoir la pierre.
Plus d'une fois j'ai constaté cette particularité, trop négligée
des praticiens, et toujours j'ai eu à me féliciter d'avoir usé
d'une grande réserve.

Au moment où je rédigeais ces remarques, il se présenta
dans un de nos hôpitaux un cas singulier, où l'on soupçonna
l'existence d'un calcul rénal chez une femme de soixante-
cinq ans, qui disait n'avoir jamais souffert dans la région des
lombes, et dont l'urine n'avait jamais été trouble. Cette
femme portait une tumeur faisant saillie au flanc droit, et
prolongée dans la fosse iliaque: la région lombaire du même
côté présentait aussi de la tuméfaction. On fit une incision
large et profonde dans l'axe du tronc, sur la saillie lombaire
de la tumeur, où les parois étaient moins épaisses et se laissaient déprimer. Une grande quantité de matière séreuse
sortit avec une rapidité extrême, exhalant une forte odeur
stercorale, qui se répandit dans tout l'amphithéâtre. En explorant avec le doigt, on trouva des masses filandreuses, qui
furent considérées comme un des signes caractéristiques des
abcès urineux.

Dans une pareille occurrence, avant de se décider à entreprendre une opération si grave, il convient de multiplier les
explorations. On pourrait ici mettre en pratique les procédés
de l'acupuncture, en se servant d'aiguilles un peu plus grosses que celles qu'on a coutume d'employer et creuses à par-

tir de quelques lignes de leur pointe, où la cavité intérieure
s'ouvrirait par plusieurs pertuis à distance les uns des autres.
J'ai obtenu quelques résultats d'expériences de ce genre, qui
mériteraient d'être suivies.

S'il est arrivé assez souvent de soupçonner une autre maladie quand le rein se trouvait affecté, plus d'une fois aussi on
a attribué à ce dernier des lésions qui avaient leur siége
dans d'autres organes. Bonet rapporte l'histoire d'un homme
de cinquante ans, qui ressentait des douleurs aiguës dans les
lombes, et rendait des urines teintes de sang. Une tumeur ré-
nitente existait à l'hypocondre gauche, et s'étendait jusqu'à
l'os des îles. Tous les moyens auxquels on eut recours furent
inutiles, et le malade succomba. En ouvrant son corps, on
trouva que la rate était squirrheuse, et qu'elle couvrait tout le
rein gauche, auquel elle adhérait d'une manière intime (1).
Dans un autre cas, on a rencontré une tumeur, grosse comme
la tête d'un enfant, entre le foie et le rein, qu'elle comprimait;
cette tumeur, de nature carcinomateuse, était en suppuration vers sa partie inférieure, qui communiquait avec les calices et le bassinet du rein; le malade avait rendu du pus
avec l'urine : cependant son rein était parfaitement sain (2).
Ces tumeurs au voisinage du rein ou dans la direction des
uretères embarrassent toujours beaucoup le praticien lorsqu'il doit pratiquer une opération pour l'extraction d'un calcul vésical. Un cas de cette nature s'est offert à moi dans le
service des calculeux : d'après toutes les données qu'il me fut
possible de réunir, je jugeai que les organes urinaires étaient
étrangers à la tumeur, qui resta stationnaire en effet, et la lithotritie eut un plein succès. J'ai publié les détails de ce fa
important.

Sydenham dit avoir observé plusieurs fois, chez de fem

(1) *Sepulchret.*, l. 3, sect. 22, obs. 30.
(2) *Gazette médicale*, t. i, n° 33, 16 mars 1833.

mes atteintes d'hystérie, tous les phénomènes morbides qu'on a coutume d'attribuer au calcul rénal et vésical, et qui disparaissaient d'eux-mêmes au bout de quelque temps, ou faisaient place à d'autres symptômes (1). Mais il n'y a pas de faits plus concluants sous ce rapport que ceux de Galien (2) et de Boerhaave (3), qui tous deux se sont trompés au sujet de leurs propres sensations; l'un et l'autre attribuèrent à un calcul urétéral des douleurs vives qu'ils éprouvaient dans les lombes, et qui, chez le grand praticien de Leyde, s'accompagnaient même d'envies de vomir, avec spasmes de vessie; cependant les pierres qu'ils croyaient sentir descendre peu à peu n'existaient que dans leur imagination, et la cessation spontanée des douleurs les obligea enfin de reconnaître qu'elles étaient de la nature de celles qu'on a coutume de désigner sous le nom de rhumatismales. On lit dans Bonet (4) qu'une femme étant morte trente-cinq jours après l'avortement, et à la suite de douleurs aiguës dans les lombes, avec vomissements continuels, on ne découvrit rien dans les reins, dont l'un seulement était lobuleux. Or il est bien constant que cette disposition, qui se voit assez fréquemment, et qui dépend d'un simple arrêt de développement, ne saurait rendre raison des douleurs éprouvées par les malades, non plus que de celles qu'avaient ressenties deux autres sujets, à l'ouverture du corps desquels Ruysch (5) fut tout surpris de ne point trouver, dans les reins parfaitement sains, les concrétions calculeuses qu'il s'attendait à y rencontrer.

En résumé donc, quoique les reins soient fort souvent malades, quoiqu'on les trouve rarement intacts chez les sujets

(1) *Opera*, p. 184.
(2) *De locis affect.*, l. 3, cap. 5.
(3) Van Swieten, *Comm.*, § 1422, p. 247.
(4) *Sepulchret.*, l. 1, sect. 13, obs. 7.
(5) *Advers. anat.*, dec. 1, n° 9.

qui succombent à une affection calculeuse de la vessie, quoiqu'ils se ressentent toujours plus ou moins des lésions vésicales, même de celles que n'accompagnent ni la dysurie ni la strangurie, qui du moins servent à expliquer cette participation, leurs altérations ne se font connaître par aucun signe certain. Tantôt rien absolument ne les indique, tantôt elles provoquent des accidents qui font croire à une autre lésion, et tantôt enfin leurs symptômes sont simulés par d'autres maladies. C'est là, dans la séméiotique, une lacune qui entraîne de fâcheuses conséquences, et qu'il faudrait s'attacher à faire disparaître. En décrivant la néphrite, les auteurs ont présenté un ensemble de symptômes qui ne sont ni constants ni exacts; encore même ne se rapportent-ils qu'au mode aigu de l'inflammation. Or j'ai vu des cas dans lesquels cette phlegmasie subsistait à un haut degré, sans que rien la trahît au dehors : il n'y avait pas de sensibilité locale, et cependant l'ouverture des cadavres démontrait l'existence d'une néphrite fort avancée. Quant aux lésions chroniques des reins, il n'y a que des signes vagues, incertains, sans valeur. Le malade éprouve-t-il une douleur sourde et profonde à la région lombaire, nous n'avons aucun moyen de reconnaître la cause ni le véritable siége de cette douleur. Rend-il des urines purulentes, nous sommes dans l'impossibilité de savoir si le pus vient de la vessie ou du rein. On ne saurait donc prendre trop de précautions quand il s'agit d'établir le diagnostic des maladies aiguës, et surtout chroniques, des reins, considérées soit en elles-mêmes, avec ou sans pierre dans l'organe, soit comme complication de l'affection calculeuse de la vessie, puisque les signes positifs manquent. C'est par l'observation attentive et souvent répétée de l'état général du malade, c'est en procédant par défalcation, qu'on peut acquérir quelques données susceptibles de guider dans la conduite à tenir.

À l'égard des uretères, je ne puis rien ajouter à ce que j'ai dit dans le chapitre traitant de leurs lésions organiques. Nous n'avons aucun moyen de constater rigoureusement ces lésions pendant la vie. Nul symptôme spécial n'a été remarqué chez les malades après la mort desquels on a trouvé les uretères dilatés, rétrécis, obstrués même par des calculs, ou altérés d'une manière quelconque ; les troubles qui s'observaient alors dans l'exercice de la fonction pouvaient être attribués à toute autre cause.

ARTICLE II.

Des signes des maladies de la vessie produites par l'affection calculeuse.

L'action que les calculs exercent sur les parois de la vessie, et sympathiquement sur les principaux organes de l'économie, détermine une série de symptômes, qu'on appelle les *signes rationnels* de la pierre. Ces signes, en très-grand nombre, sont variables, et par conséquent incertains. Dans aucun cas ils ne suffisent pour porter un jugement définitif. Cependant on doit les étudier avec soin, car c'est d'après les données fournies par eux qu'on se décide à employer des moyens plus efficaces d'arriver à la certitude. Ils mettent d'ailleurs sur la voie de découvrir la cause des accidents, lorsque la pierre n'existe pas, et, dans le cas contraire, ils font apprécier l'état du malade.

L'exposé que les auteurs ont fait des signes rationnels de la pierre présente des lacunes que je m'efforcerai de remplir. On s'est contenté d'énumérer la série des symptômes qui se développent sous l'influence d'une hypertrophie de la vessie, et l'on n'a rien dit de ceux qui tiennent à l'atrophie de ce viscère. Or, s'il est bien vrai que fréquemment la présence d'un calcul accroît l'énergie de la vessie, fort souvent aussi elle la diminue, semble même l'anéantir, et provoque par là des accidents qu'il importe d'étudier avec soin, parce qu'ils sont aptes à induire le praticien en erreur, quand il ne sait pas les apprécier à leur juste valeur.

I. *Signes du calcul vésical dans le cas d'hypertrophie de la vessie.* — Beaucoup d'adultes et de vieillards, avant d'être atteints de la pierre vésicale, éprouvent l'ensemble de symptômes qu'on a désignés sous le nom de colique néphré-tique, et rendent du sable ou des graviers avec l'urine. Dans quelques circonstances, au contraire, et surtout chez les en-fants, la formation du calcul vésical n'est précédée d'aucun indice qui puisse la faire soupçonner. C'est donc à tort qu'en se fondant sur l'autorité d'Hippocrate (1), de Galien (2) et d'Arétée (3), on a plus d'une fois nié l'existence de la pierre parce qu'il n'y avait jamais eu ni sable ni gravier dans l'u-rine. Beverwyck, Cœlius Aurelianus (4) et Borsieri (5) ont très-bien fait voir que cette conclusion ne s'accorde point avec l'observation rigoureuse. Quoi qu'il en soit, le corps étranger cause peu de douleurs pendant les premiers temps. Souvent on méconnaît l'affection à son début, et on la con-fond avec des maladies d'une autre nature; méprise toujours fâcheuse, en ce que les malades, livrés à d'inutiles traite-ments, laissent prendre au calcul, et aux lésions organiques dont il est la source, un accroissement qui rend ensuite l'o-pération plus laborieuse et la guérison moins certaine.

L'effet ordinaire et presque constant de la présence d'un calcul dans la vessie est d'exciter les contractions des parois de ce viscère, et de provoquer des besoins fréquents d'uri-ner. Tout exercice quelconque rend ce phénomène plus sail-lant, à cause des mouvements qu'il imprime au corps étran-

<hr>

(1) *Aphor.,* sect. 4, n° 79.
(2) *De int. affect.,* cap. 15, n°s 1-5.
(3) *De causis et signis diuturn.,* l. 2, c. 4.
(4) *Morb. chron.,* l. 5, c. 4.
(5) *Instit.,* t. iv, P. 2, § 189.

ger, surtout quand la poche urinaire contient du liquide. Bientôt un prurit incommode, le long de l'urètre et au bout de la verge, se fait sentir, principalement lorsque le sujet finit d'uriner. Cette sensation désagréable, qui peut s'étendre au périnée, au pubis, n'est pas continue, et les malades ont des intervalles plus ou moins longs de calme, pendant lesquels à peine éprouvent-ils un léger malaise, qui peut même ne point exister. Mais, à la moindre excitation, et quelquefois sans cause, on voit reparaître avec plus de force, et souvent d'une manière instantanée, les accidents, dont la durée est de quelques instans à plusieurs jours, et qui finissent toutefois par s'effacer. Une telle alternative de souffrances et de bien-être détourne le malade et le médecin de soupçonner la pierre, parce qu'on conçoit avec peine qu'une cause toujours subsistante ne produise que des effets temporaires. Cependant c'est ce qui s'observe tous les jours. En général, les douleurs des calculeux ne deviennent permanentes qu'à dater du moment où l'action de la pierre a produit d'appréciables lésions de tissus. Jusque là, tant qu'il n'y a que trouble des fonctions du viscère, elles se manifestent par crises seulement, et à des périodes variables.

Lorsque la maladie a pris un certain développement, elle se fait connaître par des signes moins équivoques, et des désordres plus caractéristiques surviennent dans les fonctions de l'appareil urinaire. Les besoins d'uriner sont plus fréquents, et l'émission de l'urine est plus douloureuse; le liquide expulsé est quelquefois trouble, muqueux, sanguinolent; le malade rend même du sang pur à la suite d'un exercice un peu violent. Ces deux derniers symptômes manquent dans un assez grand nombre de cas, et les sujets croient alors ne point avoir la pierre, parce que leur urine est limpide et sans dépôt. Leur absence n'a donc point de valeur, comme Tolet (1) en avait

____

(1) *Traité de la lithotomie,* p. 57.

fait la remarque. On ne les voit presque jamais chez les enfants, et ils ne se rencontrent pas toujours chez l'adulte;
mais on les observe assez fréquemment dans la vieillesse. Le
sang provient du frottement que la pierre exerce sur la surface de la vessie et des contractions du viscère sur le corps
étranger. Si la vessie est peu irritable et peu contractile, si
les vaisseaux capillaires ont acquis peu de développement, il
n'y a ni sang dans l'urine, ni catarrhe vésical. Quant aux
caractères physiques de la pierre, ils n'ont pas l'influence
qu'on leur a attribuée; car on voit les calculs les plus lisses
donner lieu à des hématuries, tandis que d'autres qui sont
rugueux ne produisent rien de semblable.

A mesure que la maladie s'accroît, les symptômes prennent
plus de gravité, et la santé du malade se détériore. Les douleurs, qui n'étaient que passagères, deviennent sinon continues, du moins plus prolongées et plus fortes. Elles s'é-
tendent au périnée, aux aines, au pubis, et jusqu'aux reins.
Quelquefois une sensation pénible se manifeste à l'anus;
on l'appelle de la pesanteur, parce que l'idée de pierre
entraîne celle de poids; mais, à moins de quelques circonstances exceptionnelles, elle n'a rien de commun avec
l'impression qui résulterait de la seule présence d'un corps
pesant. L'urine est glaireuse, fétide, puriforme; l'excrétion
en devient de plus en plus fréquente et douloureuse. Le moindre exercice agrave les accidents. Bientôt les fonctions digestives s'altèrent, une fièvre continue se déclare, et le malade, abandonné à lui-même, ne tarde pas à éprouver les
symptômes les plus alarmants. La décomposition de l'urine
va toujours en croissant, les douleurs prennent un caractère
atroce, des accidents nerveux se déclarent, et la mort termine cette scène déchirante.

Telle est l'indication sommaire de la marche que suit la
maladie calculeuse livrée à elle-même. Je vais maintenant

présenter quelques considérations sur les particularités qu'elle peut offrir.

Il y a des sujets chez lesquels la pierre paraît n'exercer qu'une faible action sur le viscère qui la renferme. Cette circonstance s'offre surtout pendant les premiers temps de la maladie, lorsque la vessie est peu irritable et la surface du corps étranger très-unie, parfois aussi sans qu'on puisse dire à quoi elle tient. En pareil cas, l'émission de l'urine s'accomplit à peu près comme dans l'état normal : ce liquide conserve ses caractères ordinaires; à peine reste-t-il un léger trouble dans la fonction, et le malade est loin de penser qu'il ait la pierre. Le même état de choses peut durer pendant des années entières, si le sujet est peu impressionnable, s'il s'abstient des grands exercices, surtout en voiture et à cheval, s'il évite les causes capables de produire un ébranlement considérable. Je fais d'ailleurs abstraction de quelques cas dans lesquels tous les symptômes manquent, quoique le malade n'évite rien de ce qui paraît devoir les provoquer. Les auteurs citent à cet égard des faits en très-grand nombre, et dont plusieurs sont fort curieux.

Ainsi Blancard dit (1) qu'un calcul pyriforme, pesant quatorze onces, fut trouvé dans la vessie d'un homme de soixante ans, qui n'avait jamais souffert. Une pierre de forme très-bizarre, hérissée de pointes, et dont j'ai déjà eu l'occasion de parler, d'après Alghisi (2), fut rencontrée dans la vessie d'un homme de cinquante ans, qui n'en avait jamais éprouvé aucune incommodité, et qui avait été beaucoup tourmenté par la goutte. Hooper, cité par M. Howship (3), a découvert une douzaine de calculs, dont quelques-uns gros comme des noix, dans la vessie d'un homme, qui n'avait jamais res-

(1) *Obs. anat. pract. ration.*, cent. 1, 4.
(2) *Trattato di litotomia*, p. 20.
(3) *Loc. cit.*, p. 125.

senti aucun des symptômes de la pierre. Un enfant de douze ans rendit un calcul par l'urètre, sans que le moindre accident eût pu faire présumer que sa vessie renfermât un corps étranger (1). Une autre pierre qui, lors de son extraction, pesait une once et vingt-six grains, séjourna environ vingt ans dans la vessie, sans occasioner de douleurs (2).

Scarpa a vu deux sujets auxquels des calculs énormes causaient des incommodités si légères et tellement supportables que jusqu'au dernier moment ils furent détournés de toute idée d'opération (3). M. Kruger-Hansen a trouvé dans la vessie d'un homme âgé, qui avait toujours été valétudinaire, mais sans éprouver aucune douleur vésicale, neuf pierres, dont trois surpassaient les plus grosses prunes en volume (4). M. Travers raconte qu'un homme dans la vessie duquel une pierre fut découverte après sa mort, n'en avait jamais éprouvé le moindre symptôme : il était mort d'une tout autre maladie (5). Un octogénaire portait une pierre vésicale énorme, qu'on découvrit seulement à l'ouverture du corps, et qui pendant la vie avait causé à peine d'autre incommodité qu'une légère douleur gravative à la région inguinale (6). Une femme de quatre-vingt-deux ans n'avait jamais été avertie par aucune sensation de la présence d'une pierre dans sa vessie, lorsque tout-à-coup elle en rendit une considérable, dont l'expulsion n'exigea qu'une demi-heure et ne donna lieu à aucun accident (7). Un octogénaire réclama les secours de la médecine pour un catarrhe pulmonaire qui l'enleva rapidement ; à l'ouverture du corps on trouva dans sa vessie deux

(1) *Annales cliniques de Montpellier*, t. IV, p. 82.
(2) *Journ. de Corvisart*, t. V, p. 298.
(3) *Traité de la taille*, p. 161.
(4) *Beitræge Meklenb. Aerzte*, t. I, p. 115-123.
(5) *A further inquiry concerning constitutional irritation*, p. 11.
(6) *Act. erud. Lips.*, 1685, pl. 5.
(7) Morgagni, *De sedibus*, cp. 42, art. 10.

cent seize calculs, qui n'avaient causé que depuis deux années une dysurie très-supportable (1). Il me serait facile de multiplier beaucoup ces citations (2), soit pour faire remarquer l'infidélité des signes de la pierre, soit pour relever les fâcheuses méprises dans lesquelles des malades et des médecins sont tombés en examinant la question sous un faux point de vue. J'ai vu un grand nombre de sujets qui n'ont cru à l'existence d'un calcul qu'à une époque où ce corps avait acquis un volume énorme ; tels étaient entre autres les deux suivants.

M. Dufournay, presque septuagénaire, avait la pierre depuis long-temps lorsqu'il vint à Paris pour se faire opérer, dans les premiers jours de 1827. Ses souffrances, d'une date récente, étaient légères ; de loin en loin seulement il éprouvait quelques faibles dérangements de santé. Du reste, on ne remarquait chez lui aucune trace de lésion organique. Cependant je m'assurai que la pierre était volumineuse; car il me fut impossible de la saisir au moyen d'un instrument capable d'embrasser un corps dont le diamètre eût dépassé deux pouces ; je ne crus pas devoir insister. Le malade, par son âge, l'état général de sa constitution, et surtout le volume de son calcul, me parut être de ceux auxquels on doit conseiller de temporiser jusqu'à ce que des accidents plus graves se déclarent. Après avoir vécu ainsi deux années, il se décida enfin à subir la cystotomie, par laquelle on retira une pierre énorme et très-dure. L'opération réussit parfaitement.

Je cite ce cas comme une exception; car, chez le plus grand nombre des malades, le séjour prolongé d'un calcul dans la vessie finit par devenir funeste.

_____

(1) Naumann, *Handbuch der med. Klinik*, t. vi, p. 411.

(2) Bonet, *Sepulchret.*, sect. 23, obs. 7, § 5 et 7; sect. 24, obs. 9. — Lommius, *Obs. med.*, lib. 2, p. 193. — Pechlin, *Obs. phys. med.*, lib. 1, obs. 9. — Kundmann, dans *Act. Bresl.*, ann. 1722, class. 4, art. 18.

M. Nivar, âgé de quarante-trois ans, d'un tempérament très-irritable, avec des accès épileptiformes, avait éprouvé dans son enfance quelques douleurs et troubles fonctionnels de la vessie, mais présentant des caractères tellement variables, qu'on ne soupçonna pas la nature de la lésion à laquelle ils pouvaient se rapporter. On se borna à faire la médecine des symptômes. Vers l'âge de puberté, M. Nivar se trouva mieux; l'exercice devint de plus en plus facile, et cessa d'entraîner les accidents dont le malade s'était plaint d'abord : bientôt même il ne songea plus aux incommodités qu'il avait si long-temps éprouvées, se maria, et put se livrer sans souffrir à toutes ses occupations. Se trouvant à Paris, il y a une dizaine d'années, il consulta Dupuytren pour quelques indispositions. Ce chirurgien fut si éloigné de songer à l'existence de la pierre, qu'il ne proposa même pas d'essayer le cathétérisme. Cette absence presque complète de signes rationnels se prolongea ainsi jusqu'à la fin de 1836. Tout-à-coup survinrent, avec une gravité qui alla toujours en croissant, les accidents que cette maladie produit dans le plus grand nombre des cas. Ce fut alors seulement qu'on soupçonna un calcul. Le malade fut sondé, et vint à Paris au commencement de juin 1837 : il ne faisait dater ses souffrances que de six mois, et croyait n'avoir qu'une très-petite pierre. Ma sonde ne fut pas plutôt arrivée à la fin de la partie membraneuse de l'urètre, qu'elle heurta contre une masse qui me parut fort dure : il y avait fièvre et trouble de toutes les fonctions, ce que le malade attribuait exclusivement aux fatigues du voyage. Il convenait d'abord de laisser quelques jours de repos, et de prescrire en même temps un régime et un traitement médical propres à atténuer les douleurs et les désordres fonctionnels; mais on n'obtint qu'une amélioration temporaire; il fallut recourir aux opiacés. Je fis une exploration plus complète de la vessie au moyen de la sonde seulement; les renseignements qu'elle me fournit, joints à ceux que j'obtins de l'introduction du doigt dans l'anus et de la pression sur l'hypogastre, suffirent pour me donner une idée approximative du volume énorme de la pierre. La tumeur que ce corps formait s'élevait à deux pouces au-dessus des pubis, et faisait une saillie considérable dans le rectum. Dans une consultation avec MM. Roux, Rostan et Chabot, qui eut lieu le 22 juin, je communiquai à mes confrères les notions que j'avais acquises, et après un examen spécial du sujet fait par chacun des consultants, il fut décidé de proposer la cystotomie, dont on chercherait ensuite à déterminer le procédé. Mais les symptômes généraux et locaux furent exaspérés par les explorations, nouvelles auxquelles il avait fallu recourir; des symptômes typhoïdes s'y joignirent, et trois jours après le malade succomba.

Ainsi, nul doute que la pierre ne puisse exister dans la vessie, y acquérir même un certain volume, sans déterminer de sensations spéciales. Cependant, malgré les faits cités par les auteurs, ceux que j'ai rapportés d'après ma pratique, et ceux même que je pourrais encore alléguer en grand nombre, pour établir cette vérité, si l'on examine la question avec un peu plus de soin, on reconnaît sans peine qu'ils ne sont pas aussi communs qu'on l'a pensé. D'abord une observation attentive fait découvrir des troubles fonctionnels là où l'on n'en avait pas remarqué. Ensuite il y a une foule de circonstances, ou physiques ou morales, qui peuvent donner lieu à l'absence apparente des signes rationnels de l'affection calculeuse.

Quelques calculeux, véritables stoïciens, supportent les plus vives douleurs sans laisser échapper aucune plainte, et, quand ils succombent, on n'a pas même soupçonné la cause réelle de leurs maux. Les faits de ce genre ne sont point rares. Il s'en est présenté un en 1834, dans un service de médecine, à l'hôpital Necker. Le malade était entré pour une affection pulmonaire très-avancée : il mourut au bout de deux jours, n'ayant donné aucun signe de souffrances du côté des

voies urinaires. Cependant une pierre, grosse comme un petit œuf, raboteuse et de couleur noire, remplissait presque
entièrement la vessie; les parois du viscère étaient fort
épaissies; sa membrane muqueuse, soulevée, inégale et d'un
rouge foncé, était détruite en partie; ses fibres charnues
avaient acquis un grand développement, et dans leurs intervalles on apercevait les orifices de plusieurs cellules peu profondes; en un mot, la vessie portait les traces de ces grands
désordres qui s'observent chez les calculeux et qui occasionent généralement les plus vives angoisses.

Chaque jour, pour ainsi dire, on rencontre des calculeux
qu'un motif quelconque, spécialement la crainte des opérations chirurgicales, porte à ne pas faire connaître d'une manière précise les douleurs qu'ils ressentent dans les organes
génito-urinaires. On ne saurait croire combien sont ingénieux
certains malades qui veulent faire croire aux autres et surtout
se persuader à eux-mêmes qu'ils n'ont point la pierre. L'un
de ceux que j'ai opérés quittait brusquement la table ou
l'appartement dès que la conversation venait à tomber sur
l'affection calculeuse ou sur l'opération qu'elle réclame, et
cependant c'était un homme fort éclairé. Il prit enfin sur lui
de songer sérieusement à son état; mais il faillit d'être vic-
time de sa longue temporisation.

Ce qui frappe, dans la grande majorité des cas, c'est l'avi-
dité avec laquelle ces malades saisissent tout ce qui peut contribuer à établir une opinion conforme à leurs vœux. Quelques-uns, se fondant sur ce qu'on n'a pas trouvé de pierre en
les sondant, moyen d'exploration souvent si infidèle, même
entre des mains habiles, s'abandonnent à une dangereuse sé-
curité, et laissent prendre, tant au calcul qu'aux lésions
organiques qu'il entraîne, un développement tel, que toute
opération finit par devenir impossible. Parmi les victimes de
cette erreur, je citerai Distel, chirurgien de Charles X; ayant
éprouvé, à l'âge de soixante-quatorze ans, des accidents

propres à faire soupçonner l'existence d'un calcul vésical, il eut recours à la sonde, qui n'apprit rien; dès lors il se condamna à un repos absolu, et se mit à l'usage des calmants; mais, après quelque temps d'emploi de ces moyens, les accidents, qui avaient paru diminuer, reparurent à des époques de plus en plus rapprochées et s'aggravèrent d'une manière effrayante : lorsque je fus appelé, deux ans après, Distel était dans des conditions qui repoussaient toute espèce d'opération; il ne tarda pas à succomber au milieu d'atroces douleurs; sa vessie contenait deux grosses pierres. La profession qu'il exerçait aurait semblé devoir le mettre à même de mieux connaître les dangers qu'il courait; il n'en fut pas ainsi, et l'on voit tous les jours de malheureux malades que cette triste illusion entraîne dans la tombe.

Vers la même époque, je fus consulté par un homme qui était attaqué de la pierre depuis plusieurs années, mais que la seule idée de cette maladie effrayait au point qu'il se plaisait à accuser d'autres causes pour se rendre raison de tous les accidents successivement manifestés chez lui. A l'entendre, la présence du sang dans l'urine dépendait de varices au col de la vessie, erreur que partagent, au reste, beaucoup de médecins. Une prétendue faiblesse des organes génito-urinaires lui servait à expliquer les besoins d'uriner dont l'importunité le tourmentait sans cesse. C'est ainsi qu'à force de suppositions gratuites, il était parvenu à se croire exempt de la pierre; car l'imagination est d'une fécondité inépuisable pour écarter toute pensée d'une maladie redoutée. Mais ce qu'il importe de ne point perdre de vue, c'est que les malades de cette catégorie ne doivent point être classés parmi ceux chez lesquels la pierre ne produit pas d'accidents.

On observe quelquefois, dans le cas de calcul vésical, la particularité dont j'ai parlé à l'occasion des pierres rénales, c'est-à-dire que le malade éprouve des souffrances diverses, mais dont aucune ne se rapporte directement à l'organe affecté. Wilson cite, à cet égard, un cas fort remarquable (1). Un homme âgé de quatre-vingt-un ans, qui périt de la dysenterie, lui remit, avant de mourir, une note détaillée de tous les symptomes qu'il avait éprouvés depuis quarante ans, en lui recommandant de les vérifier par l'inspection anatomique ; cet homme, qui avait pris plaisir à suivre les cours d'anatomie de Cruikshank et de Baillie, avait désigné diverses parties du corps comme foyer probable de ses souffrances, mais sans faire mention ni des reins ni de la vessie : on trouva dans cette dernière, qui du reste n'offrait aucune apparence morbide, un calcul d'oxalate calcaire, hérissé de tubercules épineux. A côté de ce fait, on peut placer celui du célèbre Tschirnhausen, qui avait fait une étude spéciale de toutes les maladies auxquelles pouvaient être attribuées ses douleurs, mais sans s'arrêter à l'affection calculeuse, dont les progrès incessants furent néanmoins cause de sa mort. Schurig (2) parle d'un bossu, âgé de soixante et quelques années, qui, fatigué d'insupportables douleurs qu'il éprouvait dans les lombes se brûla la cervelle ; sa vessie contenait deux pierres, l'une de six gros et demi, l'autre de sept ; quant aux reins, il n'y avait qu'un petit calcul, de la grosseur d'un pois, dans le gauche.

Cette particularité dans les symptômes de l'affection calculeuse vésicale peut devenir, pour le chirurgien, un écueil d'autant plus grand, qu'on la rencontre plus fréquemment, et que les formes sous lesquelles elle se présente, étant très-variées, sont par cela même singulièrement propres à induire en erreur, soit que les symptômes provenant de la même source offrent eux-mêmes beaucoup de diversité, soit qu'ils se trouvent modifiés, dénaturés, ou même entièrement masqués par de nouveaux symptômes émanant d'un autre foyer.

(1) *Lectures*, p. 234.
(2) *Litholog.*, c. 4, p. 295.

M. Eggert a publié un fait très-remarquable par l'étrangeté des accidents auxquels le sujet fut en proie pendant sa vie entière. (1). Depuis la quatrième semaine après sa naissance jusqu'à la vingtième, ce malade ne fit que crier presque sans interruption. Le bas-ventre demeura très-sensible : l'urine s'échappait parfois involontairement; on y apercevait souvent des particules analogues à de petites plumes, des flocons de mucus, et des corpuscules filamenteux, qui obstruaient quelquefois l'urètre pendant des heures entières; le liquide répandait une odeur très-fétide. Depuis l'âge de dix ans jusqu'à dix-sept, le malade fut tourmenté d'une soif qui ne lui laissait aucun repos, même pendant la nuit, quoique l'appétit fût bon, ainsi que la digestion. Le bas-ventre était si sensible que la marche et le moindre attouchement y causaient d'affreuses douleurs. Il se déposait du sable cristallin dans le vase de nuit, et quelquefois le sédiment formait une couche presque cohérente, d'un pouce d'épaisseur. Le malade ne pouvait uriner que debout : il écartait les jambes, s'appuyait sur la gauche, et pressait ensuite sur le périnée avec la main droite : les dernières gouttes causaient toujours les plus cruelles douleurs. Dans les deux dernières années il survint au périnée une tumeur dure, douloureuse à la pression, et en même temps la strangurie fit place à une incontinence d'urine. Il fallait de très-grands efforts pour rendre les matières fécales, qui sortaient aplaties en ruban. Le malade termina sa triste existence par le suicide, à l'âge de vingt-un ans. Le rein gauche avait la forme d'une poche molle, longue de six pouces, sur trois d'épaisseur, partagée en plusieurs cellules de grandeur diverse, et n'offrant aucune trace de substance rénale : l'uretère présentait un diamètre d'un pouce, et décrivait des circonvolutions, comme un intestin, avant d'atteindre la vessie. Le rein et l'uretère du côté droit étaient à

(1) Rust, *Magazin*, t. xxvii. cah. 3, p. 427.

peu près dans le même état: il restait seulement un peu de tissu rénal, mais devenu lardacé, à la partie postérieure. Les membranes de la vessie étaient fort épaisses. Cette poche et les uretères regorgeaient d'un liquide aqueux, inodore et un peu trouble. La vessie contenait une pierre volumineuse, du poids de neuf onces et cinq gros, dont la partie inférieure remplissait exactement le col, et en présentait le moule; sa face postérieure et inférieure était creusée d'une gouttière.

La circonstance sur laquelle beaucoup de malades s'appuient le plus pour ne pas croire à l'existence de la pierre, c'est l'espèce d'intermittence qu'ils observent dans leurs souffrances. Rien de mieux constaté, en effet, que la non-continuité des douleurs chez les calculeux. J'en ai déjà parlé, mais il est nécessaire de m'appesantir un peu sur cette circonstance, qui a servi plus que toute autre peut-être à entretenir de fâcheuses illusions sur le compte de la maladie, et aussi à mettre en crédit les prétendus fondants ou lithontriptiques préconisés à diverses époques.

Il y a des cas où les douleurs cessent tout-à-coup, pour ne plus reparaître. Morand compta parmi ses malades un homme dans la vessie duquel il avait bien distinctement senti une pierre par le cathétérisme, mais qui, ayant cessé ensuite de souffrir, se persuada tellement que l'opérateur s'était trompé, qu'il lui légua son corps par testament, afin de le convaincre de l'erreur dont il l'accusait: l'ouverture du cadavre, faite avec solennité, montra, dans la partie latérale de la vessie, trois pierres, chacune de la grosseur d'un noyau d'abricot (1). Entre autres malades offrant cette disposition, j'ai vu M. Niel, âgé de plus de quarante ans, qui avait commencé dès son plus bas-âge à éprouver les symptômes propres aux calculeux, mais avec des variations si grandes et si nombreu-

____

(1) *Mém. de l'Acad. des Scienc.*, 1740.

ses, qu'on ne soupçonna même pas la nature de la maladie; lorsque je fus consulté, la pierre était volumineuse, les altérations organiques avaient fait beaucoup de progrès, la santé était ruinée, et on ne pouvait songer à la lithotritie. Le malade, ne voulant pas se soumettre à la cystotomie, retourna chez lui avec la prescription d'un traitement purement médical. Les douleurs se sont calmées, la santé s'est rétablie, et M. Niel continue de vivre plein de confiance dans les remèdes qui lui ont été conseillés. Il s'est cru pendant long-temps débarrassé de la pierre, si même il ne continue pas encore de nourrir cette illusion. Après un fait si extraordinaire, il serait au moins inutile de citer les détails de quelques autres que j'ai recueillis aussi, mais qui s'éloignent moins de ce qu'on observe généralement.

La plupart du temps, ce n'est que pendant des mois ou des années qu'on voit les douleurs se calmer ou cesser entièrement. Tulpius (1) et Nasius (2) parlent de deux sujets qui n'avaient éprouvé aucun symptôme d'affection calculeuse, l'un pendant cinq ans entiers, l'autre depuis son enfance jusqu'à sa trente-cinquième année, quoiqu'ils eussent ressenti auparavant les douleurs les plus aiguës, occasionées par de grosses pierres dans la vessie. Morgagni cite (3) un malade dans la vessie duquel la sonde faisait sentir distinctement une pierre, dont les douleurs disparurent à la réapparition de la goutte, à laquelle il avait été sujet autrefois. D'autres, et ce sont les plus nombreux, n'ont souffert qu'au dernier moment, comme cet horloger auquel Collot tira un calcul pesant vingt-quatre onces (4), et l'homme dans la vessie duquel M. Paris trouva une pierre mûrale

---

(1) Bonet, *Sepulchret.*, sect. 24, obs. 8.

(2) Bonet, *loc. cit.*, sect. 23, obs. 7, §. 4.

(3) Morgagni, *De scdib.*, cp. 42, n° 10.

(4) Deschamps, *loc. cit.*, t. i, p. 166.

du poids de six cent trente-un grains (1). Entr'autres malades, j'ai vu, dans les derniers moments de sa vie, un homme
dont les souffrances indiquaient une lésion de l'appareil urinaire; après avoir employé divers médicaments, on pensa
qu'il devait exister une pierre, mais on renonça à cette idée
parce que les douleurs se calmèrent pendant quelque temps et
que le cathétérisme n'annonça point de calcul, quoique une
excavation entre le rectum et la prostate en renfermât un du
volume d'un gros œuf, qu'on découvrit à l'ouverture du corps.
C'est dans des cas semblables, lorsque le malade avait précédemment fait usage de substances réputées fondantes, que des
observateurs superficiels ont cru la pierre dissoute. Cependant
l'erreur, comme je l'ai déjà fait remarquer, a été constatée plus d'une fois, tantôt par l'ouverture des corps,
et tantôt par le cathétérisme. Walpole s'était cru guéri
après avoir chaque jour, pendant dix années, bu trois
pintes d'eau de chaux et pris une once de savon: sa vessie n'en contenait pas moins trois calculs. Pour s'assurer de
la guérison réelle d'un homme dont les souffrances avaient
cessé après qu'il eut pris, en huit mois, dix-sept livres de savon
et quinze cents livres d'eau de chaux, Dehaen le sonda et constata que la vessie n'avait pas cessé de contenir une pierre (2).
En présence de tels faits, auxquels il serait facile d'en ajouter beaucoup d'autres, dont le vague et l'insuffisance se re-
trouvent dans ceux que des médecins modernes viennent
de publier, pour donner de la vogue à certaines eaux minérales, on n'est pas surpris de la réprobation sévère dont Duret (3)

---

(1) Wilson, *Lectures*, p. 236.

(2) *Ratio medendi*, P. ii, p. 206.

(3) *Comm. in Hipp. Coac. prænot.*, cap. 22, *de morbis vesicæ*, sect. 5.
*Temeraria est omnis medicina, pestifera, et sæpe mortifera, quæ frangendo
vesicæ calculo adhibetur, cui præfuerit vidi adhuc neminem, permultos qui-
bus exitio illa fuit.*

et Frank (1) ont frappé les médicaments dits lithontriptiques.

Certains malades croient ne point avoir la pierre, parce qu'ils ne souffrent pas à la région vésicale, et n'éprouvent de sensation pénible que dans l'urètre, notamment à l'extrémité de la verge. C'est un point qui mérite qu'on l'examine.

Avant l'invention de la lithotritie on n'avait aucune idée, même approximative, du degré de sensibilité dont jouit la vessie. Ce défaut de connaissances précises explique les opinions erronées qu'on trouve jusque dans les ouvrages les plus estimés. Ainsi les simples injections d'eau dans la vessie étaient considérées autrefois comme une pratique dangereuse ; à plus forte raison le projet d'y introduire des instruments propres à détruire les calculs eux-mêmes, fut-il jugé d'abord téméraire.

Une expérience de douze années a bien modifié les idées sous ce rapport. Si l'on a fini par se jeter d'un extrême dans l'autre, et croire qu'il était possible de manœuvrer dans la vessie comme dans un vase inerte, si cette nouvelle erreur est devenue funeste à plus d'un malade, du moins est-il résulté de là une appréciation plus exacte de la sensibilité vésicale. On sait aujourd'hui, non-seulement que cette sensibilité est bien moindre qu'on ne le croyait, qu'elle varie d'individu à individu, que le mode de vitalité et l'état organique du viscère la modifient, mais encore qu'elle n'est pas la même dans tous les points de ce dernier.

En santé, la face interne du corps de la vessie est peu sensible, et le frottement d'une sonde ou de tout autre instrument cause peu de douleur, si l'on procède avec ménage.

(1) *Epitome*, l. 6, P. 3, p. 424. *Experientia sœculi dimidii, et quod exedit, innixi, fatebimur : nos medicamentorum.... sub usu, urinarum secretionem, ipsiusque in iis arenæ copiam, sat multis, sed certe haud omnibus, in ægris, non parum adauctas, lotii quoque mittendi ardorem aliaque calculorum incommoda plura per dies saltem aliquot, sat sæpe imminutá, calculorum interim, nisi natura sua friabilium, solutionem nunquam observasse.*

ment, sans brusquerie. Dans l'état morbide, tout est changé, mais il n'y a rien de constant ni de général. Quelquefois la sensibilité est telle que le moindre attouchement détermine d'atroces douleurs, et porte le trouble dans toute l'économie. Viennent ensuite une foule d'états intermédiaires, à l'égard desquels on ne saurait rien déterminer, mais que le praticien juge aisément.

Maintenant, de tous les points de la vessie, celui qui souffre le plus de la présence d'un calcul, c'est l'orifice interne de l'urètre. A chaque émission de l'urine, le corps étranger se trouve poussé vers ce point par les fibres musculeuses de la vessie. Mais la douleur, qui est proportionnée à l'énergie et à la durée des contractions, au degré de la pression que la pierre exerce sur le col vésical, n'a cependant point là son siège; car c'est dans l'urètre, et notamment à l'extrémité de la verge, qu'elle se fait sentir. Dans le plus grand nombre des cas, le calcul demeure appliqué contre l'orifice interne de l'urètre : les douleurs sont alors vives et presque permanentes; elles peuvent même entraîner de graves accidents, quoique le corps étranger soit fort peu volumineux. Ce qui prouve que tel est le point de départ de la douleur, c'est qu'elle cesse instantanément dès qu'on déplace le corps étranger au moyen de la sonde ou de toute autre manière. Voilà ce qui fait que beaucoup de calculeux ont cru être guéris par le cathétérisme.

Au reste, ce qui précise surtout le point de départ de la douleur chez les personnes atteintes de la pierre, et démontre en même temps que tous les points du col de la vessie ne jouissent pas de la même sensibilité, c'est que quand des calculs s'engagent dans l'orifice même de l'urètre, dans la partie prostatique de ce canal, y séjournent, s'y développent, et y déterminent des lésions profondes, le malade éprouve des accidents en quelque sorte moins graves et des souffrances moins vives que quand la pierre ne fait que s'appliquer contre ce même orifice : les douleurs, quoique continues, sont moins caractéristiques ; seulement le trouble général est quelquefois plus marqué. Il arrive rarement, en effet, qu'un malade garde long-temps la pierre sans qu'elle produise, outre les phénomènes locaux et les troubles fonctionnels dont je viens de parler, des lésions organiques et des symptômes généraux. Alors les signes se multiplient.

La douleur n'est pas le seul résultat des contractions intermittentes ou continues du corps de la vessie et de l'agacement de son col : la dysurie et tous les désordres que tant de calculeux éprouvent, au moins de temps en temps, dans les fonctions de l'appareil urinaire, se rattachent également à cette cause. Aussi peut-on les faire cesser, d'une manière instantanée, par l'introduction d'une sonde ou d'une bougie.

Sous ce rapport, on observe quelques effets analogues par suite de l'application des instruments lithotriteurs, dont l'action sur le col vésical ressemble beaucoup à celle de la pierre, mais diffère néanmoins en ce qu'elle est plus forte et moins prolongée ; dans l'un et l'autre cas, les parois de l'organe subissent des frottements excitateurs de contractions qui, en se reproduisant sans cesse, deviennent la principale source des troubles fonctionnels et de la plupart des altérations organiques observés chez les calculeux. Aussi le malade qui vient d'être soumis au broiement éprouve-t-il quelquefois de la difficulté à rendre les premières urines, et est-on obligé de recourir à la sonde pour faire cesser cet accident, qui a beaucoup d'analogie avec la dysurie qu'on observe après les excès vénériens, l'usage de quelques boissons, ou la résistance trop prolongée au besoin d'uriner.

Cependant le cathétérisme ne réussit pas toujours à faire cesser les douleurs et la dysurie chez les calculeux. Il se montre surtout insuffisant lorsque, le col de la vessie étant frappé de spasme habituel, les fibres du corps de ce viscère sont faibles, ou se contractent avec difficulté. En pareil cas, la rétention d'urine peut même être complète, se prolonger long-temps et devenir funeste. Il importe donc de surveiller attentivement les malades qui offrent cette disposition, et, malgré la répugnance qu'ils témoignent quelquefois, on ne doit pas hésiter à vider la vessie au moyen de la sonde. Le retour fréquent et l'opiniâtreté des douleurs, malgré l'emploi des moyens indiqués, doivent fixer sérieusement l'attention du praticien ; car ils peuvent résulter de deux états bien différents, ou d'une contraction forte et permanente du col de la vessie, ou de lésions profondes du corps. Dans certains cas spéciaux, que j'ai fait connaître, on n'en découvre pas la cause.

On a expliqué de différentes manières la suspension ou l'absence presque totale des signes rationnels de la pierre chez certains malades. Mais les hypothèses qui ont été imaginées ne me paraissent pas satisfaisantes. C'est ce qu'il me sera facile de démontrer par quelques remarques sur celui de ces symptômes dont on s'est le plus occupé.

L'une des premières hypothèses qu'on a mises en avant est l'enkystement des calculs. On a dit qu'une pierre ne doit plus causer de douleurs en cessant d'être mobile dans la vessie, et qu'elle excite au contraire des sensations pénibles dès qu'elle vient à quitter l'endroit où elle se trouvait cantonnée. La chose est possible, et tout porte même à croire qu'elle arrive quelquefois ; mais les cas de vessie à cellules sont hors de proportion avec ceux dans lesquels l'observation constate l'interruption, la faiblesse ou l'absence de sensations douloureuses et des autres effets de la pierre. D'ailleurs on est parti d'une supposition qui a pu séduire parce qu'on a procédé d'une manière logique ; mais le fait est loin d'être confirmé par l'observation. J'ai vu un certain nombre de malades dont la pierre était immobile, soit qu'elle fût enchâssée derrière la prostate, soit qu'elle fût enfermée dans un kyste, et quelques-uns de ces sujets souffraient d'une manière atroce, à tel point que, dans plusieurs cas, la mort est survenue en fort peu de temps, toute opération se trouvant impraticable ou ayant été refusée. Dans d'autres circonstances, les sensations, quoique plus vagues, variables et différentes à plusieurs égards de ce qu'on observe chez les calculeux, n'en constituaient pas moins un véritable état morbide très-pénible. C'est ce que constatent aussi des faits cités par les auteurs. Marcet parle d'un vieillard de soixante-douze ans, qui éprouvait à la vérité des symptômes d'irritation dans les voies urinaires, et rendait de temps en temps des graviers, avec du mucus, quelquefois coloré par des filets de sang ; sa pierre était du poids de cinq onces et demie, et fixée dans une poche (1). MM. Boutin et Delton, Mme Lavaud, etc., qui avaient des pierres enkystées, et dont j'ai donné l'histoire ailleurs, éprouvaient des accidents graves. Dans plusieurs autres cas où le calcul était, pour ainsi dire, fixé dans un point de la vessie, ces désordres ont été assez graves pour déterminer la mort. J'ai donné le résultat des ouvertures de cadavres dans l'un des précédents chapitres. Les cas de Rousseau et de Jean, ainsi que quelques autres, dont j'ai rapporté aussi les détails, laissent au moins des doutes sur la cessation de la douleur quand les calculs ont passé de la vessie dans les cellules.

On s'est rejeté aussi sur les caractères physiques de la surface du calcul. Mais ici encore l'expérience est en désaccord avec la théorie ; les pierres très-légères sont précisément celles qui occasionent le plus de douleurs ; il est vrai que leur existence coïncide avec un état de la vessie auquel on peut attribuer ce résultat. J'en ai vu dont la surface était polie, très-lisse, et qui cependant avaient donné lieu aux plus graves accidents, tandis que d'autres, tuberculées, hérissées de pointes, ne se découvraient qu'à l'ouverture des cadavres. Le premier de ces deux cas a lieu journellement pour

____

(1) *Loc. cit.*, p. 7.

certaines pierres d'acide urique ou d'oxalate calcaire recouvert d'une couche de matière animale.

Il y a donc ici une de ces nombreuses anomalies que présente l'histoire de la maladie calculeuse. Quelquefois, en effet, l'intermittence des douleurs tient, comme on l'a dit, à ce que alternativement les pierres entrent dans des cellules et en sortent. Mais, qu'elles restent contonnées dans un coin du viscère, ou qu'elles changent de place, les mêmes particularités peuvent se présenter. Plus souvent, l'absence ou la faiblesse des douleurs paraît dépendre d'une atonie, d'une fatigue temporaire de la tunique musculeuse de la vessie. Mais, à cet égard aussi, combien d'anomalies n'observe-t-on pas tous les jours? En pareil cas, d'ailleurs, comme dans le travail de l'enfantement, quelle est la cause de la régularité plus ou moins grande, et presque périodique, qu'on remarque dans le retour des contractions? Enfin, ne s'est-on pas souvent fait illusion dans l'appréciation de ce symptôme? Beaucoup d'enfants à la mamelle, par exemple, sont attaqués de la pierre, et de ce qu'ils ne crient pas toujours, on a conclu qu'ils ne souffraient point. Or il est bien reconnu aujourd'hui que, dans l'enfance, comme chez l'adulte et le vieillard, la vessie se contracte d'une manière fort irrégulière et souvent peu énergique. On ne doit donc pas être surpris de ce que l'enfant ne souffre pas toujours, puisque les douleurs des calculeux sont essentiellement produites par les contractions fortes de la vessie: si l'on en doutait, il suffirait de se rappeler ce qui arrive quand on parvient à faire cesser ces contractions. Plus tard, lorsque la poche urinaire acquiert plus de vigueur, l'état de souffrance qui en résulte n'est pas nouveau pour le petit malade ; mais il ne l'exprime que quand les douleurs ont acquis beaucoup d'intensité, et souvent alors il le témoigne d'une manière fort énergique, par les spasmes les plus violents, par des efforts poussés jusqu'au point d'amener la procidence du rectum.

Quoi qu'il en soit, si personne ne doute maintenant que les douleurs qui accompagnent la pierre vésicale, analogues à celles des femmes en travail, sont produites par les contractions de la vessie sur le corps étranger, on ignore pourquoi, sous l'influence d'une cause qui ne varie point, ces contractions sont tantôt fortes, tantôt légères, et quelquefois nulles. Les souffrances ont d'ailleurs des caractères qui les distinguent de toutes les autres. Étant le résultat de contractions musculaires qui tendent à expulser un corps, elles commencent, cessent et se reproduisent avec elles; dans les intervalles, il n'y a qu'un sentiment de lassitude et de malaise, quelquefois rien du tout. Quand le viscère se fatigue, les contractions diminuent, ou même cessent tout-à-fait pendant plusieurs jours. Mais une telle succession, en quelque sorte périodique, de calme et d'agitation, ne saurait persister avec la même régularité quand les organes commencent à devenir malades. Alors surviennent et persistent les symptômes généraux, dont l'intensité et la marche rapide sont vraiment effrayantes dans beaucoup de cas. Il faut avoir vu de pareilles scènes pour comprendre tout ce qu'elles offrent de déchirant; nulle autre ne peut leur être comparée.

Ce qui étonne le plus, et prouve en même temps que les douleurs des calculeux ne sont pas essentiellement destructives, c'est qu'il y a des malades qui les supportent pendant un certain nombre d'années, conservant même long-temps leur vigueur et leur embonpoint. Après bien des nuits passées dans l'agitation et les angoisses, quelques instants de calme suffisent pour réparer leurs forces. Parmi les cas remarquables que j'ai observés, je citerai le suivant.

M. Mignot souffrait de la pierre depuis plusieurs années. Les douleurs reparaissaient à des époques chaque jour plus rapprochées. Elles étaient presque continues lorsque le malade vint à Paris pour se soumettre à la lithotritie. Je reconnus, par le cathétérisme, que la pierre était volumineuse et la capacité de la vessie considérablement diminuée ; les parois de ce viscère demeuraient presque constamment appliquées sur le calcul, ce qui rendait les besoins d'uriner fort rapprochés. A chaque fois le malade faisait des efforts prodigieux, et les douleurs lui arrachaient des cris perçants. La lithotritie était impraticable. M. Mignot redoutait à tel point l'opération de la taille, qu'il aima mieux continuer de vivre dans cet état misérable, auquel il ne succomba que plusieurs années après.

Dans l'immense majorité des cas cependant, l'excès des douleurs hâte la mort des malades, après avoir produit la nombreuse série des lésions organiques dont l'ouverture des corps révèle l'existence.

Mais, avant de donner lieu à des désordres assez graves pour causer la mort, les altérations organiques dont j'ai signalé les principales produisent elles-mêmes des symptômes propres, qui se combinent avec ceux auxquels la pierre donne naissance. De là résulte une longue série de troubles spéciaux, se rattachant à plusieurs ordres de maladies, qui jettent souvent de l'incertitude sur le diagnostic de l'affection calculeuse, d'autant plus que ces symptômes secondaires ont quelquefois un caractère si sérieux, que l'attention se concentre sur eux seuls. Ainsi à l'épaississement des parois du viscère se joignent l'inflammation de sa membrane muqueuse et tous les accidents qui en sont la suite. Le malade éprouve alors les plus cruelles angoisses chaque fois qu'il rend quelques gouttes d'une urine fétide et puriforme ; la violence des douleurs le met dans la nécessité de se placer sur deux vases, chaque émission de liquide étant accompagnée de l'excrétion involontaire des matières fécales, et même de la chute du rectum. A tout instant se renouvellent ces besoins, qu'il est impossible de satisfaire. La fièvre survient, accompagnée de palpitations de cœur, de mouvements nerveux, de convulsions. On ne tarde même pas à observer des nausées, des vomissements, de la dyspnée, le délire, la suffocation. Cet état ne saurait durer, et les ressources de l'art sont presque toujours impuissantes. L'extraction de la pierre serait la seule efficace ; mais, à une époque si avancée de la maladie, on a lieu de redouter les suites de l'opération. Aussi presque tous les calculeux qui ont laissé leur position s'aggraver à un tel point, périssent-ils victimes de leur propre incurie. Dans quelques cas, néanmoins, la mort n'arrive qu'à une époque assez éloignée. C'est alors qu'on observe toutes les variétés de forme que peut affecter la phlegmasie intense de la surface interne de la vessie, inflammation à laquelle participent aussi les tissus qui recouvrent la membrane muqueuse, et dont j'ai signalé les effets dans le chapitre précédent. Quant au produit de cette phlegmasie pendant la vie, il varie depuis le simple dépôt muqueux, soit en suspension dans l'urine, soit adhérent aux parois du vase, jusqu'à ces collections de matière qui, par le repos et le refroidissement de l'urine, se réunissent au fond du vase, en une masse d'un gris sale, jaune-verdâtre ou noirâtre, d'une odeur fétide et même repoussante. L'urine, au moment de son expulsion, ou quand on l'agite, tient en suspension le dépôt, qui lui donne un aspect laiteux, s'il est blanc, ou toute autre teinte, suivant les principes qui y prédominent. On a prétendu pouvoir distinguer si cette matière provenait de la vessie ou de tout autre point de l'appareil urinaire : une telle prétention n'est point fondée, et les raisons qu'on a alléguées pour l'appuyer sont sans valeur. Quoi qu'on ait dit, la matière puriforme ou purulente contenue dans l'urine ne prouve pas davantage qu'il existe des ulcérations dans la vessie ; l'observation ne permet aucun doute à cet égard. Quelquefois, au lieu d'être expulsée régulièrement avec l'urine, la matière purulente forme une collection dans un point quelconque du système urinaire. Ces collections s'ouvrent ensuite spontanément ; mais elles peuvent se reproduire, même un certain nombre de fois. Les malades rendent alors des urines purulentes pendant un ou deux jours, et chaque fois l'excrétion-morbide est précédée, souvent même accompagnée, d'un petit mouvement fébrile, avec mal-aise et trouble de la plupart des fonctions. Chez plusieurs malades que j'ai observés long-temps, et chez d'autres que j'avais lithotritiés, j'ai remarqué pendant quelques mois cette formation successive de petits abcès, dont le produit était entraîné par l'urine. Le fait a eu lieu, entre autres, chez notre célèbre Dubois, soit avant l'application de la lithotri-tie, soit après la destruction de la pierre ; cette sécrétion purulente finit par se tarir, et l'on sait que le malade vécut encore plusieurs années dans un état parfait de santé.

Le cerveau, l'estomac, le cœur et les poumons peuvent également se ressentir des efforts nécessaires pour expulser l'urine. Ces organes, en devenant le siége de lésions pro-fondes, produisent à leur tour des symptômes propres, qui obscurcissent le diagnostic de l'affection calculeuse, en même temps qu'ils agravent ou contre-indiquent les opérations de la chirurgie.

M. Auger, âgé de cinquante-six ans, d'une constitution sèche, mais forte, souffrait depuis long-temps d'une pierre dans la vessie. Tant que les douleurs furent tolérables, il n'y fit aucune attention, se bornant à suivre un régime doux et à prendre quelques boissons délayantes. L'inefficacité de ces moyens et l'augmentation des souffrances le déterminèrent à s'occuper sérieusement de son état ; mais déjà la pierre était volumineuse, les urines étaient muqueuses, lactescentes, et la violence des douleurs avait détruit l'appétit et le sommeil. Je m'assurai, par le cathétérisme, que la vessie, très-racor-nie et presque entièrement remplie par le corps étranger, ne pouvait contenir qu'une cuillerée de liquide, et que l'urè-tre était rétréci en deux endroits. La réunion de ces circon-stances me fit craindre que le traitement par la lithotritie ne fût trop long. D'après mes conseils, le malade entra à l'hôpital de la Pitié, pour y subir la taille. Le chirurgien de cet établissement pensa qu'on ne pouvait pas recourir sur-le-champ à l'opération. Peu de jours après, M. Auger fut atteint d'une péripneumonie, qui passa à l'état chronique ; du côté des voies urinaires, les symptômes devinrent de plus en plus graves, et le malade succomba au milieu des angoisses les plus vives.

Le comte de Botterel, âgé de soixante-dix-sept ans, et doué d'une forte constitution, portait depuis long-temps une pierre dans la vessie. Les accidents qu'elle produisait furent attribués à d'autres causes, et résistèrent à tous les moyens. Plusieurs médecins avaient eu recours à la sonde, sans trouver le calcul. L'urètre présentait une disposition particulière ; sa partie fixe était beaucoup plus longue qu'à l'ordinaire, de sorte que, suivant toutes les apparences, la sonde n'avait point pénétré dans la vessie, qui était remplie par une pierre très-volumineuse. Lorsque je vis le malade, il rendait des urines muqueuses, en petite quantité, et avec beaucoup de douleur ; il avait de la fièvre, peu d'appétit, de forces et de sommeil. Je ne crus pas prudent de proposer aucune opération. Un traitement palliatif fut prescrit, et suivi pendant quelque temps. Les douleurs semblèrent diminuer, et des lavements opiacés procurèrent un peu de repos pendant la nuit. Deux mois après environ, les accidents reparurent avec une nouvelle force : on observa presque en même temps des symptômes de congestion cérébrale et pulmonaire ; le cerveau se dégagea en peu de jours, sous l'influence d'un traitement approprié, mais le poumon demeura lésé, et au bout de trois semaines la mort fut l'effet du catarrhe pulmonaire et des désordres produits par la présence de la pierre.

Des affections cérébrales, même très-graves, surviennent fréquemment sous l'influence des calculs vésicaux. Morgagni en avait déjà fait la remarque (1), et Hoffmann dit que la plu-

----

(1) *De sedibus*, ep. 40, art. 2.

part de ceux qui périssent de la pierre succombent à une inflammation des méninges ou de l'estomac (1). J'ai vu un
grand nombre de malades qui avaient eu une ou plusieurs
attaques d'apoplexie par suite des efforts qu'ils faisaient en
finissant d'uriner. Le même phénomène s'observe chez les
personnes qui éprouvent de la dysurie, et à plus forte raison de la strangurie. Mais la forme apoplectique sous laquelle se manifeste, dans le plus grand nombre des cas, l'influence de la pierre sur le système nerveux et le cerveau, présente elle-même un grand nombre de variétés. Tantôt c'est
une apoplexie foudroyante, à la suite d'efforts que le malade
a faits pour uriner. Tantôt, et plus communément, la congestion cérébrale n'a pas de suites funestes aussi promptes; les
facultés et les fonctions éprouvent des altérations successives,
qui placent les malades dans des conditions telles, qu'il n'y a
plus possibilité d'entreprendre aucune opération. Ma pratique
m'a offert beaucoup de ces cas, parmi lesquels je citerai le
suivant, qui vient de se présenter dans le service des calculeux.

Moulin, cultivateur, âgé de cinquante-un ans, éprouvait
depuis fort long-temps un dérangement notable dans les fonctions de la vessie, sans être néanmoins empêché de se livrer
à ses pénibles occupations. Les divers accidents auxquels
il était sujet pouvaient faire soupçonner la présence d'un
corps étranger dans ce viscère; mais ils ne prirent un caractère inquiétant et ne fixèrent sérieusement l'attention du malade que vers le commencement de l'année 1837. Lorsqu'il
entra, le 26 novembre, à l'hospice, on ne put obtenir de lui
que des renseignements vagues sur les antécédents de sa maladie; ses fonctions intellectuelles paraissaient être ou fort peu
développées ou altérées par un état morbide du cerveau.
Cette dernière conjecture finit par acquérir un certain poids,

____

(1) *Diss. de cert. et rational. mortis in morb. præsag.*, § 21.

en raison des symptômes qui ne tardèrent pas à se développer du côté de la tête. Moulin avait été exploré par un
médecin de son pays, peu de temps avant son départ pour
Paris ; un calcul avait été reconnu dans la vessie. Je m'assurai que ce corps était fort gros, et l'organe en mauvais état ;
mais le malade fut pris d'accidents cérébraux, auxquels il succomba avant qu'on eût pu rien entreprendre contre l'affection
qui était le point de départ des désordres fonctionnels. Il mourut le 11 décembre ; après avoir présenté l'air hébété, la lenteur et l'indécision dans les réponses qu'on remarque chez
certains malades atteints d'affections cérébrales graves, sym-
pathiques ou primitives, il fut pris de somnolence, de délire,
d'assoupissement, de soubresauts des tendons, et d'une lo-
quacité plaintive, qui marqua le terme de sa longue agonie.
La substance des reins était saine ; mais ces organes, ainsi
que les uretères, étaient fort distendus par l'urine, qui s'en
échappait à la moindre pression. Les parois des uretères étaient
épaissies, sans autre trace d'altération. La vessie renfermait
un calcul sphérique et chagriné, d'oxalate calcaire, pesant
trois onces cinq gros, et ayant deux pouces de diamètre. Les
parois du viscère étaient ramollies et médiocrement épaisses.
Sa surface intérieure offrait de nombreuses ulcérations, de
forme et d'étendue diverses, ainsi que plusieurs plaques d'un
gris ardoisé, et quelques cellules peu profondes sur le côté
gauche. La plus grande ulcération existait à droite : elle était
irrégulière et d'un aspect blafard. Son étendue était d'un
pouce et demi environ. Elle se trouvait recouverte, dans toute
son étendue, par un tissu accidentel, de la nature des fongus,
et aplati, qui s'était développé sur la membrane muqueuse
désorganisée et détruite en ce point. Cette production morbide avait environ quatre lignes d'épaisseur, et n'adhérait à
la surface ulcérée que par quelques filaments lâches de tissu
cellulaire. Elle avait une couleur blanche et terne, une
consistance lardacée, et se détachait sans effort du fond

sur lequel elle était assise. En incisant ce tissu, dont la nature simulait celle du carcinome, on reconnut qu'il présentait dans quelques points une légère teinte rose. D'autres productions du même genre, mais moins étendues, étaient disséminées sur les parois de la vessie, notamment l'antérieure et la latérale gauche ; les unes étaient en partie ramollies, détruites, et laissaient voir des ulcérations au milieu de leurs débris; les autres étaient lardacées, et adhéraient à la membrane muqueuse. La prostate était un peu plus volumineuse que dans l'état normal. Un petit abcès entourait l'urètre aux environs du point d'union des parties prostatique et membraneuse.

Dans ce cas, comme dans la plupart de ceux que j'ai observés, l'effet de la pierre sur le cerveau se manifesta par suite d'une exaspération de l'affection calculeuse. C'est ordinairement après de longs voyages, dans des voitures publiques, qui ont exalté la contractilité de la vessie, qu'il se déclare. Parfois aussi il tient à d'autres causes, dont il serait inutile de présenter l'énumération, et qui toutes ont pour résultat d'agacer la vessie, de l'irriter, d'augmenter ses contractions sur la pierre, et d'amener par là des efforts considérables, dont les conséquences portent non-seulement sur le cerveau, mais encore sur les poumons et sur tout l'ensemble de la constitution, sans que, dans ce dernier cas, il soit toujours possible d'en constater les effets à l'ouverture des corps. L'existence des désordres se décèle alors par des symptômes généraux exaspérés à tel point que toutes les ressources de l'art demeurent inutiles. D'ailleurs, les congestions cérébrales et les autres effets que je viens de signaler paraissent tellement naturels en pareil cas, que la seule chose dont on doive être étonné, c'est qu'ils ne surviennent pas plus souvent, c'est surtout que les praticiens n'en aient point tenu assez de compte, et que, dans leurs déterminations, ils aient trop fréquemment négligé la possibilité d'un si fâcheux résultat.

Parmi les effets de la pierre, il en est un auquel on n'a point attaché assez d'importance. Je veux parler de l'intermittence du pouls, qui se voit fréquemment lorsque les accidents sont arrivés à un haut degré. Il est facile de distinguer cette espèce d'intermittence de toutes les autres ; car elle paraît, augmente, diminue et disparaît avec les symptômes à la présence desquels elle se rattache. Chez beaucoup de malades, elle m'a servi à déterminer la gravité des cas, et m'a dirigé dans le choix des moyens curatifs. Il serait inutile de rapporter ici des faits spéciaux, la particularité dont il s'agit étant relatée dans un grand nombre d'observations que j'ai déjà publiées.

Il y a d'autres effets de la pierre sur l'économie animale qui semblent ne se rattacher à aucune lésion appréciable, et dont les rapports avec la cause à laquelle ils se lient sont difficiles à établir. Je citerai entre autres les accès de fièvre intermittente, qui ne sont pas rares chez les calculeux, surtout à une époque avancée de la maladie, et qui souvent alors sont les avant-coureurs d'une mort prochaine. C'est ce que j'ai constaté déjà dans plusieurs autres maladies des organes urinaires, et à la suite de diverses opérations, même peu graves, pratiquées sur ces organes. On voit survenir alors de véritables accès de fièvre intermittente, assez fréquemment même si bien caractérisés qu'un praticien exercé peut en calculer la durée et en fixer la terminaison. Mais il y a des cas beaucoup plus graves encore, où l'on ne saurait procéder avec la même précision, si ce n'est toutefois en ce qui concerne et la gravité des symptômes et les altérations organiques que l'autopsie ne tarde pas à démontrer. Ainsi, par exemple, on lit dans le journal de M. Rust (1) la relation d'une fièvre intermittente pernicieuse, qui coïncidait avec une affection calculeuse du rein gauche. Presque toujours alors on découvre un travail inflammatoire, des foyers purulents, des lésions organiques profon-

____

(1) T. xxix, p. 554.

des; mais, quels que soient le siége, la nature et l'intensité de ces désordres, on n'en peut rien savoir avant la mort.

Il importe aussi de ne pas perdre de vue qu'un très-grand nombre de maladies des organes urinaires s'accompagnent, vers leur terminaison, des états connus sous le nom de fièvres graves, ataxiques ou adynamiques, qui entraînent promptement la mort. Souvent on ne soupçonne même pas d'abord la lésion organique; dans d'autres occasions, cette lésion a été facilement appréciée; dans l'un et l'autre cas, la marche et la terminaison sont les mêmes. Mais il n'est assurément pas de maladies qui soient plus sujettes que celles des voies urinaires à se compliquer des fièvres dont je parle. Plus d'une fois j'ai remarqué que ces états typhoïdes sont précédés d'une exaltation excessive de la sensibilité et d'une accélération extraordinaire de la circulation, sans qu'on découvre, avant la mort, dans aucun appareil d'organes, la cause de ce phénomène, qui peut même persister pendant un laps de temps considérable.

L'action des calculs sur les parois de la vessie s'étend quelquefois fort loin, et atteint des parties dont les tissus, généralement peu irritables, paraissent ne point avoir de rapports directs avec les organes génito-urinaires. J'ai vu, par exemple, des malades éprouver, dans les muscles de l'une et l'autre jambe, des douleurs excessivement aiguës, qui suivaient toutes les périodes des véritables douleurs causées par la pierre vésicale. Je viens, tout récemment, d'être consulté pour un malade que j'avais vu, il y a deux ans, pendant mon séjour à Florence, et chez lequel on avait pratiqué vingt-quatre séances de lithotritie sans parvenir à le débarrasser entièrement de la pierre; les douleurs musculaires des extrémités inférieures avaient pris un tel caractère d'acuité, que le malade s'en occupait bien davantage que de son calcul. M. Ammon a rapporté le cas suivant, qui doit trouver place ici. Un jeune homme éprouva un dérangement continuel de la digestion, à la suite d'une maladie inflamma-

toire du tube intestinal ; tantôt il avait une constipation opiniâtre, et tantôt il rendait du sang par la verge. Plus tard
l'urine devint alternativement sanguinolente et d'un jaune
paillé, mais épaisse. Vers la fin de sa vie, ce malade ressentait les plus violentes douleurs, qui se répandaient dans toute
la jambe gauche; les extrémités inférieures étaient paraly-
sées. On trouva le rein gauche très-volumineux, et représentant une masse lardacée, parsemée de nombreux tubercules (1).

Ces douleurs dans les muscles diffèrent des souffrances articulaires qui, chez beaucoup de calculeux, coexistent avec
celles que détermine l'affection principale, dont elles suivent
la marche et les variations. On a cru remarquer depuis très-
long-temps qu'il y a une sorte d'affinité entre la maladie calculeuse et la goutte (2). En effet, ces deux affections alternent
fréquemment ensemble, quoiqu'il soit plus ordinaire, suivant la
remarque de Hoffmann (3), de voir la pierre se développer
chez un goutteux, que la goutte chez un calculeux. Les rapports
qui existent entre elles sont constatés par la nature des concrétions arthritiques, dont l'urate de soude ou de chaux forme la
base, d'après les recherches de Wollaston et de Laugier, et
par les sédiments de phosphate calcaire qu'il n'est pas rare de
voir dans l'urine des goutteux. Aussi M. Liebig a-t-il soutenu tout récemment que la pierre et la goutte ne sont qu'une
seule et même maladie, dont la direction est modifiée par
l'influence du climat et du genre de vie (4). Au reste, les dou-

(1) *Preuss. med. Zeitung*, 1832, n° 6.

(2) *Voyez* à ce sujet Buchner, *De nexu podagræ cum calculo renum et
vesicæ*, Halle, 1752. — Schrœder, *Diss. de cognatione inter arthritidem et
calculum*, Gœttingue, 1767. — Heim, *Disp. de origine calculi in viis urina-
riis, et quatenus arthritidis est effectus*, Halle, 1772. — Sydenham, *Opera*,
p. 390 et 422.

(3) *Med. rat.*, t. iv, P. 2, p. 365.

(4) *Annalen der Pharmacie*, t. iii, cah. 1, p. 110. 1832.

leurs dans les membres pelviens ne s'observent pas seulement chez les calculeux. Il s'est présenté à l'hôpital Necker un homme dont la vessie ne contenait pas de pierre, mais était frappée de paralysie ; chaque fois que le besoin d'uriner se faisait sentir, il éprouvait, à la plante des pieds, les plus vives souffrances, qui se reproduisaient chaque fois qu'on venait à distendre le viscère par une injection ou par des irrigations. La même particularité s'est offerte chez plusieurs autres malades auxquels j'ai donné des soins ; chaque fois que la vessie était distendue, soit par de l'urine, soit par un liquide injecté, il se manifestait des douleurs vives à la plante des pieds, ou quelquefois à la face interne de l'une des jambes ; ces douleurs cessaient aussitôt que la vessie était vide, et l'on pouvait les reproduire à volonté.

L'action des pierres vésicales se réfléchit quelquefois sur les téguments, et y détermine l'apparition de taches à peu près semblables à celles qu'on désigne sous le nom de scorbutiques. Parmi les faits de ce genre que j'ai observés, je rapporterai les suivants.

Un malade, à son entrée dans le service des calculeux, faisait des efforts tellement considérables pour uriner, que, dans l'espace d'une nuit, sa peau fut soulevée par un gonflement érysipélateux occupant la presque totalité du corps. La vessie était appliquée avec tant de force sur la pierre, qu'il en résultait une exhalation de sang, que le malade rendait par gouttes et mêlé à l'urine. Celle-ci devint de plus en plus rare, quoique les efforts fussent inouïs et le malade menacé de congestion cérébrale. On pratiqua plusieurs saignées générales et locales, qui ne diminuèrent pas les contractions de la vessie. L'urine se supprima, la fièvre survint, et le malade mourut. La vessie, dont les parois avaient beaucoup d'épaisseur, était collée à la pierre : sa membrane muqueuse avait une teinte de rouge brun vers le col, où l'on voyait des ulcérations larges, mais superficielles. La pierre avait le volume d'un petit œuf de poule. Les reins, dans lesquels on n'avait soupçonné aucune altération, étaient le siége d'une phlegmasie intense; celui du côté droit surtout était criblé de petits abcès; le gauche contenait plusieurs calculs. Les uretères étaient très-dilatés.

Depuis, j'ai rencontré ces taches scorbutiques chez plusieurs malades. M. Fonfrède, juge à la Guadeloupe, qui était venu à Paris réclamer l'emploi de la lithotritie, m'en a offert un exemple des plus remarquables. Ce malade souffrait considérablement : le voyage l'avait fatigué, et ses membres pelviens s'étaient couverts de pétéchies. Les taches s'effacèrent par le repos; mais les manœuvres de la lithotritie les firent reparaître, à un faible degré toutefois. J'ai cité ailleurs (1) l'histoire d'un malade chez lequel l'exploration de la vessie, à l'aide du cathéter, par un praticien distingué de Dublin, avait été suivie deux fois d'une éruption pétéchiale; les fatigues du voyage à Paris, où il vint pour se faire lithotritier, amenèrent le même phénomène, moins marqué cependant; je l'observai aussi pendant le traitement, qui eut, comme dans le cas précédent, un plein succès.

Quelques autres effets de la pierre vésicale méritent d'être signalés, parce qu'on les observe assez souvent.

1°. Des douleurs plus ou moins vives apparaissent aux régions sacrée, pubienne et périnéale, se propageant quelquefois aux aines, à l'hypogastre, et même aux deux cuisses. Les malades en sont souvent incommodés au point de ne pouvoir supporter le contact des vêtements.

2°. L'exaltation de la sensibilité est parfois portée au point de rompre tout équilibre. On voit les hommes les plus calmes et les plus fermes devenir si mobiles, sous l'empire des douleurs de la pierre, qu'il y a impossibilité absolue de rien entreprendre pour leur guérison, et que toute opération dé-

(1) *Seconde Lettre sur la lithotritie*, p. 98.

vient impraticable. J'ai observé cette particularité chez des hommes du courage le plus éprouvé; il survenait chez eux plus que de la pusillanimité; c'était une espèce de désordre dans les fonctions intellectuelles, par suite duquel ils ne pouvaient même plus coordonner leurs idées. Dans plusieurs de ces cas, il y eut impossibilité de pratiquer aucune opération, plutôt à cause de l'état moral qu'en raison des dispositions physiques. Dans d'autres, je suis parvenu à écarter la difficulté. Ainsi un malade adulte, fortement constitué, s'est présenté en 1837 dans le service des calculeux: sa pierre était peu volumineuse et sans altérations organiques notables; en un mot les conditions étaient très-favorables à l'emploi de la nouvelle méthode. Cependant j'observai qu'à la suite d'une frayeur extrême, inspirée par une opération qu'on lui avait dépeinte comme une chose très-grave, le malade passait les nuits sans dormir; son agitation, que rien ne pouvait calmer, ne céda même pas au résultat d'une première séance, qui fut beaucoup moins douloureuse qu'il ne l'avait pensé, et à la suite de laquelle il rendit avec l'urine, sans souffrir, une grande quantité de débris calculeux. A dater de ce moment toutefois ce ne fut plus l'opération qui l'effraya, mais le séjour à l'hôpital, et par dessus tout la présence d'un grand nombre de médecins et d'élèves, qui assistaient à l'opération. Le malade répétait sans cesse qu'il ne se reconnaissait plus, qu'il était honteux de sa pusillanimité, mais qu'il ne pouvait supporter plus long-temps la vue de ce qui l'entourait. Il quitta l'hôpital et se plaça dans une maison particulière, où son moral se calma; au moyen des précautions qui furent prises, notamment en ne le prévenant pas du moment fixé pour l'opération, et en ayant soin de faire des séances très-courtes, je parvins, non sans difficulté, à le débarrasser de sa pierre.

3°. Chez les enfants, la pierre a souvent pour effet de retarder la croissance, de hâter le développement des organes génitaux, et de faire naître la funeste habitude de la masturbation.

L'état des testicules et de leurs dépendances n'est pas aussi étranger qu'on pourrait le croire au sujet spécial de cet ouvrage. On sait que toute irritation de l'urètre ou du col vésical se propage aisément vers les canaux spermatiques et jusqu'aux testicules, qui deviennent alors tellement sensibles qu'on peut à peine les toucher, bien qu'il n'y ait aucun travail morbide appréciable. Sous une telle influence, la moindre cause détermine un mouvement inflammatoire dans ces organes. J'ai fait voir ailleurs, et notamment dans mon Parallèle, que l'orchite est l'accident le plus commun de la lithotritie; il importe donc de tenir compte de cette disposition et de l'action réciproque qu'exercent l'un sur l'autre l'urètre et les testicules. Une lésion profonde de ces derniers organes, ou de l'un d'eux seulement, peut aussi influer sur le choix de la méthode opératoire, en même temps qu'elle modifie les symptômes. Chez un malade, jeune encore, et qui avait perdu un testicule par suite d'une affection squirrheuse, la crainte de provoquer l'inflammation et peut-être la destruction de celui qui restait, contribua beaucoup à me faire employer la taille, de préférence à la lithotritie : je dois dire cependant que le testicule se ressentait déjà beaucoup de plusieurs phlegmasies dont il avait été le siége; car, dans d'autres circonstances, où l'organe unique était sain, je n'ai point hésité à faire l'application de la nouvelle méthode, qui a parfaitement réussi.

Certains calculeux sont affectés depuis long-temps d'engorgements squirrheux des testicules, dont le volume est quelquefois tel qu'on ne peut redresser l'urètre sans exercer une forte pression sur l'organe tuméfié. Cette particularité et la crainte de hâter les progrès de la dégénérescence ne sont pas sans influence sur l'appréciation de l'état morbide, et doivent être prises en considération dans le choix de l'opération. Il en est de même à l'égard de toute tumeur scrotale, dont on ne s'occupe pas quand elle est peu développée, mais qui rendrait le cas grave si elle avait un volume et une densité considérables.

Les canaux spermatiques ne sont point exempts de maladies, chez les calculeux surtout. On a même trouvé des pierres dans leur intérieur. Mais l'art possède si peu de données à l'égard de leurs affections, qu'il devient impossible de déterminer l'influence qu'elles sont susceptibles d'exercer sur la maladie calculeuse elle-même et les opérations qu'elle réclame. J'ai vu des cas dans lesquels l'inflammation chronique des cordons testiculaires s'est terminée par la mort. Dans l'un d'eux, à la suite d'une continence prolongée, cette inflammation donna lieu à un abcès dans l'excavation pelvienne, dont je fis l'ouverture au niveau de l'anneau inguinal. Les deux testicules étaient très-douloureux au toucher, il y avait quelques indices de catarrhe vésical, l'urètre était excessivement irritable, et le malade avait une fièvre continue; toutes les fonctions s'accomplissaient mal, et la maigreur était extrême. L'ouverture de l'abcès ne produisit qu'un soulagement momentané : le malade mourut six mois après, dans le marasme. J'ai vu aussi les symptômes généraux les plus graves accompagner la phlegmasie des cordons spermatiques, qui est ordinairement suivie d'un engorgement du testicule correspondant.

Je ne saurais passer en revue toutes les particularités ou anomalies qui sont susceptibles de se présenter dans les divers cas auxquels je viens de faire allusion. Il a nécessairement fallu me borner aux principales; mais les détails dans lesquels je suis entré à leur égard suffiront, j'espère, pour mettre le praticien à même de saisir des nuances plus délicates, qui se rattachent d'ailleurs aux dispositions sur lesquelles j'ai cru devoir appeler l'attention. S'il y a quelques cas exceptionnels, ce sont ceux dans lesquels la pierre présente une situation insolite, soit que la vessie la renferme, soit qu'elle occupe la partie profonde de l'urètre. Il est en effet des circonstances

où ce corps étranger occasione des désordres extraordinaires,
quoiqu'il soit si petit qu'on le trouve avec peine en sondant
le malade. Le diagnostic est alors d'autant plus incertain que
souvent il existe d'autres causes auxquelles on peut rapporter
les accidents. Je ne reviendrai pas sur ce que j'ai dit, soit dans
un chapitre précédent, soit dans ma troisième Lettre. Les
faits dont j'ai donné les détails établissent que les opinions
émises à cet égard par les anciens, et notamment par Louis,
sont inexactes.

Mais ce n'est pas seulement dans l'urètre, l'uretère et le
rein, que des pierres, sans produire de symptômes locaux appréciables, exercent une fâcheuse influence sur la santé et la
constitution du sujet. J'ai vu un certain nombre de calculs vésicaux offrir la même particularité. A peine y a-t-il une douleur locale, de sorte qu'on ne songe même point à explorer
la vessie. Le malade dépérit pourtant, ses forces s'épuisent,
il succombe, et on ne trouve, pour expliquer l'événement,
qu'un très-petit corps étranger dans la vessie. Ce cas s'est offert à plusieurs praticiens, et je l'ai vu aussi. Sans doute il n'a
pas toute la portée qu'on serait tenté de lui attribuer, puisqu'il n'est malheureusement pas rare qu'on ne découvre point
les causes de la mort. Mais il y a des circonstances beaucoup plus concluantes, et qui mettent hors de doute l'influence de la pierre sur la production des phénomènes morbides : ce sont celles dans lesquelles ces phénomènes, quoique
très-avancés, ont promptement et complétement cessé par
l'extraction du calcul au moyen de l'un des procédés chirurgicaux. Or ces cas sont communs; il s'en est présenté plusieurs dans ma pratique; j'en ai cité ailleurs (1)
un exemple remarquable. La cystotomie et la lithotritie,
employées comme ressource extrême, ont arrêté les accidents, et les malades ont guéri dans un laps de temps fort

____

(1) *Cinquième Lettre sur la lithotritie,* p. 108.

court. Les symptômes ne ressemblaient pour ainsi dire en rien à ceux qu'on observe ordinairement, et il ne m'a fallu rien moins que le résultat pour apprécier les effets d'une cause qui paraissait sans action. Mais c'est surtout dans la série des cas qu'il me reste à examiner que ces anomalies frappent l'observateur pour ainsi dire à chaque instant.

II. *Signes du calcul vésical dans le cas d'atrophie de la vessie.* — C'est par l'accroissement graduel de l'énergie de la vessie et des organes qui concourent à l'expulsion de l'urine que sont produits les phénomènes dont je viens de faire l'exposition. Ceux dont je vais maintenant m'occuper, résultent, au contraire, de la diminution et de l'abolition de cette énergie; aussi ont-ils un tout autre caractère.

Il y a une première distinction à établir, c'est que l'état dont je me propose de parler peut être primitif ou consécutif.

Lorsque cet état est primitif, les symptômes ne commencent à se manifester que quand la pierre a acquis un certain développement. La vessie ne chasse pas entièrement le liquide qu'elle contient; au lieu d'éprouver des envies pressantes d'uriner, et surtout le besoin de faire des efforts considérables en rendant les dernières gouttes, au lieu de ressentir en ce moment, au bout de la verge, des cuissons et des douleurs qui ne cessent qu'au bout d'une ou deux minutes, quelquefois davantage, le malade éprouve seulement une sensation pénible avant d'uriner, et il fait quelques efforts pour provoquer l'écoulement du liquide, dont l'émission est lente et le jet faible. Sur la fin, l'urine ne coule plus que goutte à goutte, mais sans douleur et sans besoin de pousser. Quelquefois ce liquide ne présente aucun indice d'altération; mais, dans d'autres cas, il est d'un jaune intense, et répand une forte odeur. Ce n'est qu'à la suite d'exercices fatigants qu'il se trouble, devient bourbeux, et prend une teinte foncée.

On observe rarement ici les alternatives de douleur et de bien-être qui caractérisent l'hypertrophie de la vessie, ou du moins sont-elles peu marquées et fort irrégulières. Le malade souffre d'une manière presque continue ; mais ses souffrances sont vagues et sans caractère déterminé. Il urine un peu plus souvent qu'à l'ordinaire et avec difficulté. La santé a reçu une vive atteinte ; toutes les fonctions s'exécutent avec lenteur et d'une manière imparfaite. Si l'état se prolonge, le malade maigrit : il éprouve un malaise général ; quelques désordres se manifestent dans les fonctions digestives ; il y a un état fébrile continuel et des constipations souvent fort opiniâtres. Comme cet ensemble de symptômes n'indique pas une maladie spéciale et bien caractérisée, la plus grande variété règne dans les traitements par lesquels on a tenté de les combattre ; car, en général, ce n'est qu'après avoir acquis la certitude de l'insuffisance de tous les moyens médicaux que les calculeux réclament l'assistance de la chirurgie. Ils y sont cependant amenés peu à peu par de nouveaux désordres qui se manifestent dans les fonctions de la vessie ; les besoins et les difficultés d'uriner ont augmenté ; le malade ne rend qu'une petite quantité d'urine à la fois ; il croit reconnaître, par une sensation de pesanteur, de gêne et de malaise, que sa vessie ne se vide pas. A une époque plus avancée, il sent même, dans la région hypogastrique, une tumeur indolente, mais qu'il ne peut comprimer sans provoquer aussitôt le besoin d'uriner. Le liquide qu'il rend est plus trouble, plus bourbeux ; les mouvements deviennent plus pénibles, et la santé se détériore de plus en plus.

Ainsi, rien de spécial dans les sensations du malade. Les symptômes sont les mêmes que dans la paralysie incomplète de la vessie, plusieurs affections du col de ce viscère, quelques rétrécissements de l'urètre, et diverses lésions de la prostate. Les changements survenus dans la nature de l'urine indiquent une inflammation de la membrane muqueuse des reins, des uretères ou de la vessie, mais une phlegmasie légère, et qui ne saurait rendre raison du dépérissement progressif.

Le cathétérisme, auquel on se décide quelquefois à recourir, suffit alors moins que jamais pour faire connaître la cause des désordres. On trouve la vessie très-spacieuse et contenant une certaine quantité d'urine. Lorsque le liquide s'écoule, les parois du viscère ne reviennent pas sur elles-mêmes avec la force qu'elles ont coutume de déployer, et l'urine sort de la sonde pour ainsi dire en bavant : encore même faut-il comprimer l'hypogastre. En pareil cas, la pierre échappe aisément aux recherches faites avec le cathéter, surtout si elle est petite, et si l'opérateur n'a pas une grande habitude de ces sortes d'explorations. Les difficultés, qui augmentent encore lorsque la prostate est engorgée, rendent le diagnostic de plus en plus incertain ; c'est alors le cas de recourir aux explorations de la vessie à l'aide d'un autre instrument. Mais c'est un point sur lequel je reviendrai.

Les explorations, soit avec le cathéter, soit avec les nouveaux instruments, faites dans le but de constater la présence de la pierre, produisent souvent, dans l'état du viscère, des changements que je vais chercher à faire connaître, en rapportant quelques faits qui mettront à même de suivre la formation et le développement des phénomènes morbides. Je commencerai par les cas les plus simples, dans lesquels la vessie seule paraît atteinte.

M. de Montenon, président du tribunal de Clamecy, éprouvait depuis long-temps un trouble marqué dans les fonctions des organes ginito-urinaires ; mais, ne découvrant aucun indice de calcul vésical, on se contenta de prescrire des précautions hygiéniques et l'usage des eaux minérales de Pougue, qui produisirent de bons effets, et amenèrent l'expulsion de quelques graviers. Toutefois le malade retomba bientôt dans son premier état. Un traitement médical, auquel il fut soumis, n'ayant pas eu de résultat, et sa santé s'altérant de plus en plus, il vint à Paris. Comme j'avais déjà vu beaucoup de calculeux placés dans les mêmes conditions que lui, je soupçonnai l'existence d'une pierre vésicale, quoique les sensations ne fussent pas celles que produit en général cette maladie. Le cathétérisme m'apprit qu'il y avait en effet plusieurs calculs, que l'urètre était très-irritable, et la prostate légèrement engorgée. La vessie contenait une assez grande quantité d'urine limpide et sans odeur. Le malade était sans appétit ni sommeil : il avait continuellement une petite fièvre. L'action de la sonde rétablit un peu la contractilité de la vessie ; la sensibilité de l'urètre diminua aussi par l'emploi de bougies de cire, introduites pendant quelques jours, et laissées dans le canal pendant dix minutes chaque fois. Cette amélioration me fit espérer que la lithotritie pourrait être appliquée avec succès, malgré les difficultés qu'elle présente en pareil cas, et les accidents qui manquent rarement de survenir. Je fus effectivement obligé d'extraire la plupart des fragments de la pierre, après l'avoir morcelée. L'atonie de la vessie persista pendant tout le traitement : il fallut même introduire souvent la sonde pour procurer l'écoulement de l'urine, et faire de nombreuses injections. Cependant, lorsque les derniers fragments de la pierre eurent été enlevés, le malade recouvra la faculté de rendre naturellement l'urine, et sa santé se rétablit, mais seulement après une longue convalescence. En 1835, six ans après, ayant rendu quelques graviers, il alla aux eaux de Vichy, et l'un des médecins inspecteurs de ces eaux, en décrivant l'effet produit par elles, a présenté ce cas comme une preuve de leur grande efficacité, parce que M. de Montenon expulsa quelques petits calculs inégaux, que l'on considéra comme des noyaux ayant appartenu à des calculs plus volumineux. J'ai prouvé, dans ma cinquième Lettre, avec quelle facilité on se fait illusion sur ce point, surtout lorsque, comme il a été pratiqué chez ce malade, on ne prend aucune mesure pour constater d'une manière positive la présence du calcul qu'on suppose exister dans la vessie.

M. Leurein, sexagénaire, éprouvait depuis plus de quinze

mois un trouble dans l'émission de l'urine; mais il n'avait ni
douleurs vives ni rétention complète. Il ressentait seulement
des besoins fréquents d'uriner et de la difficulté à les satisfaire, avec lassitude, malaise et anéantissement. Ce ne fut qu'a-
près avoir inutilement employé, pendant une année, divers
moyens curatifs, qu'on soupçonna l'existence de la pierre.
Elle fut constatée par le cathétérisme, qui produisit une perturbation salutaire dans l'état pathologique de la vessie. L'application de la lithotritie, faite avec les précautions convenables, rétablit entièrement la contractilité du viscère et débarrassa le malade de la pierre. Dans mon Traité de la lithotritie
et dans le Parallèle, j'ai donné les détails d'un grand nombre
de faits de cette nature, qui constatent et les caractères variables des symptômes et les précautions nécessaires pour le
traitement. Il serait inutile de produire ici des preuves nouvelles. Je passe à l'examen des cas dans lesquels l'atonie de la
vessie est consécutive.

J'ai dit précédemment que les symptômes vagues et équivoques de l'atonie vésicale se prononçaient en général avec
beaucoup de lenteur. Ii n'en est cependant pas toujours ainsi.
Chez quelques calculeux les accidents que produit la pierre,
avec hypertrophie de la vessie, après être parvenus au plus
haut degré d'intensité, diminuent d'une manière pour ainsi
dire instantanée : le malade urine moins fréquemment et avec
moins de douleur; cependant les urines sont un peu troubles,
lactescentes, ammoniacales; il y a de la fièvre; la digestion
est troublée, la langue ordinairement blanchâtre, et le teint
pâle; la maigreur et la faiblesse s'accroissent avec rapidité.
Si l'on introduit une algalie, on reconnaît que la vessie ne se
vide pas. Les malades de cette catégorie passent donc successivement par les deux états dans lesquels j'ai dit que la
vessie peut se trouver sous l'influence de la pierre, et l'on
observe chez eux les deux ordres de symptômes qui caractérisent l'affection.

La transition est parfois brusque, au point de s'opérer en peu de jours. Plusieurs malades chez lesquels j'ai trouvé les parois vésicales appliquées sur la pierre avec une telle force qu'à peine pouvait-on injecter quelques cuillerées de liquide, présentaient ensuite une vessie assez spacieuse pour s'élever jusqu'à l'ombilic et contenir des pintes entières d'urine. Ce changement a surtout été remarquable par sa promptitude dans le cas dont je vais donner la relation.

Je fus appelé par MM. Dubois père et fils pour déterminer si la lithotritie était applicable chez une femme à laquelle ils donnaient leurs soins. La malade souffrait depuis plusieurs années ; la pierre était volumineuse, et la vessie collée sur elle ; l'urine coulait presque continuellement. Il fut impossible d'introduire dans ce viscère une cuillerée de mucilage de graine de lin. Ces circonstances et le délabrement de la santé ne permettaient pas de recourir à une opération qui aurait exigé un traitement trop long, alors même qu'elle eût été possible. On eut donc à pratiquer la taille hypogastrique, peu de jours après. Mais il s'était effectué un changement total dans l'état de la vessie, qui s'élevait jusqu'à l'ombilic et formait une tumeur considérable à la région de l'hypogastre. Cependant l'émission de l'urine se faisait toujours presque goutte à goutte : mais, au lieu que, dans les premiers temps, la vessie ne se laissait pas distendre, et tenait ses parois sans cesse appliquées sur la pierre, maintenant elle ne se contractait plus, et le liquide coulait par regorgement. Ce changement brusque est en général fort grave.

Quand on a soin de vider la vessie immédiatement, elle recouvre peu de temps après sa contractilité, et les accidents cessent. Mais, si elle est demeurée long-temps distendue, la paralysie devient complète, et la phlegmasie qui l'accompagne, ou plutôt sous l'influence de laquelle le changement s'est opéré, amène bientôt la mort. L'amélioration produite par la sonde, dans les cas moins graves, ne se soutient pas toujours ; le malade s'anéantit peu à peu, et ordinairement il s'éteint sans douleurs. Il est rare qu'on voie une forte réaction ; mais lorsqu'elle a lieu, il survient des symptômes généraux, spécialement de l'espèce typhoïde.

Chevals, âgé de soixante-deux ans, avait depuis longtemps les fonctions urinaires dérangées : deux années auparavant on s'était assuré de l'existence d'une pierre. Les douleurs peu fortes, mais progressives pendant dix-huit mois, diminuèrent ensuite d'une manière lente et insensible. Quand je fus appelé, la pierre me parut d'un petit volume ; mais la vessie ne se vidait pas. La maladie était compliquée d'œdème des extrémités inférieures et d'une légère douleur au rein gauche. Ces circonstances et surtout la disproportion que je remarquais entre les symptômes locaux et l'état général, me firent hésiter sur le parti à prendre : une consultation eut lieu, et l'on reconnut que la maladie ne tarderait pas à avoir une issue funeste. En effet, des symptômes adynamiques se manifestèrent bientôt, et le malade y succomba. Il y avait un petit abcès dans le rein gauche ; la vessie, enflammée, contenait une petite pierre aplatie. Ses parois étaient minces et sans traces d'inflammation.

Dans la plupart des cas de cette nature, les résultats de l'ouverture des cadavres s'accordent avec ceux de l'observation, et sous ce point de vue les faits dont il s'agit diffèrent totalement de ceux d'une autre catégorie dont j'ai parlé. Ici on n'avait observé aucun phénomène saillant, nulle maladie caractérisée ; l'ouverture des corps constata, il est vrai, quelques lésions ; mais souvent ces lésions ne paraissent point en rapport avec le résultat ; toujours on peut les considérer comme superficielles, comparativement à celles qu'on découvre dans d'autres cas, et il existe à cet égard les différences les plus grandes.

C'est lorsque l'urine séjourne ainsi depuis long-temps dans la vessie, que le dépérissement du sujet et les troubles fonctionnels ont fait de grands progrès, qu'on doit s'abstenir de toute opération. Mais la difficulté consiste à déterminer le point où il convient de s'arrêter. Je pourrais citer plusieurs de ces cas, où l'habitude d'observer donne une justesse de prévision qui ne peut se transmettre. Je me bornerai à l'un des plus simples.

M. Riché, âgé de soixante-sept ans, souffrait depuis longtemps de la pierre; mais il négligea les premiers symptômes, et ne réclama les secours de l'art que quand les douleurs devinrent insupportables, moins toutefois par leur violence que par le malaise général, la faiblesse et le dépérissement rapide qui les accompagnaient. A la première visite, l'étendue des désordres me fit juger toute opération impossible : l'urine coulait involontairement d'une manière continue; déjà le malade ne prenait aucune nourriture solide, et n'éprouvait même pas de besoins; parfois il avait des envies de vomir; sa langue était sèche pendant la nuit; il n'allait pas à la selle depuis long-temps, et l'envie de dormir le tourmentait sans cesse. En le sondant, je trouvai dans l'urètre une pierre, qui n'empêchait cependant pas de parvenir aisément à la vessie, d'où je retirai environ deux pintes d'urine colorée et très-fétide. A mesure que le liquide s'écoulait, d'autres pierres venaient frapper la sonde, même sans qu'on les cherchât. Je me bornai à vider la vessie, et je rassurai le malade sur l'écoulement continuel de l'urine, dont il se plaignait le plus, et qui cessa, en effet, dès qu'on eut recours à la sonde trois ou quatre fois par jour. Mais l'état de la sécrétion rénale ne changea point : la somnolence, la faiblesse, l'anéantissement général persistèrent, firent même des progrès. Il fallut prévenir la famille qu'aucune opération ne pouvait être tentée, et que le malade succomberait. Bientôt la sonde d'argent dont je me servais devint noire; le liquide rendu avait la fétidité qui caractérise un état morbide très-avancé. Deux jours avant la mort, il cessa d'être nécessaire de passer l'algalie : la vessie était revenue sur elle-même, au point de ne contenir qu'un demi-verre de liquide, qui coulait sans difficulté et d'une manière continue. La mort eut lieu sans secousse, à l'exception d'un peu de dyspnée; elle ne fut que la continuation du sommeil dans lequel le malade demeurait presque toujours enseveli depuis son arrivée à Paris. A l'ouverture du corps, on trouva les reins atrophiés; le gauche était réduit en une sorte de bouillie; son tissu se déchirait avec la plus grande facilité; à peine y distinguait-on les calices et le bassinet. Dans celui du côté droit, la désorganisation était moins avancée, et les calices contenaient de petits graviers, mais le tissu était flasque et d'une couleur tirant sur le brun. Les uretères, celui du côté gauche surtout, étaient fort dilatés. La vessie contenait six calculs, dont deux volumineux, et trois assez petits pour s'engager dans l'urètre. Ses parois étaient revenues sur elles-mêmes; elles avaient près d'un demi-pouce d'épaisseur. Sa surface interne était brune et sillonnée par la saillie de colonnes charnues, mais sans lésion de la membrane muqueuse. Son sommet, étendu jusqu'à l'ombilic, y était retenu par un feuillet épais et bifurqué à sa partie inférieure, qui s'implantait, en forme de V renversé, sur la face postérieure de l'organe. Ainsi la face antérieure de celui-ci adhérait à la paroi abdominale, de telle sorte qu'on aurait pu inciser jusqu'à l'ombilic sans pénétrer dans la cavité du péritoine. La prostate était dure et tuméfiée; son moyen lobe faisait une saillie transversale qui unissait les deux lobes latéraux de manière à former un bourrelet. L'urètre ne présentait rien de particulier : il n'y avait aucune lésion à l'endroit où la pierre avait séjourné et où la sonde passait entre ce corps étranger et la paroi du canal.

M. Babouin, septuagénaire, d'une constitution forte et d'un embonpoint bien conservé, quoiqu'il eût beaucoup souffert et pendant long-temps, vint à Paris dans l'intention de se faire délivrer de la pierre dont il croyait être atteint. En pratiquant le cathétérisme, je reconnus que la vessie ne chas-

sait pas toute l'urine qu'elle contenait. Déjà depuis plusieurs jours, chaque fois que le malade voulait uriner, il faisait
des efforts considérables, qui continuaient encore après que
le liquide avait cessé de couler. L'expulsion, bien qu'incomplète, était douloureuse, et la douleur contribuait à enrayer
les contractions vésicales. La sensation pénible que le malade éprouvait en finissant d'uriner était la même qu'en com-
mençant, et différait de celle que produisent les contractions
du viscère lorsque ses parois s'appliquent sur une pierre. Du
reste, toutes les fonctions semblaient s'exécuter avec régularité. La sonde me fit reconnaître plusieurs calculs dans la vessie.
Le malade avait une hernie scrotale et une hydrocèle du côté
droit; l'urètre présentait une déviation manifeste un peu au-
devant de la symphyse pubienne, ce qui rendait l'introduction de la sonde difficile et douloureuse. Mon premier soin
fut de chercher à rétablir l'excrétion de l'urine. J'introduisis
une sonde matin et soir pour vider la vessie. Il y eut d'abord
un peu d'amélioration. Mais, le cinquième jour, l'urine devint
fétide et plus chargée de mucosités, le malade perdit l'appétit
et le sommeil, la sensibilité de l'urètre reparut, et la fièvre
se déclara. Le malade repoussa la seule ressource qui restât
encore: la cystotomie lui inspirait une telle frayeur, qu'il ne
voulut même pas en entendre parler. Le cathétérisme éva-
cuatif, pratiqué souvent, à des intervalles égaux, et le traitement médical le plus convenable furent inutiles; les accidents
marchèrent avec une rapidité effrayante. Plus tard l'urine
coula involontairement, et l'on fut dispensé de recourir à la
sonde; mais la poitrine ne tarda pas à s'affecter; la toux, la
dyspnée, les nausées, les vomissements furent promptement
suivis d'une prostration extrême et de la mort. On ne fit pas
l'ouverture du corps.

Lorsque l'atonie de la vessie et la distension excessive de
ses parois sont survenues à la suite d'un état d'hypertrophie
et d'une diminution de capacité du viscère, il n'est pas rare

qu'une nouvelle réaction ait lieu, et que la vessie recouvre sa contractilité, qu'on se soit borné à la vider chaque fois que le besoin s'en faisait sentir, ou qu'on ait placé une sonde à demeure. C'est un phénomène dont j'ai déjà parlé, et que j'ai observé plusieurs fois. Si la réaction s'opère à une époque très-avancée de la maladie, comme dans le cas qui précède, il est rare que le malade puisse supporter long-temps les nouvelles douleurs qu'elle lui impose, et il succombe bientôt au milieu des plus cruelles angoisses.

Des faits qui viennent d'être rapportés, et d'un grand nombre d'autres que j'ai consignés dans des publications antérieures, ressortent les conclusions suivantes :

1°. L'atonie de la vessie est tantôt primitive et tantôt consécutive.

Dans le premier cas, la présence de la pierre ne se manifeste par aucun symptôme bien tranché, les douleurs ne sont pas vives; il n'y a ni contractions énergiques, ni efforts violents; loin de là même, la vessie a perdu tout ou partie de sa contractilité, en sorte qu'elle ne peut ni se débarrasser entièrement de l'urine, ni, à plus forte raison, se resserrer sur la pierre.

Dans le second cas, les phénomènes ont d'abord été ceux qui dénotent l'hypertrophie vésicale; mais, au bout d'un laps de temps plus ou moins long, ils ont fait place à ceux de l'atonie, et dès lors le résultat est le même quant à l'émission de l'urine; mais il diffère sous d'autres rapports.

2°. Cette atonie présente plusieurs degrés, qu'on peut cependant réduire à trois principaux.

Au premier degré, la faiblesse de la vessie n'est point assez grande pour que le malade ne puisse encore se débarrasser d'une certaine quantité de l'urine qu'elle contient. Cet état, s'il est peu ancien, cède aisément à des moyens fort simples, et n'apporte que de légères modifications au traitement curatif de l'affection calculeuse.

Le second degré s'annonce par une paralysie presque complète de la vessie. L'urine ne sort plus que par regorgement; elle a subi un commencement de décomposition; on observe les symptômes du catarrhe vésical; des mouvements fébriles surviennent de temps en temps, et les fonctions, celles surtout de l'appareil digestif, sont troublées. Cet état persiste quelquefois fort long-temps, malgré le traitement le plus rationnel et le plus méthodique. On parvient cependant à enrayer les progrès du mal, et le sujet peut encore être soumis avec succès à celle des opérations dont les circonstances permettent l'application.

Au troisième degré, il y a suspension complète, anéantissement de la contractilité du viscère, dont les parois sont pour ainsi dire frappées de mort, quoiqu'elles n'offrent aucune trace appréciable de désorganisation, ou du moins que celles qu'on observe soient fort insuffisantes pour faire concevoir la cessation absolue de toute innervation. Ici, non-seulement les moyens mis en usage ne produisent aucun résultat, quant aux fonctions de la vessie, mais encore la constitution du sujet se délabre avec une promptitude surprenante, et la mort est presque toujours inévitable.

3°. Cette altération, sans être accompagnée de fortes douleurs et sans développer de symptômes très-prononcés, présente cependant un degré de gravité capable d'inspirer des inquiétudes vives, et doit rendre le praticien circonspect dans l'emploi des moyens de guérison. Lorsque je rencontre un calculeux qui est attaqué depuis long-temps de la pierre, dont la santé a souffert, et qui se félicite de ne point éprouver de fortes douleurs, je ne suis guère plus rassuré qu'un accoucheur qui voit la matrice frappée d'inertie au moment de la parturition, car il y a des douleurs qui sont nécessaires, et dont l'absence annonce le déclin de l'organisme ou une impuissance fâcheuse.

4°. L'atonie de la vessie a lieu chez les enfants tout aussi bien que chez l'adulte, et c'est même là ce qui rend parfois si difficile de constater la présence de la pierre pendant les premiers temps de la vie. J'en ai vu plusieurs exemples, dont un fort remarquable est rapporté dans les Comptes-rendus du service des calculeux à l'hôpital Necker.

5°. On a prétendu que le calcul, en s'appliquant contre l'orifice interne de l'urètre, oblitérait le canal, et empêchait l'écoulement de l'urine, qui finissait par distendre la vessie. Mais la rétention du liquide et l'ampliation du viscère qui s'ensuit doivent plutôt être attribuées au resserrement spasmodique du col vésical par l'action de la pierre. L'équilibre étant rompu entre les forces contractiles du col et du corps de la vessie, il faut nécessairement que l'urine s'accumule. C'est là un point dont on ne s'est pas assez occupé dans l'étude des fonctions et des maladies vésicales. A cette particularité se rattache aussi un phénomène qu'il est commun d'observer, plus encore dans cette catégorie que dans la précédente; je veux dire l'influence qu'une irritation, même légère, soit du col vésical, soit de tout autre point de l'appareil urinair e, exerce parfois sur la santé générale. Mais cen'est pas seulem ent l'irritation produite par l'affec tion calculeuse elle-même, ou, si l'on veut, l'effet de la maladie interne, qui amène de tels résultats : l'expérience journalière constate qu'un certain nombre de malades maigrissent, même beaucoup, par suite des manœuvres exercées sur ces organes, soit qu'on procède à la lithotritie, soit qu'on ait uniquement en vue de faciliter l'émission de l'urine au moyen d'une sonde flexible. Or ici le résultat est facilement apprécié, et toute fausse interprétation devient impossible.

C'est principalement chez les malades rangés dans cette catégorie qu'on observe les particularités que j'ai déjà signalées. Des calculeux, dont les souffrances paraissaient peu vives, et chez lesquels il n'y avait ni atrophie ni hypertrophie de la vessie, mais seulement un léger catarrhe vésical, sans nul indice d'aucune autre lésion grave, sont tombés, pour ainsi dire tout-à-coup, dans un état d'amaigrissement progressif, qui s'est terminé par la mort, sans secousse, sans la moindre réaction. A l'ouverture des corps, on n'a pu découvrir de lésions auxquelles ce résultat fût attribuable. Ainsi les phénomènes morbides et l'examen cadavérique ont été absolument muets dans ces circonstances imprévues, où la vie s'est éteinte sans cause appréciable. L'analogie que j'ai cru remarquer entre ces cas et ceux où il y avait lésion profonde des reins, en même temps qu'atrophie de la vessie, me fait croire qu'il existait néanmoins quelque altération organique que l'insuffisance de nos moyens d'investigation n'a point permis de découvrir. Mais il suffit de se rappeler ce qui se passe dans les cas nombreux de calculs arrêtés ou même développés dans la partie prostatique de l'urètre et le col vésical proprement dit, pour être convaincu que la théorie généralement admise sur la rétention d'urine par oblitération de l'urètre est dénuée de fondement.

Résumé. — En parcourant les symptômes à la manifestation desquels donnent lieu les diverses maladies dont les organes génito-urinaires peuvent être atteints, et qui ont été accolés par les auteurs à l'affection calculeuse, d'une manière vague et presque sans discernement, on ne peut s'empêcher de reconnaitre que ces longues énumérations de signes ne suffisent jamais pour établir le diagnostic, et qu'elles peuvent tout au plus mettre sur la voie de découvrir la nature de la maladie. Sous ce rapport, il est vrai, on ne peut refuser toute valeur aux symptômes ; mais il faut les isoler, les juger autrement qu'on ne l'a fait, et mettre en relief ceux qui appartiennent d'une manière spéciale à la présence de la pierre.

J'ai peu de chose à dire de la fréquence des besoins d'uriner. Ce qui, dans ce symptôme, tient d'une manière spéciale à la pierre est si vague, si incertain, si difficile à saisir, qu'il faut, pour l'apprécier, une habitude telle que peu de personnes sont à portée de l'acquérir.

On a signalé dans l'émission de l'urine, chez quelques calculeux, un caractère auquel les auteurs ont attaché une grande importance pour le diagnostic de la pierre. Mais ce caractère, je veux dire l'interruption du jet de l'urine, existe fort rarement, et par cela seul n'a pas la valeur qu'on lui attribue. D'ailleurs il n'appartient pas d'une manière exclusive au calcul vésical. On l'observe dans quelques états nerveux du col de la vessie, et surtout dans les cas de fongus pédiculés. Il n'y a rien, dans sa manifestation, qui soit spécial à l'affection calculeuse, ou du moins les différences qui peuvent exister dans les sensations des malades sont très-difficiles, sinon impossibles à saisir. Ainsi toutes les anomalies du mode d'émission de l'urine dont on a fait autant de symptômes de la pierre, ne doivent entrer en ligne de compte, par rapport au diagnostic de cette dernière, qu'autant qu'elles fournissent des données utiles pour la détermination des états morbides de la vessie compliquant l'affection calculeuse. Je noterai d'ailleurs, à ce sujet, un fait très-remarquable, c'est que quand les désordres graves des reins, des uretères ou de la vessie ont atteint leur plus haut période, et qu'il survient une réaction générale, la sécrétion de l'urine se supprime en partie ou en totalité : plusieurs jours avant de succomber, le malade n'expulse qu'une très-petite quantité d'urine, tantôt à l'état normal, tantôt présentant des caractères qui la changent en totalité. De plus l'expulsion se fait d'une manière si peu régulière et si variable, que l'observateur le plus attentif a beaucoup de peine à saisir les caractères fugaces que la fonction est susceptible de présenter. Ces cas sont ceux principalement dans lesquels on a confondu la suppression avec la rétention d'urine.

Les mêmes remarques s'appliquent à l'état de l'urine. Rien n'est plus variable que ce liquide chez les calculeux. Dans beaucoup de cas, il ressemble en tous points à l'urine des personnes qui jouissent de la meilleure santé. C'est un fait important à constater, d'abord parce qu'on en a tiré des conséquences erronées, puis parce qu'il fournit des inductions négatives pour plusieurs états morbides auxquels on pourrait être tenté de rapporter les troubles fonctionnels qui s'observent, comme certaines maladies de la prostate et quelques altérations des parois de la vessie, que l'absence de tout dépôt dans l'urine permet rarement d'admettre.

Quant à la fréquence, à la quantité et à la nature des dépôts de l'urine, elles ne prouvent rien en ce qui concerne la pierre; elles indiquent seulement l'étendue et la gravité des désordres organiques.

On ne doit pas confondre avec des dépôts de l'urine la couleur brune que l'exhalation sanguine dont je parlerai bientôt fait prendre à ce liquide.

Je passe aux symptômes qui sont les plus spéciaux, ou qui du moins présentent des caractères propres à mettre sur la voie de reconnaître la nature de l'affection.

Le premier, et le plus caractéristique, est la douleur qu'éprouve le sujet attaqué de la pierre. Il y a, en effet, une sensation douloureuse propre aux calculeux; mais elle n'a point été assez exactement déterminée. On n'a surtout pas tenu compte des différences qu'elle présente suivant que les parois vésicales sont à l'état d'atrophie ou d'hypertrophie.

Je ne parle point ici de ces douleurs excessives, de ces angoisses qu'éprouvent certains malades, lorsque les désordres ont atteint leur dernier terme. Je ne veux appeler l'attention que sur les premiers symptômes perceptibles au début de la maladie, ou du moins quand il n'y a pas encore de lésions organiques. En effet, ces symptômes sont les plus importants à connaître, puisqu'ils doivent éveiller la sollicitude du malade et fixer l'attention du praticien, de manière à mettre sur la voie de connaître un mal qu'il faut arrêter dans sa source.

Cette sensation douloureuse des calculeux varie depuis la simple démangeaison, la simple gêne, jusqu'à la cuisson et à la douleur aiguë. Elle se déclare presque toujours au gland, lorsque le malade finit d'uriner, et elle persiste quelques secondes après que le liquide a cessé de couler. La même sensation, mais un peu moins forte, se manifeste souvent à la suite de quelques mouvements du corps, notamment de la marche, ou de l'exercice, soit à cheval, soit en voiture. Dans les cas ordinaires, elle ressemble à ce qu'on éprouve lorsqu'on a un besoin pressant d'uriner. Le moment où elle se manifeste est presque aussi important qu'elle-même à connaître. C'est quand le malade se livre à un exercice quelconque, c'est surtout lorsque l'urine cesse de couler, qu'elle a lieu. Dans ce dernier cas, qui est le plus fréquent, la douleur, ou quelque chose qui y ressemble, et que le malade ne sait point qualifier, paraît, augmente, décroît et disparaît en peu d'instants. Au début de la maladie, il lui suffit quelquefois de moins d'une minute pour parcourir toutes ses phases. Lorsque l'affection a fait des progrès, il y a augmentation d'intensité et de durée. Ce symptôme, surtout lorsqu'il présente de loin en loin des exacerbations, soit périodiques, soit accidentelles, est le plus constant et celui qui caractérise le mieux l'affection calculeuse. On ne le confondra point avec d'autres sensations analogues, que le malade éprouve, soit avant d'uriner, soit au moment où le liquide coule, et qui tiennent les unes à des rétrécissements, à des névralgies de l'urètre ou du col vésical, les autres à l'atonie des parois de la vessie, ou à des lésions plus profondes de cette poche et de la prostate, ainsi qu'aux qualités morbides de l'urine.

Cependant cette douleur, propre aux calculeux, n'existe, avec ses caractères distinctifs, que dans les cas où la contractilité vésicale est augmentée, lorsque la vessie, en chassant ou après avoir expulsé les dernières gouttes d'urine, s'applique sur la pierre, car c'est uniquement ce contact qui la fait naître. Elle ne s'observe pas, du moins avec la netteté et les caractères que je viens d'indiquer, dans la plupart des cas où quand, au lieu d'augmenter, la contractilité vésicale diminue au point que la vessie ne se débarrasse jamais des dernières gouttes d'urine, et ne vient pas s'appliquer sur le corps étranger. Aussi ai-je constaté un très-grand nombre de fois que les malades appartenant à cette catégorie, et qui sont bien plus communs qu'on ne le pense, n'éprouvent point de douleurs spéciales au début de l'affection calculeuse. Voilà pourquoi presque tous laissent faire à leur maladie des progrès tels que souvent les ressources de l'art sont inutiles.

Le second symptôme qui se lie quelquefois à l'existence d'une pierre vésicale, consiste dans l'émission avec l'urine d'une certaine quantité de sang, par l'effet de circonstances déterminées. Mais cet accident, considéré d'une manière générale, se rattache à un si grand nombre de maladies des organes génito-urinaires, il est si variable, eu égard à sa nature, à sa gravité, à ses conséquences, que je crois nécessaire d'établir quelques distinctions, qui pourront mettre à même de reconnaître s'il dépend réellement de la présence d'un calcul. Je me contenterai néanmoins ici d'exposer sommairement les principaux caractères de cette espèce d'hématurie.

Une pierre logée dans la vessie peut déterminer de plusieurs manières différentes une exhalation de sang à la surface interne du viscère.

1° Le calcul est petit, mobile, lisse ou rugueux; la vessie cnotient de l'urine; le malade fait des mouvements répétés et prolongés, par suite desquels le corps étranger roule en tous sens; il y a donc agacement, froissement des vaisseaux capillaires sanguins, et, en dernière analyse, exhalation sanguine proportionnée au degré et à la durée de l'irritation, ainsi qu'à l'état des tissus et au plus ou moins d'aptitude qu'ils ont à laisser s'échapper les liquides dont ils sont pénétrés. Cette espèce d'hématurie, la plus fréquente de toutes, n'est jamais grave : ce qui la distingue particulièrement, c'est qu'elle cesse presque toujours d'elle-même par le repos, qu'elle reparaît sous l'influence des mêmes causes, et qu'un certain nombre de calculeux sont à même de l'observer, soit pendant leurs voyages, soit à la suite de simples promenades, ou de quelque fatigue.

2°. Dans certains cas où le calcul est volumineux, la vessie, après avoir expulsé l'urine, s'applique sur lui avec tant de force, qu'il survient une exhalation sanguine. En général, alors, celle-ci est peu abondante, et le sang s'échappe par l'urètre après que l'urine a cessé de couler. Un tel phénomène annonce que la vessie se contracte avec beaucoup de force ; le malade fait des efforts prodigieux en finissant d'uriner ; presque toujours les symptômes sont graves, et la maladie touche à sa dernière période. Il n'y a que peu de cas dans lesquels un petit calcul détermine cet accident.

3°. La troisième espèce d'hématurie qui peut avoir lieu dans le cas de pierre, s'observe lorsqu'il existe en même temps des altérations organiques de la surface interne de la vessie, comme ulcérations, fongosités, carcinomes, etc. Au moment des contractions vésicales, la pierre comprime, froisse, déchire quelques-uns des capillaires sanguins, qui sont alors plus ou moins développés. Ce pissement de sang, heureusement fort rare, est toujours grave ; il peut se manifester de lui-même, chaque fois que le malade urine, devenir abondant, et persister assez long-temps.

De ces trois sortes d'hématurie, la première constitue, au début de l'affection calculeuse, un symptôme caractéristique. Mais il s'en faut qu'on la rencontre toujours ; car un grand nombre de calculeux ne rendent jamais de sang, quelles que

II.   30 soient leurs douleurs, et à quelques exercices qu'ils se livrent. Quand on la rencontre, avec les particularités que je viens d'indiquer, elle a une grande valeur dans le diagnostic.

C'est avec intention que je passe sous silence une autre espèce d'hématurie, qui s'observe chez quelques calculeux, et qui dépend de la distension excessive des parois vésicales par l'urine accumulée. Celle-ci est très-fréquente aussi, mais elle ne se rattache à la pierre que d'une manière tout-à-fait secondaire. Je l'étudierai dans le second volume du Traité des maladies des voies urinaires, où l'histoire de l'hématurie sera exposée avec tous les développements qu'elle réclame.

ARTICLE III.

Des Explorations de la vessie.

Avec quelque soin qu'on ait procédé à l'examen du malade, à l'étude des sensations qu'il éprouve, à l'observation de la manière dont les fonctions s'accomplissent chez lui, il est toujours impossible de déterminer avec précision si la pierre existe ou non. Parvînt-on même à se procurer cette première donnée, elle serait absolument insuffisante pour guider le praticien dans la conduite qu'il doit tenir. On ne saurait se montrer trop circonspect, puisque un jugement hasardé peut entraîner de graves conséquences, tant pour le malade, qu'il condamne à d'inutiles douleurs ou aux funestes résultats d'une temporisation hors de propos, que pour l'homme de l'art, qu'il expose à trahir la confiance publique. Un chirurgien consciencieux ne doit donc, dans aucun cas, se dispenser de mettre en usage les moyens qui peuvent lui servir à dissiper tous ses doutes; il doit en outre se bien pénétrer de cette vérité, que plus il diffère d'y recourir, plus l'état du malade s'aggrave et plus les chances de guérison diminuent.

Nous possédons aujourd'hui deux moyens principaux d'explorer directement l'intérieur de la vessie ; l'un ancien, connu sous le nom de cathétérisme ; l'autre nouveau, et dû à la lithotritie, dont il fait essentiellement partie.

I. *Du cathétérisme.* — Le cathétérisme est d'une grande importance en chirurgie, puisqu'il décide souvent de la vie des malades. Les données qu'il fournit, les erreurs auxquelles il expose, et les difficultés qu'il présente le rendent une opération digne au plus haut degré de fixer l'attention, soit qu'il s'agisse seulement de donner issue à l'urine accumulée dans la vessie, soit qu'on ait en vue de reconnaître l'existence de la pierre, ou de constater celles des lésions organiques dont les parois vésicales et les organes voisins peuvent être le siége.

On a beaucoup écrit sur cette opération, et cependant il en est peu à l'égard desquelles on procède d'une manière moins méthodique. Cet effet me paraît se rattacher à deux causes principales. La première dépend de ce que la plupart des préceptes, si minutieusement tracés par les auteurs, sont moins le fruit de l'expérience que celui des combinaisons de la théorie. La seconde tient à ce que le cathétérisme paraissant très-facile à quiconque le voit pratiquer, on croit inutile de s'y exercer et d'en faire le sujet de ses méditations. Cependant la manière d'introduire une sonde ne peut point s'apprendre avec les livres. Ayant décrit fort au long cette opération dans le premier volume de mon Traité des maladies des voies urinaires, j'en dirai peu de chose ici, où il s'agit seulement de cas simples, les plus faciles de tous en général. Il suffira de signaler quelques écueils que les jeunes praticiens peuvent rencontrer, et d'insister sur certaines circonstances qui m'ont paru les plus propres à rendre le cathétérisme douloureux, difficile, inutile, dangereux.

Le choix de l'instrument doit d'abord nous arrêter. Un chirurgien expérimenté peut prendre la première sonde qui lui tombe sous la main : il sait modifier convenablement le procédé, soit pendant l'introduction, soit pendant l'exploration, et éviter les inconvénients qui peuvent résulter de la construction de l'instrument. Mais le mieux est toujours d'employer une sonde parfaite. Celle qui mérite la préférence, pour ces sortes de recherches, est en argent, creuse, lisse et polie : elle a deux lignes de diamètre, et présente, vers son extrémité oculaire, une courbure de trois pouces de rayon, mais assez prononcée. L'autre bout, qui porte deux anneaux, doit être garni d'un bouchon ou d'une boîte, pour empêcher l'urine de couler. Les anneaux sont placés de côté, et font angle avec la courbure.

La sonde à double courbure est employée par quelques praticiens; mais elle fatigue davantage l'urètre dans les mouvements de va-et-vient, que sa courbure correspondante à la symphyse pubienne rend plus durs et plus pénibles.

Les sondes à grande courbure, qui sont d'un usage presque général, ont l'inconvénient d'explorer la vessie d'une manière incomplète, surtout lorsque le viscère a peu de capacité. Elles causent, en outre, plus de douleur.

C'est à tort que, dans ces derniers temps, on a proposé la sonde droite pour pratiquer le cathétérisme explorateur. En pareil cas, cet instrument est le plus défectueux de tous, par des raisons physiques et anatomiques qui se présentent trop naturellement à l'esprit pour avoir besoin d'être déduites.

Les bougies métalliques ou sondes ordinaires sans yeux doivent être proscrites. Elles ne permettent pas à la vessie de se vider, et privent le praticien d'une immense ressource, celle de pouvoir faire une ou plusieurs injections, qui lui procurent la facilité d'examiner successivement le viscère à l'état de plénitude et à celui de vacuité.

Eu égard à la position du chirurgien, on a dit et répété jusqu'à satiété qu'il devait se placer au côté gauche du malade, lorsque celui-ci était couché. Peu importe qu'il se mette à droite, à gauche, ou entre les jambes, lorsque aucun obstacle n'existe dans l'urètre. Toutes ces positions ont leurs avantages et leurs inconvénients : l'opérateur choisit celle qui lui convient le mieux. Cependant je ferai observer que celle qu'on trouve prescrite par les auteurs n'est peut-être pas la plus favorable. En effet, la main droite, qui conduit la sonde, se trouve éloignée du corps, et dans une situation fausse, incommode, fatigante, au moment surtout où l'introduction exige le plus de soin, c'est-à-dire quand le bec de l'instrument passe sous les pubis et parcourt la partie fixe de l'urètre, comme aussi lorsqu'on procède à l'exploration de la vessie. Il est plus commode pour le chirurgien de se placer à la droite du malade; la main qui tient la sonde, étant alors dans une position naturelle, est mieux à même d'apprécier et les difficultés qui peuvent se présenter dans l'introduction de l'instrument, et les dispositions anormales susceptibles de nuire à la précision des données qu'il recherche. Devient-il nécessaire de porter le doigt dans l'anus, la situation la plus avantageuse est entre les jambes du malade, placé lui-même sur le bord de son lit, la tête légèrement élevée, les jambes à demi fléchies et écartées. La règle est donc de savoir se ployer à l'exigence de chaque cas particulier.

Quelle que soit la position du chirurgien et du malade, le premier prend le cathéter dont il a fait choix, le réchauffe par le frottement, par l'immersion dans l'eau chaude, ou en l'approchant du feu, l'enduit d'un corps gras, et l'introduit dans l'urètre, avec la seule précaution d'éviter les lacunes dans lesquelles l'extrémité de l'instrument pourrait s'insinuer : à cet effet, il appuie le bec de la sonde sur l'un des côtés du canal, car c'est aux faces supérieure et inférieure que se trouvent les lacunes.

En général, la partie de l'urètre qui s'étend depuis le gland jusqu'à la courbure pubienne est parcourue avec facilité par les sondes, soit droites, soit courbes; il suffit que le bec de l'instrument se dirige dans le sens de l'inclinaison qu'on donne au pénis. Cette partie étant mobile, elle se prête également à toutes les directions qu'on lui imprime. Le point important, pour éviter les difficultés, comme aussi pour épargner des douleurs au malade, est d'introduire la sonde avec lenteur, graduellement, et sans s'inquiéter du temps qu'on met à parvenir dans la vessie. Il n'est pas rare qu'on se trouve arrêté vers le milieu de la partie spongieuse de l'urètre : si alors on poussait d'une manière brusque, le malade souffrirait beaucoup, et la sonde pénétrerait avec peine ; quand, au contraire, on s'arrête, le canal s'accoutume bientôt à la présence de la sonde, et la douleur a beaucoup moins d'intensité.

C'est à la réunion des parties mobile et fixe de l'urètre, au bord antérieur et au dessous de la symphyse des os pubis, que la sonde rencontre le premier obstacle ; mais il ne dépend point d'un état morbide, ou au moins d'une lésion organique appréciable, et il se rattache uniquement à la disposition naturelle du canal, qu'on ne saurait se rappeler avec trop d'exactitude, en pratiquant le cathétérisme. Car, lorsque je dis qu'il y a là un obstacle, j'entends qu'il n'existe que pour l'homme sans expérience : un chirurgien qui a l'habitude de manier la sonde traverse cette partie de l'urètre avec tout aussi peu de difficulté que les autres : il lui suffit de ne pas pousser assez l'instrument pour que le bec, en contournant l'arcade pubienne, aille ou butter contre la symphyse ou froisser la face inférieure du canal. Cependant il y a des circonstances rares où le praticien, même habile, se trouve un instant arrêté, sans pouvoir s'expliquer l'obstacle qu'il rencontre. Le phénomène a lieu d'autant plus fréquemment qu'on procède avec plus de précipitation, soit que les parois de l'urètre se prêtent avec peine à l'écartement brusque qu'exige le passage de la sonde, soit que, dans les mouvements peu ménagés, l'inclinaison de l'instrument n'ait pas toute la régularité nécessaire. Ce sont surtout ces obstacles imprévus qui étonnent les chirurgiens peu exercés, dont si souvent l'assurance est en raison inverse de la dextérité. L'un de ceux qui se sont occupés, dans ces derniers temps, de l'art de détruire les calculs vésicaux (1) par des moyens mécaniques ou chimiques, disait avoir trouvé un nouveau procédé : il convoque plusieurs confrères, pour être témoins d'un essai sur l'homme vivant; le jour est fixé, l'appareil est prêt, et les assistants sont dans l'attente; mais on doit d'abord constater l'existence de la pierre; l'opérateur veut introduire une sonde ordinaire dans la vessie; l'instrument s'arrête à la courbure de l'urètre, et refuse d'aller plus loin, malgré des tentatives répétées, et même quelques efforts, qui fatiguèrent le malade pendant un quart d'heure; déjà on parlait d'*obstacle insolite*, de *spasme urétral*, etc.; ce n'est pas cela, dit le patient en prenant l'algalie des mains du chirurgien, voici comment on s'y prend, et en un instant il eut introduit la sonde dans sa vessie.

Lorsque l'extrémité de l'instrument a traversé l'espèce de collet qui sépare l'une de l'autre les parties bulbeuse et membraneuse de l'urètre, il parcourt aisément cette dernière et la partie prostatique, pourvu qu'aucune lésion organique n'existe; car l'urètre est presque droit et fixe depuis son orifice vésical jusqu'à la symphyse pubienne. Dans le cas, au contraire, où la prostate est engorgée, la sonde rencontre un obstacle après avoir traversé la partie membraneuse. Cet obstacle siége le plus ordinairement à la face inférieure du canal. Aussi, suffit-il presque toujours, pour parvenir dans la vessie, de relever l'extrémité du cathéter, en abaissant la main qui tient le pavillon.

Le défaut de résistance et la sortie de l'urine avertissent que la sonde a franchi le col vésical, circonstance d'ailleurs à l'égard de laquelle il paraît difficile de se méprendre, dans les cas simples, en se rappelant les dispositions normales

(1) *La clinique*, t. II, n° 26, 12 février 1828.

de la partie, et en tenant compte de la longueur dont l'instrument a pénétré. Il s'agit alors de constater la présence du calcul. Quelquefois on rencontre ce corps étranger au moment même où l'instrument pénètre dans la vessie, surtout lorsque la pierre a un certain volume, et que la capacité de la vessie n'est pas très-grande ; mais, la plupart du temps, on est obligé de chercher. Pour cela, il faut empêcher l'urine de sortir, et promener la sonde sur tous les points de la surface du viscère. Cette exploration doit être faite avec lenteur, et en imprimant de très-petites secousses à l'instrument, soit d'avant en arrière, soit d'un côté à l'autre. Au bout de quelques minutes, on donne issue à l'urine, et l'on continue les recherches, soit pendant que le liquide coule, soit lorsqu'il a cessé de couler ; mais alors il faut redoubler de précaution, parce que la présence de l'instrument devient de plus en plus pénible à mesure que les parois de la vessie se contractent et se rapprochent. C'est alors principalement que les mouvements brusques et violents de la sonde peuvent produire ces lésions profondes qu'on a été trop souvent à portée d'observer. La sortie d'une petite quantité de sang et surtout les sensations du malade avertissent du moment où il convient de s'arrêter. Si le sujet a peu souffert, et que l'exploration soit restée sans résultat, on remplit de nouveau la vessie, au moyen d'une injection, et l'on change la position du malade, à qui l'on prescrit de s'incliner tantôt à droite, tantôt à gauche, qu'on peut même, au besoin, faire tenir sur ses genoux. Cependant ces diverses situations n'ont pas l'influence qui leur a été attribuée, et si l'on trouve la pierre dans l'une plutôt que dans l'autre, c'est souvent l'effet du hasard. Il n'en est pas de même d'un autre moyen auquel j'ai coutume de recourir alors. Ce moyen consiste à provoquer les contractions de la vessie par des injections d'eau froide, qu'on répète et qu'on multiplie jusqu'à ce que le viscère se contracte avec force sur la

sonde : au moment où les parois se resserrent, et chassent le
liquide avec énergie, je promène la sonde sur la face interne; comme la cavité se rétrécit progressivement, et que
le champ à explorer diminue en proportion, un moment arrive de toute nécessité où la pierre et la sonde se rencontrent.
Ce procédé ne m'a jamais fait défaut, si ce n'est dans le cas
de paresse et surtout de paralysie de la vessie; quoique
alors le malade conserve parfois encore la faculté d'expulser
naturellement la plus grande partie de l'urine, on ne réussit
cependant pas à provoquer les contractions vésicales.

Lorsqu'on est parvenu à mettre la sonde en contact avec la
pierre, il résulte de cette rencontre une sensation et un bruit
qui mettent le chirurgien à même de porter un diagnostic
certain. Quelquefois l'un ou l'autre de ces effets manque, ou
ils sont si faibles, si vagues, qu'ils échappent à l'observateur
le plus attentif; ils peuvent aussi, par des nuances extraordinaires, lui faire commettre des erreurs graves.

D'ailleurs, pour que le bruit ait lieu, et qu'il ait la valeur qu'on
y attache en général, il faut qu'on parvienne à placer l'extrémité
de l'instrument au devant ou sur les côtés de la pierre, ou qu'au
moyen d'un mouvement saccadé, mais peu étendu, en avant,
ou de rotation, imprimé à la sonde, on produise un choc d'où
résulte le bruit dont il s'agit. Si la pierre est très-petite, si
elle fuit, pour ainsi dire, devant la sonde, au moindre contact, le bruit sera faible, mais clair et sensible, quoique ins-
tantané, ce qui indique que le calcul est dur et lisse. Si, au
contraire, la pierre est friable, légère, rugueuse, la rencontre
ne produira qu'un bruit beaucoup plus faible, sourd et souvent inappréciable. Lorsque le corps étranger est plus volumineux, on observe les mêmes particularités dans le bruit que
fait entendre le choc; mais, comme celui-ci est plus fort,
comme on peut le répéter, le prolonger, ce bruit sourd ou
sonore n'en frappe pas moins les oreilles de l'opérateur, des
assistants, et même du malade. Un tel indice suffit pour cons-

tater l'existence de la pierre et pour donner une idée approximative de son volume et de sa densité.

Si la vessie contient plusieurs calculs, et que ses parois soient écartées par de l'urine ou par une injection, en frappant successivement à droite et à gauche, par un mouvement de rotation rapide imprimé à la sonde, on peut obtenir un double son de *tic-tac*, qui dénote que la pierre n'est pas seule.

Quant aux nuances que présente ce bruit, elles sont extrêmement nombreuses, comme on peut aisément se le représenter; il me suffira de noter une particularité que j'ai eu plusieurs fois occasion d'observer, dans quelques cas de pierres petites, très-lisses et très-dures, qui fuyaient devant la sonde; ce n'est pas un bruit, mais un véritable son que l'on entendait.

Lorsque la sonde est dans la main d'un praticien très-exercé, il est rare qu'on puisse se méprendre sur la rencontre qu'elle fait dans la vessie, soit qu'il y ait choc, soit qu'il n'y ait qu'un frottement, une sorte de grattement produit par le glissement du bec sur le calcul ou entre celui-ci et les parois vésicales lorsque la vessie est vide et qu'elle se contracte avec force. Si l'on se borne aux combinaisons de la théorie, l'erreur paraît même impossible; mais l'expérience a prouvé qu'elle était, au contraire, difficile quelquefois à éviter, quand le praticien n'a pas d'autres ressources.

Rien n'est plus variable, en effet, que le bruit provenant de la rencontre entre la pierre et l'instrument destiné à explorer la vessie. Ses caractères présentent des nuances presque infinies, suivant la composition, la densité, le volume et la situation du corps étranger, le poli ou la rugosité de sa surface, la nature de l'instrument, l'état de vacuité ou de plénitude de la poche urinaire, et la manière dont la rencontre s'effectue. S'il n'y a qu'un simple frottement, le bruit est faible et confus, surtout quand le calcul a peu de volume, et qu'il se trouve placé au col de la vessie, ou partout ailleurs, de telle manière que l'instrument ne soit ni serré, ni pressé contre la concrétion, tandis qu'il est net et bien distinct dans le cas d'une grosse pierre et d'une vessie contractée au point d'appliquer fortement la sonde sur le corps étranger. S'il y a choc, ce n'est plus un bruit, mais un véritable son qu'on discerne, et ce son offre beaucoup de différences, parmi lesquelles je citerai une particularité fort remarquable, que j'ai eu naguères l'occasion d'observer. J'explorais avec le trilabe la vessie d'une femme dans laquelle le cathétérisme ordinaire n'avait point fait reconnaître de pierre; la pince saisit un corps, qui, par la percussion du perforateur, faisait entendre un tintement métallique si prononcé, qu'un instant je crus que la femme s'était introduit un corps étranger dans la vessie. Je m'attendais, d'après cela, à trouver un calcul de nature particulière; mais l'écrasement complet ayant eu lieu sur-le-champ, le détritus m'apprit que cette pierre, assez dure et de couleur brune, était d'acide urique. Dans un autre cas, chez un homme, j'ai répété la même observation.

On a proposé, dans ces derniers temps, un grand nombre de modifications ayant pour but de chercher à rendre plus sensibles les indications fournies par la collision du cathéter et du corps étranger. Les uns, croyant rendre le son plus appréciable, conseillent, avec Dupuytren et M. Lisfranc, d'appliquer le stéthoscope sur l'hypogastre ou le périnée, ou, comme M. Leroy, d'établir, à l'aide d'un long tube élastique, une communication entre l'oreille du praticien et l'extrémité de l'instrument placé dans la vessie du malade, ou enfin de recourir à des sondes d'une composition spéciale, notamment à celles de laiton. Les autres, pour rendre le contact plus étendu, ou le frottement plus appréciable, veulent qu'on modifie la forme du cathéter, et qu'on le garnisse d'une série d'inégalités ou de bosselures, qui lui permettent d'agir comme une sorte de râpe grossière. Chacun invoque à l'appui de son procédé, qu'il ne manque jamais de placer en première ligne, des expériences suivant lui concluantes , et quelquefois même des faits pratiques. Il serait inutile d'insister sur ces innovations, dont aucune n'a été adoptée et ne mérite de l'être.

Les explorations des organes génito-urinaires par le rectum ont été présentées aussi comme un puissant auxiliaire du cathétérisme. On leur attribuait autrefois une grande importance, comme il résulte des opinions consignées dans plusieurs ouvrages estimables, et notamment dans ceux de Morgagni (1). Elles étaient surtout considérées comme une ressource précieuse lorsqu'il s'agissait de déterminer la situation de la pierre dans le bas-fond de la vessie , d'apprécier les divers états morbides du col vésical, tels que l'engorgement du moyen lobe de la prostate, et les tumeurs fongueuses, qui rendent souvent le cathétérisme inutile, enfin de reconnaître l'existence des calculs prostatiques ou urétraux. Cependant, même dans les cas les plus favorables, elles ne fournissent, sous tous ces rapports, que des notions vagues, incertaines et insuffisantes pour guider le praticien. En effet, veut-on explorer la partie prostatique de l'urètre et le col vésical? le doigt se trouve séparé de la partie malade par un plancher épais, dur et résistant, à travers lequel le tact le plus délicat ne saurait rien discerner. S'agit-il d'atteindre la pierre située dans le bas-fond de la vessie? pour peu que la prostate soit engorgée, et même alors qu'elle ne l'est pas, le doigt ne saurait arriver jusque là ; sa pulpe appuie sur la face inférieure de la prostate, et rarement elle s'étend au bord postérieur, entre les vésicules séminales et les conduits spermatiques ; les cas dans lesquels il serait le plus facile de palper cette région de la vessie sont précisément ceux où l'on n'a aucun intérêt d'introduire le doigt dans le rectum. Se propose-t-on enfin d'examiner la partie membraneuse de l'u-

_____

(1) *De sedibus*, ep. 42, n° 9 et 10.

rètre, d'apprécier les changements que l'état morbide y a fait naître, de constater l'existence d'un corps étranger, d'en déterminer le volume et les dispositions, ou bien encore de suivre et diriger le passage d'une bougie, d'une sonde, ou la manœuvre de tout autre instrument? ce moyen est bien loin d'avoir la portée qu'on lui attribue. L'expérience a pleine-ment confirmé, pour les calculs vésicaux, l'exactitude de ce que j'avance. J'ai indiqué ailleurs les méprises dans lesquelles sont tombés sous ce rapport les praticiens les plus exercés.

Après ces réflexions générales sur le cathétérisme, exami-nons de plus près l'opération, et faisons voir qu'elle a été, qu'elle est encore, dans beaucoup de cas, insuffisante, illu-soire, dangereuse même.

Il y a des circonstances dans lesquelles les explorations, même multipliées, de la vessie avec le cathéter ne suffisent pas pour constater la présence d'une pierre. Elles ont échoué plu-sieurs fois entre les mains des plus habiles chirurgiens, d'un Cheselden, d'un Pelletan, d'un Dupuytren. Verzascha (1), Bene-voli (2), Duret (3), Rivière (4), Marcellus Donatus (5), Ches-neau (6), Valentin (7), Riolan (8), Morgagni (9), Covillard (10),

(1) Obs. 52, p. 109.

(2) Dans Masotti, *loc. cit.*, p. 34.

(3) *Schol. in J. Holler. de morb. int.*, lib. 1, c. 46, p. 143. — On trouva après la mort deux pierres pesant chacune deux onces.

(4) *Praxis med.*, l. 14, c. 2, p. 179.

(5) *De medic. hist. mirab.*, l. 4, c. 30, p. 513. — A la mort du malade on découvrit dans la vessie une grosse pierre.

(6) *Obs.*, l. 3, c. 10, obs. 2, p. 354. — Un calcul gros comme un œuf d'oie fut trouvé après la mort du malade.

(7) *Chirurg. med.*, sect. 3, c. 7, § 9, p. 352.

(8) *Anthropogr.*, l. 2, c. 28, p. 150. — Riolan cite à ce sujet le cas de Casaubon.

(9) *De sedibus*, ep. 42, art. 10.

(10) *Obs. iatrochirurg.*, p. 42.

Tolet (1), Colot (2), Morand (3), Deschamps (4), Chopart (5) rapportent des faits attestant que des calculs volumineux, gros comme des œufs de poule ou d'oie, remplissant
la vessie entière, ont échappé aux recherches les plus minutieuses et les plus exactes. Des calculs nombreux ne s'a-
perçoivent même pas toujours. Colot dit avoir sondé un
homme de soixante ans, chez lequel il ne put trouver la
pierre ; cependant il opéra, et retira vingt-deux calculs gros
comme des noisettes et très-durs. Treize pierres qui existaient
chez un homme, et dont Covillard le débarrassa, n'avaient
point été senties, avant lui, par trois lithotomistes de profession. Lapeyronie mourut de la pierre ; sa vessie contenait
un calcul pesant plus de trois onces, qu'on n'avait pu découvrir, quoiqu'il eût été sondé plusieurs fois. Portal et Distel
ont également succombé tous deux à cette affection, qu'on
ne parvint pas d'abord à reconnaître par le cathétérisme, et
qui ne fut enfin découverte que quand il n'y avait plus moyen
de pratiquer aucune opération. M. Kruger-Hansen raconte
que, chez un enfant de quatorze ans, le calcul vésical ne fut
r encontré qu'à la huitième application du cathéter ; lui et
MM. Chelius et Himly l'avaient cherché en vain ; ce fut
M. Klein qui parvint à le découvrir. Un homme, dont parle
ce même écrivain, éprouvait depuis long-temps de la dysurie
et de la strangurie, quoique la sonde n'eût jamais pu indiquer la présence d'aucune pierre : cependant, après la mort,
on en trouva, dans la vessie, une fort grosse et parsemée de
petites saillies pointues (6). M. Leroy (7) parle d'un malade

(1) *Traité de la lithotomie*, p. 77.
(2) *Traité de l'op. de la taille*, p. 167, 170 et 172.
(3) *Traité de la taille*, p. 276.
(4) *Traité de la taille*, t. i, p. 254.
(5) *Loc. cit.*, t. i, p. 55.
(6) *Beitræge Meklenb. Aerzte*, t. i, p. 115 et 123.
(7) *De la lithotripsie*, p. 56.

chez lequel le cathétérisme n'indiqua pas d'abord de corps étranger, puis en révéla un de petit volume ; cependant la vessie était remplie par une masse pierreuse, pesant dix onces et demie, qui fut extraite en morceaux par la taille recto-vésicale, opération à laquelle le sujet succomba. Ce médecin dit ailleurs (1) que, dans une occasion, M. Segalas introduisit trois fois la sonde sans reconnaître un calcul très-gros ; car, après la mort du malade, on constata qu'il pesait quatre onces et demie, et qu'il avait près de trois pouces de long. Dans mes précédentes publications, notamment le Parallèle et la quatrième Lettre sur la Lithotritie, j'ai cité plusieurs exemples récents, qui constatent que les plus grands praticiens de nos jours ont pu ne pas reconnaître, au moyen de la sonde, des pierres de très-gros volume. Dans les divers chapitres de ce Traité, j'en ai fait remarquer plusieurs autres, qui prouvent que, sous ce rapport, la chirurgie n'avait pas fait de grands progrès avant la découverte de la lithotritie. C'est ce qu'établit aussi le fait suivant (2), rapporté par M. Hodgkin : un enfant de deux ans présente tous les symptômes de la pierre, qu'on ne trouve cependant pas au moyen de la sonde quoique des chirurgiens très-exercés pratiquent plusieurs fois le cathétérisme : le malade meurt ; on découvre dans la vessie deux pierres, ayant chacune le volume d'un œuf de pigeon, mais très-friables, molles et présentant une sorte d'élasticité, calculs sur lesquels je reviendrai dans le chapitre suivant. J'ai cité plusieurs cas dans lesquels ces particularités de la pierre, beaucoup moins rares qu'on ne pense, ont rendu le cathétérisme inutile.

D'après tous ces faits, on ne peut qu'approuver la conduite de ce vieux lithotomiste dont parle Van Swieten (3),

(1) *Ibid.*, p. 73.
(2) *The London medical an surgical Journal*, octobre 1837.
(3) *Comment.*, t. v, § 1423.

qui candide fatebatur, se propriis erroribus cautum factum esse : hic, exploratione facta, si non potuerat cathetere calculum tangere, nunquam pronuntiabat calculum non adesse, sed simpliciter affirmabat se non invenisse calculum.

Dans d'autres cas, le cathétérisme est devenu la source d'une erreur inverse de la précédente : on a cru sentir une pierre, et cependant il n'y en avait point. M. Ehrlich (1) parle, d'après Cline, d'une femme de vingt-huit ans, qui vint à l'hôpital de Saint-Thomas, à Londres, pour se faire tailler : un chirurgien la sonda, et découvrit une pierre dans la vessie; on résolut de procéder à l'opération; la femme fut liée et mise sur la table; un cathéter, porté dans la vessie, ayant fait sentir vaguement un corps étranger situé près du col de la matrice, l'opérateur, pour le soulever, introduisit deux doigts dans le vagin; à sa grande surprise, il y découvrit un bouchon de feuilles de chou, derrière lequel se trouvait un caillou, qu'il enleva sans difficulté. La femme jouissait de sa pleine raison; elle refusa toute explication sur un fait si extraordinaire, qui faillit la soumettre à une grave opération.

On a même, sur de fausses indications du cathétérisme, pratiqué la taille sur des malades dont la vessie s'est trouvée ne contenir aucun corps étranger. Levret en cite un exemple. Ce malheur est arrivé une fois à Kern (2), deux fois à Dupuytren (3), trois fois à Cheselden (4), quatre fois à M. Roux. On en trouve beaucoup d'exemples dans les auteurs (5). Tout

---

(1) *Chirurgische Beobachtungen*, t. i, p. 270.

(2) *Die Steinbeschwerden der Harnblase*, p. 88.

(3) *Leçons orales*, t. ii, p. 334.

(4) Bell, *System of surgery*, t. ii, p. 40.

(5) *Voyez* mon *Parallèle*, p. 374. — Deschamps, *loc. cit.*, t. i, p. 280. — Heister, dans Haller, *Disp. chirurg.*, t. v, p. 169. — Howship, *loc. cit.*, p. 133.

récemment il s'en est présenté plusieurs dans les hôpitaux, à Paris, à Vienne, à Munich. Il y a peu de temps, une exploration de la vessie au moyen du trilabe m'a permis d'éviter cette méprise. Un homme, qui se croyait attaqué de la pierre, fut admis dans le service des calculeux. Les signes rationnels de la maladie existaient, et plusieurs personnes crurent sentir le corps étranger avec la sonde. Mes instruments me prouvèrent qu'elles étaient dans l'erreur; toutefois le malade ne fut pas convaincu, et il entra dans un autre hôpital, où il subit inutilement l'opération de la taille, car on ne trouva pas de pierre dans sa vessie.

Raimbault, âgé de six ans, fut pris subitement d'une rétention d'urine. En le sondant, on crut reconnaître l'existence d'un calcul. Plusieurs chirurgiens, successivement appelés, furent d'accord à cet égard; mais ils différèrent d'avis quant aux moyens à mettre en usage pour débarrasser le petit malade. Les parents, redoutant la cystotomie, s'adressèrent à l'un des praticiens qui commençaient à s'occuper de la lithotritie; il déclara que cette méthode ne pouvait être appliquée, parce que la pierre avait trop de volume. L'enfant me fut alors amené; je m'assurai, en présence du médecin ordinaire de la maison, qu'il n'y avait pas de corps étranger dans la vessie, et que la maladie se réduisait à une affection spasmodique du col de cet organe. Quelques jours d'un traitement convenable suffirent pour faire disparaître les accidents. Depuis plusieurs années, l'enfant jouit de la meilleure santé.

Plusieurs faits analogues se sont offerts également chez d'autres enfants: on croyait sentir une pierre avec la sonde, et cependant il n'y en avait point. Je ne répéterai pas ici ce qui a été dit dans le premier volume de mon Traité sur les maladies des organes génito-urinaires, en faisant l'histoire des spasmes ou névralgies du col vésical, états morbides dont les symptômes ont beaucoup d'analogie avec ceux de l'affection calculeuse.

Toutes ces méprises sont plus fréquentes qu'on ne pourrait le penser. Malgré la répugnance qu'on éprouve à en admettre la possibilité, il faut bien y croire, puisqu'elles sont hors de doute. Elles ont même été commises par tant de praticiens éminents, qu'on ne saurait les regarder toutes comme l'effet d'un hasard malheureux. Mais, ce qui arrive presque toujours en chirurgie, on n'a généralement reconnu l'insuffisance et l'infidélité du cathétérisme ordinaire que quand on a pu disposer d'autres moyens qui mettaient en mesure d'éviter les mêmes méprises. Aux faits déjà cités j'ajouterai le cas suivant, qui vient de se présenter dans le service des calculeux; il constate l'incertitude des troubles fonctionnels et du cathétérisme ordinaire, ainsi que l'efficacité des explorations nouvelles. Le malade n'offrait aucun signe spécial de la pierre; les sensations qu'il accusait se rattachaient à ces états nerveux vagues et sans caractère précis dont l'urètre est souvent le siége. Deux explorations de la vessie au moyen de la sonde vinrent à l'appui de cette opinion, d'autant mieux qu'elles avaient été faites avec soin. Ce fut même uniquement pour satisfaire le malade qu'une exploration avec le trilabe fut résolue. A peine la pince se trouva-t-elle ouverte dans la vessie modérément distendue, qu'une pierre fut reconnue dans le bas-fond, derrière la prostate; elle était petite et dure; on n'eut pas de peine à l'écraser. Deux séances de lithotritie suffirent pour débarrasser le malade. Ce cas et plusieurs autres analogues m'ont fait sentir de plus en plus la nécessité d'explorer la vessie avec beaucoup plus de soin qu'on ne le pratique généralement; c'est pour avoir négligé cette règle importante qu'on a souvent condamné de malheureux malades à supporter pendant des années les angoisses d'une maladie qu'il eût été possible de reconnaître et très-facile de guérir au début.

Les erreurs peuvent provenir de quatre causes principales, les engorgements de la prostate, les fongosités du col vésical, certains états morbides de la vessie, et quelques particularités de la pierre.

Lorsque la prostate est volumineuse, elle empêche la sonde d'explorer le bas-fond de la vessie, où une pierre peut se cantonner. J'en ai cité plusieurs exemples dans le Parallèle. Averti de l'obstacle par ses propres sensations, le chirurgien reconnaît la nécessité de multiplier et varier les recherches; il parviendrait peut-être à la découverte de la vérité, s'il n'était porté tout naturellement à croire que les symptômes éprouvés par le malade dépendent d'un état pathologique du col de la vessie. L'induration accompagne presque toujours le gonflement de la glande : il résulte de là que la sonde est gênée, comprimée; on a de la peine à la faire mouvoir. S'il existe en même temps de la douleur, ce qui n'est point rare, l'obstacle est plus grand encore. J'ai vu un grand nombre d'hommes qu'on traitait depuis long-temps pour un engorgement de la prostate, avec catarrhe vésical, et que j'ai guéris en les délivrant de la pierre. Tel fut, entre autres, le suivant:

M. Trabé, âgé de quarante-huit ans, et d'une forte constitution, éprouvait depuis dix-huit mois les souffrances ordinaires des calculeux, lorsqu'il vint à Paris consulter Dupuytren, qui, n'ayant pas reconnu l'existence de la pierre, prescrivit des vêtements de flanelle, des saignées générales, des applications de sangsues à l'anus, une nourriture légère et l'usage long-temps continué de l'eau alcaline gazeuse. Au bout d'un mois et demi de ce traitement, le malade, n'ayant obtenu aucun soulagement, se soumit de nouveau à une exploration de la vessie. Dupuytren, dans une consultation écrite, que j'ai sous les yeux, déclara qu'il y avait un léger catarrhe de vessie, avec tuméfaction de la prostate et induration à la paroi postérieure et au bas-fond de l'organe, mais que lui n'avait senti aucune pierre. Il prescrivit une infusion de violettes et des pilules de térébenthine. Ce traitement n'ayant pas eu plus de succès que le premier, je fus appelé, et je m'assurai que la vessie contenait une pierre placée près du col, derrière la prostate considérablement engorgée. Mais, à l'exception d'un excès d'irritabilité, je ne remarquai pas d'autres altérations organiques notables. Cette circonstance, le petit volume de la pierre, et la répugnance invincible du malade pour l'opération de la taille, me déterminèrent à pratiquer la lithotritie, malgré les difficultés qu'elle devait présenter et les douleurs qui paraissaient devoir en être inséparables. Le malade la supporta fort bien : il fallut cependant plusieurs séances, parce que la pierre était très-dure, et qu'il y avait nécessité de la réduire en fragments d'un très-petit volume. Le malade fut guéri parfaitement, sans éprouver d'accidents graves.

Ainsi, il y a des cas où la tuméfaction de la prostate rend le cathétérisme explorateur inutile, même entre les mains les plus exercées. En effet, que cet engorgement soit partiel ou total, qu'il occupe la partie moyenne ou l'une des régions latérales de la glande, il a pour résultat de dévier l'urètre, surtout s'il y a en même temps induration et douleur, et d'empêcher le cathéter d'atteindre l'un des points de la vessie qui avoisinent le col. C'est dans ces dispositions pathologiques, sur lesquelles l'attention des praticiens s'est à peine exercée, qu'il faut chercher la cause des nombreuses erreurs de diagnostic dont l'affection calculeuse fournit tant d'exemples; j'en ai cité plusieurs cas dans le Parallèle, dans ma quatrième Lettre et dans cet ouvrage, et j'ai fait connaître en même temps les moyens de les éviter.

La destruction de la prostate peut également donner lieu à des méprises. Muller cite (1) le cas d'un garçon de huit ans, qu'on sonda deux fois sans découvrir de pierre : à la troisième fois on crut en distinguer une; l'opération fut faite : beau-

____

(1) *Diss. raram de calc. vesic. observat. continens,* p. 17.

coup de pus s'écoula, mais on ne trouva pas de corps étranger.
Le malade étant venu à mourir, il fut reconnu que la vessie
était convertie en une masse charnue, serrée autour du calcul, qui avait le volume d'une moitié de citron; la prostate
était en partie détruite par la suppuration, et présentait une
énorme cavité, dans laquelle le cathéter s'était égaré, lorsqu'on avait cru l'introduire dans la vessie. A côté de ce fait
intéressant vient s'en placer un que j'ai observé dans le service des calculeux : la prostate était détruite par une vaste
ulcération ; on avait sondé le malade sans trouver la pierre,
dont le volume égalait cependant celui d'un petit œuf. J'ai
publié ailleurs les détails de cette observation.

Les remarques qui précèdent s'appliquent aussi aux tumeurs fongueuses ou autres, situées au col de la vessie,
dont elles opèrent la déviation, ou derrière lesquelles la pierre
peut échapper aux recherches avec le cathéter, ainsi que
j'en ai rapporté beaucoup d'exemples puisés dans la pratique des chirurgiens les plus expérimentés.

Il y a d'autres états morbides de la vessie que j'ai fait connaître, qu'il est souvent impossible de déterminer d'avance,
et qui induisent le praticien en erreur.

Au premier rang se placent les cellules formées dans ses
parois. Ici la difficulté est double, puisqu'il faut d'abord reconnaître la disposition anormale du vicère, puis constater
la position insolite du calcul. Le cathétérisme est presque
toujours inutile, et l'on ne peut compter sur les données vagues qu'il fournit. Les instruments de la lithotritie m'ont permis, au contraire, d'apercevoir deux fois cette disposition,
qui m'a fait renoncer à tout traitement.

Ce ne sont pas seulement les explorations avec la sonde, mais
même celles avec les tenettes, qui deviennent alors inutiles, soit
que l'orifice de la cellule contenant la pierre se trouve au dessous
d'une membrane formant pour ainsi dire soupape, comme l'a observé Lapeyronie, soit que l'ouverture de la poche présente trop

peu de diamètre, ou une direction oblique, ce qui n'est pas rare, soit enfin que le hasard ne conduise pas le bout de l'instrument ans cet orifice, ce qui est plus fréquent encore. La mauvaise habitude, généralement admise en chirurgie, d'explorer la vessie dans l'état de vacuité, ajoute encore aux difficultés de trouver une pierre enkystée. Il serait inutile de reproduire ici, même en abrégé, les exemples que j'ai consignés dans l'un des chapitres précédents; les faits nouveaux que j'ai cités et ceux que j'ai empruntés aux auteurs suffisent pour dissiper jusqu'à l'ombre même du doute.

J'ai dit aussi, dans le Parallèle, que les difficultés qu'on rencontre quelquefois à extraire la pierre et divers accidens qui accompagnent ce temps de l'opération, avaient plus d'une fois fait considérer comme enkystés, ou adhérents, des calculs qui ne l'étaient point. En explorant la vessie avec la sonde, on est exposé à commettre la même erreur : on sent toujours la pierre au même endroit, quoique le malade ait changé de position, qu'on ait sondé l'organe étant successivement vide et rempli, en un mot qu'on ait varié autant que possible le procédé. Deux fois je suis tombé dans cette méprise, bien que je fusse sur mes gardes, et que les données préalablement acquises me parussent propres à écarter tous les doutes. Dans l'un de ces cas, appartenant à ma pratique particulière, une exploration de la vessie avec le trilabe prouva que je m'étais trompé, et cela au grand avantage du malade, qui se trouva guéri en quelques instants, l'instrument dont j'avais fait choix pour cette recherche ayant suffi pour briser la pierre sans désemparer. Dans l'autre cas, le malade était à l'hôpital ; comme son histoire présente de l'intérêt, j'en donnerai les détails.

Espinasse, âgé de 36 ans, était d'une constitution nerveuse et d'une irritabilité telle, que le cathétérisme déterminait presque des convulsions chez lui. Les explorations vésicales devenaient dès-lors très-difficiles. On l'avait sondé à plu-

sieurs reprises, et l'on était parvenu à constater positivement la présence d'un calcul, mais toujours à la même place.
Cette pierre avait peu de volume. L'extrême sensibilité des
organes urinaires fit rejeter l'application de la lithotritie, et
donner la préférence à la taille périnéale. Le malade étant
sur le lit, au moment de subir l'opération, il fut impossible de rencontrer la pierre avec le cathéter, malgré de
longues et pénibles recherches. Conformément aux préceptes de l'art, en pareil cas, l'opération fut ajournée.
On ne conservait cependant aucun doute à l'égard de l'existence du corps étranger; mais ce qui venait de se passer,
rapproché du résultat négatif des premières explorations,
devait faire naître la pensée que la pierre échappait
momentanément aux recherches en se logeant dans quelque cellule vésicale. D'un autre côté, on avait cru reconnaître qu'elle était comme fixée derrière le pubis;
elle pouvait être châtonnée, et sa partie saillante fournir
seule la sensation qu'on percevait. L'opération devenait dès
lors difficile et hasardeuse; le chirurgien qui devait la pratiquer partagea mon opinion. Le malade sortit de l'hôpital; il y
rentra six semaines après, avec le dévoiement et une fièvre
continue; ses forces étaient considérablement diminuées; il
souffrait beaucoup pour uriner; l'urine était, la plupart du
temps, d'une limpidité remarquable. La mort eut lieu au
bout d'un mois: le rein gauche offrait une rougeur intense
des calices, dont plusieurs étaient noirâtres; le rein droit, un
peu plus volumineux, avait sa substance corticale dure et
comme cartilagineuse; en incisant cette glande longitudinalement, il en jaillit un flot de pus; toute la substance tubuleuse paraissait réduite en suppuration; après la sortie du
pus, le rein figura une poche à parois épaisses de trois ou
quatre lignes, que le scalpel enlevait avec peine par couches,
et dont la couleur était jaunâtre; l'intérieur de cette poche
offrait des espèces de brides ou de sacs. L'uretère droit ne

présentait qu'une dilatation, qui doublait à peu près son calibre normal. Le gauche offrait, à trois pouces de sa sortie,
un retrécissement valvulaire, semblable à celui que j'ai décrit en parlant des lésions organiques des uretères ; il était,
en outre, fort dilaté dans le reste de son étendue. La vessie
était très-rapprochée du pubis et racornie ; ses parois avaient
quatre lignes d'épaisseur, mais sans altération de texture.
La prostate était squirrheuse ; son lobe moyen faisait une
saillie d'environ cinq lignes derrière l'orifice interne de l'urètre ; ses lobes latéraux étaient durs, rugueux et hypertrophiés. Dans l'enfoncement situé derrière le moyen lobe, on
trouva un petit calcul, de forme prismatique, triangulaire, gros
comme une aveline, inégal, et sur lequel s'appliquaient les parois vésicales, sillonnées d'un grand nombre de colonnes
charnues, en général peu saillantes. Cette disposition rend
compte de l'obscurité des sensations que le corps étranger
déterminait pendant la vie.

D'autres états morbides de la vessie, quoique faciles à
reconnaître, n'en exercent pas moins une fâcheuse influence.

Lorsque la poche urinaire a une grande capacité, il n'est
pas toujours facile d'y découvrir la pierre, et, en pareil cas,
beaucoup de praticiens n'ont pu l'y trouver, quoiqu'elle fût
volumineuse, ou qu'il y en eût plusieurs, et même qu'elle eût
été reconnue par d'autres chirurgiens. Une foule de cas de ce
genre se sont offerts dans ma pratique, et j'en ai déjà publié
plusieurs.

L'état opposé de la vessie peut aussi induire en erreur.
Quand le viscère se contracte avec force sur la pierre,
celle-ci peut échapper à la sonde, soit que les contractions
vésicales s'opèrent irrégulièrement, de manière à coiffer pour
ainsi dire le corps étranger, soit qu'il existe en même temps
d'autres dispositions anormales qui font qu'en se resserrant
sur le calcul, la vessie prend une forme insolite.

Les données fournies par le cathétérisme ordinaire sont surtout insuffisantes lorsqu'il s'agit de déterminer le volume des pierres, leur nombre et l'état des organes. Je l'ai démontré plus haut par d'assez nombreuses citations. Cependant elles ont seules jusqu'à ce jour servi de guide aux chirurgiens dans le choix et l'application des procédés opératoires. Or, c'est du procédé, de la méthode qu'on adopte, que le succès dépend dans beaucoup d'opérations cystotomiques. L'incertitude du cathétérisme rend donc souvent le choix imparfait, et augmente par là non-seulement les difficultés, mais encore les dangers de l'opération. Les exemples que j'ai cités dans le Paralèlle et dans ma quatrième Lettre, ont fait ressortir cette vérité : je les ai pris dans la pratique de chirurgiens modernes dont les talents sont trop connus pour qu'on pût attribuer à l'incapacité les erreurs que j'avais à signaler. Je me bornerai à en relater un ici.

Un malade se présente à l'Hôtel-Dieu : on croit sentir avec la sonde une grosse pierre qui repousse l'emploi de la lithotritie, et même ne permet pas de recourir à la cystotomie périnéale. Tous les assistants partagent cette opinion, et la taille sus-pubienne est pratiquée. Dupuytren fait des recherches multipliées, et, au bout de vingt minutes, il parvient à extraire une pierre oblongue, dont le plus grand diamètre est de dix-huit lignes, et le plus petit de sept à huit. Le malade meurt peu de temps après.

Depuis, on a pratiqué, dans le même hôpital, une opération cystotomique qui paraissait devoir être très-laborieuse, à cause du volume excessif de la pierre. Craignant de ne pouvoir extraire celle-ci, on avait apporté tous les instruments propres à la fracturer. Cependant, elle sortit d'elle-même par l'ouverture un peu trop grande qu'on avait faite.

Enfin, le cathétérisme n'est point à l'abri de faire naître des accidents, parmi lesquels je ne comprends pas ceux que peuvent entraîner soit le séjour prolongé de la sonde dans la vessie, soit quelques fausses manœuvres, qu'un chirurgien exercé sait toujours éviter. Un pissement de sang, l'engorgement des testicules, des accès de fièvre, etc., ont lieu, chez certains malades, chaque fois qu'on porte une sonde dans leur vessie. Je les ai observés après l'introduction d'une simple bougie de cire. Baseilhac parle d'un malade sondé par Desault, qui éprouva ensuite des accidents graves : il eut notamment une fièvre qui dura quarante jours, et qui se termina par un dépôt au périnée. J'ai même vu, plusieurs fois, la mort être la suite de l'introduction d'une sonde.

M. Combes, âgé de quarante-cinq ans, directeur du séminaire de Saint-Sulpice, à Toulouse, était affligé d'un calcul vésical. Il consulta un chirurgien de Paris : l'exploration de la vessie produisit des accidents graves; une hématurie se déclara et dura plusieurs jours ; il y eut un engorgement testiculaire, de la fièvre et des symptômes nerveux. Je fus alors appelé, avec MM. Esquirol et Fizeau. L'état du malade ne permettait pas de tenter une nouvelle exploration. Ce fut seulement au bout de quelques jours que je pus la pratiquer afin de reconnaître s'il n'y avait pas, au col de la vessie, quelque lésion propre à rendre compte de ce que le malade éprouvait. Je reconnus que la vessie contenait une très-petite pierre, sur laquelle le viscère se contractait fortement ; mais l'état général donna des inquiétudes, et me fit ajourner l'opération. Malgré tous les secours qui lui furent prodigués, le malade succomba au bout de six semaines.

J'ai cité ailleurs (1) des cas de mort après le cathétérisme. M. Crosse en rapporte également un (2). On en trouve un aussi dans Fletcher (3), qui cite, en outre, un cas d'abcès survenu après l'introduction d'une sonde. M. Sanson

---

(1) *Parallèle*, p. 277, et *quatrième Lettre*.

(2) *Loc. cit.*, p. 43.

(3) *Medico chirurgical notes and illustrations*, p. 89.

a fait connaître (1) le cas d'un homme chez lequel il avait placé une bougie à ventre pour dilater un rétrécissement, et qui périt après avoir été pris de spasmes , de frissons et de délire. Un autre de ses malades succomba au troisième accès d'un frisson violent survenu après l'introduction d'une sonde enduite de cire , qui n'était restée en place qu'une demi-heure. M. Charles Bell a parlé aussi d'un homme qui mourut immédiatemment après que la sonde eut pénétré dans sa vessie. Jules-César Lagalla, philosophe et médecin, mort en 1624, succomba, après vingt-quatre jours de souffrances atroces ; il s'était déchiré l'urètre en voulant se sonder lui-même, pour des difficultés d'uriner qu'il éprouvait. Notre célèbre historien Villaret était atteint, par suite d'un travail trop assidu, d'une rétention d'urine qui l'obligeait de se faire sonder souvent : pris un jour de douleurs très-vives, il voulut introduire lui-même l'instrument ; mais il détermina une inflammation à laquelle on ne put porter remède, et dont les progrès l'emportèrent, au bout de trois jours, en 1766. Le philologue Jean-François Simon , frappé de la mort de son ami , l'abbé de Louvois, et craignant d'être atteint comme lui de la pierre, vint à Paris pour éclaircir ses soupçons ; la sonde les confirma, mais blessa l'urètre, et détermina la formation d'un abcès, par suite duquel Simon mourut en 1719. Ces faits malheureux, dont il serait facile de grossir la liste, soit en puisant dans les auteurs, soit en compulsant les registres des hôpitaux, constatent, ce que d'ailleurs l'expérience démontre chaque jour, que les opérations les plus simples et en apparence les plus inoffensives peuvent entraîner la mort. Cette vérité, pour ainsi dire triviale, paraît avoir été ignorée de quelques critiques dans l'appréciation qu'ils ont voulu faire d'opérations nouvelles.

Un accident assez commun, lorsque les malades font souvent

____

(1) *Lancette*, t. v, p. 274.

usage de la sonde, et dont cependant personne n'a parlé, est le décollement de la prostate, qui donne lieu à la formation d'une cavité entre cette glande et la face antérieure du rectum. L'extrémité de l'instrument, parvenue à la limite de la partie prostatique de l'urètre, butte contre la face inférieure du canal, et produit là une dépression qui, répétée un certain nombre de fois, finit par faire naître une véritable poche, d'une capacité parfois assez considérable pour admettre un petit œuf. J'ai vu plusieurs exemples de ce genre d'altérations, qui peut devenir une source d'erreurs et de dangers dans le cathétérisme. La sonde, au lieu de suivre le canal, s'engage dans la poche : si celle-ci contient de l'urine, on peut se croire dans la vessie, et l'exploration devient nulle. Quand on ne reconnaît pas à temps cette disposition, et qu'on emploie la force pour faire pénétrer l'instrument, on fait fausse route. Un tel état de choses, ou toute déviation quelconque de l'urètre, peut donc être cause que le cathétérisme entraîne de graves désordres. Je citerai, à ce sujet, le fait suivant, remarquable sous plusieurs rapports.

Laporte, âgé de soixante et quatorze ans, éprouvait depuis environ deux mois des douleurs, tant à l'hypogastre qu'au périnée, et des besoins fréquents d'uriner. D'abord il put satisfaire ces besoins avec facilité ; mais bientôt il eut de la dysurie, et enfin une rétention complète d'urine. A l'époque de son entrée dans l'hôpital, il ne parvenait à expulser quelques gouttes d'urine qu'après les plus pénibles efforts. Trois fois on l'avait sondé, sans causer beaucoup de douleurs. Une sonde de moyenne grosseur arrivait facilement jusque dans la portion membraneuse du canal ; mais quand on relevait l'instrument pour pénétrer dans la vessie, il se déviait subitement à droite, et s'enfonçait d'un pouce à peu près. Le chirurgien, jugeant qu'il était dans une mauvaise voie, retira la sonde, et essaya de nouveau le cathétérisme, sans obtenir un meilleur résultat. Dès lors toutes tentatives furent cessées. On acquit plus tard la conviction que, pour arriver sans difficulté dans la vessie, il fallait tenir la sonde parfaitement droite, et, quand elle entrait dans la portion membraneuse, la relever beaucoup plus qu'on ne le fait chez tout autre sujet. Le malade sortit, au bout de onze jours, soulagé, mais non guéri. Quelques mois après, admis dans le service des calculeux, il avait maigri; sa figure était grippée et peignait la douleur; il faisait de grands efforts pour uriner, sans pouvoir y parvenir. J'éprouvai de la difficulté pour arriver dans la vessie, et la sonde ne laissa sortir que fort peu d'urine. Tout l'abdomen était douloureux, et le malade se plaignait de coliques affreuses. Le pouls était petit et très-vite. Depuis six jours il n'y avait point eu de selles. La mort eut lieu subitement. On trouva le péritoine frappé d'une inflammation chronique fort intense, notamment vers la région hypogastrique. De nombreuses adhérences produisaient plusieurs poches remplies d'un pus bien lié, dont on évalua la quantité à deux livres. La vessie renfermait une petite quantité d'urine purulente; ses parois épaissies présentaient plusieurs colonnes et des ulcérations très-petites, mais nombreuses. La prostate était volumineuse et perforée dans plusieurs sens, vers sa partie inférieure. Parmi ces fausses routes, les unes allaient à la vessie; les autres, plus antérieures, se rendaient dans une poche située au-dessous de la partie droite de la région inférieure du viscère. De nombreuses brides séparaient cette poche en plusieurs loges. Elle contenait un liquide analogue à celui de la vessie. Derrière la prostate se trouvait un calcul ovoïde, du volume d'une noix, et non adhérent : la prostate recelait aussi un ou deux petits calculs noirâtres et non transparents.

A côté de ce fait s'en place un autre plus remarquable encore, et dont M. Cruveilhier a donné les détails La sonde fit aussi fausse route au col de la vessie : le malade avait souffert long-temps d'une rétention d'urine. D'habiles praticiens avaient plusieurs fois pratiqué le cathétérisme, mais aucun n'avait soupçonné l'existence d'une pierre. Cependant on reconnut, à l'ouverture du corps, qu'il y en avait une fort grosse, du poids de deux onces et deux gros, ayant pour noyau un caillot de sang décoloré.

J'ai cité, dans les chapitres précédents, plusieurs faits de pierres très-molles, en quelque sorte fluides, ou recouvertes d'un tissu mou, membraneux. En pareil cas, l'exploration de la vessie est fort souvent inutile, ou du moins elle laisse le praticien dans l'incertitude. On ne peut distinguer si le corps qu'on sent est organisé ou inorganique; le défaut de consistance rend le frottement et la percussion aussi inutiles l'un que l'autre. Il en est de même pour certains corps mous introduits dans la vessie, et à l'égard desquels le cathétérisme ne fournit que des notions très-confuses.

On s'est peu occupé des moyens d'explorer la vessie des femmes, soit parce que l'affection calculeuse se présente rarement chez elles, soit parce qu'on a cru l'emploi de ces moyens trop simple et trop facile pour mériter qu'on s'y arrêtât. Cependant le cathétérisme n'est pas toujours aussi facile chez la femme qu'on pourrait le penser. Divers états morbides apportent souvent à l'emploi de la sonde des obstacles qu'on éprouve de la peine à vaincre. Je suppose l'urètre libre et la sonde parvenue dans la vessie.

S'agit-il de trouver la pierre, d'en déterminer le volume, la forme, le nombre, la position, et de constater les lésions organiques? il peut se présenter des difficultés de plus d'un genre. D'abord la matrice fait, dans l'intérieur de la vessie, une saillie d'autant plus prononcée, qu'elle-même est assez souvent le siége d'une tuméfaction au moins partielle, que les parois vésicales sont plus molles et plus flasques, qu'il y a une sorte de collapsus dans le vagin, sur les côtés du col utérin. De cette disposition résulte un double bas-fond de la vessie, dans lequel une petite pierre peut facilement échapper au cathéter, ainsi que j'ai eu occasion de le remarquer. J'ai vu aussi un cas dans lequel cette anomalie avait rendu inutiles les recherches avec les tenettes. Ce sont donc là des difficultés réelles, et que divers praticiens expérimentés n'ont pu surmonter.

II. *Des explorations de la vessie avec les intruments de la lithotritie.* — Si l'on prend en considération les faits, anciens et modernes, qui viennent d'être rapportés, et qui tous prouvent que le volume de la pierre est mal apprécié par le cathétérisme ordinaire, on se tiendra en garde contre les données fournies par ce moyen, et l'on sentira la nécessité d'employer les procédés qui mettent à l'abri de si dangereuses erreurs.

Ces nouveaux moyens, fournis par la lithotritie, sont décrits dans le Parallèle. Voici, en peu de mots, les avantages qu'ils procurent :

1° On reconnaît toujours la pierre, quand elle est dans la vessie ;

2° On en détermine le volume, toutes les fois qu'on parvient à la saisir. Si l'on ne peut pas la faire entrer dans la pince, on peut au moins s'assurer que son diamètre excède celui de l'ouverture antérieure de l'instrument;

3° Lorsqu'une pierre a été saisie et fixée dans la pince, on peut toujours reconnaître s'il y en a d'autres ou non;

4° La présence de la pierre une fois constatée, on a de fortes présomptions sur l'existence de cellules vésicales, si une seconde ou troisième exploration ne fait pas retrouver le calcul;

5° On reconnaît sans peine l'existence des fongus au col de la vessie; malheureusement il n'est pas toujours facile de les distinguer des engorgements partiels de la prostate. On constate aussi l'existence de toute tumeur développée dans l'intérieur du viscère. Mais lorsque les lésions pathologiques ont fait des progrès, il est bien souvent inutile de faire des recherches minutieuses : elles ne serviraient qu'à établir le diagnostic, les moyens de traitement manquent, et des explorations multipliées ou prolongées pourraient aggraver l'état du sujet, en faisant prendre une marche plus rapide à la maladie.

En effet, les explorations de la vessie, au moyen des instruments lithotriteurs, donnent quelquefois lieu à des accidents inflammatoires. Elles sont d'ailleurs presque toujours plus douloureuses que le cathétérisme. Il faut donc user de réserve à leur égard, et n'y recourir que quand elles sont absolument nécessaires. D'ailleurs les accidents qu'elles déterminent n'ont rien de surprenant, et ne diffèrent pas de ceux qui résultent quelquefois du cathétérisme ordinaire.

Il serait inutile d'ajouter une nouvelle série de faits à ceux que j'ai déjà publiés, pour constater les heureux résultats des explorations nouvelles, eu égard au diagnostic des pierres vésicales, même dans des cas où les moyens ordinaires avaient échoué. C'est une vérité bien établie aujourd'hui, et à l'égard de laquelle on ne saurait élever aucune contestation sérieuse. Je me bornerai donc à relater ici un fait récent.

Un malade, placé à l'hôpital Necker, dans le service de chirurgie, présentait quelques symptômes vagues de l'affection calculeuse. Plusieurs explorations, faites avec autant de soin que d'habilité, laissèrent mon confrère dans le doute : il me pria d'examiner ce sujet. La sonde rencontra un calcul, qu'on entendait plutôt qu'on ne le sentait, tant était faible la résistance qu'il opposait au choc imprimé par la sonde. Plusieurs injections furent faites : j'explorai la vessie à l'état de vacuité et à l'état de plénitude, sans pouvoir obtenir de notions plus précises. Le lendemain je recommençai les explorations, d'abord avec une sonde ordinaire, au moyen de laquelle il me fut même impossible de rencontrer la pierre, puis avec l'instrument à trois branches. Ce dernier me fit reconnaître promptement le corps étranger, qui était petit et peu dur, quoique d'oxalate calcaire ; je l'écrasai sans désemparer, de sorte que l'exploration fut en même temps une opération qui débarrassa et guérit le malade.

Les explorations avec les nouveaux instruments ont eu jusqu'ici, chez les femmes, tout le succès qu'on en attendait, et, avec leur secours, des pierres qui avaient échappé aux premières recherches ont été reconnues aisément.

Parviendrait-on à obtenir des notions précises dans d'autres cas de lésions organiques, de déplacements morbides de la vessie, etc., qu'on a observés quelquefois, et où le cathétérisme a presque toujours échoué? C'est ce que l'expérience n'a point encore décidé.

CHAPITRE VII.

DES CAUSES DE L'AFFECTION CALCULEUSE.

Si j'entreprenais de faire ici, ce que j'ai tenté dans les chapitres précédents, l'énumération et le rapprochement des hypothèses qui ont été imaginées pour expliquer la formation des calculs urinaires, un volume entier me suffirait à peine, et j'épuiserais la patience du lecteur sans parvenir à lui présenter un résultat capable de le satisfaire. Je me bornerai donc à des remarques très-générales sur les causes présumées de l'affection calculeuse, et je n'insisterai que sur celles qui me paraissent jouer véritablement un rôle dans la production de cette maladie.

La première réflexion qui se présente, c'est que la manière dont on a jusqu'ici envisagé l'histoire des calculs devait nécessairement mener à de fausses conséquences. En effet, ce n'est point l'état morbide lui-même qu'on a étudié, mais un de ses produits; car la pierre n'est, de toute évidence, qu'un résultat. Or, considérer ce résultat comme le fait qui domine tous les autres, et reléguer parmi ses causes l'état pathologique qui l'a amené, c'est suivre une marche qui ne peut manquer de conduire à l'erreur, ce dont nous trouvons la preuve dans le point de vue sous lequel les auteurs, même les plus estimés, se sont placés pour examiner la question des récidives du calcul. Dans l'affection calculeuse, un état maladif des organes urinaires précède le développement de la pierre. C'est cet état, dont quelques auteurs ont à peine tenu compte (1), qu'il faut étudier, au lieu de s'attacher à poursuivre un phénomène dont on laisse la cause entièrement de côté.

La sécrétion rénale est la seule circonstance à laquelle on se soit attaché, et encore a-t-on procédé sous ce rapport avec une confiance que le résultat est souvent fort loin de justifier, comme le constatent les déductions qu'on a tirées des dépôts de l'urine. On a presque entièrement négligé l'appareil destiné à recevoir et évacuer ce dernier liquide, comme s'il n'était question que de canaux inertes, dont l'influence découlât uniquement de leur perméabilité plus ou moins parfaite. Il s'agit là pourtant d'organes qui possèdent la vitalité à un haut degré, et qui non-seulement ressentent d'une manière fort vive l'action des modificateurs généraux de l'économie, mais encore réagissent puissamment sur la fonction elle-même dont ils sont appelés à recueillir les produits. L'urine, à la constitution de laquelle ils contribuent, peut effectivement être altérée par eux sous le double rapport et des substances qu'ils y introduisent, et de celles qu'y envoie le tissu propre du rein. En un mot, l'appareil

____

(1) Magendie, *Recherches sur la gravelle*, p. 21.

urinaire se compose d'organes glandulaires et d'un vaste développement de membranes muqueuses, qui s'influencent réciproquement.

Dans l'état de santé même, la nature et la proportion des principes constituants de l'urine varient à tel point que l'analyse chimique ne connaît pas de procédés assez délicats pour en constater les innombrables nuances. Les difficultés croissent encore dans l'état de maladie, lorsque de nouveaux produits se forment dans l'urine. L'opinion commune est qu'alors ce liquide ne renferme plus assez d'eau pour tenir en dissolution les substances dont le rein opère la déjection (1), et que de là résulte le premier degré de l'affection calculeuse, la formation de sables ou de graviers, qui varient suivant la nature et la quantité relative des matériaux dominans dans l'urine au moment où le dépôt a lieu. « La cause de la for-» mation des calculs urinaires, dit M. Berzelius, tient ou à ce » que les substances peu solubles sont produites par les reins » en quantité trop grande pour rester dissoutes dans l'urine, » ou à ce que l'acide libre est trop peu abondant dans l'urine » pour tenir les phosphates terreux en dissolution, ou enfin à » ce que, par suite d'une disposition maladive des reins, ces » organes donnent naissance à des substances non ordinaires » et peu solubles dans l'urine, qui se déposent sur-le-champ, » comme par exemple, à de l'oxalate de chaux (2).... Quand » un calcul s'est déjà établi dans la vessie, l'urine peut même » n'offrir aucune anomalie, et néanmoins déposer sur la » pierre une partie des substances qui forment son dépôt hors » du corps (3). »

Cette explication, toute physique, pourrait être bonne au plus pour les concrétions cristallines, qui ne sont pas, à

(1) Thénard, *Traité de chimie*, t. v, p. 214.
(2) *Traité de chimie*, t. vii, p. 413.
(3) *Ibid.*, p. 433.

beaucoup près, les plus communes, ni surtout les plus abondantes; encore même, suivant la remarque de M. Becquerel (1), ne pourrions-nous concevoir comment les cristaux
de phosphate triple, par exemple, se forment, ou du moins
comment cette substance se sépare de l'urine, pendant le
court séjour qu'elle fait dans la vessie, de manière à pouvoir
cristalliser. La théorie dont il s'agit ici est bien plus impropre
encore à rendre raison de l'agglomération des substances amorphes, qui exige un changement simultané dans la nature et
la proportion de la matière animale dont l'urine est toujours
chargée. D'ailleurs, elle ne touche en rien à la cause qui fait
que les mêmes principes ne dominent pas constamment ni
toujours au même degré dans l'urine, et que, sous ce rapport, celle-ci subit, soit chez l'homme en santé, soit principalement dans les maladies, les variations les plus grandes et
les plus rapides.

En quoi consiste ce changement? Quelles en sont et les
causes et la marche? Voilà les problèmes sur lesquels s'est
exercé l'esprit spéculatif des médecins, qui ne les a pas laissés
en défaut d'explications gratuites.

Je ne ferai qu'énoncer l'opinion de Vanhelmont (2), reproduite, avec plus ou moins de variantes, par Fernel (3), Rivière (4), Sennert (5), Venette (6), Verduc (7) et Sylvius (8),
qui attribuaient la pierre à une vertu lapidescente, à un fer-
ment pétrifique (*spiritus gorgoneus s. lapidificus s. petre-
faciens s. coagulator, semen lapidum*), à un principe

(1) *Traité de l'électricité*, t. v, p. 92.
(2) *De lithiasi*, cap. 4, § 1.
(3) *Patholog.*, l. 6, c. 12, p. 177.
(4) *Prax. med.*, t. ii, l. 14, c. 1, p. 143.
(5) *Institut. med.*, l. 2, P. ii, c. 9.
(6) *Traité des pierres*, c. 8, p. 132.
(7) *Patholog. chirurg.*, c. 35, p. 95.
(8) *Prax. med.*, lib. 1, cap. 45.

styptique (*austerum quoddam principium*), dont les uns
attribuaient la production aux reins, tandis que les autres
pensaient qu'il est engendré par les aliments, et le faisaient
charrier par le sang. Molière a fait une sanglante justice de
toutes ces causes occultes, si commodes pour les esprits pa-
resseux. Autant vaudrait dire avec Baglivi (1) que les phases
de la lune influent sur l'état des calculeux, ou avec Ponta-
nus (2) que la pierre vésicale est le résultat de la conjonc-
tion de Saturne et de Mercure au moment de la naissance des
calculeux.

Je n'insisterai pas non plus sur l'hypothèse de M. Ristel-
hueber, qui semble porté à croire que l'électricité peut exercer de l'influence sur le développement de l'affection calculeuse (3), parce que trois soldats, ayant été frappés de la
foudre dans une caserne, présentèrent ensuite des symptômes de gravelle et de maladie des voies urinaires, dont jusqu'alors ils n'avaient offert aucun indice. Je profiterai seulement de l'occasion pour rappeler qu'au sujet d'un morceau de bois qu'on trouva, dans une fosse d'aisances, recouvert de très-beaux cristaux de phosphate ammoniaco-magnésien, M. Becquerel a dit, dans une séance de l'Académie
des Sciences (4), qu'il était parvenu à former, dans l'urine,
au moyen de ses appareils électriques à petite tension, non-
seulement ce phosphate, mais encore les autres sels insolubles
que présentent les calculs.

Je passerai également sous silence les opinions qui ont été
émises touchant l'influence attribuée à l'âge, aux climats,
aux professions et à l'hérédité, ces diverses questions devant être examinées d'une manière spéciale dans le chapitre

(1) *Opera*, t. ii, p. 106.
(2) *De rebus cœlestis*, l. 2, c. 5, p. 314.
(3) *Journal de la Soc. des Scienc. du Bas-Rhin*, n° 1, p. 84.
(4) Le 26 mars 1832.

suivant, consacré à la statistique de l'affection calculeuse. Mais j'insisterai ici sur le rôle qu'on a fait jouer au mode d'alimentation.

Pour établir l'influence que l'on supposait les aliments aptes à exercer sur la production des calculs urinaires, on s'est fondé, en tout temps, sur un petit nombre de faits recueillis dans certaines localités, et, de nos jours, on s'est appuyé aussi de quelques expériences faites sur des animaux.

Le meilleur moyen de montrer l'insuffisance de toutes ces explications, c'est de faire voir que les mêmes circonstances ont été invoquées comme pouvant contribuer au développement ou à l'absence et même à la destruction de la pierre.

Ainsi les eaux séléniteuses ont été rangées par beaucoup d'auteurs au nombre des causes de l'affection calculeuse. Cependant les eaux de Bade et de Carlsbad, en Allemagne, de Buxton, de Matlock, de Bath, de Bristol, en Angleterre, auxquelles la renommée populaire attribue des vertus lithontriptiques, sont ou dures ou même incrustantes. D'un autre côté, Denys s'en prend à l'absence des sels terreux dans les eaux des Pays-Bas de ce que les calculs sont communs chez les Hollandais. Dobson était arrivé au même résultat après avoir calculé qu'à Cambridge, où les eaux sont très-dures, le nombre des taillés est à celui des autres malades comme 1 : 1650, tandis qu'à Norwich, où la même cause n'existe pas, cette proportion est de 1 : 55 : aussi accuse-t-il le cidre, qui est la boisson ordinaire du peuple dans les comtés de Norwich et de Devon, c'est-à-dire dans les contrées de l'Angleterre où l'on rencontre le plus de calculeux. Quelques écrivains sont partis de là pour attribuer une grande influence aux acides sur le développement de la pierre : ils ont même cité l'exemple de Haller, qui souffrit constamment de l'affection calculeuse, bien qu'il eût la coutume d'ajoute quelques gouttes de son élixir acide à l'eau qui lui ser-

vait de boisson (1). Mais cette addition était préservative dans
l'opinion de Haller, et en effet divers praticiens ont considéré et préconisé les acides comme jouissant de propriétés
lithontriptiques.

Les uns inculpent le vin, et Hoffmann (2) attribue aux
vins blancs acidules une action plus marquée qu'aux vins
rouges, qu'on a même présentés non-seulement comme un
préservatif, mais encore comme un dissolvant de la pierre (3),
opinion vers laquelle semblait pencher Morgagni (4). D'autres,
au contraire, absolvent cette liqueur, et avec juste raison ;
car on a beaucoup d'exemples de calculeux qui n'avaient jamais bu que de l'eau ; Bonet (5) en cite un qui était dans ce cas,
et dont la vessie ne contenait pas moins de trente-deux pierres.
Les habitants de Francfort attribuent généralement à l'usage du
vin le peu de fréquence de l'affection calculeuse parmi eux.
On verra, dans le chapitre suivant, qu'il y a un grand nombre de localités où le vin est à peine connu, et où il se rencontre néanmoins beaucoup de calculeux, notamment chez
les enfants de la classe pauvre. Zimmermann s'était déjà élevé
contre l'influence attribuée au vin (6), en se fondant principalement sur ce que la pierre et la gravelle sont rares dans les
contrées de la Suisse qui bordent la Reuss, l'Aar et la Limmat,
quoiqu'on y consomme beaucoup de vins acides et austères.
De même, l'affection calculeuse est rare, proportion gardée,
chez les habitants des provinces moyennes et inférieures du
Necker, dans le Wurtemberg, où l'on boit beaucoup de vin,

(1) *Elem. physiolog.*, t. VI, p. 201, 220, 249.
(2) *Med. ration*, t. IV, P. 2, sect. 11, cap. 11, § 20.
(3) *Commercium litterarium*, ann. 1735. hebd. 6, n° 3. hebd. 17,
n° 4, et *præfat. in nat. ad.* p. 43 et 132.
(4) *De sed. et caus. morb.*, ep. 42, n° 17.
(5) *Sepulchret.*, sect. 23, obs. 4, § 2.
(6) *Traité de l'expérience*, t. II, p. 314.

tandis qu'elle se présente souvent à Ulm, dans la Haute-Souabe et dans le pays de Sigmaringen, où l'on fait un grand usage de la bière. De même encore, cette affection est très-commune dans la Basse-Égypte, où les gens du peuple, chez lesquels on la rencontre de préférence, ne connaissent ni le vin ni les spiritueux; aussi le docteur Rœser (1) est-il tenté de l'attribuer chez eux, soit à l'habitude de boire l'eau vaseuse du Nil, que les riches ont l'attention de filtrer, soit à l'humidité de l'air et aux variations brusques de la température, qui exercent une forte influence sur les organes chargés de la sécrétion urinaire.

La bière est accusée par Dobson, Schurig, Camper, Schultens et Sœmmerring, tandis que Cyprianus la regardait comme un préservatif, et que, même dans ces derniers temps, elle a été présentée comme un excellent moyen de provoquer l'expulsion des calculs (2).

Jadis Dekkers (3) et Ledel (4) avaient cherché à rendre suspect l'usage du fromage, qu'on accuse encore aujourd'hui dans quelques provinces de l'Autriche (5). Cependant Craanen (6) déniait à cette substance la faculté d'engendrer la pierre.

On a voulu dernièrement que le sucre fût une sorte de préservatif de la gravelle. Or Verduc (7), en rapportant l'histoire d'un calcul de vingt-cinq onces, l'attribue à l'usage dans lequel était le malade de boire tous les matins un verre de bière très-sucrée, qui devait, disait-il, *l'échauffer* beaucoup.

(1) *Krankheiten des Orients*, p. 53.
(2) *Archives génér.*, t. XII, p. 133.
(3) *Exerc. pract.*, c. 8, p. 672.
(4) *Misc. Nat. Cur.*, dec. 11, ann. 6, obs. 211.
(5) Kern, *Die Steinbeschwerden der Harnblase*, p. 18.
(6) *De homine*, c. 139, p. 695.
(7) *Traité des op. de chir.*, c. 11, p. 40.

Naguère encore, traduisant en langage du jour les opinions que Tolet (1) et Dionis (2) avaient exprimées d'une manière conforme aux doctrines chimiques de leur époque, on a présenté les aliments riches d'azote comme la cause principale des concrétions d'acide urique. Or c'est précisément aux viandes salées, à la nourriture habituelle fortement azotée dont les gens de mer font usage, que M. Hutchison (3) attribue là rareté de l'affection calculeuse parmi eux.

Cette opinion de l'influence des aliments azotés mérite de nous arrêter, car elle jouit encore d'un certain crédit. Il y a sans doute des personnes adonnées aux plaisirs de la table qui rendent des graviers, et dont l'urine devient moins acide quand elles diminuent la succulence ou plutôt le caractère excitant de leur régime. Mais peut-on conclure de là qu'une alimentation très-substantielle, que des substances riches d'azote soient la cause la plus ordinaire et presque unique de la pierre? Non sans doute, et les arguments se pressent en foule pour le démontrer. En effet, il y a fort peu de calculeux dans beaucoup d'endroits où l'on fait bonne chère, et la maladie n'est pas également commune sur tous les points de l'Angleterre et du nord de l'Europe, malgré la carnivorité presque générale des habitants. Il n'est pas démontré que la pierre soit moins fréquente chez les campagnards que parmi les gastronomes des villes, qui d'ailleurs ne l'ont pas tous, à beaucoup près. Il est bien prouvé, en outre, que plus de la moitié des calculeux appartiennent à un âge de la vie où l'on ne se nourrit pas de gibier, où les voies digestives s'accommodent même moins bien d'une nourriture animale que de substances tirées du règne végétal. Enfin, on connaît assez d'exemples d'enfants qui sont venus au monde avec la pierre

(1) *Traité de la lithotomie*, p. 24.
(2) *Oper. chirurg. démonstr.* 3, p. 129.
(3) *Medic. chir. Trans.*, t. ix, p. 443.

dans les reins ou la vessie (1), pour être certain aujourd'hui
qu'Hippocrate a commis une erreur en avançant que la ma-

(1) Sans être très-communs, les cas d'affection calculeuse pendant la première année de la vie ne sont rien moins que rares. M. Crosse en cite deux,
d'après des documents qu'il a reçus du Bengale (*A treatise on the urinary
calculus*, p. 2), et Denys assure avoir vu plusieurs enfants de huit à dix mois,
qui souffraient de la pierre dans la vessie. Brendel parle de deux enfants,
dont l'un était âgé de deux jours à peine, et l'autre de huit mois environ,
qui, non-seulement avaient rendu des calculs avant de mourir, mais qui
encore en présentèrent à l'intérieur après leur mort (*Program. de calcul.
vesicœ*, n° 2). Vanswieten (*Comment. in Aphor*, p. 209) rapporte qu'un enfant de cinq mois rendit par la verge deux pierres de la grosseur d'un petit
pois. Sandifort (*Obs. anat. patholog.*, lib. 3, c. 3, p. 55) a donné l'histoire
d'un enfant de treize mois, qui depuis long-temps rendait des graviers,
et après la mort duquel, par suite d'une rétention d'urine, on trouva la
partie membraneuse de l'urètre obstruée et percée par un calcul aigu. Harder (dans Lieutaud, *Hist. med.*, t. i, p. 271) fait mention d'un enfant de
trois mois, qui éprouvait des symptômes de néphrite : cet enfant mourut à
l'âge de deux ans; on trouva beaucoup de matière sablonneuse dans le rein
gauche et un calcul oblong à l'entrée de l'urètre. Wilson (*Lectures on the
structure and diseases of the urinary organs*, p. 210) a taillé un enfant au-
dessous de deux ans; les détails donnés par la mère lui firent penser que le
calcul avait dû commencer à se former immédiatement après la naissance.
Ayant ouvert le corps d'un enfant au-dessous de sept mois, il trouva dans sa
vessie un calcul de la grosseur d'un pois : cet enfant n'avait jamais pu retenir ses urines depuis sa naissance. M. Prael a traité une jeune fille qui souffrait des voies urinaires depuis sa naissance, et dans les deux reins de laquelle
on trouva des concrétions miliaires, pesant ensemble dix grains, dures,
d'un jaune clair, raboteuses à la surface, et composées de phosphate calcaire,
d'acide urique et d'albumine (*Journal de Hufeland*, 1832, cah. 3). Kern
prétend même (*Die Steinbeschwerden*, p. 4) que l'origine de l'affection calculeuse remonte à la plus tendre enfance, notamment à la période de la
première dentition, ce que semblent confirmer les observations de Saucerotte; car la plupart des enfants que cet opérateur délivra de grosses pierres
vésicales étaient âgés de six ans. M. Heine a également vu deux garçons de
quatre ans, qui portaient de volumineux calculs dans la vessie (Schmidt,
Jahrbuecher, t. v, p. 241, 244). M. Key a taillé un enfant de seize mois,
et assisté à l'opération faite sur un autre enfant de treize mois (*Guy's hospi-

ladie est rare pendant les premiers temps de la vie (1). Et quoi qu'ait pu dire Aristote (2), les calculs urinaires ne se voient pas chez l'homme seul. Ils sont très-communs chez les animaux, herbivores et carnassiers. On en a trouvé chez le

tal reports, 1837, p. 17.) M. Gillard (*Diss. sur la taille sus-pubienne*, 1819, p. 4) parle d'un enfant de deux mois et demi, qui avait la pierre, et qui fut taillé avec succès par un praticien de Paris. M. Wackenroder (*Neue Jahrbuecher der Chemie und Pharmacie*, t. VIII, p. 407, t. IX, p. 7 et 67) a fait l'analyse d'un calcul trouvé dans le rein d'un enfant de sept semaines. On lit dans les *Éphémérides* des curieux de la nature (t. IV, p. 544) que des calculs rénaux furent trouvés chez un enfant de trente semaines, et dans les *Memorie per i curiosi di medicina* (Naples, 1800-1802 t. VI, p. 145), qu'un calcul fut extrait de la fosse naviculaire d'un enfant, vingt-quatre heures après sa naissance. Earle (*Practical observations for the stone*, p. 5) parle d'un enfant de six mois, nourri uniquement au sein, qui rendit une grande quantité de graviers. M. Walther (*Journal de Græfe*, t. I, p. 407) a vu une pierre aplatie et arrondie, rendue par un enfant mâle de trois mois. Frank rapporte qu'un médecin célèbre vit mourir un enfant de deux jours et un autre de huit, au milieu de convulsions déterminées par le passage de petits calculs à travers l'urètre. Hoffmann (*Diss. de morbis fœtuum in utero materno*, § 7) donne l'histoire d'une petite fille morte à l'âge de trois semaines, dont la vessie contenait une pierre grosse comme un noyau de pêche. Lœseke (*Obs. anat. chir. med.*, p. 39) en a trouvé une du volume d'un pois dans le bassinet du rein d'un nouveau-né. Naumann (*Handbuch der medicinischen Klinik*, t. VI, p. 463) a vu un enfant nouveau-né qui rendait de temps en temps un sable jaunâtre avec l'urine. Ehrlich (*Chirurgische Beobachtungen*, t. I, p. 205) assure même qu'on a trouvé des embryons dont les organes urinaires contenaient des calculs, et en effet M. Walther (*loc. cit.*) a découvert plusieurs concrétions pierreuses dans les reins d'un fœtus de huit mois. J'ai cité, dans le cours de cet ouvrage, divers autres faits analogues, par exemple, d'après M. Hodgkin, le cas d'un enfant de deux ans dont la vessie recelait deux grosses pierres, et d'après M. Scultigna celui d'un enfant d'un jour, de la fosse naviculaire duquel on retira un calcul.

(1) *Aphor.*, sect. 3, n° 26.

(2) *Problemat.*, sect. 10, §. 42, p. 640.— Cependant Aristote dit ailleurs (*De part. animal.*, l. 3, c. 4) qu'on rencontrait fréquemment des pierres dans les reins des animaux offerts en sacrifice aux dieux.

rat (1), le lapin (2), le cochon (3), le cheval (4), l'âne (5),

(1) *Voyez* Rosinus Lentilius (*Misc. med. pract.*, p. 215) ; Ruysch (*Thes. anat.*, IV, p. 31) ; Morand, Fourcroy et Vauquelin, Marcet (*loc. cit.*, p. 137) ; Berzelius, Yelloly (*Philos. Trans.*, 1829, p. 78) ; Lassaigne (*Archives génér.*, t. VII, p. 289). — Les calculs urinaires sont très-communs chez les souris.

(2) *Voyez* Marcet (*loc. cit.*, p. 137), et Brande (*Philos. Trans.*, 1808, p. 236.)

(3) Je possède deux calculs de cochon, l'un sphérique, l'autre légèrement aplati ; ils ont l'un dix et l'autre douze lignes dans leur plus grand diamètre. *Voyez* aussi *Misc. Nat. Cur.* (dec. 1, ann. 8, obs. 246, p. 438 ; calcul vésical de six onces et cinq gros). — Fehr (*De scorzoner*, p. 142 ; calcul vésical). — Sachs (*Gammarolog.*, l. 1, c. 14, §. 6, p. 293). — Fabrice de Hilden (*Obs. chirurg.*, cent. 4, obs. 24, p. 308 ; calcul urétral, gros comme une châtaigne). — Bocone (*curiose Bemerkungen*, p. 448 ; calcul vésical de la grosseur d'un œuf de pigeon). — Fourcroy et Vauquelin, Marcet, Berzelius, Brugnatelli (*Annal. de chim.*, t. XXXII, p. 184). — Brande (*Philos. Trans.*, 1808, p. 236). — Caventou (*Archives génér.*, t. IX, p. 448). — Walther (*Journ. de Grœfe*, t. I, p. 204). — Smith (*med. chir. Trans.*, t. XI, p. 13). — Bartholdi (*Ann. de chim.*, t. XXXII). Yelloly (*Philos. Trans.*, 1829, p. 78).

(4) Lemery (*Hist. de l'Acad. des Scienc.*, 1700, p. 41 ; calcul vésical de vingt-trois onces et sept gros, ayant le volume d'un petit melon de quatre pouces et un tiers de diamètre dans un sens, quatre et un quart dans l'autre). — Fourcroy (*Ann. de chim.*, t. XVI, p. 98). — Pearson (*Philos. Trans.*, 1798, p. 44-45). — Brande (*Philos. Trans.*, 1808, p. 254). — Marcet, Smith (*med. chir. Trans.*, t. XII, p. 13). — Wurzer (*Program.*, 2, p. 18). — Gurlt (p. 38). Tous ces calculs sont rénaux. — Pearson (*ibid*). Brande (*ibid.*) et Marcet, citent des calculs vésicaux. Gœbel (dans le *Journal de Schweigger*, t. XXXIX, p. 438) a décrit une gravelle. M. Chouard (*Rec. de méd. vétérin.*, t. I, p. 359) a trouvé plusieurs calculs de la grosseur d'un pois dans le rein gauche d'un cheval, et un dans l'uretère du même côté.— On sait que le fameux étalon Raimbault est mort de la pierre, il y a quelques années.

(5) M. Plasse (*Rec. de méd. vétérin.*, t. V, p. 629) signale un calcul extrait de l'urètre d'un baudet de cinq mois ; il pesait une once et demie, et avait cinq centimètres de long, sur neuf de circuit ; sa forme était cylindrique, et sa surface rugueuse.

le bœuf (1) et la brebis (2); on en a vu également chez le

(1) Calcul triangulaire, ayant le brillant et la couleur de l'or, et composé de minces feuillets jaunes, transparents, dans le rein d'une vache (*Misc. Nat. Cur.*, dec. 1, ann. 4 et 5, obs. 168, p. 224); petits calculs ronds et brillants, dans la vessie d'un bœuf (*ibid.*). Pierre dure et comme métallique dans l'urètre d'un bœuf (Borellus, *Hist. et obs. rare*, cent. 1, obs. 5, p. 9); plusieurs calculs, dont un gros, trouvés par Libavius dans un rein de bœuf (Hornang, *Cista med.*, ep. 78, p. 213); pierres rénales de bœuf, d'un blanc et d'un jaune métallique, vues par Libavius (*ibid.*, ep. 65, p. 182); sable d'apparence métallique; et petites pierres globuleuses, brillantes, de couleur d'or, trouvées par Spilinberg dans la vessie d'un bœuf (Sachs, *Gammarolog.*, l. 1, c. 14, p. 297); une poignée de petites pierres dorées dans la vessie d'un bœuf (Rosinus Lent lius , dans *Misc. Nat. Cur.*, dec. 3, ann. 7 et 8, obs. 77, p. 121); calculs extraits des reins d'un bœuf (Wagner, dans *Misc. Nat. Cur.*, dec. 2, ann. 4, obs. 78, p. 162); calcul retiré du rein d'un bœuf (Schrœck, dans *Misc. Nat. Cur.*, dec. 1, ann. 4 et 5, obs. 165, p. 224); plusieurs calculs dans la vessie d'une vache, *cujus tunica interior facta erat lapidea* (Ruysch, *Thes. anat.*, 4, p. 23); grand nombre de calculs d'un jaune doré, et d'apparence métallique, dans la vessie d'un bœuf (Rommel, *Misc. Nat. Cur.*, dec. 2, ann. 5, obs. 146, p. 297); petits calculs dorés trouvés dans la vessie d'un bœuf (Vicq-d'Azyr dans les *Mém. de la Soc. de méd.*, 1779, p. 216); petits calculs ronds et d'un jaune doré assez éclatant dans la vessie d'un bœuf (Chopart, *Traité des malad. des voies urinaires*, t. i, p. 229) ; deux cents pierres peu volumineuses, sphériques, lisses et ayant la couleur de l'or bruni, dans la vessie d'un bœuf (*Trans. Philos.*, 1674, n° 101, art. 4) ; sept ou huit petites pierres, d'une couleur semblable à celle de l'airain, retirée de la vessie d'une vache (Morgagni, *De sed.*, ep. 42, n° 17). Trois calculs à surface lisse et dorée, trouvés l'un dans le rein d'un bœuf, les deux autres dans la vessie d'une vache, ont été présentés à l'Académie de médecine (*Bulletin de l'Acad. de méd.*, 1837, p. 354). *Voyez* pour des calculs rénaux, Wurzer, *Program.*, 1, p. 14), Rupp (*loc. cit.*, 1, p. 148) et l'*Edinb. med. and surg. journal* (t. xii, p. 432); pour des calculs vésicaux, Brande (*Philos. Trans.*, 1808, p. 235) et les *Annales de chimie* (t. ix, p. 324, ; t. xxii, p. 480); pour un calcul urétral, Wurzer, dans le *Journal de Schweigger* (t. xxxvi, p. 321).

(2) Brande (*Philos. Trans.*, 1808, p. 235; calcul rénal). — Lassaigne (*Journ. de chim. méd.*, t. vi, p. 449; calcul urétral d'agneau, entièrement formé de silice).

chien (1), le chat (2), les poules (3), la tortue (4), et les es-

(1) Calcul d'une livre et demie dans la vessie d'un chien (*Misc. Nat. Cur.*, dec. 2, ann. 7, obs. 136, p. 263); calcul gros comme un pois, rendu par une petite chienne, et suivi de plus de cinquante autres, pesant un scrupule dix-huit grains, seize grains, etc., et les plus petits de un à cinq grains (*Misc. Nat. Cur.*, dec. 1, ann. 3, obs. 23, p. 40) ; calcul de trois onces dans la vessie d'un chien (*Misc. Nat. Cur.*, dec. 3, ann. 9 et 10, obs. 170, p. 301); autre calcul vésical de chien (Bartholin, *Dom. anat.*, p. 43); calcul rem-plissant la vessie, et envoyant un prolongement dans l'urètre (Paullini, *Cy-nograph. curiosa*, sect. 1, c. 3, p. 49); autre calcul vésical (Stein, *Litho-graph. cur.*, § 13, p. 10); calcul rénal pesant plus d'une once (Bierling, *Thes. théor. pract.*, cas. 3, schol., § 4, p. 30); pierre d'une once, blanche, avec beaucoup de graviers blancs, dans la vessie d'un chien braque, atteint de dysurie ; à l'embouchure de l'uretère se trouvait aussi un calcul de la gros-seur d'un pignon (*Collect. Acad.*, t. vii, p. 139); calculs dans les deux reins d'une chienne, calcul irrégulier dans l'un des reins d'une autre, deux terres ovales et déprimées dans la vessie d'une troisième (Morgagni, *De sed.*, p. 142); n° 17 quelques milliers de petits calculs dans la vessie distendue d'un chien (*Eph. Nat. Cur.*, dec. 3, ann. 5 et 6, obs. 260); calcul dans le canal unique produit par la réunion des deux uretères d'un chien (Morga-gni, *loc. cit.*); calcul rénal chez un chien, pesant trente-six grains, et formé d'urate d'ammoniaque, avec du phosphate de chaux et un peu d'oxalate (Lautour, dans *Rec. de méd. vétérin.*, t. v, p. 345). *Voyez* pour des calculs vésicaux Pearson (*Philos. Trans.*, 1798, p. 48), Marcet, Brande (*Philos. Trans.*, 1808, p. 235), Wollaston (*Philos. Trans.*, 1810). Pre-vost (*Annales de chim.*, t. vi, p. 248), Gauthier de Claubry (*Journal de physique*, t. lxxxvi, p. 464) ; pour un calcul rénal, Lassaigne (*Rec. de méd. vétérin.*, 1828, juin, p. 317); pour un grand nombre de petits calculs dans l'urètre d'un chien, Lassaigne (*Journal de chimie médic.*, t. v, p. 633).

(2) Graviers rendus à plusieurs reprises par une vieille chatte (Paullini, *Cynograph. curiosa*, sect. 1, c. 3, p. 49) ; calcul gros comme une noix chez un cheval (Leibnitz, *Memorabil. Bibliothec. Norimberg*, p. 16). *Voyez* aussi Fourcroy et Vauquelin.

(3) Calcul de la grosseur d'une fève dans l'uretère gauche d'une poule, et trois calculs dans le rein droit (Peyer, *Exercit. anat.*, 49, p. 274).

(4) Walther, dans le *Journal de Græfe*, t. i, p. 199.

turgeons (1) ; on en a rencontré non-seulement dans la vessie, mais encore dans les reins, et jusque dans l'urètre.

Malgré le grand nombre d'exemples que j'ai cités, on en connaîtrait bien d'autres encore, si les symptômes de la maladie étaient déterminés avec précision, et s'il n'arrivait pas très-souvent , chez les animaux comme chez les hommes, qu'ils meurent sans qu'on les ouvre, soit par insouciance, soit parce qu'ils ont trop peu souffert pour qu'on ait songé à la vraie cause de leurs douleurs, soit enfin parce que les accidents soient si vagues et si variables qu'ils semblent se rattacher à une toute autre lésion. A la vérité, les calculs des herbivores, ordinairement composés de carbonates calcaire et magésien (2), contiennent rarement de l'acide urique, quoique ces animaux mangent beaucoup de plantes qui renferment de l'azote ; mais la présence de cet acide, de l'urate d'ammoniaque, de l'oxalate calcaire et même de l'oxide cystique a été constatée dans ceux du chien. D'après l'examen que M. Lassaigne a fait des calculs réunis dans la collection de l'école d'Alfort (3), les substances, rangées suivant l'ordre de leur plus grande fréquence, sont le phosphate ammoniaco-magnésien, avec phosphate calcaire, l'urate d'ammoniaque, avec mélange de phosphate de chaux, l'oxalate calcaire et enfin l'oxide cystique, mêlé avec du phosphate de chaux. Il est surtout digne de remarque que le calcul qu'on a trouvé dans une tortue, animal herbivore, était composé en entier d'urate d'ammoniaque, sans traces d'aucune autre substance (4).

Le rapprochement de tous les faits connus renverse donc une théorie échafaudée à la hâte sur quelques observations incomplètes, comme l'analyse chimique était venue faire justice du préjugé qui attribuait les calculs vésicaux aux agglo-

(1) Berzelius, *Traité de chimie*, t. VII, p. 43-.
(2) Thénard, *loc. cit.*, p. 217.
(3) *Recueil de méd. vétérin.*, t. v, p. 448.
(4) *Journ. de Græfe*, t. I, p. 199.

mérations de matière ligneuse qui remplissent le parenchyme des fruits si improprement appelés pierreux (1).

Les résultats des expériences faites sur les animaux vivants ne sont pas plus concluants. Un chien, que M. Magendie avait mis à l'usage du sucre blanc pour tout aliment, et de l'eau distillée pour unique boisson, périt au bout de trente-deux jours dans un état complet d'émaciation et d'épuisement; son urine, analysée par M. Chevreul, était sensiblement alcaline, sans aucune trace d'acide urique ni de phosphates (2). Comme le sucre ne contient point d'azote, on a conclu de là qu'il n'existe d'acide urique dans l'urine qu'autant que les animaux se nourrissent de chair et autres aliments azotés. Ce raisonnement n'est pas plus légitime que celui qui a été examiné précédemment.

D'abord il n'y a rien d'étonnant à ce qu'un chien, animal carnivore de sa nature, succombe sous l'influence d'un régime si peu en harmonie avec ses besoins que celui du sucre et de l'eau distillée; mais ce régime ne saurait être supporté non plus par un animal herbivore, car une brebis que MM. Macaire et F. Marcet (3) nourrirent exclusivement avec du sirop de sucre, périt aussi au bout d'un petit nombre de jours. D'ailleurs les substances azotées produisent un effet semblable; une oie que MM. Tiedemann et Gmelin (4) avaient nourrie avec du blanc d'œuf durci, mourut bientôt dans un état de maigreur effrayante, comme d'autres auxquelles ces habiles expérimentateurs n'avaient donné que de la gomme, du sucre ou de l'amidon. La seule conclusion donc qu'on puisse tirer de ces expériences, c'est que les animaux ont besoin de plu-

(1) Vauquelin et Macquart, dans Fourcroy, *Journ. des découvertes en médecine*, t. I, p. 232.

(2) *Recherches sur la gravelle*, p. 9.

(3) *Annales de chimie*, t. LI, p. 371.

(4) *Recherches expérimentales sur la digestion*, t. II, p. 268.

sieurs substances contenant des proportions inégales d'éléments pour produire les différents matériaux nécessaires à leur nutrition.

D'un autre côté, l'acide urique augmente ou diminue dans des circonstances où l'on ne peut admettre aucune influence exercée par les aliments. Nysten, par exemple, a remarqué que l'urine était fort acide et riche tant en albumine qu'en urée, dans la péritonite (1); M. Henry qu'elle contenait, dans le rhumatisme, de l'albumine, avec beaucoup d'urée, de l'acide rosacique et peu d'acide urique (2); MM. Krimer (3) et Naveau (4), qu'après la section des nerfs rénaux, grand sympathique et pneumo-gastrique, ce liquide était chargé d'albumine et de cruor, mais renfermait peu d'acide urique et d'urée; M. Hankel (5), que les commotions de la moelle épinière la rendaient ammoniacale, y diminuaient la proportion de l'urée, et en faisaient disparaître l'acide urique; M. Brodie (6), qu'elle est essentiellement alcaline dans les lésions de la colonne vertébrale; enfin Dupuytren (7) et M. Ollivier (8), que, de toutes les maladies, la paraplégie est celle dans laquelle les sondes placées à demeure se recouvrent le plus souvent et le plus promptement d'incrustations salines. Il entre donc en jeu des causes autres que le mode d'alimentation, et qui, pour n'avoir point encore été appréciées, pour être peut-être même inappréciables, n'en jouent pas moins un rôle fort important. Comment concevoir autrement que par une influence jusqu'ici inaperçue, le fait rapporté par M. Las-

(1) *Recherches de physiologie*, p. 252.
(2) *Journ. de chim. méd.*, t. v, p. 205.
(3) *Physiologische Untersuchungen*, p. 35 et 43.
(4) *Experimenta circa urinæ secretionem*, p. 16 et 31.
(5) *Medizinische Zeitung*, t. III, p. 89.
(6) *Lectures on the diseases of the urinary organs*, p. 161.
(7) *Leçons orales*, 1822.
(8) *Traité des maladies de la moelle épinière*, t. I, p. 144.

saigne (1) d'un fou dont l'urine, après qu'il fut demeuré dix-huit jours sans boire ni manger, ne présenta aucune anomalie dans sa composition, si ce n'est seulement qu'elle était très-concentrée, c'est-à-dire qu'elle contenait moins d'eau qu'à l'ordinaire?

Comme c'est surtout en raison de l'azote que l'acide urique renferme qu'on a imaginé l'hypothèse de la production des calculs dont cet acide fait la base par les aliments très-azotés, il me paraît utile de présenter sous forme de tableau la composition élémentaire de quelques-uns des matériaux que l'urine renferme dans l'état ordinaire ou dans celui de maladie.

NOMS DES SUBSTANCES.		Azote.	Carbone.	Hydrogène.	Oxigène.	NOMS des OBSERVATEURS.
Acide urique.		33, 37	36, 00	2, 36	28, 27	Liebig (2) et Mitscherlich (3).
Acide urobenzoïque. . . .		7, 82	60, 76	4, 92	26, 50	Lieb. (4), Mits. (5) et Dumas (6).
Urée. , ...		46,782	20,198	6,595	26,425	Prout (7).
Albumine du sang. .	artériel.	15,562	53,009	6,993	24.436	Mitscherlich (8).
	veineux.	15,505	52,652	7,359	24,484	Id.
Oxide cystique.		11, 85	29, 88	5, 12	53, 15	Prout (9).
Sucre diabétique.		»	40,461	6,606	52,933	Prout (10).
Acide oxalique.		»	33, 76	»	66, 24	Berzelius (11).
Acide lactique.		»	42, 92	6, 12	48, 96	Mitscherlich (12).

(1) *Journ. de chim. méd.*, t. I, p. 172.

(2) *Annalen der Pharmacie*, t. X, p. 47. — (3) Poggendorff, *Annalen*, t. XXXIII, p. 335. — (4) *Annalen der Pharmacie*, t. XII, p. 20. — (5) Poggendorff, *Annalen*, t. XXXIII, p. 335. — (6) *Annales de chimie*, t. LVII, p. 327. — (7) Berzelius, *Traité de chimie*, t. VII, p. 378. — (8) *Iahrbuecher der Chemie und Physik*, 1828, t. III, p. 94. — (9) Berzelius. *loc. cit.*, p. 426; l'analyse donnée par M. Lassaigne est fort différente; elle indique : azote 34,0 ; carbone 36,2 ; hydrogène 12, oxigène 17,0. — (10) Berzelius, *loc. cit.*, p. 409. — (11) Berzelius, *loc. cit.*, t. II, p. 96. — (12) Berzelius, *Iahresbericht*, 13ᵉ année, p. 383.

On voit que les neuf substances qui figurent au tableau se classent de la manière suivante, sous le rapport :

1° De la proportion d'*azote* : urée, acide urique, albumine du sang-artériel, albumine du sang veineux, oxide cystique et acide urobenzoïque : il n'y a d'azote ni dans le sucre diabétique, ni dans les acides lactique et oxalique.

2° De celle du *carbone* : acide urobenzoïque, albumine artérielle, albumine veineuse, acide lactique, sucre diabétique, acide urique, acide oxalique, oxide cystique, urée.

3° De celle de l'*hydrogène* : albumine veineuse, albumine artérielle, sucre diabétique, urée, acide lactique, oxide cystique, acide urobenzoïque, acide lactique; il n'y a point d'hydrogène dans l'acide oxalique.

4° De celle de l'*oxigène* : acide oxalique, oxyde cystique, sucre diabétique, acide lactique, acide urique, acide urobenzoïque, urée, albumine veineuse, albumine artérielle.

L'urée est donc le plus azoté de tous les matériaux de l'urine, et, sous ce rapport, la différence entre elle et l'acide urique est fort considérable. Il y a là assurément une circonstance à laquelle les partisans de l'hypothèse dont je m'occupe en ce moment auraient dû avoir égard. Nulle proportion nécessaire et constante ne paraît exister entre l'acide urique et l'urée. En effet, Prout (1) dit avoir souvent trouvé, chez des sujets disposés aux pierres phosphatiques, une quantité d'urée si considérable dans l'urine, qu'en versant de l'acide nitrique dans celle-ci, cette substance cristallisait d'elle-même sans qu'il fût nécessaire d'évaporer la liqueur. D'un autre côté, au rapport de Hieronymi (2), l'urine du lion, du tigre, de la panthère, du léopard et de la hyène, animaux qui ne vivent absolument que de chair, contient si peu d'acide

____

(1) *Annales de chimie*, t. x, p. 369.

(2) *Iahrbuecher der Chemie*, 1829, t. iii, p. 322.

urique, que la quantité de cette substance ne s'élève pas à plus de 0,00022 de son poids; mais elle est rendue acide par de l'acide lactique, et renferme en outre beaucoup d'urée (trente pour cent), dont la prompte décomposition en carbonate d'ammoniaque amène la saturation de l'acide et détermine l'alcalescence du liquide. M. Schneider a cité l'exemple d'un homme pléthorique, vivant exclusivement de matières animales, et qui n'avait jamais éprouvé aucun symptôme de gravelle, mais dont l'urine était phosphorescente au point de luire dans l'obscurité (1). Enfin il est digne de remarque :

1° Que la pierre peut coïncider avec le diabète. On cite (2) un malade, atteint depuis quelque temps de violentes coliques périodiques, qui rendait une urine chargée de sucre, dans laquelle il ne se formait jamais de dépôt sableux; cet homme fut pris enfin d'un grand spasme de vessie et de fortes douleurs dans l'urètre, d'où l'on retira un gros gravier de pur oxalate calcaire. Chez un autre malade, mort du diabète sucré, on trouva l'un des reins ayant à peu près le volume et la forme du cœur, et offrant trois cavités, dontdeux contenaient du pus, tandis que la troisième renfermait des calculs friables; toutes ces cavités étaient tapissées par une membrane accidentelle, grisâtre et très-résistante, et ce qui restait de la substance propre du rein présentait une teinte noirâtre, ardoisée, avec plusieurs petites cavités, danslesquelles il y avait ou du pus, ou des calculs (3). Malheureusement l'auteur ne fait pas connaître la nature des concrétions urinaires; quant à l'urine rendue pendant la vie, par le malade, M. Caventou a conclu, de l'action des réactifs, qu'elle ne contenait ni acides urique, carbonique et phospho-

(1) *Medic. Conversationsblatt,* 1831, n° 21, p. 162.
(2) *London med. gazette,* 1834, novembre.
(3) Lefèvre, *Du diabète sucré,* p. 26.

rique à l'état libre, ni urates, ni carbonates, mais qu'elle était formée de chlorure de sodium en grande quantité, de très-peu de phosphate d'ammoniaque, d'albumine, de quelques atomes d'urée, et d'une petite quantité de matière sucrée, à laquelle elle devait sa saveur, quoiqu'elle ne fournît ni alcool, ni acide acétique, par la fermentation.

2° Que l'absence de l'urée et de l'acide urique n'est point un phénomène constant dans le diabète. M. Barruel n'a jamais trouvé d'acide urique dans l'urine des diabétiques, mais il y a rencontré une fois parties égales de sucre et d'urée. Cette substance y a été observée aussi par MM. Horn (1), Schindler (2), Dulk (3) et Meissner (4). M. Berzelius a examiné l'urine très-chargée de sucre d'un diabétique, qui se faisait remarquer par son abondante proportion d'acide urique (5). Jackson a découvert dans ce liquide de l'urée, de l'acide urique et de l'oxide xanthique (6). John y a trouvé des traces d'urate de potasse (7), et Cantin, en analysant l'urine bleue rendue par une jeune fille de huit ans, y a rencontré, outre du sucre, un peu d'acide urique et d'urée, avec du bleu de Prusse (8), association très-remarquable en ce qu'elle annonce que la prédominance de l'hydrogène n'exclut pas la présence de l'azote, qui peut même se combiner en partie avec lui pour produire du cyanogène. Aussi M. Kane (9) a-t-il cru pouvoir poser en principe que les reins des diabétiques produi-

(1) *Archiv.*, 1833, cah. 5.

(2) *Magazin de Rust.*, t. xxxvii, cah. 2.

(3) *Journal de Hufeland*, 1827, cah. 7, p. 55.

(4) Berzelius, *Traité de chimie*, t. vii, p. 410.

(5) *Iahresbericht.*, 6ᵉ année, p. 283.

(6) Froriep, *Notizen*, t. xlvii, p. 240.

(7) *Chemische Tabellen des Thierreichs*, p. 38.

(8) *Journ. de chim. médic.*, t. ix, p. 104.

(9) *London medical gazette*, 1832, avril.

sent autant d'urée que ceux des personnes en santé, et que c'est la seule abondance du véhicule qui fait que leur urine en contient une moindre quantité relative, conclusion exacte peut-être dans certains cas, mais qui ne saurait s'appliquer à tous ; car, d'un côté, en admettant, avec Cruikshank, qu'un homme bien portant rend en vingt-quatre heures trente-six onces d'urine, d'une pesanteur spécifique de 1005 à 1033, et contenant cinq cent trente-cinq grains, ou environ neuf gros, de substance solide, d'un autre côté, en interrogeant la table que Henry (1) a donnée des diverses quantités d'extrait solide contenu dans chaque pinte d'urine de diabétique depuis la pesanteur spécifique de 1020 jusqu'à celle de 1050, on voit qu'à la pesanteur moyenne de 1036, chaque pinte contient une once trois gros et demi de substance solide, ce qui fait plus de quatorze onces pour vingt-quatre heures, en supposant que la quantité d'urine évacuée par le malade pendant ce laps de temps s'élève à dix pintes, ce qui n'est pas rare.

Quelque éloignée en apparence que cette digression soit de mon sujet, elle s'y lie néanmoins d'une manière étroite, car la nosogénie et la thérapeutique du diabète ont ressenti, comme celles de la gravelle, mais en sens inverse, l'influence des théories chimiques transportées dans le champ de l'organisme, puisque l'alimentation animale exclusive a été mise au premier rang de ses moyens de guérison, de même que l'alimentation végétale exclusive a été placée en tête des moyens préservatifs et curatifs de la gravelle. Du reste, les explications n'ont point été les mêmes pour l'une et l'autre maladies; car MM. Prevost et Dumas ayant découvert de l'urée dans le sang d'animaux auxquels ils avaient extirpé les reins, phénomène constaté depuis par les expériences de MM. Tiedemann et Gmelin (2), ils ont admis que si on n'en ren.

(1) *Annals of philosophy*, t. I, p. 27.
(2) *Annales de Poggendorff*, t. XXXI, p. 303.

contre pas dans le sang ordinaire, c'est qu'elle s'y trouve en
trop petite quantité, étant entraînée sans cesse par l'urine,
mais qu'elle n'y existe pas moins, et qu'ainsi que les lactates
de ce dernier liquide, elle est le produit non d'une action organique, mais d'une simple filtration exercée par les reins (1).
Cette hypothèse n'avait pu être appliquée au sucre diabétique,
que Wollaston, Vauquelin, MM. Berzelius, Henry et Soubei-
ran (2) ont cherché en vain dans le sang des sujets atteints du diabète; mais M. Ambrosiani ayant réussi à obtenir de ce sang du
sucre cristallisé et un sirop fermentescible (3), les physiologistes enclins à transporter les lois de la physique ordinaire
dans l'économie vivante, ne seront plus arrêtés par une difficulté qui jusqu'ici les avait beaucoup contrariés.

Quoi qu'il en soit, tout se réunit pour prouver que les opinions émises jusqu'à ce jour sur la cause prochaine des calculs
urinaires, en tant que placée dans le régime surtout, manque
de fondement, et que, pour arriver à une théorie satisfaisante
de l'affection calculeuse, on aurait besoin de posséder, sur
toutes les anomalies de l'urine, et sur les conditions organiques
ou autres dont elles dépendent, des notions qui nous manquent.

L'hypothèse de l'influence des substances azotées sur la
production des pierres urinaires n'est pas la seule théorie
chimique qu'on ait construite pour expliquer le développement de l'affection calculeuse. Hérissant avait déjà soutenu (4)
que l'acide devenu libre dans les sucs animaux, dissout la matière calcaire des os, et donne ainsi naissance à des concrétions goutteuses, ou se dépose dans les reins, et il était parti
de là pour expliquer l'utilité vraie ou prétendue des alcalis.

(1) *Journal de physique*, 1822, p. 242.
(2) *Journal de pharmacie*, t. XII, p. 32.
(3) Froriep, *Notizen*, t. XLVII, p. 31.
(4) *Mém. de l'Acad. des Sc.*, 1758, p. 325.

Ces idées ont été développées depuis par Wollaston (1) et par Wilson Philip. M. Walther prend seulement en considération la surabondance de l'azote : il a égard aussi à un défaut relatif d'hydrogène, qui, suivant lui, produit des concrétions d'acide urique quand l'azote prédomine en même temps, et d'acide oxalique lorsque ce dernier élément est au-dessous de la proportion normale; d'ailleurs, il pense que l'acide urique des pierres urinaires est plus riche en oxygène que celui de l'urine ordinaire, ce qui n'est qu'une conjecture sans preuves. M. Wetzlar fait dépendre la pierre de la présence, à l'état libre, dans l'urine, de l'acide urique qui, suivant lui, n'y existe normalement qu'à l'état d'urate de soude; cet écrivain pense que, chez l'homme en santé, l'acide lactique, seul acide qui puisse subsister avec l'urate de soude sans le décomposer, est celui qui acidifie l'urine; mais que quand, par l'effet d'une oxidation plus considérable, cet acide vient à être remplacé par un autre plus fort, l'acide urique est mis à nu et se précipite. M. England admet, dans les capillaires des reins, une activité anormale qui fait que ces organes sécrètent un liquide dans lequel les parties constituantes de l'urine ne peuvent plus se trouver en proportions réciproques convenables, ce qui d'ailleurs coïncide toujours, d'après son opinion, avec une maladie de la membrane muqueuse intestinale ou de la peau. Je ne discuterai aucune de ces hypothèses, dont le simple énoncé suffit pour faire voir combien elles sont arbitraires et vagues.

Il est bien connu aujourd'hui que beaucoup de substances, de nature très-diverse, sortent du corps par la voie des urines. On peut s'en convaincre chaque jour dans la pratique, et les physiologistes, notamment MM. Wœhler (2) et Stehberger (3), l'ont démontré par des expériences qui remplis-

---

(1) *Philos. Trans.*, 1797, P. II, p. 386.
(2) Tiedemann, *Zeitsc fuer Ph ysiologie*, t. I, p. 128.
(3) *Ibid.* t. II, p. 49.

sent toutes les conditions nécessaires pour inspirer la confiance. Je citerai seulement ici les acides benzoïque, citrique, gallique, hydrosulfurique, malique, nitrique, oxalique, succinique et tartrique, les acétates de potasse et de soude, les carbonates alcalins, le chlorate, le nitrate et le sulfate de potasse, le sulfate et le borate de soude, le sulfure et le sulfocyanure de potassium, le tartrate de nickel et de potasse, le sulfate de magnésie, le chlorure de barium, le cyanure de fer et de potassium, l'iode, le fer, l'arsenic, le mercure, la silice (1). Ce phénomène s'opère même pour ainsi dire à chaque instant de la vie, surtout en ce qui concerne les acides, les sels et les matières colorantes végétales; mais il n'a rien de commun avec la formation des calculs, dont on n'a point encore re-marqué qu'aucun se développât à la faveur d'une telle in-fluence: tout au plus pourrait-il rendre raison de quelques particularités rares qu'on rencontre dans la constitution de certaines pierres vésicales ferrugineuses, siliceuses ou odo-rantes.

Les erreurs contre lesquelles je viens de m'élever ne sont point les seules que des vues trop rétrécies aient fait surgir. On a dit, par exemple, que la gravelle se formait spécialement dans les lieux où l'urine séjourne le plus. L'assertion est fausse de toute évidence, car la plupart des sables et des gra-viers se développent dans les reins, tandis que c'est dans la vessie que l'urine fait le plus long séjour.

On a dit encore que tout ce qui retardait la marche et la sortie de l'urine favorisait la formation des sables et des gra-viers, considérés comme résultat d'une précipitation de sels terreux ou autres. Cet effet n'est point constant. Un très-grand nombre de malades ont des retrécissements de l'urètre, des

____

(1) Herr, *Theorie der Arzneywirkungen*, p. 40. — Chevallier, *Essai sur la dissolution de la gravelle*, p. 125. — Burdach, *Traité de physiologie*, t. VIII, p. 333.

engorgements de la prostate, qui s'opposent au libre écoulement de l'urine, ou une paresse de vessie, par suite de laquelle le liquide séjourne dans son réservoir beaucoup plus long-temps qu'il ne devrait le faire. Cependant la gravelle n'est pas plus fréquente chez eux, abstraction faite toutefois de l'influence morbide que ces états peuvent exercer sur la sécrétion urinaire ou muqueuse, et de l'obstacle mécanique que des graviers déjà formés éprouvent de leur part pour être portés au dehors.

Quelques médecins qui se sont spécialement occupés de la gravelle n'ont considéré cette maladie que chez l'adulte et le vieillard. Ils ont pris, dans ces deux époques de la vie, les circonstances qui pouvaient parler en faveur de leurs hypothèses. Mais la gravelle n'est point rare dans le jeune âge; tous les jours on voit des enfants, même très-jeunes, rendre avec l'urine du sable ou des graviers, et j'en ai cité plus d'un par la verge desquels étaient sortis, spontanément ou à l'aide d'une opération chirurgicale, des calculs d'un volume énorme. Cependant il y a ici des particularités qui frappent : c'est que la pierre l'emporte en fréquence sur la gravelle chez les enfants, tandis que le contraire a lieu chez l'adulte et le vieillard. Nous ignorons à quoi tient cette différence, à moins de la rattacher à la disposition de l'urètre, qui, pendant l'enfance, ne permet pas le passage des graviers quand ils ont acquis un certain développement. Il est bon d'ailleurs de se rappeler que souvent la vessie des enfants ne possède qu'un faible pouvoir d'expulsion, à tel point même que, dans beaucoup de cas, l'urine sort seulement par regorgement, et qu'il est rare que le viscère se vide d'une manière complète. Il est constaté aussi que, dans plusieurs localités, notamment le Danemarck, la gravelle est beaucoup plus fréquente que la pierre.

Si aucune des explications qu'on a présentées jusqu'à ce jour, et dont quelques-unes jouissent encore d'un crédit qu'on doit déplorer, puisqu'elles tournent au détriment des malades, n'est

satisfaisante, de quelle manière devons-nous concevoir la production des calculs urinaires? Laissons parler les faits, et quand
ils se taisent, avouons notre impuissance. Cette méthode vaut assurément mieux que de présenter, fût-ce même avec esprit, une
théorie hasardée, sur laquelle on bâtit ensuite une médica-
tion illusoire ou dangereuse; illusoire, en ce que les promes-
ses faites avec tant d'emphase ne se sont jamais réalisées; dangereuse, en ce qu'elle détourne des vrais moyens de guérison,
et amène même de fâcheuses complications. Ainsi, pour citer
au moins un exemple, on abuse tellement de la magnésie en
Angleterre, que M. Brodie dit avoir vu plusieurs personnes
souffrir beaucoup de calculs magnésiens engendrés ainsi par
la médecine dans leurs intestins (1), et que Wilson, en ouvrant
le corps d'un homme, trouva plusieurs livres de magnésie
réunies dans le colon, au-dessus d'une coarctation du rectum.

Pour ce qui concerne la formation des calculs d'acide urique et d'urate d'ammoniaque dans les reins, nous ne possédons que des données tellement imparfaites qu'à peine doit-
on en tenir compte, et qu'on sent chaque jour la nécessité de
nouvelles observations. Cependant on a remarqué la prédominance de cet acide et de ses composés lorsque les organes
sécréteurs de l'urine étaient sous l'influence d'une irritation
légère, temporaire ou prolongée, mais sans inflammation proprement dite, sans lésion organique. Ainsi elle a lieu après les
courses à cheval ou en voiture (2). J'ai vu très-souvent un exercice violent, ou une forte contention d'esprit, pendant quelques
heures seulement, être suivi de l'émission avec l'urine d'une
grande quantité de sable rouge, plus ou moins fin. Les troubles de la digestion, les affections morales vives, les intempé-
ries atmosphériques, et tout ce qui occasione un ébranlement considérable dans l'organisme, peut amener le même

(1) *Lectures on the diseases of the urinary organs*, p. 154.
(2) Earle, dans *Med. chir. Trans.*, t. xi, p. 227.

résultat. Cette observation, qu'on est à même de vérifier tous les jours, aurait suffi pour prouver qu'on s'était fait illusion relativement à la prétendue influence du régime alimentaire sur la production des sables. Du reste, il y a beaucoup de cas où l'on voit apparaître du sable dans l'urine, sans que le fait puisse être rattaché à aucune circonstance appréciable.

Quant aux concrétions d'oxalate calcaire, il n'a point encore été donné de reconnaître quels sont les états qui ont les rapports les plus directs avec leur formation. Cependant ces états doivent différer assez peu de ceux qui accroissent la proportion de l'acide urique, puisqu'on voit si fréquemment ce dernier alterner avec l'oxalate dans les calculs urinaires. Or il y a là quelque chose de très-remarquable, en raison de la différence qui existe entre la composition élémentaire de l'acide urique et celle de l'acide oxalique. Si les écrivains qui ont fait jouer un si grand role au régime alimentaire dans la production de la pierre avaient pris la peine d'examiner la composition des calculs, ils auraient facilement reconnu que la proportion de l'oxalate calcaire ne diminue pas d'une manière appréciable par le fait d'un régime qui d'après leur opinion devrait produire de l'acide urique. Sous ce rapport les travaux de la chimie n'ont pas été moins utiles que quand ils ont fait voir qu'on s'était trompé en attribuant de l'influence aux eaux séléniteuses. Si en quelques endroits on remarque dans les calculs urinaires la prédominance de l'un des principes de l'urine, rien ne prouve qu'il faille l'attribuer au régime.

Un fait digne de remarque, c'est que Bostock a trouvé, dans l'urine de beaucoup d'enfants calculeux, non-seulement de l'acide oxalique, mais encore de l'albumine. Or M. Rayer a figuré (1) un rein dans la substance duquel on remarquait de petits sables d'un jaune rougeâtre, et qui offrait les caractères

____

(1) *Traité des maladies des reins*, pl. x, fig. 9.

de la néphrite appelée par lui albumineuse : on regrette seulement qu'il n'ait point indiqué la nature de ces graviers.

Les calculs d'oxide cystique sont dans le même cas que les précédents ; les théories purement chimiques qu'on a présentées sur la production de ces corps étrangers, et sur les circonstances capables d'y concourir, ne me paraissent pas d'accord avec les faits, et nous n'avons d'ailleurs aucun moyen de les vérifier. Parmi les quatre malades chez lesquels j'ai rencontré des concrétions de ce genre, deux appartenaient à la classe laborieuse, et habitaient la campagne ; les autres étaient d'une forte constitution et d'une santé parfaite sous tout autre rapport, jouissaient de l'aisance, et passaient leur vie à voyager pour leur agrément. Ces deux derniers étaient frères, particularité que je crois utile de noter, et qui menera peut-être un jour à quelques conclusions importantes, car on m'a parlé naguères de deux frères, habitant les environs de Meaux, qui étaient également atteints de calculs d'oxide cystique, et Marcet cite aussi (1) un exemple de frères chez lesquels il existait des concrétions de cette nature.

Nous sommes un peu plus avancés à l'égard des pierres phosphatiques. Les faits nous apprennent que quand les organes urinaires, les reins comme la vessie, les uretères comme l'urètre, sont le siége d'une phlegmasie prolongée, avec ou sans lésion organique, les dépôts solides qui se forment dans l'urine sont principalement composés de phosphates.

1°. Un malade n'a jamais éprouvé aucun des symptômes qui appartiennent en propre aux affections des organes génito-urinaires, il n'a jamais rendu de graviers, et toutes ses fonctions s'exécutent d'une manière régulière. Un corps étranger vient à pénétrer dans sa vessie : il ne tarde pas à s'y couvrir d'une concrétion, qui parfois même grossit avec une étonnante rapidité. Mais le dépôt se compose de phosphates,

____

(1) *Histoire chimique des calculs*, p. 86.

tout au plus mêlés avec un peu d'acide urique, comme le dit M. Walther (1), ou avec une certaine quantité d'oxalate calcaire, dont M. Brande assure avoir trouvé 0,12 dans une incrustation développée à la surface d'une aiguille (2). Le phénomène a lieu chez l'homme en santé, de même que chez les sujets malades, et s'il est ordinaire, ainsi que je l'ai déjà dit, dans les cas de lésion du cordon rachidien, rien n'autorise à penser que cette dernière lésion influe d'une manière spéciale sur sa manifestation.

Les personnes qui ne voient qu'une opération chimique dans la formation des calculs urinaires ont comparé ici le corps étranger introduit dans la vessie à une baguette que le chimiste place dans un flacon plein d'une dissolution concentrée, autour de laquelle viennent adhérer les cristaux produits par l'évaporation du liquide. La présence du corps étranger dans la vessie a une toute autre portée. Ce corps ne se borne point à attirer les substances concrescibles dissoutes dans l'urine; car alors ce serait celle qu'on voit ordinairement prédominer, c'est-à-dire l'acide urique, qui se solidifierait, tandis que toujours l'incrustation résulte, sinon en totalité, du moins en très-grande partie, d'un dépôt de phosphates.

2°. Un homme rend habituellement, depuis quelques années, un sable rouge avec l'urine, mais il se porte bien d'ailleurs; une affection catarrhale se déclare tout-à-coup dans la vessie ou dans tout autre point de l'appareil urinaire, et persiste; le malade cesse aussitôt de rendre des graviers, et il se forme chez lui une pierre vésicale, ayant un noyau d'acide urique, revêtu d'une couche phosphatique. Si la phlegmasie n'arrive point à un certain degré, le noyau se couvrira, non de phosphates, mais d'acide urique, ou de toute autre substance, par

(1) *Journal de Græfe*, t. I, p. 200, 395.
(2) *Philos. Trans.*, 1808, p. 233.

exemple d'oxalate calcaire , d'urate d'ammoniaque, d'oxide cystique. J'ai eu un grand nombre de fois l'occasion de véri- fier ce résultat. Il n'est ni moins constant ni moins remar- quable lorsque , un calcul existant déjà dans la vessie, un ca- tarrhe vésical intense éclate, par l'effet d'une circonstance quelconque, et se prolonge. La couche calculeuse qui se formera sous l'influence de ce catarrhe sera phosphatique, quelle que soit la nature de la première pierre. Si le catarrhe vésical cesse entièrement, malgré la présence d'un calcul, celui-ci se couvrira d'une nouvelle couche, mais d'autre na- ture.   Enfin , s'il n'y a ni pierre ni graviers à l'époque où le catarrhe éclate, il pourra s'en produire une entièrement phosphatique, comme j'en ai cité quelques exemples. C'est sous ce point de vue surtout que les causes si nombreuses et si variées du catarrhe vésical concourent secondairement à produire la pierre. C'est ainsi également que les apparitions et disparitions alternatives de la phlegmasie vésicale expli- quent d'une manière très-satisfaisante les couches alternantes que présentent certains calculs, quoique, comme j'en ai déjà fait la remarque, ceux-ci puissent arriver dans la vessie cou- verts d'une croûte phosphatique qu'aura provoquée à leur surface une phlegmasie de la membrane muqueuse des reins. C'est ainsi enfin qu'on se rend très-bien raison de la promp- titude avec laquelle les sondes et les bougies se couvrent d'u ne incrustation calcaire lorsqu'on les laisse séjourner trop l ong-temps dans la vessie; car, suivant la remarque fort juste de Forbes (1) , les cas dans lesquels on a d'ordinaire recours à ces instruments, sont ceux précisément où se rencontrent, sinon les conditions organiques même qui déterminent la pro- duction des dépôts phosphatiques, du moins un état qui s'en rapproche beaucoup et qui ne demande plus qu'une bien faible impulsion pour amener cette nouvelle série de phénomènes.

(1) *Treatises upon gravel*, p. 74.

3°. Un malade exempt de toute affection calculeuse éprouve un accident par suite duquel l'urine s'échappe de son réservoir ou de ses conduits naturels. S'il se forme des concrétions urinaires dans le trajet fistuleux, elles sont encore phosphatiques. Si un calcul vésical ou autre s'engage dans ces sinus, il s'y couvre d'une croûte de même nature.

4°. Un malade est tourmenté depuis long-temps par un calcul dans la vessie. A la fin, les phénomènes morbides s'aggravent, et la phlegmasie vésicale se complique de lésions plus ou moins profondes. Nous ne sommes point en mesure de déterminer rigoureusement l'influence de ces lésions sur les dernières couches de la pierre. Cependant un certain nombre de faits constatent qu'elle diffère de celle de la simple phlegmasie. Le calcul continue bien de demeurer phosphatique; mais il se recouvre de feuillets peu épais, ou d'une couche cristalline plus ou moins transparente, quelquefois de tous deux en même temps, c'est-à-dire qu'aux phosphates de chaux et de magnésie, associés déjà au carbonate calcaire, s'ajoute encore une proportion toujours croissante de phosphate ammoniaco-magnésien, qui finit par se dégager de tout mélange et se présenter à l'état de pureté parfaite, même sous forme cristalline.

5°. Si le traitement par la lithotritie se trouve interrompu après le morcellement de la pierre, les fragments qui ne sont pas expulsés se recouvrent d'une couche calcaire, avec d'autant plus de promptitude que l'affection catarrhale est plus intense. Le même phénomène a lieu lorsqu'après la cystotomie ou après la lithotritie des fragmens ont échappé aux recherches et qu'ils sont retirés ou expulsés naturellement au bout de quelque temps.

6°. Quand, après l'extraction de la pierre, par une méthode ou un procédé quelconque, la vessie ne guérit pas complétement, si la pierre se reproduit, elle est en totalité ou en très-grande partie phosphatique, tandis qu'elle pourra être de toute autre nature si cette reproduction ne coïncide pas avec l'état catarrhal, accompagné ou non de lésions organiques. Le célèbre astronome de Zach, que j'ai observé long-temps avec le plus grand soin, ne m'a laissé aucun doute à cet égard. Plusieurs fois, et à des intervalles assez éloignés, j'ai extrait de sa vessie des flocons de mucosités, au centre desquels on voyait de très-petites granulations calcaires, à l'état naissant, qui assurément se seraient réunies en masse, si elles avaient séjourné plus long-temps dans l'organe. Chaque fois, un état de souffrance, qui ne s'était déclaré que depuis peu de jours, cessa aussitôt après l'extraction de ces flocons muqueux et de ces granulations. La reproduction calcaire s'opère, en effet, quelquefois d'une manière pour ainsi dire instantanée, et le malade en est aussitôt averti par ses propres sensations.

Ainsi, les faits nous disent que les matériaux des concrétions d'acide urique, d'urate d'ammoniaque, d'oxalate calcaire et d'oxide cystique naissent dans les reins, par une modification, ou, si l'on veut, par une perversion de l'action glandulaire, quoique leur solidification n'ait lieu parfois que dans la vessie, mais que ceux des incrustations phosphatiques se développent sur tous les points de l'appareil urinaire qui sont tapissés par une membrane muqueuse. L'analyse chimique, quelque incomplète qu'elle soit encore, vient au moins ici au secours des déductions de la pathologie; car le mucus vésical sain contient de l'urate d'ammoniaque, tandis que, dans le catarrhe de vessie, on y trouve presque toujours du phosphaste calcaire, pur ou mêlé de phosphate ammoniaco-magnésien; je dis presque toujours, attendu qu'il lui arrive quelquefois de renfermer de l'urate calcaire, ou bien plus rarement de ne contenir aucun sel, cas dans lequel il devient translucide en se desséchant. Or, on a vu précédemment qu'au lieu de couches phosphatiques, certains calculs se couvrent seulement d'un enduit muqueux, qui peut acquérir assez de consistance pour constituer une véritable membrane, ou même un enduit corné.

Comme on ne saurait trop multiplier les exemples de cette disposition, à ceux que j'ai déjà rapportés j'ajouterai encore les deux suivants, dont le second surtout présente un grand intérêt. M. Key (1) cite un cas dans lequel la pierre vésicale était enveloppée d'une sorte de poche formée d'une matière adhésive si épaisse qu'elle s'opposait à ce qu'aucune sensation distincte pût être communiquée par la sonde. L'autre cas, indiqué par M. Hodgkin (2), et dont j'ai déjà parlé dans le chapitre précédent, est relatif à des calculs qu'on tira, après la mort, de la vessie fort épaissie d'un enfant de deux ans. Ces calculs, de couleur blanchâtre, avaient à peu près le volume et la forme d'un œuf de pigeon. Leur surface, molle et comme élastique, se composait d'une matière ayant un certain degré de translucidité. La coupe de l'un d'eux montra qu'ils étaient formés d'une substance opaque, blanche, et de texture terreuse, disposée en couches concentriques et fragiles. Entre ces couches s'en trouvaient deux ou trois autres, de nature exactement semblable à celle de la substance qui couvrait la pierre au dehors. Quoique les couches terreuses fussent si fragiles qu'elles se cassèrent pendant la section, les fragments étaient si complétement retenus dans leurs situations respectives par la tenacité des couches membraneuses, que les deux moitiés du calcul conservèrent leur forme et leur cohésion. Je reviendrai un peu plus loin sur quelques autres particularités importantes de ce fait.

Il y a long-temps déjà que j'ai signalé l'influence de l'état morbide des organes urinaires sur les concrétions vésicales et autres, et plusieurs praticiens ont recueilli des faits qui confirment l'exactitude de mes observations. En général, ce-

(1) *Guy's hospital Reports*, 1837, p. 34.
(2) *Ibid*, p. 20, fig. 1 et 2.

pendant, on accorde encore beaucoup trop aux actions mécaniques et chimiques. M. Prout, par exemple, ne révoque
pas le fait en doute; mais il croit devoir l'expliquer par une
transmission de l'irritation vésicale au rein, qui se trouverait
ainsi sollicité à modifier sa sécrétion, et à y accroître la proportion de phosphate calcaire (1). C'est toujours là une des
conséquences des idées introduites par Paracelse, et qui veulent
que la formation des calculs urinaires soit comparable à celle
du tartre dans le vin, que toutes ces concrétions se produisent aux dépens de l'urine seule. On aurait de la peine peut-
être à les réfuter, si nous ne connaissions de calculs que dans
les voies urinaires; mais il s'en forme dans toutes les cavités
revêtues d'une membrane muqueuse, dans les fosses nasales,
les sinus frontaux, l'antre d'Highmore, le vagin, la matrice,
les intestins, la prostate, etc. Là, comme dans les voies urinaires, tantôt ils se développent d'eux-mêmes, et tantôt ils se
forment à la surface d'un corps étranger (2). Là aussi ils
passent par tous les degrés intermédiaires entre la diffluence
la plus complète et la solidité la plus absolue, et le phosphate
calcaire, le carbonate de chaux, l'urate de chaux ou celui de
soude ont été trouvés dans tous ceux dont on a fait l'a-
nalyse. Au reste, et la remarque ne sera point déplacée pour
ceux qui ont de la tendance à repousser les innovations, cette
théorie n'est pas précisément nouvelle. Après y avoir été conduit par l'observation assidue de la nature, je l'ai retrouvée, en
partie du moins, dans les auteurs. Elle est déjà indiquée, à

(1) *Loc. cit.*, p. 137.

(2) On a vu un calcul se former dans les narines sur une boule de succin
(Ruysch, *obs.* 44), et dans l'antre d'Highmore sur une aiguille (Heuermann,
Opp., t. II, p. 383). Tous les praticiens savent avec quelle facilité les pessaires
s'incrustent dans le vagin; on en trouve des exemples dans Lamotte (*Obs.* 326),
dans Baader (*Obs.* 20), dans les Éphémérides des Curieux de la Nature
(t. VI, *Obs.* 44). Haller (*Elem. physiolog.*, t. VII, p. 175) a rassemblé des
exemples d'incrustations de corps étrangers dans le canal intestinal.

la vérité d'une manière vague et obscure , dans les écrits
d'Hippocrate (1), et Galien l'a amplement développée (2).
Stahl disait, d'une manière formelle, que la formation des
pierres est toujours précédée d'une inflammation des reins
ou de la vessie, et il ajoutait que c'est même pour cette raison qu'on aperçoit si souvent un grumeau de mucus ou de
pus au centre des concrétions (3). F. Hoffmann partageait
à peu près cette manière de voir. Mais il faut descendre jusqu'à Austin (4) pour trouver une exposition franche et détaillée de cette théorie. Austin attribuait, en effet, la production des pierres à ce que la membrane interne des voies
urinaires sécrète, sous l'influence de l'irritation dont elle
devient le siége, un mucus tellement modifié, que quelques-
uns de ses principes constituants peuvent, en se mêlant avec
l'urine, donner lieu à la manifestation de précipités insolubles ; cette opinion a surtout le défaut de trop généraliser, de
prendre pour la règle ce qui n'a lieu que dans une série
de cas particuliers. Des idées analogues avaient déjà été
émises long-temps auparavant, en 1736, par le médecin Desault (5) et depuis par Gaitskell; elles ont été reproduites,
quoiqu'avec une cauteleuse réserve, par Chopart. Blane est
allé plus loin que tous ces écrivains, car on lit le passage
suivant (6) dans ses ouvrages :

«Toutes les substances qu'on a trouvées dans la pierre, ex-
» cepté l'acide urique, dont il existe une certaine proportion
» dans l'urine la plus saine, semblent être des créations de l'ir-

(1) *De intern. affect.*, c. 15; *De nat. hum.*, c. 26; *De aer. aq. et loc.*
c. 3, 21 ; *De morbis*, l. 4, c. 27, 18.

(2) *Comment. in Epid.*, l. vi, *Comm.* iii, n°. 15.

(3) *Theor. med.*, p. 562.

(4) *A treatise on the origin and component parts of the stone in the urinary bladder*, London, 1791, in-8°.

(5) *Calculus nascitur a muco vesicæ laminatim concreto*, dit ce médecin.

(6) *Diss. on several subjects of medical science*, p. 182.

» ritation morbide. Dans la grande majorité des cas, les con-
» crétions d'acide urique forment le noyau de la pierre, ce qui
» ne serait pas si les autres substances étaient produites indé-
» pendamment de l'irritation causée par la pierre elle-même.
» L'effet spécifique de cette irritation, quand le calcul aug-
» mente de volume, est de produire, en excitant l'irritation
» morbide, les autres composants variés qui ont été énumé-
» rés. Les diverses couches peuvent être regardées comme un
» livre ouvert marquant la durée et la succession des actes pro-
» ducteurs de chaque espèce de substance. » Plus restreinte
que celle d'Austin, et aussi plus rapprochée de la vérité, cette opinion ne me paraît point encore parfaitement
juste. M. Walther, tout partisan qu'il est de l'hypothèse chimique, n'en accorde pas moins aussi un rôle à l'irritation de
la membrane muqueuse; mais il ne lui attribue que la production de la substance agglutinante destinée à lier les matériaux sécrétés par les reins. Frank n'était pas éloigné de
croire à la production de certains calculs par cette membrane (1), et M. Naumann pense également qu'elle peut dans quelques circonstances sécréter un mucus chargé de sels calcaires
et susceptible de se concréter (2). Enfin M. Hankel croit
que, dans l'affection calculeuse, l'activité vitale de la membrane tapissant l'appareil urinaire subit une anomalie telle
qu'au lieu de sa sécrétion normale, elle fournit un liquide apte
à se coaguler, à se solidifier (3).

Je laisse volontiers à d'autres le soin de caractériser l'état
pathologique dans lequel tombent les membranes muqueuses,
celles des voies urinaires en particulier, lorsque la sécrétion
qu'elles fournissent a les qualités requises pour donner naissance à une concrétion solide. On peut sans doute l'appeler

(1) *Epitome*, l. vi, P. iii, p. 411.
(2) *Handbuch der medicinischen Klinik*, t. vi, p. 479.
(3) Hecker, *Literar. Annalen*, 1831, cah. 6, p. 129-145.

inflammation ; mais il faut admettre alors que cette inflam mation est susceptible d'une multitude de deg rés et de nuances très-diverses. Car, même en se bornant au mode chronique, il y a une grande différence entre l'état de la membrane muqueuse vésicale quand elle produit des masses, quelquefois si volumineuses, de phosphate et d'urate de chaux , et celui dans lequel elle se trouve quand elle engendre les minces feuillets ou les dépôts cristallins dont finissent souvent par se couvrir les dépôts phosphatiques amorphes. Quoi qu'il en soit, ces feuillets ne sauraient être mieux comparés qu'aux enveloppes calcaires développées dans l'oviducte des oiseaux, et ce ne sont, à la lettre, que des coquilles d'œufs emboîtées les unes dans les autres. Le rapport n'est pas seulemen t dans la forme et la disposition ; il tient encore au mode de production, puisque, dans l'un et l'autre cas, celle-ci a lieu sous l'influence d'un état de surexcitation ou d'exalta tion de la vitalité des tissus muqueux, et que le jaune de l'œuf peut rigoureusement être comparé, dans son action sur la membrane muqueuse de l'oviducte, aux corps étrangers venus du dehors, ou descendus des reins, qui constituent le noyau d' un si grand nombre de pierres. En effet, lorsque ces corps étrangers ont pénétré dans la vessie, les masses amorphes, que l'on a comparées avec justesse à des fragments de mortier, représentent le blanc de l'œuf, qui prendrait la même forme s'il était plus chargé de sels, et les feuillets sont l'image exacte de la coquille. Or le blanc et la coquille de l'œuf proviennent de la même source, d'une sécrétion de la membrane muqueuse de l'oviducte, et si, dans la vessie, les feuillets, images de la coquille, se multiplient les uns sur les autres, c'est que le calcul ne change pas de place, comme l'œuf, c'est qu'il se trouve toujours en contact avec le même organe, qui répète sans cesse la même opération. Dans le calcul que j'ai cité plus haut, d'après M. Hodgkin, l'une des couches terreuses, au lieu de former une masse continue, était brisée en fragments, qui, bien

que dérangés quant à leur position respective, n'en continuaient pas moins d'entourer le noyau, et, enveloppés par
d'autres couches intactes, concouraient à former un calcul
solide. Peut-on s'empêcher de voir là un exemple de ces
écailles calcaires que rendent certains calculeux, et qu'on a,
jadis et aujourd'hui, assignées comme un argument en faveur
de l'action des prétendus dissolvants? La différence de nature entre les couches extérieures, et le centre de la pierre,
invoquée de tous temps comme une preuve de l'action
des dissolvants sur le calcul, ne provient évidemment que
de la modification ou des progrès de l'état morbide des organes, souvent déterminés même par les agens auxquels on
attribue la destruction de la pierre : les faits de M. Brodie,
de M. Bigel et beaucoup d'autres que j'ai cités constatent, les
uns qu'on peut ainsi donner la pierre à qui ne l'a pas, les autres que, par ces prétendus dissolvants, on favorise le développement des pierres existantes et l'on rend les organes plus
malades qu'ils ne l'étaient.

J'ai cité tant de faits qui appuyent cette manière de voir,
que je pourrais me dispenser d'en rapporter d'autres. Cependant, le suivant me paraît mériter d'être placé ici, à cause de
son analogie frappante avec celui dont nous devons les curieux détails à M. Hodgkin. Un malade consulta M. Brodie (1)
pour une tuméfaction de la prostate qui ne lui permettait d'uriner qu'avec de grands efforts. Le praticien anglais lui apprit
à se servir de la sonde. Pendant plusieurs années, durant lesquelles il souffrit comparativement beaucoup moins, ce malade eut le soin de se sonder deux ou trois fois par jour. Las
enfin de cet assujettissement, il mit l'algalie de côté. Quelque temps après, les douleurs le ramenèrent auprès de M. Brodie, qui lui fit reprendre la sonde; mais il était trop tard.
Une pierre volumineuse existait, et il fallut recourir à l'opé

(1) *Loc. cit.*, p. 199.

ration, qui fut suivie de la mort. Le calcul présentait dans son centre une agglomération de petites masses irrégulières, laissant entre elles des interstices, et qui paraissaient avoir été cimentées originairement par du mucus; à l'extérieur, on voyait un croûte de phosphate fusible, régulièrement disposé en couches concentriques.

Ici se présente une question fort importante, celle de l'adhérence des pierres vésicales. Je n'ignore pas l'abus qu'on a fait de cette adhérence pour couvrir des maladresses et des fautes, que j'ai signalées dans le Parallèle; mais je sais aussi qu'il y a des observations, sinon positives, du moins telles qu'on doit rester en suspens. Examinons donc quelques-uns de ces faits, en laissant de côté tous ceux qui datent de temps éloignés (1), parce qu'on pourrait les croire suspects.

Il est bon de noter d'abord qu'on a cité en preuve de cette adhérence des faits qui sont loin de la constater.

En retirant une sonde élastique de la vessie d'un homme, M. Howship trouva qu'elle tenait à un point de la surface interne du viscère; les tractions occasionaient au col de la vessie une sensation particulière, qui cependant n'était pas douloureuse, et à l'orifice de l'urètre une sorte de prurit. Cette sonde n'était en place que depuis trois jours, et elle avait été introduite pour remédier à une rétention d'urine causée par un engorgement de la prostate. Lorsqu'elle fut retirée, M. Howship trouva que le bout, dans l'étendue d'un pouce, était couvert d'une matière jaunâtre et très-adhérente, qui se dissolvait en partie dans l'eau chaude, laissant sur la surface de l'instrument une couche de phosphate calcaire

____

(1) Voyez Tilling, *Diss. de calculo ad vesicam adhærescente*. Léipzick, 1739. — Voigtel, *Handbuch der pathologischen Anatomie*, p. 322. — Marcet, *loc. cit.*, p. 8. — Klein, *Resultate meiner verrichteten Blasenschnitte*, cah. II, p. 13, 22, 53. — *Mém. de l'Acad. roy. de Médecine*, t. I, 1828. — Rigal, *Archiv. génér.*, t. XXV, p. 425.

qui y tenait d'une manière intime (1). Cette particularité n'est point rare; mais on lui a donné ici une portée qu'elle n'a pas. Il en est de même de quelques autres faits analogues indiqués encore par M. Howship. Un malade fut sondé à plusieurs reprises par divers chirurgiens ; l'instrument produisait une sensation manifeste de grattement contre un corps dur ; l'opération fut pratiquée, mais on ne trouva pas de pierre. Le chirurgien anglais se borne à dire que l'erreur provenait de ce que la sonde avait rencontré des graviers adhérents (2). Cette observation est tellement vague qu'on ne saurait rien en conclure. Un jeune homme de vingt-quatre ans était sujet, depuis son enfance, à des difficultés d'uriner, et son urine charriait du sable rouge; en le taillant, on découvrit un calcul gros comme une noix, dur et chargé d'aspérités tuberculeuses, qui tenait avec force au col de la vessie, mais que l'on parvint à détacher peu à peu : ce calcul, d'oxalate calcaire, présentait à sa surface une substance blanche qui avait servi de moyen d'union entre lui et la vessie (3). Preston pratiqua la taille à un malade, dont il ne put extraire le calcul, qui était adhérent, et qu'il fut obligé de laisser ; la suppuration détruisit peu à peu le moyen d'union, et, au huitième jour de l'opération, la pierre se laissa retirer facilement; le lendemain, les fibres par lesquelles elle avait été attachée sortirent d'elles-mêmes (4).

Ce dernier fait et même celui qui précède, malgré les détails et les figures donnés par M. Howship, laissent beaucoup à désirer : on peut même dire qu'à l'instar de la plupart des anciens faits ils ne prouvent réellement rien.

Si les calculs adhérents sont fort rares, si même les faits

(1) *Loc., cit.*, p. 124 et 318.
(2) *Loc. cit.*, p. 133.
(3) *Loc. cit.*, p. 124, 151, pl. iii, fig. 1, 2.
(4) *Philos. Trans.*, t. xix.

qui s'y rapportent ne sont pas de nature à dissiper tous les doutes, on cite cependant des cas dans lesquels l'adhérence a eu lieu réellement. Ainsi M. Howship a rencontré une vésicule biliaire remplie de petits calculs qui adhéraient intimement à la membrane interne, circonstance en raison de laquelle il crut devoir déposer la pièce dans le cabinet de Heaviside, où elle existe encore. Batt avait déjà rapporté un cas analogue d'une pierre biliaire adhérente à la vésicule (1). On a vu la surface interne de la vessie couverte d'une incrustation blanche, qu'on ne pouvait détacher, mais qui tombait d'elle-même quand le malade ne succombait pas, et dont la séparation peut être mise au nombre des causes du phénomène assez fréquent des urines crétacées. Teichmeyer a trouvé la paroi interne de la vessie tapissée d'une croûte calcaire (2). Dans un cas qui s'est présenté à Baillie (3), la poche urinaire était pleine d'une substance qui ressemblait à du mortier, et qu'on ne put pas enlever entièrement, de sorte qu'il en resta beaucoup de petites parcelles adhérentes aux parois; dans un autre cas, cette substance, également analogue à du mortier, pour l'aspect et la consistance, était en petite quantité, et liée par de la lymphe coagulable : la membrane muqueuse présentait des traces d'inflammation chronique (4). Trowbridge a vu, dans une opération de taille, la membrane muqueuse voisine du fond de la vessie tapissée d'une épaisse et dure concrétion, qu'il fut cependant assez facile de détacher avec les doigts; au bout de plusieurs jours seulement, on parvint à débarrasser l'organe de tous ces fragments pierreux, qui s'élevaient ensemble au poids de cinq onces (5). Drelin-

(1) *Mémorie della Società medica d'Emulazione de Genova*, t. I.
(2) *Diss. de calculo*, p. 9.
(3) *Anat. patholog.*, p. 186.
(4) *Ibid.*, p. 127.
(5) Froriep, *Notizen*, t. xxxix, p. 286.

court avait fait la même observation sur le col vésical d'un vieillard qui mourut après avoir été taillé, et dont j'ai déjà parlé dans le second chapitre. On connaît plusieurs exemples récents de ce phénomène dans les reins, les uretères, la vessie, l'urètre, et Austin a décrit un cas des plus remarquables, dans lequel la surface de tous ces organes était tapissée d'une couche comme crayeuse (1).

Bell (2) attribue à Home l'opinion que l'adhérence des pierres à la vessie est due à de la lymphe coagulable. MM. Howship (3) et Brodie pensent également qu'il s'opère alors un épanchement de lymphe plastique qui, s'attachant à la surface inégale du calcul, forme un moyen d'union entre lui et la membrane muqueuse de la vessie. Mais, d'abord, toutes les pierres qu'on cite comme ayant présenté cette disposition, n'étaient pas du nombre de celles qu'on est dans l'usage d'appeler raboteuses, et, en second lieu, c'est embrouiller la question que de supposer un épanchement de lymphe coagulable, qui n'a été vu par personne. Ne serait-il pas plus rationnel de voir là tout simplement la conséquence de la manière dont les dépôts phosphatiques sont secrétés par la membrane muqueuse ? Car, si ces dépôts prennent souvent la forme de feuillets superposés, ce qu'on ne peut nier, puisqu'on le voit pour ainsi dire chaque jour, un moment doit nécessairement arriver où la lame qui se produit n'a point encore assez de consistance pour qu'il ne soit pas facile de

---

(1) On peut voir d'autres exemples de ces incrustations de la face interne de la vessie dans Voigtel, *loc. cit.*, p. 325. — *Edinb. med. and. surg. journal*, t. VIII, p. 265. — *Med. chir. Trans.*, t. I, p. 107. — Klein, *loc. cit.* p. 6, 13, 18, 61. — *Archiv. génér.*, t. VI, p. 84. — *Journ. hebdomad.*, t. II, p. 152. — On en a trouvé aussi de semblables dans les poumons (Marcet, *loc. cit.*, p. 22) et les intestins (Children dans les *Transactions philosophiques*).

(2) *A system of operative surgery*, t. II, p. 216.

(3) *Loc. cit.*, p. 122.

distinguer si elle appartient à la surface molle du calcul lui-même, ou à la membrane qui l'engendre; le passage se fait de l'une à l'autre par une gradation pour ainsi dire insensible, et si la sécrétion n'est pas très-imprégnée de liquide, il en résultera une apparence de continuité, de coalition. N'y avait-il pas quelque chose d'analogue chez un enfant cité par M. Guersent fils (1), dont la vessie était tapissée d'une substance crétacée, qui en avait tellement imposé pour des calculs vésicaux, qu'on soumit le malade à l'opération?

Au reste, qu'on explique ces adhérences comme on voudra, et je ne tiens nullement à l'hypothèse que je viens de présenter, elles ne sont point encore au nombre des faits qui prennent rang sans contestation dans la science. De graves auteurs en ont nié la possibilité, ne concevant pas qu'une substance inerte fît corps avec un tissu vivant, quoique nous ayons l'exemple des mollusques bivalves, que des ligaments attachent d'une manière très-solide à leurs coquilles. Mais des écrivains d'un grand poids les admettent, et, dans une telle alternative, il est naturel de rester en suspens. La divergence des opinions sous ce rapport me paraît tenir surtout à ce que les partisans de l'une et de l'autre ont eu en vue des faits de nature fort différente. Ainsi, une pierre peut être rendue immobile : 1° par *enkystement*, lorsqu'elle est renfermée dans une cellule vésicale ou dans une poche urétrale; 2° par *enchâtonnement* quand, logée en partie dans une poche ou cellule, elle ne peut s'en dégager tout-à-fait, à cause du volume de la portion embrassée; 3° par *invagination*, quand elle est entourée par une sorte de sac que lui fournit la vessie resserrée et contractée autour d'elle; 4° par *implantation*, quand ses aspérités s'in-

____

(1) *Essai sur les avantages et les inconvénients de la lithotomie et de la lithotritie*, p. 8.

sinuent dans les interstices d'une vessie hypertrophiée, ou dans les anfractuosités d'un fongus ; 5° par *enclavement*, lorsqu'elle s'engage ou se développe à l'extrémité vésicale de l'uretère ou dans un trajet fistuleux ; 6° par *adhérence*, enfin, quand les couches phosphatiques qui la revêtent ne sont point encore, par une cause quelconque, complètement détachées de la surface muqueuse qui les exhale. Ainsi conçue, l'adhérence de certains calculs, qui ne saurait jamais, d'ailleurs, aller jusqu'au point que ceux-ci fassent, pour ainsi dire, corps avec la vessie, n'aurait plus rien qui répugnât ; car elle se réduirait à ce qu'on voit s'opérer lorsque la taille est suivie d'une sécrétion de mucus concrescible qui incruste la plaie, les parties voisines, et jusqu'aux draps des malades. Il y a loin assurément de ces idées aux erreurs accréditées sur l'adhérence des pierres, afin de justifier les efforts qu'on a été obligé de faire pour en retirer quelques-unes, l'arrachement d'une portion des parois vésicales avec les tenettes dans certains cas de taille, en un mot, une foule de circonstances où des opérateurs maladroits ont invoqué cette particularité afin d'excuser les accidents dus à leur propre impéritie.

Je crois avoir bien établi que la cause prochaine de la pierre réside dans un état pathologique spécial de l'appareil urinaire, qu'elle se rattache à une lésion, tantôt des fonctions du rein, considéré comme organe glandulaire, tantôt de celles de la membrane muqueuse qui revêt toute l'étendue de l'appareil, tantôt enfin des unes et des autres. Il ne me paraît pas possible de concevoir autrement que par cette double influence, ni la nature ni surtout la contexture des calculs, formés les uns de particules aussi peu cohérentes que celles de certains grès, les autres de masses terreuses et compactes comme du tuf, de granulations en quelque sorte oolithiques, de lames schistoïdes ou micacées, régulières ou contournées et tourmentées de diverses manières, entières ou interromnues, soit par des vides parallèles, soit par des fissures radiantes, de cristaux confusément accollés, comme dans quelques variétés de mésotype et de chaux sulfatée, ou enfin de véritables amas de cristaux, plus ou moins entrelacés, parfois distincts, et même alors dans quelques cas très-volumineux, en un mot présentant en petit l'image de tous les accidents que la géognosie découvre dans l'étude des terrains qui constituent l'écorce du globe. Mais cet état pathologique lui-même a des causes qui le provoquent; les unes sont intérieures, et si peu connues qu'on peut se permettre toutes sortes de conjectures à leur égard. Les autres s'aperçoivent aisément : ce sont des corps étrangers venus du dedans ou du dehors, et tout ce qui s'oppose au libre cours de l'urine, comme les coarctations de l'urètre, les spasmes et névralgies de ce canal et du col de la vessie, les engorgements de la prostate, l'atonie et les déplacements de la vessie. En mettant ces circonstances au nombre des causes de la pierre, même des plus puissantes, je ne suis point en contradiction avec ce que j'ai dit précédemment, en attribuant à leur influence d'autres effets que celui de déterminer une précipitation des sels dissous dans l'urine. Si elles ne produisent pas toujours des calculs, si elles ne font pas constamment naître l'état particulier des reins et de la vessie qui engendre ces concrétions, si même, dans une foule de cas, elles sont le résultat et non la cause de ces dernières, il n'en est pas moins vrai qu'elles les occasionent souvent. Lorsqu'on ne perd pas de vue la solidarité qui existe entre tous les départements de l'appareil urinaire, cette variété d'effets n'a rien qui surprenne, tandis qu'elle paraît étrange à quiconque rapporte uniquement la formation des pierres aux reins. Somme totale, il faut ranger parmi les causes de l'affection calculeuse, non-seulement ce qui agit de manière à déterminer un état morbide par suite duquel les principes constituants de l'urine changent de nature et de proportion, mais encore ce qui met obstacle à ce que des concrétions une fois produites s'échappent avec l'urine, car alors l'affection se complique de toutes les conséquences qu'entraîne l'extension de l'état pathologique à la membrane muqueuse tapissant les voies urinaires et surtout la vessie.

C'est ainsi, par exemple, que l'atonie de la vessie, si souvent déterminée par les calculs vésicaux, devient quelquefois la cause de leur apparition, soit que l'urine, par son séjour prolongé dans l'organe, acquière des qualités propres à amener la précipitation de ses matériaux salins, soit principalement que l'irritation vésicale produite par le contact prolongé d'un liquide altéré se propage au rein, et agisse comme je l'ai dit. Nous en avons la preuve chez les vieillards qui sont obligés de garder le lit, et qui urinent sans se lever : leur vessie ne se vide point, et, à la suite de circonstances qui ont retenu les malades long-temps couchés, fréquemment on trouve des graviers dans la vessie, ou, s'ils survivent, ils sont atteints de la pierre. Je citerai, entr'autres, notre célèbre Laplace, après la mort duquel on trouva dans la vessie un grand nombre de graviers qui paraissaient ne s'être formés que pendant la dernière maladie de ce grand géomètre. Sydenham ne commença non plus à souffrir de la pierre qu'après avoir été obligé de garder le lit pendant plusieurs mois, et l'on cite quelques exemples de malheureux prisonniers qui en ont été atteints dans d'étroits cachots, où une justice cruelle les avait tenus long-temps relégués.

J'ai vu deux malades chez lesquels la pierre semblait s'être développée pendant le séjour prolongé qu'ils avaient fait au lit, par suite d'une luxation spontanée du col du fémur, et d'autres qui, après une longue maladie, suivie d'une convalescence non moins prolongée, ont souffert aussitôt qu'ils ont commencé à marcher. Cette circonstance n'avait point échappé à la sagacité de Vanswieten (1), non plus qu'à

____

(1) *Comment.*, § 1415.

celle de Morgagni (1), qui range l'habitude de se coucher sur le dos parmi les causes de la fréquence des calculs chez les sujets replets.

Il n'est même pas toujours nécessaire, chez les hommes qui éprouvent quelque grave lésion, que celle-ci les retienne long-temps au lit, pour qu'une pierre se développe chez eux. Nous en avons la preuve dans une observation remarquable qu'a publiée M. Rinna (2). Un homme, après avoir eu trois côtes droites fracturées d'un coup de pied de cheval, éprouva des accès fréquents de coliques, et des douleurs dans les organes urinaires, accompagnées d'une grande salacité. Les douleurs se faisaient sentir surtout dans la direction de l'uretère droit : elles reparaissaient par accès d'une extrême violence, et étaient accompagnées de strangurie. A l'ouverture du corps, on trouva les membranes de la vessie épaissies, charnues, grasses et en partie indurées. La membrane muqueuse formait, entre les faisceaux charnus écartés, un grand nombre de cellules assez grandes pour loger des pois; au voisinage du col, elle était ramollie, un peu rouge, et disposée en longs plis villiformes. La cavité de l'organe était presque entièrement remplie par une grosse pierre ovale, pesant près de trois onces. L'uretère gauche offrait plus de capacité qu'à l'ordinaire, et le bassinet du rein contenait huit petites pierres lenticulaires. L'uretère droit était fort dilaté, en forme de sac, et un peu rouge à sa face interne. Au lieu du rein droit, on trouva un grand sac membraneux, long de neuf pouces, sur sept de large, à parois épaisses, et contenant deux livres d'un liquide lactescent, d'odeur urineuse ; entre les duplicatures de ce sac, on voyait la substance du rein, qui avait subi la dégénérescence lardacée.

(1) *De sed. et caus. morb.*, cp. 40, art. 5.

(2) *Medicinische Iahrbuecher des œsterreichischen Staates*, 1830, t. p. 480.

Dans ce cas, aussi bien que dans une foule d'autres, on conçoit difficilement la connexion existante entre la maladie primitive et celle qui survient. Mais ne voit-on pas tous les jours l'influence réciproque des organes et des tissus échapper à nos moyens d'investigation? Il y a d'ailleurs des cas dans lesquels la connexion devient évidente; tel est celui d'une jeune femme qui, au rapport de M. Leake (1), ressentit, après une longue et fatigante course à cheval, les symptômes d'une affection rénale, dont les progrès amenèrent la mort en peu de temps; à l'ouverture du corps on trouva le rein gauche détruit par la suppuration; l'extrémité vésicale de l'uretère était obstruée par une pierre brune, tubuleuse et creuse. Chopart cite deux cas analogues (2); l'un, d'un homme qui, après avoir couru la poste pendant trois jours, éprouva des douleurs aiguës à la région lombaire, puis devint sujet aux coliques néphrétiques, et rendit fréquemment des urines graveleuses; l'autre, d'un homme qui, étant tombé à califourchon sur une barre de fer, éprouva depuis lors des coliques néphrétiques qui lui étaient inconnues auparavant, et une fréquence d'urine, avec sortie habituelle de petits graviers.

J'ai déjà dit que l'inaptitude de la vessie à se vider, chez beaucoup d'enfants et de vieillards, était une des principales sources du grand nombre d'affections calculeuses qu'on observe à ces deux époques de la vie. Elle en devient également une chez l'adulte, dont la vessie est bien plus souvent qu'on ne le pense dans une état d'inertie qui contraste fortement avec l'âge et la constitution du sujet. Je citerai à cet égard le fait suivant, qui est des plus remarquables.

M. Vauquois, âgé de cinquante-cinq ans, éprouvait depuis plus de quarante un dérangement dans les fonctions des organes génito-urinaires. Les premiers accidents ayant eu peu

(1) *Abhandlung ueber die Krankheiten der Eingeweiden*, p. 357.
(2) *Loc. cit.*, t. I, p. 442.

d'intensité et de durée, il ne s'en occupa point. Leur retour à des époques de plus en plus rapprochées finit par fixer son attention et celle du médecin. On crut successivement à l'existence de plusieurs lésions; divers traitements furent prescrits, et suivis sans succès durable. Cependant, le ventre grossissait, la fièvre revenait plus souvent, l'appétit et le sommeil étaient presque entièrement perdus; il se manifestait de la difficulté pour uriner. Je fus appelé : j'appris d'abord que, depuis long-temps, le malade éprouvait des besoins fréquents d'uriner, qu'il ne pouvait satisfaire qu'avec lenteur et par des efforts prolongés. L'urine rendue contenait quelquefois des mucosités; plus souvent elle était trouble et de couleur foncée. Par l'examen de la région hypogastrique, je découvris une tumeur volumineuse, s'étendant d'une fosse iliaque à l'autre, et s'élevant jusqu'à l'ombilic. La pression provoquait des besoins d'uriner. Nul doute que la vessie distendue ne formât cette tumeur. Je retirai par la sonde environ dix livres d'urine noire et fétide. Tous les assistants et le malade lui-même furent surpris de cette énorme quantité de liquide. Je m'assurai aussi que la vessie contenait plusieurs calculs, qui me parurent peu volumineux. Ce ne fut que soixante heures après avoir été sondé que le malade éprouva les premiers besoins d'uriner, et à dater de ce moment l'urine fut expulsée comme auparavant. Mais, au bout de quinze jours, la vessie se trouva réduite de moitié, et je ne retirai avec la sonde qu'environ cinq livres d'urine. Mon premier soin fut de diminuer la sensibilité de l'urètre par l'usage de quelques sondes flexibles, et de ranimer la contractilité vésicale par des injections froides. Plus tard, le malade porta une sonde à demeure, par la raison surtout qu'il éprouvait souvent des besoins d'uriner sans pouvoir les satisfaire. Les excitants et les dérivatifs n'eurent pas ici le résultat qu'ils amènent souvent. Je pratiquai donc la lithotritie, même avant que la vessie se débarrassât naturellement de l'urine,

Je m'attendais d'ailleurs à ce que la manœuvre aurait pour effet de provoquer la contraction des parois de l'organe. Mon espoir fut encore déçu. Les calculs furent broyés, écrasés et extraits après un petit nombre de séances, mais le malade ne pouvait pas uriner. Je lui appris à se sonder et à se faire des injections. Les lavements froids et les frictions irritantes furent prescrits. M. Vacquois retourna chez lui dans l'état le plus satisfaisant, mais obligé de se sonder cinq ou six fois par jour.

On voit dans cette observation à combien de méprises peut donner lieu l'état d'inertie de la vessie. Ce qui était ici le plus propre à induire en erreur, c'était l'ancienneté de l'affection, dont le malade pouvait à peine assigner l'origine, c'était l'absence de tous les accidents qu'on est convenu de rattacher à la rétention d'urine, c'était enfin la faculté que le malade avait conservée de rendre autant d'urine que dans l'état normal, et d'une manière à peu près régulière, quoique la vessie fût depuis long-temps distendue à un degré extrême. Il y avait à peine quelques traces de catarrhe vésical, et une très-légère tuméfaction de la prostate, désordres qui font souvent le désespoir du médecin dans un âge plus avancé. Il y avait plusieurs calculs, mais ni assez volumineux, ni assez durs pour qu'on puisse penser qu'ils existaient dès le début de la maladie. Ils s'étaient formés par le fait du séjour prolongé de l'urine dans la vessie. Si l'atonie du viscère avait été occasionée par leur présence, elle aurait cessé après leur extraction. Bien des fois j'ai constaté que les états morbides compliquant les pierres vésicales disparaissent après la destruction de ces corps étrangers, quand ils en sont la conséquence, mais persistent lorsqu'ils ont joué le rôle de cause par rapport à eux. M. Vauquois avait plusieurs calculs; c'est en effet ce qu'on observe ordinairement lorsque la formation de ces corps se rattache à un état de paralysie ou de simple paresse de la vessie; on trouve presque toujours de pelits calculs, quelquefois en nombre considérable, mais rarement de grosses pierres; dans ce dernier cas, l'atonie de la vessie est consécutive.

CHAPITRE VIII.

RECHERCHES DE STATISTIQUE SUR L'AFFECTION CALCULEUSE.

Il résulte de ce qui précède que, malgré le nombre immense des faits recueillis dans tous les siècles, l'affection calculeuse offre encore beaucoup de points à l'égard desquels nous ne possédons que des données incertaines et des résultats purement approximatifs. Les causes de la pierre, son mode de formation, ses connexions avec d'autres lésions organiques, les variations infinies qu'elle présente sous le rapport de la configuration, du nombre et du volume, comme aussi sous celui de la nature et des dispositions des différentes couches qui la constituent, enfin, l'action que sa présence dans les voies urinaires exerce sur le reste de l'économie, sont autant de questions à l'égard desquelles les opinions généralement admises sont les unes hasardées, les autres en opposition directe avec les données de l'expérience. On a reconnu, il est vrai, que l'âge des individus, leur sexe, leurs habitudes, et le climat qu'ils habitent exercent une certaine influence sur le développement de l'affection calculeuse; mais on n'a point apprécié l'étendue de cette influence, ni la manière dont elle s'exerce. Une obscurité profonde enveloppe tout ce qui a rapport à l'hérédité des calculs. On discute même encore la question de savoir si un état morbide des organes génito-urinaires précède ou non la formation de ces corps étrangers. Enfin, les praticiens les plus habiles n'ont point d'idées arrêtées sur le diagnostic et le traitement, et ils ne sont pas d'accord au sujet des résultats de la cystotomie. Cependant, il serait du plus haut intérêt qu'on pût arriver à la solution de ces divers problèmes. Malheureusement ils offrent des difficultés qui paraissent en quelque sorte insurmontables. Les travaux exécutés jusqu'à ce jour ont eu peu de succès, et il devait sembler presque téméraire de les reprendre. J'ai cru convenable néanmoins d'utiliser des données acquises par de nouveaux moyens d'exploration et des documents dont je suis redevable à des études spéciales, suivies avec persévérance, et à des observations journellement répétées.

Ces documents sont de plusieurs sortes, et embrassent un grand nombre de localités, tant en France qu'à l'étranger.

En janvier 1830, d'après ma demande, les Ministres de l'instruction publique et des relations extérieures envoyèrent une circulaire ayant pour objet de faire recueillir dans chaque localité les renseignements qui m'étaient nécessaires pour traiter les principales questions d'une statistique de l'affection calculeuse, et à laquelle, pour abréger le travail, on joignit un modèle du tableau qu'il s'agissait de dresser. En conséquence de cette mesure, j'ai obtenu une masse considérable de pièces, toutes certifiées par les administrateurs ou chirurgiens des hôpitaux et par les autorités locales. La même circulaire fut adressée aussi à l'Administration des hôpitaux de Paris, qui, par une décision spéciale, m'autorisa à faire moi-même un relevé des registres et des cahiers d'observations déposés dans ses archives.

Telle est l'origine des documents qui m'ont mis en mesure d'aborder divers points peu connus de l'histoire de cette maladie, et de continuer à étendre la réforme que la lithotritie est venue opérer en chirurgie.

ARTICLE PREMIER.

Exposé des faits.

J'ai résumé les données les plus importantes de mes documents dans le tableau général ci-contre.

TABLEAU GÉNÉRAL DES CALCULEUX, de 1820 à 1830.

LOCALITÉS.	NOMBRE des calculeux.	SEXE.		AGE.				NOMBRE des opérés.	MÉTHODE OPÉRATOIRE.				RÉSULTATS DE L'OPÉRATION.						CALCULEUX NON OPÉRÉS.		
		Hommes.	Femmes.	Enfants.	Adultes.	Vieillards.	Inconnus.		Cystotomie.	Extraction.	Uréthrotomie.	Lithotritie.	Morts.	Guérisons.	Fistules.	Incontin. d'urine.	Récidive.	Inconnus.	Vivants.	Morts.	Sans indication.
Autriche	197	181	16	55	92	23	27	138	133	2		5	25	105				8	28	16	15
Bavière	386	355	31	116	96	27	147	162	136	6	18	2	28	105	15	9	5		123	75	26
Bohême	106	91	15	28	46	32		46	36	1	8	1	5	38	2		1		32	28	
Buenos-Ayres	6	6		3	2	1		3	3					3							3
Dalmatie	49	49		22	21	6		43	40		3		4	33	4	1	1		1	4	1
Danemarck	287	255	32	14	75	56	142	40	35		5		12	26	1	1					247
Egypte	42	41	1	1	41			41	41				2	36	3				1		
Espagne, Malaga	6	6		1	5			6	6				1		5						
France	2854	2711	123	1347	969	506	12	2368	1987	50	17	314	374	1885	33	12	32	32	165	250	51
Iles Ioniennes	29	27	2	6	15	8		8	5		3		1	7					15	6	
Irlande, Corke	16	16		12	3	1		15	15					13		2				1	
Lombardo-Vénitien (Royaume)	1104	1047	57	796	205	22	81	1044	1027	3	14		217	819	3	5			39	19	2
Malte	4	4			4			3	3				1	2						1	
Naples	308	298	10	129	148	31		308	308				47	261							
Romagne	49	45	4	10	21	18		33	33				3	19	5	2	3	1	9	7	
Etats Sardes	213	207	6	97	35	8	73	22	21		1		6	15	1				15	3	188
Saxe	28	21	7	8	15	5		10	6		4		1	9					15	3	
Suède	94						94	36	36				5	31							58
Ténériffe	15	14	1	1	8	6													14	1	
Wurtemberg, Ulm	127	123	4	64	62	1		120	120				7	106	5	2					7
	5950	5497	399	2710	1863	751	576	4446	3991	62	73	320	730	3513	77	34	42	41	442	417	593

Je dois faire observer qu'à un petit nombre d'exceptions près, il ne s'agit que de faits tirés de la pratique des hôpitaux, et relatifs par conséquent à des malades de la classe indigente. La majeure partie des documents qu'embrassent ces recherches ne comprennent qu'une période de dix à onze années (de 1820 à 1830). Si j'avais embrassé un laps de temps plus étendu, j'aurais craint que des observations importantes ne fussent oubliées, surtout dans les localités où les registres ne sont pas tenus avec un soin particulier. Du reste, comme il y a eu indubitablement des faits omis, et que toutes les localités n'ont pas fourni de documents dans chaque contrée, on serait induit en erreur si l'on envisageait la question d'une manière trop absolue, sous le rapport soit de la population, soit du nombre des malades ou de toute autre particularité.

Toutes les circonstances dignes d'être notées n'ayant pu trouver place dans le tableau général, je vais en présenter un aperçu succinct, pour lequel je suivrai l'ordre alphabétique des contrées où elles se sont présentées, en y ajoutant des tableaux partiels, toutes les fois que le nombre et la précision des faits le permettront. Quant à la France, plusieurs tableaux et de longs développements devenaient nécessaires, en ce qui la concerne, à cause du grand nombre de faits variés qu'elle m'a fournis, et parce que c'est principalement sur ces faits que j'établirai les conclusions de mon travail.

J'ai employé le mot *extraction*, dans les tableaux, pour désigner que le calcul avait été retiré, soit de la vessie, soit de l'urètre, sans qu'on se fût servi d'instrument tranchant. Ces cas ne doivent point être confondus avec ceux dans lesquels l'*urétrotomie* a été pratiquée, ou au périnée, ou dans la partie mobile de la verge.

AUTRICHE.—L'Autriche est une des contrées d'où j'ai reçu les renseignements les plus complets et les plus détaillés : aussi ai-je cru devoir lui consacrer un tableau particulier.

TABLEAU DES CALCULEUX EN AUTRICHE, de 1820 à 1830.

LOCALITÉS.	NOMBRE des calculeux.	SEXE. Hommes.	SEXE. Femmes.	AGE. Enfants.	AGE. Adultes.	AGE. Vieillards.	AGE. Inconnus.	NOMBRE des opérés.	MÉTHODE opératoire. Cystotomie.	Lithotritie.	Extraction.	RÉSULTATS de l'opération. Morts.	Guérisons.	Inconnus.	CALCULEUX non opérés. Vivants.	Morts.	Sans indication.
Vienne. { Hôpital général	22	20	2	4	16	2		18	18			2	16			2	
Vienne. { Clinique chirurgicale	7	7		1	5	1		4	4				4		2	1	
Vienne. { École de Chirurgie	70	66	4	33	30	7		64	62	2		15	41	8	3	5	
Linz	11	9	2	5	4	2		5	5			1	4		5	1	
Salzbourg	7	6	1	3	2	2		2	2				2		5	2	
Gallicie	19	19		4	11	4		8	7	1			8		8	3	
Moravie. { Hôpital d'Ollmutz	12	12		3	9			12	12			1	11				
Moravie. { —— de Prosswitz	4	4					4	1	1				1				5
Moravie. { —— de Brunn	23	23					23	12	12			3	9				11
Styrie	11	7	4	2	8	1		8	7		1	1	7		3		
Tyrol	11	8	3		7	4		4	3		1	2	2		2	4	1
	197	181	16	55	92	23	27	138	133	3	2	25	105	8	28	16	15

Parmi les calculeux traités à l'*Hôpital général* de Vienne, qui guérirent après avoir subi l'opération de la taille, trois avaient été soumis à d'infructueux essais de lithotritie. L'un de ceux qui succombèrent était un homme âgé de quarante-cinq ans, et qui souffrait depuis dix années ; il périt d'épuisement moins de trois semaines après l'opération, qu'avait rendue fort longue la nécessité de briser une pierre dure et dont le poids s'élevait à dix-sept onces.

À la *Clinique chirurgicale de l'Académie Joséphine*, deux tentatives de lithotritie échouèrent ; l'une, sur un homme de cinquante-huit ans ; l'autre, sur un calculeux de quarante-cinq ans. Le premier éprouva, après la seconde séance, une vive inflammation de la vessie, qui fut suivie d'un abcès au périnée et de la gangrène d'une partie du scrotum. Chez l'autre, d'inutiles efforts pour saisir la pierre amenèrent, après la seconde séance, une forte inflammation de la vessie ; douze jours après, on parvint à saisir le calcul et à l'attaquer ; mais les douleurs furent si vives que le malade refusa de supporter davantage l'opération et conserva sa pierre.

Un calculeux mourut des accidents ordinaires de la maladie, aggravés par un long voyage en voiture ; à l'ouverture du corps, on trouva dans la vessie deux pierres aplaties, très-dures, et pesant chacune plus de deux onces.

L'un de ceux qui subirent la taille, berger, âgé de trente-deux ans, était sujet à de fréquentes rétentions d'urine, dont il avait coutume de se soulager en s'introduisant un fil de plomb dans l'urètre : un jour, le fil se cassa, et il en resta dans la vessie un bout long de quatre pouces, autour duquel se développa, en quatre mois, une pierre de la grosseur d'un œuf de poule.

À l'*Ecole de chirurgie*, la lithotritie a réussi sur deux malades, l'un de trente et l'autre de quarante ans ; elle exigea cinq séances dans l'un de ces cas, où la pierre avait pour noyau un grain de blé, avec un brin de paille. Chez deux autres calculeux, âgés de cinquante-neuf et de soixante ans, elle échoua; soumis ensuite à la taille, ces deux hommes succombèrent.

Des soixante-deux opérations de taille, trente-trois furent faites par Kern, et les autres, ainsi que les opérations de lithotritie, par le docteur Wattmann.

A *Linz*, dont la population est de vingt-un mille âmes, l'hôpital des Frères de la Miséricorde, qui contient cinquante lits, et où l'on traite annuellement neuf cent à mille malades du sexe masculin, n'a reçu en dix années que trois calculeux. Aucun cas de cette affection ne s'est présenté dans l'hôpital des Sœurs Sainte-Elisabeth, où chaque année l'on soigne sept à huit cents femmes. Le docteur Hinterberger n'en a observé que huit dans sa longue pratique.

L'hôpital de *Salzbourg* reçoit par an, sur une population de onze mille âmes, sept cent soixante malades, parmi lesquels il s'en est trouvé six seulement atteints de la pierre. La pratique particulière du docteur Werneck ne lui en a présenté qu'un seul.

La population du duché de Salzbourg, réunie à celle de l'Autriche supérieure, s'élève à huit cent-soixante mille âmes. La maladie calculeuse semble donc être plus rare dans ces deux provinces que dans la Basse-Autriche.

Outre les dix-neuf calculeux que le tableau indique pour les divers cercles de la *Gallicie*, le docteur Wagner, qui a fait les sept opérations, dans l'Institut chirurgical de la ville de Lemberg, dit avoir observé, de 1820 à 1830, quinze autres malades atteints de la pierre, et dont deux du sexe féminin. Dans le nombre des individus signalés, on remarque un homme de cinquante ans, qui fut débarrassé d'un calcul pesant une once et demie par un abcès développé et spontanément ouvert à la racine de la verge.

En *Moravie*, l'hôpital d'*Ollmutz*, qui n'a fourni que douze calculeux dans l'espace de dix années, a reçu, pendant le même laps de temps, un total de deux mille deux cent dix-neuf malades. Le docteur Weidele, par qui toutes ces opérations ont été faites, a pratiqué en outre la taille, dans l'espace de vingt-cinq ans, cent onze fois, dont deux sur des femmes, et n'a perdu, dit-on, que quatre malades.

Les calculeux de l'hôpital de *Prosswitz* étaient âgés de quinze à vingt-huit ans, et ceux de la Charité de *Brunn*, de deux à cinquante-un ans.

Il est digne de remarque que l'hôpital général de Brunn et celui des Frères de la Charité, à Ollmutz, qui, pendant les dix années, ont reçu, le premier deux mille six cent soixante-quatorze, et le second trois mille trois cent soixante-dix-sept malades, n'ont cependant fourni aucun calculeux.

Il n'y a point eu de calculeux à l'hôpital de Troppau, en Silésie. La maladie est peu commune dans cette province, où l'on rencontre assez rarement aussi des sujets affectés de la gravelle.

L'hôpital général de Grætz, qui reçoit sept à huit cents malades par an, n'ayant fourni que sept calculeux en dix années, on peut conclure que la pierre est rare en *Styrie*. L'un de ces calculeux était un enfant de douze ans, qui s'introduisit dans l'urètre un haricot qu'un chirurgien repoussa maladroitement dans la vessie, avec une sonde, et autour duquel se développa, en trois mois, une très-grosse masse pierreuse, dont la présence détermina des accidents qui obligèrent de recourir à la taille; l'enfant fut guéri au bout d'un mois.

Un vieillard de soixante ans éprouva pendant plusieurs années des difficultés d'uriner et des douleurs tant dans les reins que dans la vessie; l'urètre, élargi par les secours de la nature et de l'art, livra passage à un calcul ovale, du poids de vingt-cinq grains, dont la sortie amena la guérison du malade.

Au reste, les renseignements que j'ai obtenus de la Styrie sont incomplets, puisque, des cinq cercles de cette province, ils ne comprennent que ceux de Grætz et de Judenbourg.

D'après la déposition du médecin ordinaire des districts du cercle d'Oberinthal, dans le *Tyrol*, il n'a paru pendant dix années que deux calculeux à l'hôpital d'Inspruck, où l'on reçoit quatre cent cinquante malades par an. L'un de ces malades, âgé de cinquante-deux ans, périt des souffrances causées par la maladie; on trouva dans sa vessie une pierre du poids de douze onces et demie. Le docteur Jutmann a extrait de l'urètre d'une femme de cinquante-deux ans, avec des pinces, un calcul du volume et de la forme d'un œuf de poule, rugueux à la surface, pesant cinq gros, et composé de sept à huit couches concentriques; l'extraction fut extrêmement douloureuse, et la femme resta sujette à une incontinence d'urine.

Le cercle d'Unterinthal n'a fourni qu'un seul calculeux. Il n'y en a eu également, dans le Vorarlberg, qu'un seul, âgé de soixante-onze ans; c'était une femme, chez laquelle la taille réussit, après une vaine tentative de lithotritie.

Dans le Pusterthal, à l'ouverture du corps d'un homme de soixante-quatre ans, mort d'apoplexie, on trouva la vessie occupée par une pierre, qui la remplissait entièrement.

A Roveredo, une femme de vingt-sept ans s'était introduit dans la vessie une épingle, autour de laquelle s'amassa un dépôt calculeux; l'opération fut faite au bout de cinq mois, par la dilatation de l'urètre, et occasiona la mort. On trouva les parois de la vessie déchirées et parsemées de taches gangreneuses. Du reste, aucun praticien n'a opéré de calculeux ni dans ce cercle, ni dans celui de Botzen.

Dans le cercle de Trente, un seul médecin a soigné un homme de soixante-cinq ans, qui était atteint de calcul rénal.

Ces nouveaux faits ne font que confirmer les opinions consignées dans les chapitres précédents, et ajouter de nouvelles preuves à celles qui constatent :

1° La fréquence des pierres développées à la surface d'un corps étranger introduit accidentellement dans la vessie par l'urètre, et la grande rapidité avec laquelle le corps étranger se produit souvent en pareille circonstance;

2° La possibilité de la sortie, soit spontanée, soit provoquée, par les voies naturelles, de calculs dont le volume dépasse de beaucoup le diamètre normal du conduit par lequel l'urine s'écoule au dehors : c'est à tort qu'on s'appuye sur les résultats vraiment extraordinaires de la nature en pareille circonstance, car on ne peut ni imiter sa marche lente, ni disposer de ses ressources : au moment où le praticien est apelé, la violence des accidents force d'agir, on se hâte, on ne ménage pas ses efforts, des désordres surviennent, et on ne peut les maîtriser;

3° La gravité des effets que l'action de la pierre détermine soit sur les parois vésicales et les tissus voisins, soit sur le cerveau, et qui, je dois le répéter, méritent de fixer au plus haut point l'attention des observateurs;

4° Le danger de voyager quand on porte une pierre dans la vessie, et les accidents qu'entraîne trop fréquemment l'extraction de celles qui ont acquis un grand volume;

5° Le danger des dilatations artificielles et forcées de l'urètre, dont tiennent à peine compte quelques opérateurs trop entreprenants, et qu'un petit nombre de succès obtenus dans des cas dont toutes les circonstances ne sont même pas bien connues, n'autorisent jamais à négliger quand on ne veut pas s'écarter de la prudence qui doit guider toutes les actions du praticien;

6° Enfin les funestes résultats qu'entraînent des manœuvres hasardées de lithotritie, méthode qui n'a échoué et n'est si souvent devenue une cause d'accidents de tous genres, que parce qu'on l'a pratiquée, soit avec de mauvais instruments, soit sans posséder assez les détails de la manœuvre.

BAVIÈRE. — Ce royaume, dont la population dépasse deux millions d'âmes, a offert, en dix années, trois cent quatre-vingt-six calculeux, nombre auquel ouze des principales villes ont contribué de la manière suivante :

VILLES.	POPULATION.	NOMBRE DES CALCULEUX.
Augsbourg. . . .	3o,ooo	11
Bayreuth. . . .	14,ooo	1
Erlangue. . . .	10,000	3
Landau. . . .	3,ooo	1
Landshut. . . .	7,000	4
Munich. . . .	70,000	20
Nordlingen. . . .	6,ooo	2
Ratisbonne. . . .	19,000	4
Spire.	5,000	1
Straubing. . . .	7,000	12
Wurzbourg. . . .	15,000	25
	186,000	82

Ce tableau donne une proportion moyenne d'un calculeux pour environ deux mille deux cent soixante-huit habitants ; mais il s'en faut de beaucoup que la répartition des malades s'accorde avec elle. Le rapport des calculeux traités dans les divers hôpitaux présente également un caractère tout spécial. Ainsi on n'a vu que deux de ces malades dans les hôpitaux militaires; l'hôpital de Munich en a reçu trente-cinq, et celui de Wurzbourg cinq; à Ratisbonne, les deux hôpitaux, protestant et catholique, n'en ont présenté aucun, sur trois mille cinq cent treize individus admis en dix années.

Les documents très-détaillés que j'ai reçus de la Bavière signalent encore d'autres particularités non moins remarquables. Tels sont surtout la proportion des enfants, qui est moins élevée que dans beaucoup d'autres pays, et le nombre des calculeux non opérés, qui surpasse ce qu'on voit ailleurs. La frayeur qu'inspire la taille est une des principales causes de cette dernière circonstance; elle avait frappé si vivement plusieurs malades entrés à l'hôpital de Munich, qu'on fut obligé de les renvoyer sans pouvoir les décider à accepter l'opération. Le nombre des calculeux ayant la pierre dans l'urètre surpasse de beaucoup celui qu'on a coutume d'observer, puisque, sans en compter treize, qui ont rendu spontanément leur calcul, il s'en est trouvé dix-sept qui ont exigé l'urétrotomie, et dix pour lesquels il a suffi de dilater le canal.

Je ne saurais trop appeler l'attention sur les particularités qui se sont présentées dans cette localité. La disproportion considérable du nombre des calculs arrêtés dans l'urètre, et qui ont exigé soit la dilatation soit l'incision du canal, est en dehors de ce qu'on observe partout ailleurs. C'est peut-être par l'observation de ces cas, ou autres analogues, que l'un des praticiens les plus recommandables de l'époque, après avoir assisté à l'une de mes opérations de lithotritie, fut conduit à soutenir que l'urètre était moins large chez les Allemands que chez les hommes des autres nations, et qu'une telle disposition rendrait la nouvelle méthode difficilement applicable dans les pays d'outre-Rhin. J'ai prouvé, dans le Parallèle, que cette opinion n'était point admissible. Il ne faut voir ici qu'une nouvelle preuve d'un vice trop commun aujourd'hui dans les sciences d'observation, celui de conclure avec précipitation, et un nouvel exemple des erreurs bien connues, mais cependant chaque jour reproduites, qui ressortent de faits trop isolés ou mal interprétés. Quant à d'autres particularités que révèlent ces documents, elles n'ont rien qui doive surprendre, et il me suffira de les noter ici.

A Stuntheim, un enfant de six ans fut taillé inutilement; on ne trouva pas de pierre dans la vessie.

A Buchloe, un homme de trente-huit ans rendit une centaine de calculs par l'urètre, après avoir subi l'opération de la boutonnière.

A Wurzbourg, un malade de quarante-six ans fut sondé treize fois, par cinq médecins différents, sans qu'on pût constater la présence d'un calcul assez volumineux et très-dur, qui fut trouvé dans la vessie après la mort.

Un homme de quarante-trois ans reçut un coup de feu dans le bas-ventre; au bout de quelques semaines, il se forma un volumineux abcès, la suppuration entraîna des débris de vêtements; mais la balle resta; on la sentait, immobile, avec la sonde. Pendant plusieurs années, le malade ne put uriner qu'en se couchant; cette incommodité finit par disparaître d'elle-même, mais il resta des douleurs semblables à celles de la pierre, qui se faisaient encore sentir à soixante-deux ans.

Un jeune homme de vingt ans, atteint de phimosis congénial, éprouva, après avoir exercé le coït pour la première fois, une ardeur douloureuse en urinant et un écoulement purulent par la verge; il se crut atteint de la syphilis, et essaya inutilement divers moyens; l'incision du prépuce fit enfin découvrir à la base du gland cinq calculs gros comme des noyaux de prune, qui avaient produit des ulcères, peut-être à la suite de l'attrition déterminée par l'acte vénérien; le malade sentait ces corps étrangers depuis fort long-temps; mais, dans sa simplicité, il les regardait comme une disposition naturelle; tous les accidents cessèrent promptement après l'opération.

L'un des malades traités à l'hôpital de Wurzbourg, âgé de quarante-quatre ans, mourut le cinquième jour après l'opération, qui était demeurée imparfaite, le volume de la pierre, dont le poids s'élevait à quatorze onces, n'ayant pas permis de l'extraire.

La lithotritie a été pratiquée deux fois, et avec succès, à Munich.

Bohême. — Sur une population de trois millions cinq cent quatre-vingt-deux mille cent cinquante habitants, on a vu, dans l'espace de dix années, cent six calculeux, dont j'ai fait connaître la répartition par un tableau particulier.

TABLEAU DES CALCULEUX EN BOHÊME, de 1820 à 1830.

CERCLES.	POPULATION.	NOMBRE DES CALCULEUX.	SEXE — Hommes.	SEXE — Femmes.	AGE — Enfants.	AGE — Adultes.	AGE — Vieillards.	NOMBRE DES OPÉRÉS.	MÉTHODE OPÉRATOIRE — Cystotomie.	Lithotritie.	Urétrotomie.	Extraction.	RÉSULTATS DE L'OPÉRATION — Morts.	Guérisons.	Fistules.	Récidives.	CALCULEUX NON OPÉRÉS — Vivants.	Morts.
Beraun............	158,319	2	2		2			2	2					2				1
Bidschow.........	230,771	7	6	1	3	1	3	4	3		1		1	3			2	
Budweis.........	189,493	2	2			2		2	2				1	1				
Bunzlau.........	365,936	6	5	1	3	2	1	3	1		1	1		3			1	2
Chrudim........	277'473	5	5			2	3										4	1
Czaslau.........	218,255	1	1				1										1	
Elbogen.........	213,953	1	1			1												1
Kaurzim.........	175,161																	
Klattau	160,012																	
Kœnigsgrætz.....	299,885	13	10	3	3	10		5	3		2			4		1	5	3
Leitmeritz.......	326,005	10	9	1	3	3	4	1	1					1			7	2
Pilsen..........	185,198	12	7	5		5	7	1	1					1			5	6
Prachin	240,256																	
Rakonitz........	153,509	7	6	1	1	3	3	2			2			2			1	4
Saaz	125,462	6	6		1	1	4	1			1			1				5
Tabor..........	181,478	8	6	2		3	5										5	3
PRAGUE..........	80,984	26	25	1	12	13	1	25	23	1	1		3	20	2		1	
	3,582,150	106	91	15	28	46	32	46	36	1	8	1	5	38	2	1	32	28

11   36   SUR L'AFFECTION CALCULEUSE.   561

De ces malades, trente-six seulement ont subi la taille, huit ayant été soumis à l'urétrotomie. La frayeur qu'inspire la cystotomie n'est pas la seule cause de cette faible proportion, qui doit être attribuée aussi aux difficultés que les calculeux éprouvent pour se procurer du soulagement, qu'ils sont obligés d'aller chercher à Prague ou à Vienne, et à la confiance beaucoup trop grande qu'ils mettent, la plupart du temps, dans l'emploi des moyens palliatifs.

Un bourgeois de Prague, âgé de cinquante ans, et dont les souffrances dataient déjà de six années, fut soumis à la lithotritie : les deux premières séances lui ayant procuré beaucoup de soulagement, il refusa de laisser terminer l'opération. Cette méthode fut tentée sans succès sur une femme de vingt-cinq ans, du cercle de Kœnigsgrætz, qui dut ensuite sa délivrance à la cystotomie.

J'ai à noter quelques faits plus ou moins dignes d'intérêt.

Chez un enfant de six ans, l'opération de la taille fut prolongée par une grave hémorragie, qui n'empêcha cependant pas le succès d'être complet.

A l'ouverture du corps d'un vieillard de soixante-quinze ans, atteint de la goutte, on trouva les parois de la vessie épaisses de neuf lignes, indurées, et renfermant çà et là des sédiments calculeux.

Un autre vieillard de soixante-treize ans, qui souffrait depuis plus de douze années, rendit par l'urètre près de trois cents calculs, de la grosseur d'un pois, dont cinq à six seulement nécessitèrent l'assistance du chirurgien.

Un jeune homme de vingt ans, atteint d'hypospadias, éprouvait des difficultés d'uriner depuis son enfance ; il mourut de consomption : sa vessie contenait un calcul de sept onces et demie.

On découvrit dans la vessie d'un vieillard de soixante-cinq ans, dix calculs de la grosseur et de la forme d'une châtaigne moyenne, qui pesaient chacun plus d'une demi-once.

Un enfant de sept ans mourut après avoir subi l'urétrotomie; des ulcérations furent trouvées dans la vessie et les reins.

Un autre enfant de onze ans, qui souffrait de la pierre depuis quatre années, fut atteint d'un abcès au périnée, et par suite d'une fistule au côté gauche du scrotum : une incision d'un pouce, faite à ce sac, permit de retirer le corps étranger.

Un homme de soixante-seize ans éprouvait depuis vingt-six années les accidents ordinaires de la pierre : il eut d'abord de fréquentes coliques et des difficultés d'uriner ; puis il fut réduit à ne pouvoir se débarrasser des urines que couché sur le dos; il mourut des contusions que lui occasiona un éboulement dans une carrière. Sa vessie contenait une pierre du volume d'un œuf de poule.

BUÉNOS-AYRES. — Une population de cent quatre-vingt mille âmes n'ayant fourni, en onze années, que six personnes attaquées de la pierre, dans cette province, dont l'étendue, la fertilité et les institutions politiques font jouir chacun avec égalité des biens de la terre, on peut présumer qu'il n'y existe aucune cause générale ou locale de la maladie.

DALMATIE. — L'hôpital de Zara, alimenté par une population de trois cent quatre-vingt mille six cents âmes, a présenté quarante-neuf calculeux, tous du sexe masculin. Plusieurs portaient des pierres très-volumineuses, qu'on fut obligé de rompre dans la vessie, pour en faire l'extraction. Chez un sujet de trente ans, les fragments du calcul ainsi morcelé pesaient six onces : la plaie resta fistuleuse.

Un jeune homme de dix-sept ans, qui souffrait depuis son enfance, et qui se trouvait dans le même cas que celui qui précède, fut plus heureux ; il guérit parfaitement, quoique la manœuvre eût déterminé une inflammation qui retarda sa guérison et ne lui permit de quitter le lit qu'au bout de trois mois.

Trois autres sujets, de vingt-huit, trente-cinq et quatre-vingt-deux ans, obtinrent aussi une guérison complète, malgré le volume considérable de leurs pierres.

Un homme de vingt-huit ans, souffrant depuis son enfance, ne pouvait plus quitter le lit sur les derniers temps ; on lui retira deux grosses pierres de la vessie : il guérit en trente jours.

Un homme de quarante ans fut aussi débarrassé de trois grosses pierres.

Un vieillard de soixante dix-neuf ans résista à l'extraction de trois calculs, dont le plus gros égalait la moitié d'un œuf de poule, et le plus petit un œuf de pigeon ; il mourut cinq mois après, d'une fièvre grave.

Un enfant de quatre ans fut atteint d'un abcès au périnée, à l'ouverture duquel on reconnut la présence d'un petit calcul, qui fut extrait avec des pinces ; la plaie resta fistuleuse.

Un jeune homme de dix-sept ans ayant succombé aux souffrances de la pierre, qui le tourmentaient depuis huit années, on trouva un calcul, gros comme une noix, occupant toute la capacité de la vessie, dont les parois étaient épaisses, dures, et en suppuration vers le bas-fond.

Un autre malade du même âge fut débarrassé d'une pierre par la cystotomie ; mais il resta dans sa vessie beaucoup de calculs *adhérents,* qui plus tard furent extraits en différentes fois.

Il n'est peut-être pas d'autre exemple d'un si petit nombre de cas ayant produit tant de grosses pierres. Une particularité digne de remarque aussi, c'est que, dans des circonstances si défavorables, l'opération a été bien plus souvent couronnée de succès qu'on ne l'observe d'ordinaire.

DANEMARCK. — La pierre n'est pas une maladie fréquente dans ce royaume, d'où j'ai reçu les documents les plus complets. Sur une population de deux millions cinq cent mille âmes, il n'a fourni, en dix années, que deux cent quatre-vingt-seize calculeux, dont un cinquième environ étaient répartis de la manière suivante dans les principales villes.

LOCALITÉS.	POPULATION.	NOMBRE DES CALCULEUX.
Aarhuus.	4,000	5
Altona.	20,000	2
Copenhague. . .	100,000	45
Elseneur.	7,000	2
Husum.	4,000	1
Kiel.	7,000	2
Ostensee. . . .	8,000	7
Tondern. . . .	2,500	1
	152,500	65

Si l'on excepte sept opérations faites dans les duchés de Holstein et de Sleswick (à Sonderbourg, Christiansfeld, Husum, Tondern, Altona, Hadersleben, Rellingen, et Ile de Sylt), toutes ont été pratiquées à Copenhague par les docteurs Jacobson, Withusen et Thal. On remarque qu'un homme de soixante ans mourut trois jours après la taille, par suite d'une hémorragie. Un enfant de cinq ans et un jeune homme de vingt ans succombèrent par épuisement, l'un au bout de douze heures, et l'autre le cinquième jour. Chez une femme, la pierre fut extraite par une fistule vaginale.

La lithotritie a été essayée une seule fois, sur un sujet de trente-quatre ans, par le docteur Withusen, qui a été forcé d'y renoncer, et de pratiquer la taille, onze jours après la seconde séance.

Ce qui frappe le plus, dans l'examen de ces documents, c'est la fréquence de la gravelle proprement dite, comparativement à la pierre : car, autant celle-ci est rare, autant la première est commune; elle attaque également toutes les classes de la société. Un grand nombre de chirurgiens danois que j'ai vus à Paris, m'ont certifié l'exactitude des renseignements officiels que j'avais reçus de leur pays. On ne donne aucune explication satisfaisante de cette particularité. D'ailleurs plusieurs faits manquent de détails, et il s'est sans doute présenté là ce qu'on observe partout, plusieurs malades n'accusant que la gravelle, tandis qu'ils portent des pierres plus ou moins volumineuses dans la vessie.

Quant à la rareté des opérations cystotomiques dans les localités de peu d'importance, ce n'est pas seulement en Danemarck que les choses se passent ainsi ; mais cette rareté n'en a pas moins été une source de méprises dans les essais qu'on a tentés pour établir la proportion des calculeux. Partout, les malades éclairés vont se faire opérer dans les grandes villes, et ceux qui ne peuvent voyager meurent de la maladie, très-souvent même sans qu'on l'ait reconnue.

ESPAGNE. — La seule localité d'où j'ai reçu des documents est la ville de Malaga, qui, sur une population de soixante mille habitants, a fourni six calculeux, tous du sexe masculin. L'un de ces malades a subi quatre fois la cystotomie ; les trois premières opérations furent sans résultat, mais la quatrième procura guérison.

ILES IONIENNES. — Un tableau spécial fait connaître la répartition des calculeux dans les quatre principales de ces îles. La plupart des malades aiment mieux souffrir et garder leur pierre, que de courir les chances de l'opération. L'un d'eux a rendu des fragments de calcul, après avoir fait usage d'une espèce de café préparé avec la graine de lupin. On ne saurait trop relever les préjugés populaires, et combattre les opinions fausses dont la science est encore encombrée. Nous avons vu combien sont nombreuses les causes futiles de l'affection calculeuse. Il en est de même pour la fragmentation de la pierre : les circonstances auxquelles on l'attribue n'ont aucune influence.

TABLEAU DES CALCULEUX DANS LES ILES IONIENNES, de 1820 à 1830.

NOMS des îles	POPULATION	NOMBRE des calculeux	SEXE		AGE			NOMBRE des opérés	MÉTHODE OPÉRATOIRE	CYSTOTOMIE		RÉSULTATS de l'opération		CALCULEUX non opérés	
			Hommes	Femmes	Enfants	Adultes	Vieillards		Uréthrotomie	Latérale	Recto-vésicale	Morts	Guéris	Vivants	Morts
Céphalonie.	60,000	15	14	1	4	8	3	2		2		1	1	10	3
Corfou.	70,000	2	1	1			2	1	1				1	1	
Paxo.	5,300	3	3			1	2							2	1
Theaxi.	7,500	3	3		1	2		2		2			2		1
Zante.	34,000	6	6		1	4	1	3	2		1		3	2	1
	176,800	29	27	2	6	15	8	8	3	4	1¼	1	7	15	6

IRLANDE. — Mes renseignements sur ce royaume ne sont relatifs qu'au comté de Corke, dont la population, évaluée à sept ou huit cent mille âmes, a fourni seize calculeux depuis 1820 jusqu'en 1830. Tous ont été admis dans l'hôpital de Corke, où l'on traite ordinairement dix mille malades par an. Un seul vieillard n'a point été opéré : après sa mort on a trouvé les parois de la vessie épaissies et sa membrane muqueuse ulcérée ; elle renfermait deux grosses pierres plates et aiguës aux extrémités.

Il n'avait été envoyé qu'un petit nombre de circulaires en Angleterre, où des recherches du même genre ont été entreprises par divers auteurs dont je citerai plus loin les travaux. Les recherches de Smith, de Yelloly, etc., ne remplissent certainement pas toutes les conditions exigibles, et les résultats obtenus n'ont pas la précision qu'on aime à trouver dans les travaux de ce genre. Cependant on est forcé de reconnaître que plusieurs questions importantes ont été ou résolues ou élucidées par le zèle infatigable de ces savants.

ROYAUME LOMBARDO-VÉNITIEN. — Les documents venus de ce royaume sont assez complets, moins toutefois que ceux de l'Autriche. Ils m'ont permis de dresser un tableau spécial, indiquant la manière dont les calculeux se trouvent répartis dans les diverses délégations. Ces faits d'ailleurs méritent de fixer sérieusement l'attention des observateurs, soit qu'on ait égard à l'influence du climat, soit qu'on les envisage sous le rapport des résultats obtenus par les différentes manières de pratiquer la cystotomie. Nous verrons plus loin qu'ils forment, sous ce rapport, un singulier contraste avec d'autres faits, notamment ceux des hôpitaux de Naples.

TABLEAU DES CALCULEUX DU ROYAUME LOMBARD-VÉNITIEN, de 1820 à 1830.

PROVINCES.	POPULATION.	NOMBRE des calculeux.	SEXE.		AGE.				NOMBRE DES OPÉRÉS.	MÉTHODE OPÉRATOIRE.			RÉSULTATS DE L'OPÉRATION.			CALCULEUX NON OPÉRÉS.		
			Hommes.	Femmes.	Enfants.	Adultes.	Vieillards.	Inconnus.		Cystotomie.	Urétrotomie.	Extraction.	Morts.	Guérisons complètes.	Guérisons incomplètes.	Vivants.	Morts.	Sans indication.
Bergame.	409,210	168	150	18	141	27			156	156			23	133		12		
Brescia.	329,100	175	174	1	147	28			172	162	10		43	129		3		
Crémone.	270,530	119	111	8	109	8	2		113	113			16	95	2	5	1	
Lodi.	71,560	84	80	4	71	11	2		80	80			24	54	2	2	2	
Mantoue..	278,910	15	13	2	9	4	2		11	10	1		3	8			2	2
Milan.	540,000	127	123	4	75	47	5		127	127			36	91				
Pavie.	472,000	108	106	2	93	13	2		85	79	3	3	24	61		16	7	
Bellune.	126,870	15	15		7	6		2	15	15			1	14				
Padoue.	238,332	50	49	1			2	48	50	50			2	48				
Rovigo.	135,750	4	4		3	1			4	4			2	2				
Trévise.	224,000	34	33	1		3		31	34	34			8	26				
Udine..	394,270	49	45	4	40	9			49	49			4	42	3			
Venise.	159,000	98	90	8	66	25	7		93	93			20	72	1		5	
Vérone.	289,210	7	7		2	5			4	4			1	3		1	2	
Vicence.	317,940	51	47	4	33	18			51	51			10	41				
	4,256,682	1104	1047	57	796	205	22	81	1044	1027	14	3	217	819	8	39	19	2

SUR L'AFFECTION CALCULEUSE.

La délégation de Bergame possède huit hôpitaux. Celui de la ville de Bergame reçoit ordinairement, par année, trois mille malades, parmi lesquels on ne compte que dix à quinze calculeux, dont l'un fut débarrassé d'un calcul mûral pesant sept onces.

Dans la délégation de Brescia, il y a deux hôpitaux, à Brescia et à Artogna. Ce dernier a présenté une femme que l'on croyait atteinte d'un cancer utérin, et qui a succombé aux accidents produits par deux énormes pierres vésicales enkystées. A Brescia, les calculeux ont été répartis par année de la manière suivante :

ANNÉES.	NOMBRE DES MALADES.	NOMBRE DES CALCULEUX.
1820	2360	19
1821	2450	13
1822	2772	16
1823	2640	15
1824	2818	24
1825	2973	19
1826	2951	23
1827	3068	13
1828	3320	7
1829	3793	12
1830	2980	14
	32,125	175

Parmi ces calculeux, quinze seulement appartenaient à la ville ; les autres étaient venus des diverses communes de la province.

Chez deux d'entre eux, l'un de trois et l'autre de six ans, on a trouvé, après la mort qui suivit l'opération, un volumineux abcès dans l'un des reins ; le rein malade du premier de ces deux enfants contenait en outre un calcul.

Deux opérés de dix-sept et de vingt-trois ans succombèrent, cinq et deux jours après la taille, aux désordres causés par l'extraction de pierres volumineuses, dont l'une pesait six onces.

Trois frères furent atteints de la pierre, dont leurs parents étaient exempts.

La pierre est très-commune aussi dans la délégation de Crémone, dont la population envoie ses indigents à deux hôpitaux, ceux de Casalmajor et de Crémone.

A Casalmajor, l'un des malades ayant succombé, on trouva dans sa vessie une centaine de calculs arrondis, d'une à deux lignes de diamètre, dont les plus gros étaient fort durs et les petits assez friables.

A Crémone, le mouvement de l'hôpital a présenté les variations suivantes dans un laps de onze années :

ANNÉES.	NOMBRE DES MALADES.	CALCULEUX.					
		Hommes.	Femmes.	Enfants.	Adultes.	Vieillards.	TOTAL.
1820	4969	6		6			6
1821	4857	9	1	9		1	10
1822	4912	7		7			7
1823	4676	9		7	2		9
1824	4826	6	1	5	2		7
1825	4801	21	1	21	1		22
1826	3179	12	2	14			14
1827	3476	10		9	1		10
1828	5684	16	1	16	1		17
1829	6027	11		9	1	1	11
1830	5642	4	2	6			6
	53,049	111	8	109	8	2	119

La grande majorité de ces calculeux étaient des enfants de quatre à cinq ans. Un homme de trente-quatre ans fut débarrassé d'une pierre très-dure, pesant sept onces, et il guérit sans accidents.

La délégation de Lodi possède deux hôpitaux, à Lodi et à Crême. Dans ce dernier, on parvint à extraire une pierre de sept onces, ayant trois diamètres différents; l'opération fut heureuse. Hors quelques cas peu nombreux, tous les calculeux sont des paysans, dont la nourriture est en général peu salubre.

Il y a quatre hôpitaux dans la délégation de Mantoue. A Bozzolo, un homme de trente-deux ans mourut sans avoir été opéré : en ouvrant son corps, on découvrit une altération profonde de la vessie, dont les parois étaient épaissies, et la cavité remplie par une énorme pierre, qui avait produit des ulcérations vers les uretères: ceux-ci étaient excessivement dilatés et pleins d'urine, tandis que la vessie ne contenait pas de liquide. L'hôpital de cette ville a présenté le mouvement suivant en dix années.

ANNÉES.	NOMBRE DES MALADES.	NOMBRE DES CALCULEUX.
1820	158	1
1821	157	1
1822	183	»
1823	157	»
1824	129	»
1825	149	1
1826	110	»
1827	116	3
1828	146	»
1829	147	1
	1452	7

A Sabbioneta, six cent cinquante-neuf malades ont été admis dans l'hôpital pendant le même laps de temps ; mais aucun calculeux ne s'est trouvé parmi eux. Cependant trois personnes ont été opérées de la pierre chez le chirurgien même.

Tous les détails manquent relativement à la délégation de Milan, dont l'hôpital a fourni cent vingt-sept calculeux, sur cent quatre-vingt-quinze mille sept cent treize malades. Douze de ces malades avaient de fort gros calculs, dont l'un pesait cinq onces; ils succombèrent aux désordres occasionés par l'extraction.

Dans la délégation de Pavie, il n'y a qu'un seul hôpital, dont les malades viennent en partie des Etats sardes et en partie des Etats lombards. En dix années, cet hôpital a présenté le mouvement suivant :

| ANNÉES. | ÉTAT SARDES. | | | | ÉTATS LOMBARDS. | |
| | PROVINCE LOMELLINA. | | PROVINCE OLTREPO. | | | |
	Nombre des malades.	Calculeux.	Nombre des malades.	Calculeux.	Nombre des malades.	Calculeux.
1819	817	3	312	4	3242	2
1820	849	5	285	1	3354	2
1822	715	6	298	5	3584	8
1823	859	2	372	4	3635	11
1824	872	3	351	»	3561	6
1825	782	1	332	3	3309	5
1826	822	2	559	3	3631	2
1827	852	3	429	»	3850	4
1828	903	4	550	2	4303	2
1829	927	4	502	»	4225	3
	8,398	35	3,790	22	36,694	45

Des deux provinces sardes, la première a une population de cent onze mille quatre cent soixante-dix-sept, et la seconde de quatre-vingt-douze mille vingt-sept âmes, formant un total de deux cent trois mille cinq cent quatre habitants, qui ont fourni à l'hôpital douze mille cent quatre-vingt-huit malades et cinquante-cinq calculeux. Quant aux calculeux des Etats lombards, trente-huit seulement appartenaient à la délégation de Pavie ; les sept autres venaient de celle de Lodi, et notamment de Crême. La population totale qui les a fournis s'élève à deux cent soixante-huit mille cinq cent vingt-trois âmes.

Les documents provenant de cette délégation sont les seuls où les motifs qui ont détourné de l'opération soient exposés avec soin. On voit qu'elle a été évitée lorsque la pierre était trop ou trop peu volumineuse, lorsque la saison était défavorable, enfin quand le calcul ne produisait pas de douleurs excessives. J'insiste sur ces motifs, parce qu'ils prouvent qu'à des connaissances profondes, les chirurgiens de Pavie joignent un juste sentiment de leurs devoirs. Ainsi, plusieurs opérations ont été ajournées parce que, le calcul étant petit et déterminant peu d'accidents, il n'y avait point encore de raisons suffisantes pour exposer les malades aux chances de la cystotomie. Cette réserve du célèbre Scarpa et de ses collègues suffirait sans doute pour détruire les arguments de quelques détracteurs de la lithotritie, qui ont cherché à atténuer les avantages de cette méthode, en disant qu'elle n'est réellement applicable qu'aux cas de petites pierres; mais, en pareille circonstance, la taille n'est pas exempte de dangers, et c'était pour ne pas livrer au hasard une existence encore supportable, que les professeurs de Pavie renvoyaient ainsi les malades sans les opérer.

Parmi les spécialités dignes de remarque qui m'ont été transmises , je signalerai un cas où l'opération ne fut point terminée parce que le chirurgien ne put pénétrer dans la vessie, ce qui amena une sorte d'insurrection parmi les étudiants. Un malade s'enfuit de l'hôpital pour éviter la taille, qu'il était destiné à subir. Un autre s'était introduit dans l'urètre un haricot, qui devint plus tard le noyau d'un calcul vésical. Chez un malade, dans le canal duquel une pierre s'était arrêtée, on ne put pratiquer l'opération, à cause du gonflement énorme de la verge et du scrotum : la mort eut bientôt lieu, par l'effet d'une cystite. Ces divers faits constatent, ainsi que beaucoup d'autres, la gravité de circonstances qui n'ont peut-être pas asséz fixé l'attention des praticiens, notamment en ce qui touche aux désordres produits par la pierre et aux difficultés qui accompagnent l'opération. Or ces difficultés sont plus grandes et plus fréquentes qu'on ne le pense : nous les voyons partout se reproduire sous des formes diverses, et prendre les praticiens les plus expérimentés pour ainsi dire au dépourvu. C'est là une vérité incontestable, et que semblent cependant aveir oubliée ceux qui, à l'exemple des élèves de Pavie, se fondant sur les combinaisons si souvent illusoires de la théorie, pensent que la cystotomie est aujourd'hui une opération vulgaire, et prodiguent des critiques dont ils ne sentent même pas la portée.

Dans le petit nombre de cas que j'ai cités parmi ceux qui se sont présentés à Pavie, on retrouve l'application de la majeure partie des préceptes de l'art en ce qui touche aux précautions préalables et aux soins qu'il convient d'apporter dans l'exécution d'une opération aussi grave que la cystotomie. On ne peut s'empêcher de retrouver là l'influence d'un grand maître sur les destinées des malades. Je ne ferai point ici des rapprochements qui pourraient mettre en relief des influences d'une nature différente dans d'autres localités. L'hôpital de Pavie, où les registres sont tenus avec une exactitude qu'on regrette de ne pas trouver partout, offre une nouvelle preuve d'une vérité que j'ai plusieurs fois énoncée, savoir, que la mortalité après la taille est bien plus grande qu'on ne le dit, et certes on ne sera pas tenté d'accuser ici ni le climat ni l'habileté des opérateurs : on ne peut s'en prendre qu'à la tenue sévère des livres officiels.

J'ai peu de remarques à faire sur les Etats Vénitiens. Dans l'hôpital provincial de Venise, onze années ont offert le mouvement qui suit :

ANNÉES.	NOMBRE DES MALADES.	CALCULEUX.					
		Hommes.	Femmes.	Enfants.	Adultes.	Vieillards.	Total.
1820	3374	6	1	5	1	1	7
1821	3441	2		2			2
1822	3333	4		1	3		4
1823	3555	2	1	3			3
1824	3971	7		3	2	2	7
1825	3500	11		10	1		11
1826	3728	9		6	3		9
1827	3325	7	1	3	4	1	8
1828	4047	6		4	2		6
1829	4279	8		4	3	1	8
1830	3523	2	1	2	1		3
	40,076	64	4	43	20	5	68

Un homme de soixante-treize ans a été opéré deux fois, et un enfant trois fois. De même, à Vicence, un malade a subi deux opérations de la taille, à six années d'intervalle. Il a fallu aussi tailler de nouveau un malade à Rovigo. A Piavio, une pierre très-dure et pesant sept onces fut extraite : le malade guérit.

MALTE. — Les îles de Malte, Goze et Comino, dont la population s'élève à cent vingt mille habitants, n'ont offert en dix années que quatre calculeux dans les hôpitaux de La Valette. La maladie doit donc y être assez rare.

NAPLES. — Les documents reçus de ce royaume sont résumés dans un tableau collectif, qui ne comprend d'ailleurs que les indigents de la capitale et des provinces limitrophes, en sorte qu'il ne pourrait indiquer le rapport du chiffre des calculeux à celui de la population.

TABLEAU DES CALCULEUX SOUMIS A LA CYSTOTOMIE
DANS LES HÔPITAUX DE NAPLES, de 1821 à 1830.

ANNÉES.	NOMBRE DES OPÉRÉS.	SEXE.		AGE.			RÉSULTATS DE L'OPÉRATION.	
		Hommes.	Femmes.	Enfants.	Adultes.	Vieillards.	Guérisons.	Morts.
1821	27	27		10	14	3	23	4
1822	28	28		13	12	3	26	2
1823	34	33	1	11	18	5	31	3
1824	37	35	2	17	16	4	32	5
1825	30	30		11	18	1	26	4
1826	37	35	2	18	15	4	32	5
1827	19	18	1	9	8	2	12	7
1828	25	25		13	11	1	19	6
1829	36	35	1	19	12	5	31	5
1830	35	32	3	8	24	3	29	6
	308	298	10	129	148	31	261	47

Aucun détail ne m'a été transmis ni sur les particularités de chaque opération, ni sur les guérisons incomplètes, ni enfin sur les cas dans lesquels la cystotomie fut reconnue impossible. Quelques sujets ont, dans le cours de peu d'années, subi l'opération deux et même trois fois, parce qu'il s'était formé chez eux de nouvelles pierres. La majeure partie de ceux qui ont subi la taille étaient employés aux travaux de la campagne, et presque tous avaient mené une vie pénible. Chez beaucoup d'entre eux, la pierre s'était formée spontanément : chez d'autres, elle avait été provoquée par l'introduction dans la vessie de corps étrangers, tels qu'un fragment de baguette de fusil, une aiguille à coudre, une bougie élastique, un brin de paille, un morceau de jonc.

Sous ces divers rapports, les documents, déjà publiés par un journal de Naples, ne présentent rien d'extraordinaire ; il n'en est pas ainsi des résultats de l'opération : c'est un point sur lequel je reviendrai, en rapprochant ces faits de quelques autres analogues.

ROMAGNE. — Ce qu'il y a de plus important dans les documents très-précis qui m'ont été adressés des Etats de l'Eglise, c'est l'indication des récidives de la maladie. Sur trente-trois opérés, il y en eut quatre chez lesquels la pierre se reproduisit, une femme de vingt-deux ans, à Montolino, un homme de soixante-trois ans, à Ficano, un sexagénaire, à Penna-San-Giovanni, et à San-Giusto un homme de soixante-quatre ans, qui avait été opéré à Rome : la récidive eut lieu quatre ans après l'opération chez la femme, et le vieillard de Ficano fut obligé de se soumettre à l'opération trois ans après l'avoir déjà supportée.

Le petit hôpital de Penna-San-Giovanni, où l'on admet par an vingt à trente malades du pays, a reçu six calculeux en dix années. A Lorette, où le nombre des malades s'élève à huit cents environ chaque année, la même période de temps n'en a fourni que huit. L'hôpital de S. Sollecito, à

Matelica, où l'on compte soixante à soixante-dix malades chaque année, n'a reçu qu'un seul calculeux en dix ans, mais la province en a fourni quatre autres. A Montemilone, où se trouve un hôpital de quarante-cinq malades, il a été vu un seul calculeux en dix ans, et trois autres ont été observés dans la commune.

A Saint-Ange, on retira trois pierres à un malade de soixante-cinq ans. A Montefano, en ouvrant le corps d'un sexagénaire, on trouva dans sa vessie trois pierres, qui pesaient chacune environ trois onces. A Morocalle, un homme de cinquante-quatre ans supporta très-bien la cystotomie recto-vésicale, mais demeura frappé d'impuissance, ayant perdu la faculté d'entrer en érection.

Etat Sardes. — La pierre est rare à Gênes, qui, avec ses environs, sur un rayon de six lieues et une population d'environ deux cent mille âmes, n'a compté en sept années (de 1823 à 1830) que vingt calculeux, admis dans son hôpital, qui est composé de douze cents lits, et où le nombre des malades s'élève à six ou huit mille par an. Presque tous ces calculeux étaient des artisans ou des marins. Je n'ai pu rien apprendre des opérations exécutées : les seuls renseignements que je dois à l'obligeance de M. Mojon constatent que la mortalité fut de cinq sur vingt, dont trois sans qu'ils eussent été opérés.

Je n'ai obtenu non plus aucun renseignement sur le résultat des opérations faites à Turin. L'hôpital de Saint-Baptiste y reçoit chaque année trois mille cinq cents à quatre mille malades. Depuis 1821 jusqu'en 1830 on y a compté cent quatre-vingt-huit calculeux, savoir : quatre-vingt-quatorze au-dessous de dix ans, cinquante-trois de dix à vingt, seize de vingt à trente, neuf de trente à quarante, six de quarante à cinquante, deux de cinquante à soixante, cinq de soixante à soixante-dix, trois de soixante-dix à quatre-vingts, cent quatre-vingt-trois hommes et cinq femmes. Treize seulement de ces calculeux étaient de la ville; les autres habitaient les campagnes environnantes.

A Nice, la pierre et la gravelle sont fort rares. Cette ville possède deux hôpitaux, qui chaque année reçoivent, l'un six cent cinquante, l'autre deux cents malades. Cependant elle n'a fourni, en dix ans, que cinq calculeux, pour la plupart même étrangers à son territoire.

Saxe. — L'affection calculeuse paraît être rare dans cet Etat. Les tableaux peu détaillés que j'ai reçus présentent, sous le rapport de la répartition des calculeux, des anomalies analogues à celles que j'ai déjà signalées pour la Bavière. On en pourra juger d'après le nombre de ceux qui sont marqués dans les villes suivantes :

LOCALITÉS.	POPULATION.	NOMBRE DES CALCULEUX.
Allstedt.	2000	2
Dornburg.	5000	2
Dresde.	60000	6
Eisenach.	8000	1
Iéna.	14000	3
Léipzick.	40000	4
Ostheim.	4000	1
Weimar.	22000	1
	155,000	20

A Dresde, un enfant de quatre ans et demi mourut après avoir subi l'urétrotomie.

Suède. — Je n'ai reçu aucun tableau régulier de la Suède; mais les documents qui me sont parvenus constatent des faits importants.

La pierre paraît être fort rare dans la Norwège. Pendant l'espace de quatre années, il n'a été reçu qu'un seul calculeux dans l'hôpital général de Christiana, où trois mille deux cent onze malades ont été traités. Cette ville renferme une population de vingt mille âmes. Aucun médecin, même parmi les plus âgés, ne se souvient d'y avoir vu pratiquer la taille. Les malades atteints de la pierre qui s'y rencontrent sont tous des hommes, adultes ou vieillards; l'affection ne s'observe jamais chez les femmes, les enfants, ni les pauvres.

Gothenbourg, dont la population s'élève à vingt-six mille âmes, est dans le même cas. Cette ville, la plus grande et la plus opulente du royaume, après Stockholm, possède un hôpital de soixante lits, dans lequel aucun calculeux n'a été reçu, depuis cinquante ans qu'il existe. En quinze années, on n'a vu à Gothenbourg que quatre calculeux, dont trois ont subi l'opération de la taille; chez deux de ceux-ci, âgés de soixante-quatre et de soixante-dix ans, la pierre s'est reproduite : le premier souffrit de nouveau deux ans après avoir été taillé, et succomba au bout de quelques années : on trouva six calculs dans sa vessie.

A peine connaît-on la maladie calculeuse dans la province de Bohus, qui renferme la ville de Gothenbourg, et dont la population est de cent vingt mille âmes.

Le professeur Ekstrom, premier chirurgien du roi, m'a transmis le résumé des rapports faits par soixante-huit médecins; quinze seulement avaient eu occasion d'observer des calculeux, au nombre de trente-neuf, dont quinze avaient succombé à leurs souffrances, seize vivaient avec la pierre, et huit seulement avaient consenti à s'en faire débarrasser par l'opération. Lui-même a recueilli environ cinquante cas de ce genre, dans l'hôpital de Stockholm.

WURTEMBERG. — Les renseignements portés au tableau ne concernent que la ville d'Ulm et ses alentours. La plupart des malades appartenaient à la classe indigente, dont la nourriture est de fort mauvaise qualité.

FRANCE. — Les événements politiques ont sans doute contribué à empêcher mes recherches d'avoir en France tout le succès que j'étais fondé à espérer. Il y a cependant d'autres circonstances que je dois noter, parce qu'elles serviront à faire ressortir des particularités qui pourraient échapper. C'était la première fois qu'on appelait sur cette question l'attention des médecins et des administrateurs des hôpitaux, qui furent pris pour ainsi dire au dépourvu, ne conservant qu'un souvenir vague de faits dont il n'avait pas même été tenu note : ne pouvant donc transmettre que des approximations, on s'est abstenu de répondre. Quelques chirurgiens paraissent avoir envisagé ces relevés d'opérations cystotomiques sous un faux point de vue : ils ont cru voir là une critique des cas dans lesquels le résultat n'aurait pas répondu à l'attente ; on a même supposé que la pensée première du travail avait été suggérée par des motifs d'intérêt privé. Par ces causes, et d'autres peut-être encore qui me sont inconnues, il m'est devenu fort difficile d'obtenir les relevés des registres des hôpitaux de Paris. Une demande du ministre de l'intérieur et les démarches du préfet de la Seine furent sans succès ; après de longues délibérations, on refusa, dans la crainte de donner de la publicité à des malheurs cachés jusqu'alors. Au retour d'un voyage en Italie, où j'avais remarqué l'excellente tenue des registres de quelques hôpitaux, et apprécié les avantages qu'on pouvait retirer d'un relevé de faits chirurgicaux, je soumis mes observations à l'un des administrateurs de nos hôpitaux, qui m'engagea à renouveler mes instances. Je suivis ce conseil : cette fois, ma demande fut agréée, et, sans perdre un instant, je procédai au dépouillement des cahiers d'observations déposés dans les archives de l'administration. Par ce travail, et par d'autres recherches que j'ai fait connaître, je suis parvenu à réunir une masse imposante de faits, dont j'ai présenté l'ensemble et le classement dans le tableau ci-contre.

La pierre paraît être très-fréquente dans les départements qui correspondent aux anciennes provinces de la Lorraine et du Barrois. C'est sans doute ce qui avait engagé Stanislas de Pologne à fonder, à Lunéville, un établissement particulier pour le traitement des calculeux indigents de la contrée. J'ai reçu de M. Castera, chirurgien de cette ville, un tableau des opérations qui y ont été faites depuis 1738 jusqu'en 1828, tant à l'hôpital que dans la pratique particulière. Quoique ce tableau ne contienne point tous les renseignements que j'aurais pu désirer, puisque les cas n'y sont pas relatés individuellement, que les histoires de la maladie y manquent, comme aussi les détails de l'opération, et qu'à peine y trouve-t-on quelques remarques sur le résultat, il n'en offre pas moins beaucoup d'intérêt. Indépendamment du nombre des cas, de la proportion des malades aux divers âges de la vie, et des succès de l'opération alors en usage, les faits qu'il renferme contribuent à élucider plusieurs questions d'un grand intérêt, et j'aurai souvent occasion de les invoquer. D'abord, ces faits ont mis à portée de rectifier quelques erreurs qui avaient échappé à Saucerotte dans l'indication donnée par lui des mêmes cas, puisque son tableau diffère sous plusieurs rapports du nouveau relevé que je publie. Ensuite un nombre si considérable de calculeux dans une seule province est digne de fixer l'attention.

Parmi les malades admis à l'hôpital de Lunéville, cinq cent quatre-vingt-dix-huit ont été fournis par les localités suivantes de la Lorraine, du Barrois et des Vosges.

LOCALITÉS.	NOMBRE DES CALCULEUX.
Bar-le-Duc.	17
Bauzemont.	4
Blamont.	4
Boudonville.	5
Charmes.	35
Château-Salins.	5
Commercy.	19
Dieuze.	11
Épinal.	27
Gerbéviller.	8
Hommy.	6
Ligny.	19
Lunéville.	90
Metz.	2
Mirecourt.	45
Moriviller.	8
Nancy.	103
Neufchâteau.	24
Pont-à-Mousson.	27
Pont-Saint-Vincent.	8
Pulligny.	5
Rembervilliers.	18
Remiremont.	4
Rosières.	8
Saint-Mihiel.	24
Saint-Nicolas.	10
Sarrebourg.	12
Sommerviller.	7
Toul.	14
Trois-Maisons.	8
Vezelise.	12
Vic.	11
	598

Le plus grand nombre provenaient des villes et communes situées au sud du département de la Meurthe. La maladie paraît avoir diminué de fréquence ; car Lunéville a fourni quatre-vingt-dix calculeux dans l'espace de quatre-vingt-dix années ; si l'on divise cette période en trois portions, de trente

TABLEAU DES CALCULEUX DE FRANCE.

SEXE et ÂGE

LOCALITÉS.	NOMBRE des calculeux.	Hommes.	Femmes.	Enfants.	Adultes.	Vieillards.	Inconnus.
Paris — Hôtel-Dieu	284	267	17	95	145	42	2
Paris — Charité	138	133	5	9	85	44	
Paris — Maison royale	68	64	4	2	36	30	
Paris — Beaujon	15	14	1	3	9	1	
Paris — St.-L et Pitié	10	10			8	2	
Paris — Pratique civile	598	584	14	30	251	309	8
Dix départements	194	174	20	56	82	54	2
Lunéville — Hôpital	1492	1433	59	1130	342	20	
Lunéville — Pratique civile	35	30	5	20	11	4	
Total	**2834**	**2711**	**123**	**1347**	**969**	**506**	**12**

OPÉRÉS et MÉTHODE OPÉRATOIRE

LOCALITÉS.	Nombre total.	Hommes.	Femmes.	Enfants.	Adultes.	Vieillards.	Âge inconnu.	Cystotomie.	Extraction.	Urétrotomie.	Lithotritie.
Paris — Hôtel-Dieu	100	95	5	46	43	11		97		3	
Paris — Charité	70	[illegible]	[illegible]	5	42	23		70			
Paris — Maison royale	36	[illegible]	[illegible]	1	16	19		36			
Paris — Beaujon	11	[illegible]	[illegible]	4	6	1		11			
Paris — St.-L et Pitié	9	[illegible]	[illegible]		8	1		9			
Paris — Pratique civile	498	486	12	27	221	242	8	190	1		307
Dix départements	117	[illegible]	[illegible]	31	47	17	22	95	1	14	7
Lunéville — Hôpital	1492	1455	37	1130	342	20		1444	48		
Lunéville — Pratique civile	35	30	5	20	11	4		35			
Total	**2368**	**2279**	**89**	**1264**	**736**	**338**	**30**	**1987**	**50**	**17**	**314**

RÉSULTATS DE L'OPÉRATION — MORTS

LOCALITÉS.	Nombre total.	Hommes.	Femmes.	Enfants.	Adultes.	Vieillards.	Âge inconnu.	Cystotomie.	Extraction.	Urétrotomie.	Lithotritie.
Paris — Hôtel-Dieu	28	27	1	4	15	9		28			
Paris — Charité	35	35		1	14	20		35			
Paris — Maison royale	10	10			2	8		10			
Paris — Beaujon	6	6		4	1	1		6			
Paris — St.-L et Pitié	2	2			2			2			
Paris — Pratique civile	114	112	2	10	33	67	4	106			8
Dix départements	25	24	1	1	9	11	4	24		1	
Lunéville — Hôpital	150	148	2	91	56	3		148	2		
Lunéville — Pratique civile	4	3	1		3	1		4			
Total	**374**	**367**	**7**	**111**	**135**	**120**	**8**	**363**	**2**	**1**	**8**

RÉSULTATS DE L'OPÉRATION — GUÉRISONS COMPLÈTES

LOCALITÉS.	Nombre total.	Hommes.	Femmes.	Enfants.	Adultes.	Vieillards.	Âge inconnu.	Cystotomie.	Extraction.	Urétrotomie.	Lithotritie.
Paris — Hôtel-Dieu	56	52	4	31	23	2		53	1	2	
Paris — Charité	21	21		2	17	2		21			
Paris — Maison royale	15	12	3	1	9	5		15			
Paris — Beaujon	5	4	1		5			5			
Paris — St.-L et Pitié	6	6			5	1		6			
Paris — Pratique civile	371	361	10	15	186	168	2	71			300
Dix départements	63	56	7	19	24	5	15	47	1	11	4
Lunéville — Hôpital	1319	1262	57	1024	278	17		1273	46		
Lunéville — Pratique civile	29	26	3	20	8	1		29			
Total	**1885**	**1800**	**85**	**1112**	**535**	**201**	**17**	**1520**	**48**	**13**	**304**

GUÉRISONS INCOMPLÈTES

LOCALITÉS.	Fistules.	Incontinence d'urine.	Catarrhes de vessie.	Récidives.	Inconnus.
Paris — Hôtel-Dieu	9		4	1	2
Paris — Charité				6	3
Paris — Maison royale				1	10
Paris — Beaujon					1
Paris — St.-L et Pitié					
Paris — Pratique civile	2	1		3	7
Dix départements	9	9	1	8	2
Lunéville — Hôpital	10			13	
Lunéville — Pratique civile		2			
Total	**33**	**12**	**5**	**32**	**27**

années chacune, on trouve pour la première cinquante-six calculeux, ou un et treize quinzièmes par an; pour la seconde trente, ou un par an; et pour la troisième, quatre, ou deux quinzièmes par an, ce qui fait une diminution de treize quinzièmes par période de trente ans. Cette diminution progressive de l'affection calculeuse dans une même localité, fait sur lequel je reviendrai, s'est présentée ailleurs aussi, comme je l'ai déjà noté, spécialement pour la Hollande; mais les motifs qu'on a allégués pour l'expliquer n'ont pas la portée qui leur a été attribuée, et ne donnent point une interprétation satisfaisante du phénomène. C'est là une particularité fort importante, et dont on doit tenir compte, car elle montre la nécessité de recourir à de nouvelles recherches faites avec plus de soin, et de repousser ces idées préconçues, ces suppositions hasardées, qui ne font que masquer ou déplacer la difficulté, en même temps qu'elles rendent plus saillantes l'inexactitude des observations, la légéreté ou la versatilité des observateurs. Elle fait regretter aussi l'absence des faits contraires, dont le rapprochement seul peut permettre d'éviter des méprises, qui ne se reproduiront plus quand on sera bien pénétré de la nécessité de donner aux travaux de statistique toute la précision qu'ils comportent.

De treize malades qui ont subi deux fois la taille à Lunéville, cinq ont été opérés de nouveau après six mois, deux après un an, deux après deux ans, deux après trois ans, un après quatre ans, et un après neuf ans.

Parmi les autres départements de la France, dix seulement m'ont envoyé des tableaux, la plupart même incomplets, que j'ai cependant reproduits avec soin, parce qu'ils confirment, notamment sous le rapport de la fréquence de la maladie, ce que d'autres faits ont établi dans presque toutes les localités.

TABLEAU DES CALCULEUX DANS DIX DÉPARTEMENTS,
de 1820 à 1830.

DÉPARTEMENTS.	POPULATION.	NOMBRE DES CALCULEUX.	SEXE.		AGE.				NOMBRE DES OPÉRÉS.	MÉTHODE OPÉRATOIRE.				RESULTATS DE L'OPÉRATION.						CALCULEUX NON OPÉRÉS.		
			Hommes.	Femmes.	Enfants.	Adultes.	Vieillards.	Inconnus.		Cystotomie.	Lithotritie.	Urétrotomie.	Extraction.	Morts.	Guérisons.	Fistules.	Incontinences d'urine.	Récidives.	Inconnus.	Vivants.	Morts.	Sans indication.
Aube.	246,361	23	22	1	13	4	6		7	3		3	1	1	4		2			7	2	7
Landes.	281,504	1	1				1		1	1				1								
Lot.	284,805	9	8	1	4	2	3		5	3		2			3	1	1			3	1	
Lozère.	138,178	5	5		2	1	2		3	3					2	1				2		
Marne (Haute.).	249,827	39	38	1	11	19	7	2	26	19	2	5		4	15	3	1	3		6	7	
Sarthe.	446,519	11	6	5	2	7	2		5	4		1			5					4	2	
Seine-et-Marne.	303,000	22	20	2	3	8	11		16	13	3			3	9			4		3	3	
Sèvres (Deux-).	280,000	24	17	7	2	17	5		18	16		2		6	10	1	1			2	4	
Tarn.	314,000	9	8	1	3	4	2		6	5		1		1	2		2		1	2	1	
Var.	305,100	51	49	2	16	20	15		30	28	2			9	13	3	2	1	2	12	9	
	2,849,294	194	174	20	56	82	54	2	117	95	7	14	1	25	65	9	9	8	3	41	29	7

Dans le *département du Var*, les 51 calculeux étaient répartis de la manière suivante :

LOCALITÉS.	POPULATION.	NOMBRE DES CALCULEUX.
Sainte-Anastasie. . . .	575	1
Barjols.	3414	1
Besse.	1751	2
Correns.	1551	2
Saint-Maximin. . . .	3816	1
Mazaugues. . . .	600	1
Montfort.	1154	1
Nans.	1210	1
Scillons.	450	1
Pourrières.	1889	1
Saint-Zecharie. . . .	1830	1
Draguignan. . . .	8835	3
Bargemon.	1890	1
Saint-Tropez. . . .	3390	3
Le Luc.	3724	2
Seillans.	2083	1
Cagnes.	2042	1
Toulon.	16388	10
Saint-Nazaire. . . .	2575	1
Solliespont. . . .	3466	3
Belgencier. . . .	1323	1
Hyéres.	7844	2
Brignoles.	7800	10
	79560	51

D'après l'estimation de quelques praticiens répandus du pays, il faudrait accroître cette somme d'un quart environ pour approcher le plus possible de la vérité. La maladie semble avoir attaqué également toutes les classes de la société. La nature du terrain, qui est siliceux et granitique sur le littoral, et calcaire dans l'intérieur, ne paraît pas établir de différence sensible dans la disposition des habitants à être atteints de l'affection calculeuse. Les communes où l'on boit des eaux séléniteuses et incrustantes n'offrent pas plus de calculeux qu'il ne s'en rencontre ailleurs. M. le docteur Warren, de Boston, me racontait dernièrement que la pierre est fort rare dans le pays de Massachusset, et presque inconnue dans les localités où le sol granitique domine, tandis que, dans d'autres points où le sol est calcaire, on en voit quelques exemples; mais cette prétendue influence de la nature du sol sur la production de la maladie calculeuse est une hypothèse admise pour expliquer des événements dont on ignore la cause. Plusieurs des localités d'où j'ai reçu des documents ont un terrain granitique, et cependant la pierre est loin d'y être rare : je citerai, entre autres, certains points de la Suède.

C'est dans une commune de ce département, Sainte Anastasie, que la lithotritie a été tentée pour la première fois hors de Paris; elle y a été couronnée d'un plein succès, sur un homme de cinquante-trois ans. Un autre malade de Correns, âgé de cinquante-quatre ans, qui doit aussi sa guérison à l'emploi de la nouvelle méthode, avait commencé dans sa commune le traitement que j'ai terminé à Paris. Un troisième, de Brignoles, a également dû sa guérison à la lithotritie.

Chez un malade de cinquante-neuf ans, soumis à la taille latérale, l'extirpation d'une tumeur fongueuse de la vessie occasiona une hémorragie qui entraîna la mort quatre ou cinq heures après l'opération. Un vieillard de soixante-sept ans, opéré de la même manière, périt d'épuisement le second jour. Un homme de vingt ans survécut dix mois à la taille par le procédé latéral, et succomba ensuite à l'état de faiblesse où le réduisit une seconde opération.

La pierre paraît être fort rare dans le *département de la Lozère*, ce que les praticiens du pays attribuent à la limpidité des eaux, au laitage et aux légumes farineux dont les habitants se nourrissent, à l'air vif et froid qu'ils respirent, à leur sobriété, à l'abstinence presque absolue des liqueurs spiritueuses, et à l'absence des maladies arthritiques. Cependant les trois sujets portés au tableau ne représentent pas la totalité des malades atteints de la pierre. L'un d'eux fut reçu à l'hôpital de Mende, où on l'opéra ; les autres existaient dans les communes.

Les mêmes réflexions s'appliquent au *département du Lot.* Quoiqu'il n'y ait été recueilli que neuf cas de pierre, dans l'espace de dix années, on n'est pas en droit de conclure qu'il n'en a point existé un plus grand nombre.

Chez un garçon de dix-huit ans, la pierre détermina la formation d'un abcès au scrotum, d'où elle fut retirée à la faveur d'une incision. Elle avait la forme d'un croissant, trois pouces de long et un de circonférence dans son milieu : le malade demeura atteint d'une fistule urinaire.

La pierre n'est pas moins rare dans le *département du Tarn* que dans les cantons limitrophes. Ce n'est que çà et là qu'on en rencontre quelques exemples disséminés. Dans diverses communes, les praticiens les plus anciens n'ont jamais entendu parler de la maladie. Cependant le hasard offre parfois de singulières exceptions dans les environs de ces mêmes localités. Ainsi, près du canton de Murat, qui paraît être exempt de la pierre, s'est trouvé un malade tourmenté par des coliques néphrétiques, et qui rendait de temps en temps des calculs énormes par l'urètre ; deux des parents de cet individu avaient subi l'opération de la taille. Une femme de cinquante-huit ans éprouva, pendant près de cinq années, à la région de la vessie, des douleurs intolérables, qui furent attribuées à un cancer de la matrice, jusqu'au moment où le cathétérisme éclaira sur la vraie nature de l'affection ; l'opération fut faite par le procédé vagino-vésical, et la mort eut lieu le second jour ; le calcul pesait neuf onces et demie. Un homme de cinquante ans fut débarrassé d'un calcul ayant pour noyau un corps étranger tombé dans la vessie ; depuis lors il demeura sujet à de fréquentes et douloureuses suppressions d'urine. Chez un garçon de dix ans, qui n'éprouvait les douleurs de la pierre que depuis quatre ou cinq ans, le calcul était cependant si volumineux, qu'on ne put l'extraire par l'incision pratiquée au périnée, et qu'on laissa l'opération imparfaite ; le malade resta atteint d'une fistule urinaire, en outre des souffrances que déjà il éprouvait auparavant.

La pierre est également fort rare dans le *département des Deux-Sèvres.* C'est ce qui résulte des documents que m'a transmis la Société médicale de Niort. Cette Société s'est occupée avec un zèle et une activité dignes des plus grands éloges, de toutes les questions qui lui avaient été soumises par suite de ma demande. Ses recherches embrassent une période plus longue que celle de dix années. Dans certains cantons, les plus vieux médecins n'ont jamais entendu parler de la pierre. Dans d'autres, ce n'est que de loin en loin qu'il se présente un calculeux. Cependant il est souvent question, dans les rapports des médecins, de malades attaqués de la gravelle et rendant d'assez volumineux calculs par l'urètre. On en cite plusieurs qui avaient réclamé les secours de l'art, mais qui, n'ayant pas voulu subir la taille, se sont résignés à souffrir. Sur dix-sept opérés, cinq sont morts, l'un de fièvre putride, quinze jours après l'opération, un autre d'hémorragie le second jour, et un troisième d'épuisement quelques heures après l'extraction d'un énorme calcul, qui avait nécessité la taille hypogastrique. Un détenu du dépôt de mendicité à Saint-Maixent portait un calcul si gros et tellement dur qu'on ne put ni l'extraire ni le briser ; le malade mourut au bout de cinq ou six jours, sans avoir été complétement opéré.

Il paraît que la pierre n'est pas commune dans le *département de la Sarthe.* Pendant dix années, aucun calculeux n'a été admis dans les hôpitaux, et la pratique particulière n'en a signalé que onze, savoir deux dans l'arrondissement du Mans, cinq dans celui de Mamers, trois dans celui de la Flèche, et un dans celui de Saint-Calais. Cependant le nombre des femmes, qui s'élève à cinq, porte à croire que le tableau est fort incomplet.

Le nombre des calculeux a été plus considérable dans le *département de la Haute-Marne*. Mais les malades ont été opérés en différents lieux, même éloignés, spécialement à Paris. On en a compté treize dans chacun des arrondissements de Chaumont, de Langres et de Vassy. Voici le tableau de la distribution d'un certain nombre de ces cas dans les principales communes.

LOCALITÉS.	NOMBRE DES CALCULEUX.
Audeloncourt.	2
Chalvraines.	5
Chaumont.	3
Langres.	4
Pouilly.	1
Saint-Dizier.	5
Vassy.	3
	.21

Ces calculeux appartenaient aux diverses classes de la société et aux différents âges de la vie. La lithotritie a été pratiquée deux fois, et avec succès. On a observé la récidive de l'affection chez quatre malades, qui ont été obligés de se soumettre à de nouvelles opérations. Un fait surtout est fort remarquable; il concerne un sujet qui, ayant été taillé d'abord à l'âge de six ans, le fut de nouveau à trente-trois ans, et ensuite s'opéra lui-même tous les trois ans; à la fin, un calcul s'engagea dans l'urètre; on le retira par une incision, et depuis lors le malade cessa de souffrir. Un jeune homme de vingt ans a subi quatre fois l'opération de la boutonnière, et chaque fois on a extrait un calcul de la grosseur d'une noisette.

Dans le *département de l'Aube*, la pierre est assez rare.

Aussi n'y a-t-on recueilli, dans les divers arrondissements, que des renseignements incomplets. Cependant quelques circonstances autorisent à penser que la maladie est réellement moins rare qu'on ne pourrait être tenté de le croire d'après le tableau qui m'a été adressé. Des recherches entreprises à ce sujet par le docteur Pigeotte, médecin de l'hospice de Troyes, il résulte que, vers la fin du siècle dernier, on faisait six opérations chaque année, soit dans cet établissement, soit dans la ville, et que les deux tiers des opérés guérissaient. Cette seule observation fait un contraste frappant avec le tableau actuel, où l'on ne trouve que vingt-trois cas pour dix années, à moins d'admettre que la maladie a diminué de fréquence parmi la population. Elle ne se voit jamais dans l'hôpital de Nogent, où l'on ne reçoit point de maladies chroniques. Il ne s'en est présenté aucun cas, depuis cinquante ans, dans celui de Bar-sur-Aube, où le nombre des malades s'élève à deux cent cinquante ou trois cents par an. Dans celui de Troyes, où, terme moyen, on reçoit douze cent trente malades, qui se sont élevés à dix-neuf cent un en 1828, il n'y a eu, de 1818 à 1828, que deux calculeux, tous deux de la ville.

Dans le *département de Seine-et-Marne*, les calculeux ont appartenu indistinctement à toutes les classes de la société. Trois tentatives de lithotritie ont été faites, mais sans résultat complet. L'un des malades qui ont subi la taille a succombé peu temps après l'opération, et l'on s'est assuré qu'une pierre restait encore dans sa vessie. Un autre, qui avait été opéré en 1775, a ressenti de nouveau, cinquante-cinq ans après, les atteintes de la maladie.

Aucun calculeux ne s'est présenté dans l'hôpital de Provins, où, de 1820 à 1830, ont été reçus cinq mille trois cent trente-un malades.

Je n'ai point reçu de documents réguliers du *département de la Somme*, qui ne figure pas non plus au tableau, quoi

que l'affection calculeuse n'y soit point rare, si l'on en juge
d'après le nombre des malades qui viennent se faire opérer à
Paris, et surtout d'après celui des opérations que M. Josse,
d'Amiens, dit avoir exécutées depuis vingt-cinq ans. En réunissant tous les cas mentionnés dans une note que la Société d'Amiens a rédigée sur ce sujet, on trouve cent soixante-
douze cas de pierre; mais les renseignements manquent sur
le compte de ces divers faits, qui se trouvent perdus en quelque sorte pour la science; on n'indique ni les guérisons incomplètes, ni les particularités qu'ont offertes les opérations,
ni l'âge des calculeux; on dit seulement qu'il y avait quatre
vieillards parmi eux. Ce qui m'a le plus frappé, c'est le petit
nombre des vieillards parmi tant de malades, et pendant un
laps de temps assez long, tandis que, dans l'espace de quelques années, sur huit calculeux d'Amiens que j'ai vus, six
appartenaient à la vieillesse.

Dans le *département des Landes*, l'hôpital civil et militaire de Dax, où le nombre des malades est constamment de
soixante-dix à cent, n'a reçu qu'un seul calculeux en dix années.

A *Paris*, la pierre est assez commune, moins toutefois que
ne pourrait le faire croire le nombre des malades qui y sont
traités de cette affection, parce qu'il en vient des pays les plus
éloignés, pour s'y faire opérer, principalement depuis que
la pratique de la lithotritie s'est répandue. Je me suis livré à
quelques recherches ayant pour but d'élucider plusieurs
questions relatives à l'affection calculeuse. Sous quelques
rapport, mon but n'a point été atteint complètement : toutefois les documents que j'ai recueillis ont une grande portée.
Les récriminations que j'avais prévues, sans les redouter, ont
concouru aussi à détruire des erreurs, puisqu'elles m'ont mis
dans le cas de faire ressortir davantage et l'exactitude des
faits contestés et les conséquences qui découlent de ces faits.
J'en ai cité un exemple remarquable dans le Parallèle, en

ce qui touche les résultats obtenus par la taille bilatérale; il en a été de même pour plusieurs autres points sur lesquels je reviendrai; mais ce que l'on contestait il y a seulement quelques années, est reconnu aujourd'hui comme vérité établie.

Mes recherches comprennent, pour un certain nombre d'années, les opérations faites dans les hôpitaux et celles pratiquées en ville dont les détails sont venus à ma connaissance.

Mes investigations sur la pratique cystotomique des *hôpitaux de Paris* m'ont procuré des résultats satisfaisants pour l'Hôtel-Dieu, la Charité, l'hôpital Beaujon et la Maison-Royale. Dans les autres, à l'exception de celui des Enfants malades, ce n'est que de loin en loin, et par des circonstances spéciales, qu'il s'y rencontre des calculeux : aussi le petit nombre de tailles qui y ont été pratiquées se trouvent-elles comme perdues dans d'énormes registres, outre que les faits épars qu'on découvre manquent tous de détails.

De 1810 à 1828, l'*Hôtel-Dieu* a reçu cent quatre-vingt dix-sept mille cent cinquante-six malades. J'ai indiqué dans le tableau suivant le nombre, par année, des sujets atteints d'affection calculeuse qui se trouvaient parmi ces malades, ou du moins ceux qui sont portés sur les registres de l'établissement, que l'administration a mis à ma disposition. Sans doute il y a des faits omis dans ces registres, et un assez grand nombre de ceux qu'ils renferment sont incomplets. C'est à tort cependant qu'on a invoqué ces lacunes pour prétendre que mes relevés sont inutiles; car les faits complets sont assez multipliés. Or, c'est sur ces derniers seulement qu'ont été établies les déductions. Les autres ne sont notés qu'à titre de simples renseignements. Les mêmes remarques s'appliquent aux relevés des autres hôpitaux et aux faits de la pratique particulière.

TABLEAU DES CALCULEUX ADMIS ET OPÉRÉS A L'HOTEL-DIEU, de 1808 à 1830.

ANNÉES	NOMBRE DES CALCULEUX	SEXE: Hommes	SEXE: Femmes	AGE: Enfants	AGE: Adultes	AGE: Vieillards	AGE: Inconnus	NOMBRE DES OPÉRÉS	Enfants	Adultes	Vieillards	Hommes	Femmes	MÉTHODE OPÉRATOIRE: Extraction	Urétrotomie	Cystotomie: Latérale	Cystotomie: Bilatérale	Cystotomie: Recto-vésicale	RÉSULTATS DE L'OPÉRATION: Morts	Guérisons	Fistules	Catarrhe de vessie	Récidive	Inconnus	CALCULEUX NON OPÉRÉS: Vivants	Morts	Sans indication
1808	2	2			2																				2		
1809	7	7		2	4	1		4	2	1	1	4								1	1		1	1	1	1	
1810	12	12		6	5		1	6	3	5		6				4			3	2	1				2	1	5
1811	5	5		2	2	1		2	1		1	2				6			1	1					1	1	1
1811	13	13		4	8	1										2									2	2	
1813	7	7		1	5	1																			2	11	
1814	3	3		1	2			2	1	1		2				2			1	1					1	6	
1815	9	8	1	4	3	2		1				1				1				1					1	1	
1816	12	12		2	10			5	1	4		5				5			2	2		1			1	7	
1817	17	16	1	2	11	4		8	1	6	2	8				8			2	4		2			2	6	
1818	8	8		2	6			4	1	3		4	1	1	2					3	1				2	7	
1819	16	14	2	7	6	3																			2	2	
1820	16	15	1	6	8	2																			4	14	
1821	22	19	3	7	13	2																			2	12	
1822	6	6		3	1	2																			1	20	
1823	12	10	2	2	9	1		9	2	7		8	1			5		4	5	3	1				3	5	
1824	13	10	3	7	3	3		11	2	3	1	8	3			7	3	1	1	8	2				1	1	
1825	18	18		5	11	1	1	16	8	6	2	16				2	12	2	6	6		1			1	1	
1826	21	20	1	9	8	4		15	8	5	2	14	1			8	4	3	3	11					2	4	
1827	18	18		9	8	1		11	9	2		11				1	9	1	1	10				1	2	5	
1828	18	18		5	3	10		6	2	2	2	6		1			4	1	5	3					6	6	
1829	8	6	2	1	7																				7	8	
1830	21	20	1	8	10	3																				14	
	284	267	17	95	145	42	2	100	46	43	11	95	5	1	2	53	52	12	28	56	9	4	1	2	43	135	6

SUR L'AFFECTION CALCULEUSE.

Un homme de trente-six ans, indépendamment de la pierre vésicale, portait plusieurs petits calculs dans la prostate; il guérit malgré l'obligation où l'on fut de lier une artère du périnée, qui avait été ouverte pendant l'opération, et de tamponner la plaie, pour arrêter une hémorragie consécutive.

Un autre homme de quarante-huit ans, à qui l'on avait extrait quatre gros calculs, mourut d'une péritonite aiguë.

Un jeune homme de dix-sept ans, taillé dix années auparavant, n'avait cessé depuis lors de ressentir des douleurs dans la vessie: une incision fut pratiquée sur le calcul, qui était logé immédiatement sous la peau; on trouva d'abord plusieurs petits corps étrangers, de la grosseur d'un grain de millet, puis une pierre, qui se brisa en trois fragments.

Un jeune homme de quinze ans subit l'urétrotomie, pour l'extraction d'une pierre de la grosseur d'une petite noix, qui s'était engagée dans l'urètre.

Un autre du même âge fut soumis à l'opération du phimosis, suivie de la circoncision; on trouva dans le prépuce un calcul gros comme un grain de chenevis.

Un homme de soixante-dix ans fut descendu à l'amphithéâtre; au moment de l'opérer, on ne trouva plus la pierre, et on le ramena dans son lit; le surlendemain, la taille fut pratiquée; on trouva cinq calculs dans la vessie.

Un homme de cinquante-huit ans, affecté depuis quelque temps d'une rétention d'urine produite par la paralysie de la vessie, avait contracté l'habitude de se sonder lui-même. Un jour il s'aperçut, en retirant la sonde, que l'extrémité de cet instrument s'était brisée et était restée dans le viscère, où bientôt il ressentit de légères douleurs, avec des chatouillements au bout de la verge et des envies fréquentes d'uriner. On pratiqua la taille, après s'être assuré de la présence du corps étranger; mais il fut impossible de saisir celui-ci. On pensa que la suppuration l'entraînerait. Le malade sortit de l'hôpital; on apprit qu'il allait bien, que la plaie se fermait, mais qu'on ne s'était point aperçu de la sortie du bout de sonde.

Un enfant de vingt-six mois avait une infiltration d'urine consécutive; on pratiqua une incision au périnée, pour l'écoulement du liquide, et l'on tint le malade presque continuellement dans le bain. Le lendemain, une autre incision fut faite au scrotum, et une troisième à l'aine droite; bientôt un calcul, qui n'avait pu être extrait, fut trouvé dans la plaie.

Un enfant de neuf ans fut sondé à plusieurs reprises, sans qu'on pût rencontrer le calcul, dont le cathéter finit cependant par constater la présence. La taille bilatérale ayant été pratiquée, on sentit un tubercule recouvert de membrane muqueuse, que l'on crut être la pierre engagée dans l'urètre; on se contenta de dilater la plaie, et on attendit quelque temps sans pouvoir faire l'extraction du corps étranger. L'enfant sortit de l'hôpital dans cet état.

Un autre enfant de six ans fut obligé de subir une seconde fois l'opération, parce qu'en le taillant, l'année précédente, on avait oublié d'extraire quelques fragments de la pierre, qui s'était brisée.

On ne peut s'empêcher de remarquer cette réunion de faits constatant l'inutilité des recherches dans la vessie, soit avec le cathéter, soit avec les tenettes. Cette particularité frappe encore davantage en se rappelant que les chirurgiens de l'Hôtel-Dieu ont possédé, et à juste titre, le premier rang parmi les praticiens de l'époque. Si tant de méprises, sans compter celles dont on n'a pas tenu compte, ont eu lieu de la part de ces hommes éminents, que peut-on conclure pour les praticiens moins expérimentés? Ces faits confirment d'ailleurs ce que j'ai dit précédemment sur la nécessité de recourir pour les explorations à des procédés moins défectueux.

A la *Charité*, soixante-seize mille deux cent quarante-trois malades ont été traités depuis 1806 jusqu'en 1828. Les calculeux qui s'y sont présentés chaque année forment le sujet d'un tableau spécial.

TABLEAU DES CALCULEUX ADMIS ET TRAITÉS A LA CHARITÉ, de 1806 à 1831.

ANNÉES.	NOMBRE des calculeux.	SEXE.		AGE.			NOMBRE des opérés.	CALCULEUX OPÉRÉS.			MÉTHODE OPÉRATOIRE.				RÉSULTATS DE L'OPÉRATION					CALCULEUX NON OPÉRÉS		
		Hommes.	Femmes.	Enfants.	Adultes.	Vieillards.		Enfants.	Adultes.	Vieillards.	Latérale.	Bilatérale.	Rectovésicale.	d'Hawzins.	Morts.	Guérisons.	Fistules.	Récidives.	Inconnus.	Vivants.	Morts.	Sans indications.
1806	2	2			1	1	1		1		1				1							1
1807	5	5			5		5		5		5					4	1					
1808	4	4		1	3		3	1	2		3					1		2		1		
1809	9	9		3	2	4	7	3	1	3	7				1	4	1	1		1	1	
1810	11	11		2	6	3	5		3	2	5				3	2				4	1	1
1811	8	7	1	2	4	2	2	1		1	2				2					4	2	
1812	3	3		1	2															3		
1813	2	2			2															2		
1814	2	2			1	1															2	
1815	1	1			1															1		
1816	4	4			3	1														3	1	
1817	8	8			5	3	7		5	2	7				5	1		1		1		
1818	1	1			1																	1
1819	14	14			7	7	3		3		3				2	1				8	3	
1820	9	9			8	1	3		3		3				1	2				5	1	
1821	9	9			8	1	1			1	1				1							
1822	6	6			4	2	5		3	2	4			1	3	2				1		
1823	5	5			3	2	2		1	1	1		1		1				1		1	2
1824	5	5			4	1	3		2	1	3				1		1		1	1	1	
1825	5	5			4	1	4		3	1	3	1			1	1		1	1	1		
1826	11	11			7	4	9		6	3	8	1			6	3				1	1	1
1827	10	10			5	5	4		1	3	4				3	1					2	4
1828	5	5			4	1	5		4	1	4	1			3			1	1			
1829	5	3	2		2	3	2		2	1	2				1				1	1		2
1830	1	1			1		1		1		1				1							
1831	1	1			1		1		1		1				1							
	138	135	3	9	85	44	70	5	42	23	65	3	1	1	35	21	3	6	5	37	19	12

Ce tableau est encore plus imparfait que celui de l'Hôtel-Dieu : ici effectivement, surtout sous la direction de Dupuytren, le nombre des faits complets est plus considérable, du moins pour certaines années. Les remarques qui les accompagnent donnent à ces documents une importance qu'on regrette de ne pas trouver à ceux de l'Hôpital de la Charité, où les faits sont relatés avec un laconisme et dans un ordre qui laissent beaucoup à désirer.

La seule circonstance dont on ait tenu compte avec quelque soin, et qui mérite d'être signalée, c'est le nombre des malades soumis plusieurs fois à l'opération, soit que la pierre se fût reproduite, soit que la première taille fût demeurée incomplète. Ainsi, parmi les malades admis dans cet hôpital, un homme de cinquante-sept ans, opéré pour la seconde fois, continua de souffrir comme auparavant. Un autre malade de vingt-quatre ans avait déjà été taillé quatre mois et demi avant l'opération qui le débarrassa enfin de ses souffrances. Un jeune homme de vingt-sept ans fut taillé trois fois, l'une à Rouen, les deux autres à la Charité, en 1824 et 1825. Un sexagénaire subit la cystotomie en 1828, et fut contraint de s'y soumettre une seconde fois l'année suivante ; cette fois il resta atteint d'une fistule ; mais, au bout de cinq mois, sa guérison fut complète. Un homme de cinquante-et-un ans fut taillé deux fois en dix mois. Un autre de soixante-dix ans le fut également deux fois. Un sexagénaire, opéré pour la seconde fois, au bout d'un an, succomba. Un homme de soixante-dix ans subit la taille deux fois en dix-huit mois, et fut obligé de s'y soumettre ensuite une troisième fois ; depuis il a encore été lithotritié.

A la *Maison Royale*, douze mille six cent quatre-vingt-dix-huit malades ont été traités de 1821 à 1827, années pendant lesquelles les sujets atteints de la pierre se sont trouvés répartis de la manière suivante :

TABLEAU DES CALCULEUX ADMIS ET TAILLÉS A LA MAISON ROYALE,
de 1821 à 1827.

ANNÉES.	NOMBRE des CALCULEUX.	SEXE.		NOMBRE des OPÉRÉS.	CALCULEUX SOUMIS A LA CYSTOTOMIE.					RÉSULTATS DE L'OPÉRATION.			
		Hommes.	Femmes.		Hommes.	Femmes.	Enfants.	Adultes.	Vieillards.	Morts.	Guérisons.	Récidives.	Inconnus.
1821	20	20		8	8			2	6	3	4		1
1822	10	8	2	7	6	1		5	2	5	5		1
1823	9	9		3	3		1	2			2		1
1824	6	5	1	4	3	1		2	2	1	2	1	
1825	11	11		6	6				6	2	1		5
1826	7	6	1	4	5	1		3	1		3		1
1827	5	5		4	4			2	2	1			3
	68	64	4	36	33	3	1	16	19	10	15	1	10

L'un des calculeux, âgé de soixante-cinq ans, mourut, après l'opération, d'une péritonite aiguë, compliquée de douleurs très-vives dans les grandes articulations. Un autre, de soixante-treize ans, qui avait déjà été taillé trois fois, périt à la suite d'une quatrième opération.

La population de l'*hôpital Beaujon* est de deux cents malades, terme moyen. L'*hôpital Saint-Louis* en a reçu cinquante-quatre mille sept cent vingt-cinq de 1820 à 1830, et la *Pitié* cinquante mille cent onze pendant le même laps de temps. Ce dernier établissement ne figure au tableau que pour six calculeux, qui s'y sont présentés en 1828 et 1829, sur douze mille neuf cent soixante-dix-sept malades. Les calculeux de l'hôpital Saint-Louis ne sont qu'au nombre de cinq. Quinze ont été admis à l'hôpital Beaujon.

Pratique civile. — La plupart des faits de cystotomie enregistrés dans les annales de la science sont tirés de la pratique des hôpitaux. Ce n'est qu'accidentellement, et toujours d'une manière fort restreinte, qu'on voit les cas de la pratique particulière figurer dans ces sortes de relevés. Sous le point de vue des recherches dont il s'agit ici, les recueils de cette dernière espèce sont encore plus rares et plus défectueux que les autres, et cependant, par une anomalie remarquable, c'est à leurs résultats qu'on s'est attaché de préférence lorsqu'on a voulu établir la supériorité d'une méthode sur une autre. Mais un examen même superficiel suffit pour démontrer combien ces faits sont incomplets, combien les opinions établies sur de telles bases sont entachées d'erreur.

Nous avons vu que, dans les hôpitaux, où la pratique de chaque chirurgien reçoit une demi-publicité et se trouve soumise à une sorte de contrôle, les publications officielles ou officieuses qu'on en fait sont cependant fort imparfaites : de loin en loin seulement, et surtout quand il s'agit d'accréditer une nouvelle manière d'opérer, on donne les détails de quelques faits, en général choisis parmi les plus heureux.

Ces lacunes deviennnent plus saillantes encore dans la pratique particulière : les cas de réussite sont les seuls qu'on fasse connaître ; ce n'est que par une sorte d'acquit de conscience, et pour ne pas paraître trop exclusifs, que les cystotomistes donnent de la publicité à quelques cas malheureux. Or, pour ces derniers, aussi bien que pour les malades morts sans opération, les registres de l'état civil, seule source à laquelle on puisse emprunter quelques renseignements, sont tellement incomplets, qu'en les consultant il est impossible d'arriver même à des données purement approximatives. On trouve la preuve de ce que j'avance dans l'ouvrage qui vient d'être publié à grands frais par le gouvernement, et où il est dit (1), d'après les rapports officiels faits à la préfecture de police, que, durant les années 1831, 1832, 1833, 1834, 1835 et 1836, il n'est mort à Paris que six personnes de la pierre, savoir trois hommes en 1833, un homme en 1834, et deux hommes en 1836. Si tous les documents que contient ce volumineux recueil ne sont pas plus exacts, on conçoit sans peine à quelles erreurs seraient entraînés ceux qui prendraient pour base les chiffres compris dans ses immenses colonnes.

J'ai été, depuis quelques années, en position de connaître un grand nombre de calculeux à Paris, soit qu'ils aient réclamé mes soins, soit que, par mes relations avec les divers praticiens de la capitale, j'aie été tenu au courant de l'état de ces malades, dont j'ai dressé un tableau spécial.

En publiant ce relevé, j'ai du m'attendre, comme pour celui des hôpitaux de Paris, à des réclamations, même à des récriminations, qui n'ont effectivement pas manqué. Mes premières communications à l'Académie des Sciences, en 1830, donnèrent lieu, soit dans le sein même de cette compagnie, soit au dehors, à une série de réfutations et d'attaques incessantes, qui furent repoussées en temps opportun (2), et avec

(1) *Statistique de la France*, 1837, p. 232.
(2) *Quatrième Lettre sur la lithotritie*, p. 83 et suiv.

d'autant plus de facilité, que mes adversaires étaient partis de suppositions gratuites. Aussi furent-ils bientôt forcés de reconnaître leur erreur en présence des pièces justificatives que je venais de placer sous les yeux de l'Académie. Dupuytren, qui s'était mis à la tête de mes antagonistes, et qui fut le premier à faire naître des doutes sur l'authenticité de relevés si peu d'accord avec ses propres assertions, ne tarda cependant pas lui-même à apprécier l'exactitude des faits au sein de la commission chargée d'examiner mes documents, et dont il faisait partie. Pénétré de la fausse démarche dans laquelle il s'était engagé, l'illustre chirurgien de l'Hôtel-Dieu voulut, en mourant, proclamer une vérité qu'il avait d'abord contestée. Ses exécuteurs testamentaires ont eu mission de rétablir le chiffre de la mortalité après la taille bilatérale, chiffre qui avait été altéré dans des publications faites de son vivant. Cette seule circonstance suffit pour écarter tous les doutes que ce grand chirurgien avait lui-même soulevés, avant de prendre une connaissance exacte de mes relevés. Les autres membres de la commission chargée d'examiner mon travail, MM. Double, Dulong, Larrey et Poisson, se sont également assurés, par l'examen attentif des pièces soumises à leur investigation, que mes assertions présentaient toutes les garanties désirables, sous le rapport de l'exactitude et de la précision. C'est ce que constate le rapport qu'ils ont présenté, sur ce sujet, le 5 octobre 1835, à l'Académie, qui en a ordonné l'impression dans ses comptes-rendus, ainsi que l'insertion d'un extrait de mon travail dans les Mémoires des savants étrangers. Cette garantie du premier corps savant de la France me dispense de reproduire ici la longue série de preuves sur lesquelles a été établi le jugement de la commission et de l'Académie elle-même. Je reviendrai d'ailleurs sur ce sujet en appréciant les résultats de la cystotomie.

TABLEAU DES RÉSULTATS DE LA PRATIQUE CYSTOTOMIQUE

DE QUELQUES CHIRURGIENS DE PARIS, de 1824 à 1835.

ANNÉES.	NOMBRE des calculeux.	SEXE — Hommes.	SEXE — Femmes.	AGE — Enfants.	AGE — Adultes.	AGE — Vieillards.	AGE — Inconnus.	CYSTOTOMIE — Latérale.	CYSTOTOMIE — Bilatérale.	CYSTOTOMIE — Hypogastr.	CYSTOTOMIE — Procédé inconnu.	MORTS — Nombre total.	MORTS — Enfants.	MORTS — Adultes.	MORTS — Vieillards.	MORTS — Inconnus.	GUÉRIS. COMPLÈTES — Nombre total.	GUÉRIS. COMPLÈTES — Enfants.	GUÉRIS. COMPLÈTES — Adultes.	GUÉRIS. COMPLÈTES — Vieillards.	GUÉRIS. COMPLÈTES — Inconnus.	GUÉRIS. INCOMP. — Fistules.	GUÉRIS. INCOMP. — Incontin. d'urine.	GUÉRIS. INCOMP. — Récidives.	Inconnus.
1824	17	16	1	1	5	11		4	4	6	3	12	1	2	9		5		3	2					2
1825	32	31	1		13	18	1	7	4	18	3	13		6	7		19		7	11	1				
1826	25	25		5	4	15	1	4	4	9	8	15	2	3	9	1	6	1		4	1	1	1		
1827	18	18		3	2	12	1	6		5	7	9	1	1	7		6	2	2	2				1	
1828	26	26		2	8	15	1		2	17	7	20	2	4	13	1	4		2	2		1		2	1
1829	20	19	1	1	6	11	2	3		11	6	11	1	3	6	1	8	2	1	5		1			1
1830	24	22	2	3	9	11	1	6		18		9	1	4	4		12	2	5	5					3
1831																									
1832	15	15		2	6	7		5	2	4	4	9	1	3	5		6	1	3	2					
1833	5	5		1	2	1	1	1	2	1	1	4		2	1	1	1		1						
1834	4	4		1	3			3		1		2		2			2	1	1						
1835	4	4		2	1	1			3		1	2	1	1			2		1	1					
	190	185	5	21	59	102	8	39	21	90	40	106	10	31	61	4	71	9	26	34	2	2	1	3	7

J'ai donné des soins à 99 de ces malades; quoique, dans plus de la moitié des cas, l'opération ait été faite par d'autres chirurgiens. Ces calculeux sont répartis de la manière suivante sous le rapport de l'âge : 9 enfants, 42 adultes et 48 vieillards. Ces faits étant relatés, soit dans le Parallèle, soit dans ce traité, je me bornerai ici à quelques remarques détachées.

Outre les résultats généraux consignés dans le tableau des calculeux de France, et dans le tableau spécial qui précède, plusieurs de ces cas ont présenté des particularités qui méritent de fixer l'attention.

Parmi les malades qui avaient des calculs multiples, je citerai un enfant de cinq ans, dont la vessie contenait deux pierres, ce qui est assez rare dans les premiers temps de la vie; cet enfant succomba.

Un autre enfant de trois ans, dans les conditions les plus favorables au succès de la cystotomie, succomba en vingt-quatre heures, quoique l'opération n'eût présenté aucune circonstance grave. J'avais été consulté pour ce petit malade, et je regrette d'avoir conseillé la taille; à la vérité je ne pouvais présumer qu'elle ne serait point exécutée avec toute la précision désirable. Mais suffit-il de quelques brusqueries, de quelques efforts peu ménagés, pour amener une mort si prompte? Je noterai d'ailleurs que le chirurgien auquel l'opération fut confiée n'est point *heureux* : sur quatre malades que je l'ai vu tailler, trois sont morts, ce qui ne l'a pas empêché de mettre en doute la question de savoir si la lithotritie est préférable à la taille (1).

A côté de ce fait vient s'en placer un autre qui y ressemble sous plusieurs rapports. Il s'agit d'un calculeux de sept ans, dont j'ai parlé ailleurs (2), qui présentait aussi la réunion de toutes les chances imaginables de guérison, et qui succomba

(1) *Archiv. génér. de méd.*, t. III, 2e série,

(2) *Quatrième Lettre sur la lithotritie*, p. 40.

peu de temps après l'opération, quoique celle-ci eût été pratiquée par des mains habiles.

Ces faits, rapprochés de beaucoup d'autres, sont propres à
suggérer au moins de sérieuses réflexions relativement à la
promptitude avec laquelle si souvent on se décide à tailler les
enfants.

Les calculs mûraux sont presque toujours solitaires dans
la vessie ; on en trouva cependant trois chez un malade, qui
mourut aussi.

On a extrait dans un cas seize calculs, dans un autre vingt,
et dans un troisième trois cents. Le dernier malade périt,
les deux autres guérirent.

Quelques-unes des pierres extraites se faisaient remarquer
par leur volume. Plusieurs, qu'on n'a point pesées, mais qui
ressemblaient à de gros œufs de dinde légèrement aplatis,
ont été retirées par le périnée ; les malades n'ont point survécu. Un autre calcul, extrait par la même voie, après l'emploi de la cystotomie bilatérale, pesait six onces et trois gros ;
le malade succomba, peu de temps après, au milieu des convulsions.

La taille hypogastrique a permis d'extraire des pierres volumineuses. De dix malades dont les calculs pesaient depuis
cinq jusqu'à seize onces, et qui ont été opérés par cette méthode, huit sont morts. Je profite de l'occasion pour rappeler que le poids d'une pierre n'indique pas toujours le volume, à cause des différences que celui-ci présente suivant la
composition chimique. Celui des calculs qui pesait une livre était de phosphate calcaire, et avait presque le volume
de la tête d'un enfant.

Dans deux cas, on a retiré des pierres très-plates, quoique
volumineuses. L'une d'elles avait plus de deux pouces de
diamètre, sur sept lignes d'épaisseur. Chez l'autre sujet, la
vessie contenait plusieurs calculs, dont l'un, de forme trian-

gulaire, avait le diamètre et l'épaisseur d'une pièce de cinq francs.

Chez deux malades, la pierre était en partie dans la vessie et en partie dans l'urètre, circonstance qui n'est pas absolument rare, et qui apporte presque toujours de grandes difficultés dans la manœuvre de l'opération. Chez deux autres, elle se trouvait entièrement dans le canal. Chez une femme, par suite d'une fistule vésico-vaginale et de la formation d'une cloison qui divisait le vagin en deux parties, deux pierres s'étaient formées et développées dans cette cavité vaginale, et la plus grosse envoyait un prolongement dans la vessie.

Une grosse pierre dans la partie membraneuse de l'urètre avait provoqué un vaste abcès au périnée, qui se termina par la gangrène. C'est un nouveau fait ajouté à ceux, déjà nombreux, qui prouvent que des calculs urinaires d'un grand volume peuvent ainsi se frayer une route au dehors.

Dans deux autres cas de pierre engagée dans l'urètre, la cystotomie fut difficile, longue et très-laborieuse. Cependant les sujets guérirent : l'un se rétablit promptement ; l'autre fut très-malade beaucoup plus tard.

Dans quatre cas, on a considéré les calculs comme enkystés. Cependant il n'y a que deux exemples bien constatés de cette disposition. Les pierres contenues dans leur kyste ont échappé aux recherches avec les tenettes.

Dans deux cas, de grosses pierres ne furent point reconnues d'abord par le cathétérisme ordinaire.

Chez l'un des malades taillés par l'hypogastre, on trouva un vaste abcès à la paroi antérieure de la vessie ; cet abcès fut ouvert dans l'opération. On ne l'avait pas soupçonné pendant la vie.

Six malades avaient, avec la pierre, un fongus au col de la vessie. Trois d'entre eux moururent des suites de l'opération ; les trois autres ont survécu, et chez l'un d'eux la pierre s'est reproduite. Chez un autre, deux fongosités développées sur les parties latérales du col de la vessie, avaient pour ainsi dire usé le calcul, ou l'avaient empêché de croître, en sorte qu'il présentait deux excavations. Chez l'un des malades qui succombèrent, l'ulcération des parois vésicales et même du rectum était le résultat de l'action présumée du calcul et d'une fongosité.

Trois frères ont été successivement attaqués de la pierre. Deux autres sont venus ensemble à Paris pour se faire opérer; chacun d'eux avait une volumineuse pierre, formée d'oxide cystique. Ce sont les plus gros calculs de ce genre qu'on ait vus.

Plusieurs malades avaient déjà subi l'opération de la cystotomie, soit qu'on eût laissé des pierres dans la vessie, soit que le calcul se fût reproduit. Dans trois de ces cas, relatés au tableau, on ne pouvait douter que le premier opérateur n'eût extrait qu'une partie de la pierre : dans les autres, tout porte à croire que celle-ci s'était réellement reproduite. Deux de ces malades, déjà fort avancés en âge, avaient subi la première opération pendant leur enfance, l'un, entre autres, trente-six ans auparavant. Chez quatre, la pierre s'est reproduite deux fois, à de courts intervalles; chez deux autres, trois fois, à peu de distance aussi; enfin, chez trois, quatre fois. Quatre de ces malades, opérés en dernier lieu par la lithotritie, sont guéris; six de ceux qui se sont fait tailler, ont péri. On ignore quel fut le résultat dans un cas. Un seul a survécu.

J'ai à noter encore d'autres particularités non moins importantes.

Chez un malade soumis à la cystotomie sus-pubienne, qui promettait un remarquable succès, il se forma derrière le pubis, près du col de la vessie, un abcès qui entraîna la mort. Cette particularité n'est point rare certainement; car on connaît trop bien les suites funestes de l'infiltration d'urine et les désordres qu'elle entraîne : mais ce qui est fort peu commun, c'est que l'on découvrit une véritable nécrose des pubis dans le point correspondant à l'abcès.

Deux malades, qui avaient heureusement subi trois opérations, succombèrent après une quatrième. Dans l'un de ces cas, la reproduction avait eu lieu à de courts intervalles.

A la suite d'une consultation de médecins et de chirurgiens, un malade devait être soumis à un essai de lithotritie, quoique l'opération présentât très-peu de chances de réussite. La veille du jour arrêté pour la pratiquer, il survint inopinément un accès de fièvre, qui se reproduisit le lendemain. Malgré le traitement le plus rationnel, cet état fébrile dura six mois. On n'aurait pas manqué de l'attribuer à l'action des instruments lithotriteurs si l'essai avait été fait. Le malade fut taillé ; mais il ne se rétablit pas entièrement, et finit par succomber, plusieurs mois après.

Dans quelques cas l'opération n'a laissé aucune trace appréciable de lésions, la plaie s'est cicatrisée, même assez promptement, les malades n'ont plus ressenti les douleurs de la pierre, mais les fonctions de la vessie ne sont point revenues à l'état normal ; il y a eu des catarrhes, des difficultés d'uriner et un malaise général ; les forces et l'aptitude au mouvement ne se sont point rétablies ; la digestion était imparfaite, la nutrition se faisait mal, et enfin la mort est survenue après un dépérissement progressif. L'examen que l'on a été conduit à faire, dans ces derniers temps, des suites de la cystotomie, a dévoilé un grand nombre de particularités de ce genre qui avaient échappé à l'observation de nos devanciers.

Dans un autre cas, où la pierre remplissait la vessie, sans produire de douleurs excessives, il m'avait paru convenable d'ajourner la taille, puisque le malade pouvait vivre long-temps encore dans le même état. Une opinion opposée prévalut : l'opération fut suivie de la mort.

Chez un autre malade, porteur d'une grosse pierre, et dans toute la force de l'âge, l'ébranlement causé par l'opération, et les violences nécessaires pour extraire le corps étranger, furent considérables; la mort eut lieu deux mois après. Ce cas n'est pas le seul où la lutte entre la vie et la mort se soit ainsi prolongée après la taille. Plusieurs autres, dans lesquels l'opération avait été moins laborieuse, sont venus confirmer ce résultat déjà connu de l'expérience, que certains malades éprouvent pendant plusieurs mois une série de troubles fonctionnels qui augmentent, diminuent et paraissent même cesser, mais auxquels ils finissent par succomber. Dans quelques-uns de ces cas nouveaux on avait annoncé la guérison à nos Académies, et peu de jours après la famille était dans le deuil. De tels faits ne sont cependant pas ceux qui s'offrent le plus communément à l'observation; très-souvent les opérations laborieuses de taille entraînent la mort beaucoup plus tôt. On l'a vu survenir au bout de trois quarts d'heure dans un cas, de trois heures dans un second, et de six dans un troisième.

La guérison a été complète chez deux enfants, au septième jour dans un cas, et au neuvième dans l'autre. Chez un adulte, la plaie s'est trouvée parfaitement cicatrisée le douzième jour.

Dans quelques cas, la plaie s'est rouverte, tant au périnée qu'à l'hypogastre, soit que les malades eussent fait trop tôt des mouvements, soit surtout qu'il fût survenu quelque dérangement de la santé générale. La cause la plus fréquente de cet accident est l'atonie de la vessie. C'est dans des cas analogues qu'il est arrivé parfois à la plaie de s'agrandir spontanément, au point même de donner à penser que quelque violence avait été commise; car on a de la peine à comprendre qu'une plaie déjà cicatrisée, ou sur le point de l'être, se trouve en peu d'instants presque aussi grande qu'elle l'était durant les premiers jours. C'est néanmoins ce qui se voit assez souvent, et ce que confirment les nouveaux faits. On a remarqué notamment cette particularité chez un enfant qui était considéré comme guéri; par suite de l'irruption d'une variole, qui devint fatale, la plaie reprit ses premières dimensions.

Un malade, dont j'ai parlé dans ma quatrième Lettre et dans le Parallèle, avait beaucoup souffert. A la suite d'un abcès au périnée, une communication s'était établie entre le rectum et la vessie ou l'urètre. La pierre avait un grand volume, et la santé était mauvaise : cependant la guérison fut complète, à la suite de la taille bilatérale.

On ne fut pas si heureux dans un autre cas : la fistule persista, ainsi qu'un catarrhe vésical. Il est vrai que la fistule urinaire datait d'une époque très-reculée.

Dans plusieurs cas, l'opération n'avait pas présenté de difficultés, et la perturbation avait été peu considérable. On pouvait donc compter sur le succès. Cependant la mort est survenue, tantôt quelques heures après l'opération, tantôt dans le courant des deux ou trois premiers jours.

Dans deux cas de simple boutonnière, le résultat a été fâcheux. Ces faits viennent à l'appui de ce qu'ont établi des observations analogues consignées dans mes documents.

Il s'est présenté d'autres circonstances, au contraire, où l'on avait à lutter contre les chances les plus fâcheuses : ce n'était qu'en faisant complète abnégation de soi-même, et uniquement pour remplir un devoir, qu'on s'était décidé à pratiquer une opération que l'art et l'humanité commandent alors. Cependant le résultat a dépassé de beaucoup toutes les espérances ; les accidents qu'on avait tout lieu de redouter n'ont point éclaté, et la guérison a été complète. Plusieurs de ces cas confirment ce qu'on savait déjà, que les douleurs de la pierre, quelque vives qu'elles soient, ne diminuent pas sensiblement les chances de la taille, pourvu qu'il n'existe point de lésions organiques profondes. Plusieurs malades épuisés, anéantis par les souffrances, ont guéri parfaitement, et en peu de temps, tandis que d'autres, qui avaient peu souffert, et qui, avec de l'embonpoint, conservaient les apparences de la santé, ont péri. C'est dans la pratique civile, principalement chez les vieillards de la classe aisée, qu'on trouve les preuves les plus convaincantes de ce que j'avance, et, sous ce point de vue, les faits nouveaux sont d'un haut intérêt. Dans quelques-uns de ces cas, l'autopsie a constaté des altérations profondes de l'appareil urinaire, qu'il paraît impossible de méconnaître, et qui n'avaient cependant pas même été soupçonnées, bien qu'elles eussent atteint leur dernière période.

Deux fois il fut impossible d'extraire la pierre par le périnée. Dans l'un de ces cas, on eut immédiatement recours à la taille hypogastrique ; le calcul fut retiré, mais le malade mourut. Dans l'autre cas, on laissa la pierre dans la vessie ; la plaie du périnée se ferma, et ce fut long-temps après seulement que le malade vint à Paris pour réclamer l'opération ; il fut taillé, contre l'avis de plusieurs praticiens ; cette fois encore on parvint à extraire le calcul par l'hypogastre, mais le sujet ne survécut pas.

Chez trois malades soumis à la taille hypogastrique, le péritoine fut intéressé ; un seul a survécu.

On a observé trois fois des fistules à l'hypogastre, par suite de l'opération. Dans un cas, toutes les ressources de l'art ont été inutiles, et l'urine a continué de couler par cette voie.

Le rectum a été ouvert dans deux cas de taille latérale.

Dans huit cas de cystotomie, dont deux par l'hypogastre, il y a eu de graves hémorragies : six de ces malades sont morts.

Il y a eu deux cas de fistule périnéale et deux autres d'incontinence d'urine chez des enfants.

Dans un cas de cystotomie bilatérale, chez un vieillard dont la prostate était fort grosse et très-dure, le cystotome a été fracturé.

Deux fois l'opération a été faite sans nécessité : les malades n'avaient point de pierre.

Deux des malades soumis à la taille suspubienne ont eu des

abcès dans les parois urétrales, et chez l'un d'eux il en est résulté une fistule.

Quelques malades ont continué de souffrir après la cystotomie, sans qu'on pût en reconnaître la cause. Ce phénomène n'est pas rare chez les calculeux, à quelque procédé qu'ils aient été soumis. Plusieurs ont été forcés de recourir à la sonde pour vider la vessie. Chez d'autres, le catarrhe vésical a persisté, malgré tous les moyens mis en usage.

Trois malades placés dans les circonstances les plus favorables à la lithotritie en ont été détournés, et ils ont succombé après avoir subi la cystotomie.

Dans quarante-trois cas, tantôt l'exploration de la vessie au moyen des nouveaux instruments, tantôt l'essai de la lithotritie a précédé l'emploi de la taille; vingt-un de ces malades sont morts, et vingt-deux ont guéri. Parmi les morts se trouvent principalement ceux qui réunissaient les conditions les plus défavorables, et chez lesquels une simple exploration de la vessie avait toujours suffi pour convaincre que la nouvelle méthode était impraticable ou serait inutile. Dans ceux, au contraire, chez lesquels la question ne put être jugée qu'après une ou plusieurs tentatives de lithotritie, les suites de la cystotomie ont été moins désastreuses. Ces résultats contredisent formellement les assertions des auteurs qui veulent que les essais préalables de la lithotritie diminuent les chances de succès de la cystotomie.

Chez un jeune homme de seize ans, épuisé par une fièvre continue, ayant eu des fragments de pierre qui s'engagèrent dans l'urètre, la lithotritie offrit des difficultés, et on pratiqua l'opération de la boutonnière, qui fut suivie d'une hémorrhagie, d'une abondante diarrhée et de la mort.

Lithotritie.—Il me reste maintenant à parler de la lithotritie à Paris. Les premiers succès de cette méthode datent de 1824. Depuis lors jusqu'au moment où j'ai rédigé ce travail en 1836, c'est-à-dire pendant une période de douze années, je l'ai appliquée dans 307 cas. Un grand nombre de ces faits, notamment ceux qui offraient des particularités intéressantes, ont été publiés, soit dans mes ouvrages spéciaux, soit dans divers journaux de médecine. La nouveauté du sujet et l'importance de la question à laquelle ils se rattachent rendaient ces publications nécessaires. Aussi n'est-il aucun problème relatif à la lithotritie qui n'ait été longuement discuté et résolu enfin par de nombreux faits pratiques. Je ne serais pas revenu sur ce point, aujourd'hui bien connu, si, par de fausses interprétations, certains antagonistes de la nouvelle méthode, confondant les faits qui lui sont propres avec d'autres qui sont accessoires ou même absolument étrangers, n'avaient cherché à établir, pour les résultats obtenus, une proportion imaginaire de la mortalité. Je l'ai dit, et on ne saurait trop le répéter, il n'y a de faits propres à la lithotritie que ceux qui se trouvent dans la sphère de son application. Or, de 506 malades attaqués de la pierre, qui ont réclamé mes soins pendant la période que je viens d'indiquer, 199 étaient en dehors des limites de cette application, soit que la maladie eût fait de trop grands progrès, soit que des dispositions individuelles aient fait accorder la préférence à la cystotomie, soit enfin qu'on ait détourné quelques-uns de ces malades de recourir à la nouvelle méthode par des manœuvres dans les détails desquelles je ne veux point entrer. Qu'il me suffise, pour écarter tout prétexte d'erreur, de désigner nominativement chaque cas dans lequel la lithotritie a été réellement pratiquée, en y joignant de très-courtes notes pour indiquer les principaux caractères. J'ai divisé ces cas en six séries, d'après les circonstances qui ont rendu l'opération plus ou moins compliquée.

PREMIÈRE SÉRIE.

CAS SIMPLES.

Calcul petit, de 3 à 7 lignes de diamètre, ou plus gros, mais friable, sans lésions organiques profondes. Opération facile, par écrasement, et la plupart du temps sans perforation, peu douloureuse. Durée du traitement depuis 1 jusqu'à 20 jours [1].

MALADES.	AGE.	JOURS DE TRAITEM.	OBSERVATIONS.
BOISSEAU, *médecin.*	36	1	Calcul engagé dans l'urètre, écrasement, extraction.
LA BÉCACIÈRE, *rentier.*	62	4	Calcul petit, facile à briser.
MAUD'HUIT, *marin.*	40	15	Constitution frêle, très-irritable; deux calculs, dont un mûral, fort dur; l'autre friable.
PERIN-LEPAGE, *arquebusier.*	43	18	Calcul friable. Plusieurs personnes de cette famille ont été attaquées de la pierre.
*DELANGE, *rentière.*	72	12	Constitution délabrée, mais calcul petit et friable.
BELIN, *berger.*	36	15	La pierre avait pour noyau une barbe d'épi et un brin de paille, qui ont été retirés avec les fragments.
FICHON, *peintre.*	40	8	Le calcul fut détruit en sept minutes.
MORFOUILLET, *négociant.*	32	12	Deux calculs, dont l'un engagé dans l'urètre.
COURTOIS, *vigneron.*	60	18	Constitution forte, mais épuisée par les douleurs; opération facile; d'autres l'avaient essayée inutilement.
GERVAIS, *négociant.*	60	8	Ce malade avait été taillé deux fois depuis 18 mois; opération difficile; plusieurs accès de fièvre.
CLEVER, *médecin.*	26	15	Ce malade avait été taillé six fois; il s'était taillé lui-même la dernière fois; pierre petite et friable.
DULAC, *propriétaire.*	60	8	Constitution faible; irritabilité extrême; opération douloureuse.
DÉAL, *employé.*	60	15	Plusieurs calculs petits; opération facile.
DÉSIRÉ, *employé.*	61	7	Pierre friable; grande irritabilité; opération facile.
ARTHUR, *employé.*	32	15	Rétrécissement de l'urètre; fausse route; plusieurs calculs dans ce canal; calculs prostatiques extraits au moyen d'une pince.
PACOU, *rentier.*	60	10	Rétrécissement de l'urètre; santé bonne; opération facile; d'autres l'avaient essayée inutilement.
MAISONNEUVE, *employé.*	66	8	Organes urinaires malades; pierre petite.
RAGONEAU, *employé.*	50	9	Sujet faible, amaigri; santé mauvaise; pierre petite.
....., *cultivateur.*	35	1	Haricot introduit dans la vessie depuis un an; légère incrustation calcaire; une séance de cinq minutes suffit; elle fut faite à la Pitié.
DENAIN, *négociant.*	22	12	Organes urinaires très-irritables; pierre couverte d'une couche très-luisante de matière jaune dorée.
PÉLICIER, *libraire.*	59	1	Plusieurs petits calculs; opération douloureuse, mais terminée en une séance.

[1] Une * signale les femmes, deux les morts, et trois les guérisons incomplètes.

MALADES.	AGE.	JOURS DE TRAITEM.	OBSERVATIONS.
CAILLARD, *cultivateur.*	24	15	Pierre d'un volume moyen et friable. Ce malade avait été taillé trois ans auparavant.
CALOT, *bijoutier.*	79	12	Urètre rétréci à la suite d'une cystotomie périnéale ; vessie très-racornie ; recherche de la pierre longue, difficile et douloureuse.
*BOURGINES. *paysanne.*	52	12	Organes urinaires sains ; gros calcul rendu naturellement ; un autre, plus volumineux, dans la vessie, fut écrasé et expulsé.
WETREL, *voyageur.*	50	1	Santé mauvaise ; calcul engagé dans l'urètre ; extraction.
NEUHAUS, *employé.*	30	12	Maigreur considérable ; santé mauvaise ; organes urinaires malades ; soulagement extraordinaire après la première séance.
MICHEL, *employé.*	50	12	Constitution faible ; irritabilité excessive ; moral fortement atteint ; pierre mûrale, mais friable.
DESARBRES, *rentier.*	35	3	Pierre petite, friable, et cependant d'oxalate de chaux ; écrasement facile.
PERET, *rentier.*	71	15	Etat nerveux très-prononcé ; tremblement continuel ; plusieurs pierres petites et dures ; le malade conserva, après la guérison, des envies fréquentes d'uriner.
DEHAN, *prêtre.*	29	4	Irritabilité excessive ; frayeur extrême ; pierre petite, broyée en une séance ; le malade ne s'attendait qu'à une simple exploration de la vessie.
REGNOT, *tonnelier.*	60	20	Pierre volumineuse ; prostate engorgée ; le broiement avait été regardé comme impossible par un chirurgien distingué.
GERBAUD, *employé.*	60	8	Douleurs vives en urinant ; petit calcul mûral, et cependant friable.
GOBERT, *cocher.*	36	8	Rétrécissement considérable de l'urètre ; affection de la prostate ; pierre moyenne ; opération difficile et douloureuse.
BEAUFORT, *avocat.*	68	15	Santé dérangée ; organes malades ; un fragment, échappé à une première recherche, fut expulsé avec l'urine.
VIOLET, *rentier.*	60	15	Plusieurs calculs ; opération difficile, douloureuse ; engorgement du testicule.
DOLLEY, *employé.*	62	15	Pierre petite, friable ; prostate volumineuse ; urètre irritable ; paralysie de vessie.
POUJAUD, *propriétaire.*	30	15	Santé dérangée ; assoupissement continuel ; urines purulentes ; opération peu douloureuse ; rétablissement très-prompt.
DEVY, *employé.*	25	12	Rétrécissement de l'urètre ; expulsion d'hydatides par la verge ; calculs dans l'urètre.
GAVOT, *rentier.*	70	8	Sujet très-replet ; souffrances très-vives, depuis trois mois ; cathétérisme et opération le même jour.
SALLÉ, *cultivateur.*	44	6	Sujet graveleux ; douleurs vives ; pierre dans la vessie depuis quatre mois.
RAYMONENG, *médecin.*	45	15	Sujet robuste ; prostate engorgée ; essais infructueux par un confrère ; opération facile.
GALAT, *voiturier.*	52	8	Malade très-irritable ; opération douloureuse ; engorgement du testicule.
ROCHOUX, *journalier.*	30	10	Écrasement de la pierre prompt et facile ; engorgement du testicule.
COLINET, *vigneron.*	58	12	Pierre petite, quoiqu'ancienne ; le père de ce malade mourut des suites de la taille.

MALADES.	AGE.	JOURS DE TRAITEM.	OBSERVATIONS.
LEMAIRE,	[1]	15	Pierre friable ; organes urinaires malades ; irritabilité excessive ; embonpoint considérable.
*CUINET, lingère.	23	12	Fistule urétro-vésico-vaginale ; plusieurs pierres friables, dont les unes formées et arrêtées dans le vagin et le trajet fistuleux.
HAULX, tailleur.	22	15	Santé bonne ; pierre friable, quoique d'oxalate de chaux.
DEROULÈDE, propriétaire.	30	15	Calculs dans l'urètre, derrière un rétrécissement.
N. rentier.	ad[t].[2]	1	Ce malade s'était introduit une bougie dans la vessie ; j'en fis l'extraction au moyen de la pince.
*N. religieuse.	id.	1	Sonde flexible, introduite et laissée dans la vessie depuis trois jours.
BOULBAR, rentier.	64	18	Rétrécissement de l'urètre ; calcul engagé dans le col de la vessie ; rétention d'urine.
N. négociant.	40	8	Organes urinaires très-irritables ; douleurs vives pierre petite, friable, écrasée en une séance de cinq minutes.
LANDOIRE, rentier.	60	15	Récidive ; pierre friable, différente de la première ; écrasement facile.
OZOUX, voyageur.	40	15	Organes urinaires très-irritables ; souffrances atroces ; pierre dure.
MOUROT.		15	Pierre friable ; opération très-facile, mais douloureuse.
DEHAN.		15	Petite pierre, de nature calcaire, quatre ans après la première opération.
*CHAVANON.	7	15	Pierre volumineuse, mais friable ; c'est la seule fois que j'aie été obligé de faire contenir le malade par des aides.
CAILLETET.		15	Vessie paresseuse ; prostate tuméfiée ; graviers non expulsés.
N. soldat.	ad[t].	1	Santé délabrée ; petit calcul engagé dans l'urètre ; il fut repoussé dans la vessie et écrasé.
ROBICHON, employé.	id.	1	Organes urinaires sains, mais fort irritables.
DUFRÈNE, rentier.		8	Petits calculs, très-faciles à écraser.
HALARME, négociant.	45	15	Rétrécissement de l'urètre ; dilatation ; un calcul vésical peu dur.
DUGOMMIER, propriétaire.	60	15	Opération facile ; cas très-simple.
LAGRELET, employé.	40	20	Souffrances vives ; pierre méconnue en province ; traitements inutiles ; affection morale profonde ; opération facile ; prompt retour de la santé.
OGEZ, soldat.	31	15	Calcul dans l'urètre, extrait entier.
CULOT, cordonnier.	*36	15	Calcul petit ; élargissement du canal rétréci par l'usage des bougies.
MÉDEL, cordonnier.	44	15	Rétrécissement de l'urètre ; petit calcul.

[1] Dans les cas de récidive, je n'ai indiqué ni l'âge ni la profession des malades que j'opérais pour la seconde fois. Ces faits seront reproduits dans un tableau spécial.

[2] Lorsque l'âge n'était pas exactement connu, j'ai employé les expressions *enfant, adulte, vieillard.*

DEUXIÈME SÉRIE.

CAS MOINS FAVORABLES.

Pierre de 8 à 12 lignes de diamètre, ou plus grosse, mais très-friable, ou plusieurs petits calculs. Lésions fonctionnelles de la vessie. Opération facile, mais plus douloureuse. Perforation et écrasement réunis. Durée du traitement de 20 à 30 jours.

Dans cette série se trouvent quelques cas très-favorables sous le rapport de la pierre, mais avec lésions d'autres organes.

MALADES.	AGE.	JOURS DE TRAITEM.	OBSERVATIONS.
GENTIL, *imprimeur.*	30	30	Pierre murale très-dure. C'est le premier malade que j'ai opéré en public.
LAURENT, *vannier.*	40	30	Pierre friable, ayant pour noyau un haricot, extrait avec les fragments de la pierre.
AZILLE, *portier.*	65	21	Le jour de l'opération, Dupuytren ne put trouver la pierre avec la sonde. Au moyen des instruments de la lithotritie, sa présence fut reconnue sur-le-champ.
DESROTOURS, *marin.*	50	30	Pierre très-dure, oblongue, aplatie; difficultés pour la fixer.
DESPRESTS, *employé.*	45	30	Deux calculs durs; organes très-irritables.
BROUSSEAUD, *médecin.*	45	30	Plusieurs petits calculs très-durs; opération difficile, faite pendant des chaleurs excessives.
FOURNIER, *rentier.*	60	22	Plusieurs calculs durs; convalescence longue.
GUILBERT, *à goélant.*	35	25	Pierre friable; irritabilité excessive; opération douloureuse.
VIAL AINES, *militaire.*	58	20	Plusieurs petites pierres friables; organes irritables.
MARTIN, *agriculteur.*	43	25	Pierre dure et cependant facile à écraser.
ANTHOINE, *employé.*	45	30	Pierre très-friable, mais fort grosse; opération douloureuse.
OUDET, *chirurgien.*	60	21	Vessie très-irritable; opération simple, mais douloureuse.
MICHEL, *négociant.*	41	30	Sujet faible; plusieurs petits calculs; vessie racornie.
BOUSQUET, *négociant.*	63	30	Malade épuisé par la douleur; petit calcul cassant. On ne l'avait pas senti avec la sonde.
JAILLAND, *propriétaire.*	70	30	Pierre très-dure; constitution faible; vessie racornie.
SOISSON, *rentier.*	60	20	Ce malade avait été taillé dix mois auparavant; rétrécissement de l'urètre à l'endroit de l'incision.
DECAUX.	7	25	Calcul d'oxalate de chaux, mais friable; état fébrile continuel; fragments arrêtés dans l'urètre.
CHABROL, *propriétaire.*	55	20	Prostate engorgée; urètre et vessie irritables; traitement simple.
KELTER, *manufacturier.*	56	20	Rétrécissements de l'urètre; calculs dans ce canal; opération difficile, douloureuse.
AUBRY, *militaire.*	50	20	Plusieurs calculs; vessie saine.
DOLLEY, *rentier.*	60	22	Urètre et vessie très-irritables; introduction de l'instrument difficile.
TESTULAT, *employé.*	36	20	Santé ruinée; maladie méconnue; incontinence d'urine; pierre volumineuse, mais friable.

MALADES.	ÂGE.	JOURS DE TRAITEM.	OBSERVATIONS.
ROUET, *négociant.*	71	30	Constitution robuste; obésité; organes sains.
BOUCHEROT, *médecin.*	71	30	Constitution ruinée; irritabilité excessive; vessie et prostate malades; engorgement du testicule.
FERRAND, *médecin.*	63	20	Plusieurs calculs petits, faciles à saisir et à écraser, quoique durs.
MOULIN, *rentier.*	60	30	Constitution faible; urètre irritable; vessie saine; plusieurs calculs.
LANGLOIS, *m⁰ de forges.*	40	30	Gros calcul solitaire; organes urinaires sains, mais très-irritables.
JOLY-DELORME, *cultivateur.*	40	30	Organes sains; irritabilité excessive; une grosse pierre.
CHARRIÈRE, *prêtre.*	66	25	Sujet fort, replet; dyspnée; irritabilité excessive; plusieurs accès de fièvre.
DESCHAMPS, *rentier.*	65	25	Santé bonne; prostate engorgée; opération difficile, douloureuse.
CORSINI, *à Florence.*	64	15	Grande irritabilité; constitution bonne; santé affaiblie; organes urinaires sains; opération difficile.
PLANCHE, *journalier.*	28	30	Tumeur dans le flanc gauche; constitution affaiblie; pierre grosse, aplatie.
CAILLETET, *rentier.*	50	30	Prostate engorgée; vessie paresseuse; un des fragments, échappé aux premières recherches, fut extrait peu de temps après.
PREBET, *propriétaire.*	60	30	Constitution forte; pierre volumineuse, friable.
FOSSÉ, *cultivateur.*	55	30	Malade très-irritable; plusieurs pierres petites; vessie paresseuse; convalescence longue.
PRAT, *propriétaire.*	50	30	Urètre rétréci; hypospadias; emploi de très-petits instruments.
DUGUÉ, *militaire.*	59	30	Calculs difficilement sentis au moyen de la sonde; santé dérangée; prostate volumineuse.
BARART, *cultivateur.*	46	30	Urètre irritable, à courbure très-prononcée; pierre dure.
SYMON, *négociant.*	45	30	Rétrécissement de l'urètre; plusieurs calculs dans ce canal.
BISSON, *négociant.*	69	21	Constitution épuisée; plusieurs calculs; prostate volumineuse.
GRUNI, *employé.*	81	21	Constitution très-faible; plusieurs petits calculs, faciles à écraser.
LÉPAUTE, *horloger.*	60	15	Malade très-irritable; plusieurs petits calculs; opération douloureuse, mais sans accidents.
CHOQUEUSE.		15	Santé générale très-faible; plusieurs calculs petits et faciles à écraser.
THURIN, *rentier.*	50	30	Plusieurs calculs très-durs; irritabilité excessive des organes urinaires.
LECOAT, *marin.*	60	20	Irritabilité excessive; plusieurs calculs; vessie fatiguée par un long voyage.
JANISH, *négociant.*		20	Prostate très-volumineuse; catarrhe vésical; pierre petite.
*RENARD.	8	30	Pierre non extraite après la taille; j'ai brisé et retiré une grande quantité de fragments calcaires.
RENÉAUME, *employé.*	50	30	Plusieurs calculs; organes très-irritables; santé détériorée; accès fébriles.
COURTOIS, *marchand.*	65	30	Santé bonne; opération facile.
GOBERT.		int.	Pierre petite et très-friable; organes malades; opération très-douloureuse.

MALADES.	AGE.	JOURS DE TRAITEM.	OBSERVATIONS.
HERRIEZ, *cordonnier.*	50	25	Calcul peu volumineux, organes sains.
DÉSIRÉ,		25	Calculeux pour la troisième fois ; opération simple et facile.
MOINERY, *com.-voyageur.*	51	25	Grande irritabilité ; orchite avant l'opération, qui fut facile et peu douloureuse.
RAULIN, *propriétaire.*	56	30	Hypospadias ; rétrécissement considérable de l'urètre ; hydrocèle volumineuse ; plusieurs calculs ; pénis très-long.
LEMAIRE, *aubergiste.*	47	30	Grosse pierre friable ; organes irritables ; embonpoint considérable.

TROISIÈME SÉRIE.

CAS COMPLIQUÉS.

Pierre de 12 à 16 lignes de diamètre, ou plusieurs calculs moyens. Troubles fonctionnels de la vessie. Lésions organiques superficielles, ou lésions profondes et pierre petite ; santé générale altérée. Durée du traitement de 30 à 45 jours.

Dans quelques-uns de ces cas, la dureté excessive de la pierre a exigé plusieurs perforations, pour rendre le morcellement possible ; le volume et la dureté des fragments ont prolongé la durée du traitement.

MALADES.	AGE.	JOURS DE TRAITEM.	OBSERVATIONS.
PEROT, *limonadier.*	30	45	Deux pierres dures ; manœuvre douloureuse ; engorgement du testicule.
LEBAIGUE, *rentier.*	66	45	Sujet replet et asthmatique ; organes urinaires sains ; deux pierres très-dures.
BOUTIN, *militaire.*	36	40	Pierre très-dure, aplatie, oblongue ; opération difficile.
REMOND, *propriétaire.*	65	45	Sujet très-replet ; organes urinaires très-irritables ; pierre dure.
BALET, *militaire.*	68	45	Plusieurs calculs friables ; affection grave de la poitrine et de la vessie ; opération facile, peu douloureuse.
BOURLA, *marin.*	19	40	Organes peu développés ; santé bonne ; pierre mûrale du volume d'un gros œuf de poule.
HUET, *négociant.*	56	30	Pierre friable ; catarrhe de vessie ; asthme ; anévrisme du cœur.
LECLERC, *employé.*	55	30	Plusieurs calculs ; malade très-irritable et d'une faiblesse extrême.
MATRE, *employé.*	40	45	Constitution forte ; pierre dure ; opération difficile.
TRAVERS, *rentier.*	75	30	Engorgement considérable de la prostate ; irritabilité excessive de la vessie ; plusieurs calculs durs.
CHAMPANHAC, *propriétaire.*	60	35	Pierre dure ; vessie malade ; prostate engorgée ; opération difficile.

MALADES.	AGE.	JOURS DE TRAITEM.	OBSERVATIONS.
SÈVE, notaire.	40	45	Grande irritabilité; pierre grosse et dure; longs intervalles entre les séances.
BOYER, rentier.	71	30	Plusieurs pierres dures; engorgement considérable de la prostate.
CAILLAUD, employé.	63	45	Plusieurs calculs gros et très-durs; opération douloureuse.
RAMELET, cultivateur.	60	30	Altérations organiques; fistule urinaire, effet d'une opération ancienne de la taille; calcul friable.
DUPRENE, propriétaire.	60	35	Organes urinaires irritables; prostate engorgée; vessie paresseuse; pierre grosse.
DOLOMIEU, rentier.	71	40	Sujet faible, très-irritable; plusieurs calculs; catarrhe vésical.
ROUVIÈRE, propriétaire.	60	38	Santé bonne; hernie scrotale volumineuse; plusieurs pierres dures.
JACTZ, prêtre.	72	30	Constitution très-délicate et affaiblie; plusieurs pierres.
GARROU, marin.	56	45	Santé très-mauvaise; vessie très-irritable; pierre peu volumineuse.
PAVIE, rentier.	70	30	Rétrécissement de l'orifice de l'urètre; hypospadias; pierre excessivement dure.
MUTERSE, propriétaire.	50	30	Maigreur extrême; santé mauvaise; organes urinaires malades.
DUGAS, cultivateur.	adᵉ.	30	Constitution faible; pierre friable; léger catarrhe vésical; calcul volumineux.
AVRIL, salpêtrier.	50	30	Sujet faible, très-irritable; plusieurs calculs; convalescence longue.
MAUGÉ, cultivateur.	30	35	Plusieurs pierres volumineuses; organes urinaires sains.
ARNOUX, employé.	60	30	Santé détériorée; maigreur extrême; irritabilité excessive; prostate engorgée; fongus au col de la vessie.
GAIVALET, propriétaire.	68	30	Pendant huit mois, cautérisation de l'urètre tous les deux jours; ce canal est large, mais calleux en plusieurs endroits; paralysie de vessie.
MONTEFON, magistrat.	45	45	Urètre très-irritable; catarrhe purulent; prostate engorgée et plusieurs calculs; rétention d'urine.
LAFAGE, rentier.	66	30	Grande mobilité physique et morale; pierre dure.
BEVI, avocat.	60	30	Plusieurs calculs; organes urinaires sains; opération facile, peu douloureuse; engorgement du testicule.
HENSON, propriétaire.	70	30	Constitution affaiblie; prostate engorgée; accidents inflammatoires après le cathétérisme.
GÉRET, cultivateur.	59	30	Irritabilité excessive; symptômes de la pierre très-prononcés; expulsion préalable de graviers; accès de fièvre.
BOUCHART, négociant.	76	30	Incontinence d'urine depuis deux ans, suite de l'opération de la taille; vessie racornie; prostate engorgée; opération difficile, douloureuse.
ROLLAND, employé.	60	30	Constitution épuisée, rachitique; dyspnée; toux fréquente; urètre rétréci; calculs dans ce canal.
COSNARD, propriétaire.	50	30	Organes urinaires sains; traitement interrompu par une colique néphrétique violente.
FALAISE, négociant.	50	30	Santé détériorée; trouble des fonctions; prostate engorgée; vessie petite; urètre irritable.

MALADES.	AGE.	JOURS DE TRAITEM.	OBSERVATIONS.
BENARD, employé.	64	30	Santé délabrée ; anéantissement progressif ; courbure de l'urètre très-marquée ; prostate très-volumineuse.
GAILLARDO, réfugié.	23	48	Pierre peu volumineuse, quoique ancienne ; organes urinaires sains.
LÉOMAN, menuisier.	42	30	Conditions très-défavorables ; opération douloureuse.
MAUD'HUIT, instituteur.	56	int.[1]	Pierre méconnue par la sonde, constatée par le moyen de la pince ; sa dureté excessive prolongea le traitement.
*TOUTAIN, cuisinière.	24	id.	Extraction de quatorze cailloux. Tout porte à croire que la malade les avait introduits dans sa vessie.
RANDON, militaire.	44	30	Essais inutiles de lithotritie par plusieurs chirurgiens, et cependant l'opération fut facile.
GIRAUX, fermier.	49	int.	Urètre très-irritable ; traitement prolongé par une diarrhée et un engorgement du testicule.
LABARTHE, propriétaire.	41	30	Constitution affaiblie ; prostate engorgée ; difficulté d'uriner après chaque opération.
TISSIER, propriétaire.	60	30	Santé bonne ; pierre peu dure ; opération facile.
TRABÉ, négociant.	45	int.	Signes rationnels de la pierre très-vagues. On avait déclaré que la vessie ne contenait pas de corps étranger : cependant il y avait plusieurs calculs.
MARTIN, militaire.	25	30	Urètre très-irritable, très-courbé. L'introduction des instruments droits avait été jugée impossible.
PASQUE, employé.	45	30	Urètre rétréci ; plusieurs calculs durs ; opération facile.
LAPORTE.	11	int.	Pierre volumineuse ; fragments arrêtés dans l'urètre ; boutonnière ; terminaison de l'opération par cette voie.
COUDERC, médecin.	50	30	Plusieurs calculs ; organes génito-urinaires très-irritables ; prostate tuméfiée ; expulsion des fragments difficile.
DEHARGNE, militaire.	55	int.	Urètre irritable ; pierre dure ; engorgement de la prostate.
ROUGÉ, journalier.	40	30	Calculs prostatiques reconnus après l'opération et extraits avec facilité. On n'avait point trouvé la pierre, chez ce malade, au moyen de la sonde.
GIBERT, propriétaire.	49	30	La pierre est fréquente dans la famille de ce malade ; j'ai opéré les deux frères.
DUDON, rentier.	72	30	Récidive de la pierre après la taille faite depuis trois ans ; fistule urinaire ; pierre friable.
DELACROIX, propriétaire.	46	int.	Constitution forte ; pierre très-volumineuse ; engorgement du testicule avant l'opération.
CHOQUEUSE, propriétaire.	69	id.	Malade faible, irritable ; pierre volumineuse, dure ; fièvre d'accès et prolongée.
BITRY, employé.	50	id.	Prostate tuméfiée ; corps spongieux dur et presque calleux ; plusieurs calculs.
DEBONGARS, militaire.	69	id.	Constitution faible ; amaigrissement rapide ; plusieurs calculs faciles à écraser ; séances peu douloureuses, très-courtes et fort éloignées.
WANDAEL, artiste.	66	id.	Prostate volumineuse ; déformation de l'urètre ; excavation dans laquelle la sonde s'engage.

[1] J'ai désigné ainsi les cas dans lesquels le traitement a été interrompu par des circonstances étrangères à l'opération.

MALADES.	AGE.	JOURS DE TRAITEM.	OBSERVATIONS.
VAUQUOIS, *fermier.*	55	30	Paresse de vessie très-ancienne ; plusieurs calculs très-durs.
CHOPELET, *employé.*	35	30	Constitution épuisée ; rétrécissement de l'urètre ; calcul friable.
SCHWEGHAUSER, *négociant.*	62	35	Constitution forte ; organes sains ; plusieurs pierres volumineuses.
PIOT, *rentier.*	52	30	Pierre volumineuse ; rétablissement complet de la santé avant la fin du traitement.
EDHOLM, *médecin.*	56	45	Pierre volumineuse ; vessie racornie ; irritabilité excessive ; opération douloureuse.
LATOUCHE, *maréchal.*	42	30	La pierre n'avait pas été reconnue par la sonde ; il fut facile de la trouver et de la détruire avec le lithotriteur.
SAINT-OMER, *manufacturier.*	72	int.	Engorgement de la prostate ; paresse de la vessie ; plusieurs calculs ; l'état catarrhal de la vessie a persisté.
DÉSIRÉ.		30	Petite pierre friable, facile à écraser.
GALLIEN.		30	Petite pierre friable, facile à écraser.
MASSOL, *médecin.*	58	30	Malade très-irritable ; première séance suivie de plusieurs accès de fièvre.
MAILLY, *tailleur.*	64	30	Constitution faible, épuisée ; petite pierre ; longue convalescence.
BENCY, *prêtre.*	55	30	Plusieurs calculs ; accès de fièvre après la première opération.
GABALDA, *militaire.*	ad.e	30	Irritabilité extrême ; opération facile, mais douloureuse.
VALLENTIN, *banquier.*	65	30	Rétention d'urine après la première séance.
LENOUX, *rentier.*	60	30	Plusieurs calculs ; constitution détériorée ; organes très-irritables.
ESPAGNAC, *rentier.*	40	30	Ce malade avait été taillé par un praticien habile, six mois auparavant ; les souffrances ont continué ; pierre volumineuse et dure.
PINSON, *rentier.*	46	30	Grosse pierre ; vessie très-resserrée ; opération fort douloureuse, mais sans accidents.
ROUVIÈRE.		45	Plusieurs petits calculs ; organes sains ; opération facile.
BAUDU, *rentier.*	77	30	Plusieurs calculs durs ; prostate engorgée ; deux accès de fièvre.
DEL TURCO, *propriétaire.*	60	30	Pierre friable ; catarrhe vésical ; rétrécissement de l'urètre ; paralysie incomplète de la vessie.
**ARNOUX.	60	30	Organes malades ; pierre friable, écrasée par la percussion, pratiquée par un confrère.
DUSOMMERARD, *employé.*	58	45	Plusieurs calculs ; prostate très volumineuse ; santé bonne ; accès de fièvre, après la première séance.
DE GREGORY, *magistrat.*	66	45	Grosse pierre ; santé détériorée ; irritabilité excessive ; emploi d'un nouvel instrument courbe.
POULLARD, *cultivateur.*	59	30	Douleurs excessives ; on n'avait point trouvé la pierre : c'était une masse calcaire, qu'on sentait peu distinctement.
FAYOLLE, *cultivateur.*	ad.e	25	Plusieurs calculs ; opération douloureuse ; rétention d'urine ; engorgement du testicule.
BARBOT.		30	Plusieurs calculs petits, faciles à écraser.
PELERIN, *charpentier.*	34	30	Constitution forte ; douleurs excessives ; difficulté d'uriner après chaque séance.

MALADES.	AGE.	JOURS DE TRAITEM.	OBSERVATIONS.
FESSARD, *sacristain.*	64	int.	Paralysie de la vessie ; santé ruinée ; nécessité d'extraire les fragments calculeux.
VALLÉE, *cordonnier.*	27	45	Douleurs excessives ; traitement prolongé par deux engorgements du testicule.
JAMARD, *manœuvrier.*	35	45	Maladie ancienne, long-temps méconnue ; traitement deux fois interrompu par des coliques néphrétiques très-violentes.
MAZELLON, *maçon.*	19	45	Extraction, à l'aide du litholabe, de plusieurs petits calculs prostatiques et de deux fongus.

QUATRIÈME SÉRIE.

CAS COMPLIQUÉS.

Pierre de 16 à 20 lignes de diamètre, ou calculs très-nombreux. Lésions des fonctions et des tissus de la vessie, de la prostate, mais santé générale bien conservée. Durée du traitement de 45 à 90 jours.

MALADES.	AGE.	JOURS DE TRAITEM.	OBSERVATIONS.
CORTIAL, *agent d'affaires.*	56	70	Pierre friable très-volumineuse ; engorgement considérable de la prostate.
THUBEUF, *prêtre.*	66	int.	16 calculs, dont 15 du volume d'une noisette, et l'autre plus gros ; traitement suspendu pendant un mois demi.
ERARD, *mécanicien.*	73	75	Plusieurs calculs très-durs ; opération difficile ; traitement prolongé par une fièvre d'accès.
GALLE.	13	60	Sujet faible, irritable, peu développé ; deux pierres ; opération difficile.
MOUROT, *prêtre.*	66	60	Un grand nombre de calculs très-durs ; urètre très-large : expulsion de trois gros fragments.
CHAUVIN, *rentier.*	61	60	Irritabilité excessive ; altération profonde de la vessie ; opération difficile et douloureuse.
DAVAUX, *propriétaire.*	65	75	Plusieurs calculs fort durs ; traitement long, mais peu douloureux.
GARÇON, *propriétaire.*	56	int.	Plusieurs calculs formés et développés dans l'urètre ; les uns extrait entiers, les autres broyés ; opération difficile, douloureuse.
HALL, *propriétaire.*	63	*id.*	Urètre étroit ; prostate engorgée ; irritation extrême de la vessie ; accès de fièvre.
GABALDE, *négociant.*	55	50	Pierre fort dure ; paresse de la vessie ; extraction avec la pince des fragments de la pierre.
KEARNES, *prêtre.*	73	45	Malade très-irritable ; catarrhe vésical ; plusieurs petites pierres ; engorgement considérable de la prostate.

MALADES.	AGE.	JOURS DE TRAITEM.	OBSERVATIONS.
RIVES, *employé.*	55	45	Rétrécissement de l'urètre ; calculs dans ce canal ; opération difficile ; accès de fièvre.
FÉNOU, *juge de paix.*	60	60	Constitution forte ; pierre volumineuse ; engorgement du testicule.
DANZELL, *employé.*	45	45	Constitution faible ; sujet excessivement irritable ; fongus au col de la vessie ; convalescence longue.
DAVEBSIN, *cultivateur.*	32	60	Constitution délabrée ; maigreur extrême ; organes génitaux malades.
GAUGAIN, *vétérinaire.*	36	90	Constitution forte, mais irritable ; plusieurs pierres ; deux engorgements de testicule ont prolongé la durée du traitement.
SALMONS, *bijoutier.*	60	45	Santé mauvaise ; plusieurs calculs ; engorgement testiculaire par imprudence.
CARRÉ, *concierge.*	77	int.	Pierre volumineuse ; excavation profonde entre la prostate et le rectum ; orchite ; catarrhe pulmonaire.
BATHLEY, *artiste.*	26	*id.*	Pierre très-volumineuse ; vessie racornie, appliquée sur la pierre ; souffrances vives ; traitement plusieurs fois interrompu.
BORDIER, *cultivateur.*	50	90	Difficultés pour introduire l'instrument droit ; pierre volumineuse ; opération difficile. Le malade a conservé des envies fréquentes d'uriner.
BARBOT-DUPLESSIS, *magistrat.*	58	75	Irritabilité excessive ; malade faible ; plusieurs calculs très-durs ; moral contraire à toute opération.
LEFEBVRE, *rentier.*	71	45	Embonpoint considérable ; prostate engorgée ; plusieurs pierre ; rétention d'urine après la première séance.
HEUSET, *propriétaire.*	60	45	Grande faiblesse ; catarrhe vésical ; irritabilité considérable ; grosse pierre friable ; accès de fièvre.
DE CAYRON, *propriétaire.*	71	50	Grosse pierre friable ; catarrhe de vessie ; mauvaise santé.
GALLIEN, *rentier.*	60	45	Constitution affaiblie ; symptomes de la pierre très-vagues ; prostate engorgée ; opération douloureuse ; convalescence longue.
GOUSSEAUD, *négociant.*	50	45	Santé détériorée ; organes urinaires malades ; opération douloureuse.
DURAC, *agriculteur.*	21	60	Organes urinaires sains ; irritabilité excessive ; pierre volumineuse ; engorgement du testicule.
AUBERTEN, *militaire.*	56	45	Paralysie temporaire de la vessie ; pierre dure ; santé générale mauvaise.
GIROUX,	9	70	Le peu de développement des organes et le mauvais état de la santé ont prolongé le traitement.
DUPASQUIER, *négociant.*	50	80	Constitution épuisée ; vessie remplie de pierres ; opération pénible, par le nombre des séances.
COLLOMB, *cultivateur.*	65	45	Constitution ruinée ; vessie paresseuse ; plusieurs calculs fort durs.
LISFRANC, *chirurgien.*	44	45	Organes irritables ; pierres volumineuses ; orchite.
GIBERT, *propriétaire.*	44	45	Plusieurs calculs ; organes très-irritables ; des fragments arrêtés dans l'urètre produisent des accidents.
LASNIER, *rentier.*	60	40	Plusieurs calculs ; disposition au catarrhe, à l'asthme ; opération facile, peu douloureuse.
BABOIN, *manufacturier.*	28	60	Rétrécissement de l'urètre ; traitement interrompu par des coliques néphrétiques.

MALADES.	AGE.	JOURS DE TRAITEM.	OBSERVATIONS.
DE PLANTA, *rentier*.	39	50	Pierre volumineuse ; rétrécissement de l'urètre ; induration du gland ; pierre d'oxide cystique.
ALBRESSAC, *cultivateur*.	30	60	Constitution altérée par les souffrances ; santé dérangée ; grande difficulté d'uriner : pierre friable.
RABOURDIN, *rentier*.	58	int.	Constitution forte ; plusieurs calculs très-durs et d'un volume moyen.
COISEAU, *rentier*.	65	*id.*	Constitution bonne : organes très-irritables ; prostate volumineuse ; plusieurs pierres ; longs intervalles entre les séances.
DELTON, *serrurier*.	65	*id.*	Deux pierres volumineuses, dont une est enkystée à la partie antérieure de la vessie.
DE BEAUFOND, *rentier*.	74	45	Malade épuisé par les douleurs de la pierre et un catarrhe de vessie très-avancé ; plusieurs pierres friables.
***BOUTIN,		30	Pierre enkystée, faisant saillie dans la vessie ; la partie saillante a été détruite ; celle qui était retenue fut laissée.
DE SALLEGUY, *rentier*.	72	45	Plusieurs calculs ; organes très-irritables ; santé détériorée.
MILLARD, *négociant*.	66	int.	Plusieurs calculs fort durs : écrasement avec le percuteur d'abord, le litholabe ensuite ; engorgement du testicule.
RIGAL, *colporteur*.	48	45	Essais inutiles de lithotritie en province ; cas favorable, malgré la frayeur extrême du malade ; aucun accident.
LACOUR, *pâtissier*.	16	45	Le volume de la pierre et l'indocilité du malade faillirent faire renoncer au broiement ; pierre attaquée 1° par le percuteur, 2° par le litholabe.
MAZIER, *cocher*.	73	45	Santé dérangée ; constitution faible ; plusieurs calculs ; opération peu douloureuse.

CINQUIÈME SÉRIE.

CAS COMPLIQUÉS,

Sous le rapport de la pierre et des organes urinaires, mais avec santé générale mauvaise, et lésions d'organes essentiels à la vie. Durée du traitement de 45 à 90 jours.

MALADES.	AGE.	JOURS DE TRAITEM.	OBSERVATIONS.
**Cornu, *négociant.*	72	70	Deux pierres volumineuses, très-dures; vessie malade; constitution très-faible; écarts de régime; gastrite aiguë.
Dauza, *rentier.*	66	70	Paralysie de vessie; œdème des extrémités inférieures; asthme, fièvre; fragments de la pierre extraits avec la pince.
Morin, *employé.*	68	90	Catarrhe de vessie purulent; constitution débile; maigreur extrême; plusieurs calculs.
Dubois-Doin, *propriétaire.*	71	60	Vessie très-irritable; prostate fortement engorgée; anévrisme du cœur; état nerveux, tel que le cathétérisme produisit des convulsions.
Rocher, *rentier.*	70	60	Constitution faible; santé mauvaise; vessie et urètre très-irritables; pierre aplatie, dure; traitement interrompu.
Regnault, *rentier.*	70	60	Constitution affaiblie; grande irritabilité; prostate engorgée; fongus au col de la vessie.
Vᵉ Duhautiers, *rentier.*	79	70	Souffrances excessives; plusieurs calculs durs; prostate volumineuse; irritabilité extrême; traitement plusieurs fois interrompu.
Dubois, *chirurgien.*	72	60	Santé dérangée; fonctions digestives troublées; vessie paresseuse et phlogosée; traitement interrompu.
**Tulla, *ingénieur.*	68	int.	Asthme; plusieurs calculs; exaspération de la maladie pulmonaire; mort avant l'entier brisement de la pierre.
Dupont, *propriétaire.*	60	60	Santé mauvaise; catarrhe pulmonaire; pierre volumineuse; vessie et urètre irritables; catarrhe vésical; état fébrile continuel; fragments de pierre arrêtés dans l'urètre.
Leurin, *fabricant.*	56	60	Catarrhe de vessie; prostate engorgée; urètre irritable; constitution affaiblie; pierre volumineuse, dure, aplatie.
Masson, *négociant.*	60	int.	Santé mauvaise; organes urinaires malades; engorgement du testicule.
***Desmares, *employé.*	50	id.	Constitution délabrée; communication entre l'urètre et le rectum; lésions profondes du col de la vessie; santé non rétablie.
**Pecheux, *général.*	60	60	Irritabilité excessive; anéantissement moral; trouble de toutes les fonctions; dépérissement progressif.
Janisch, *négociant.*	40	50	Calculs prostatiques; grosse pierre dans la vessie; constitution altérée; opération douloureuse; convalescence longue.
Pignol, *rentier.*	59	int.	Santé mauvaise; prostate volumineuse; vessie paresseuse; plusieurs pierres dures; paralysie de la vessie; grandes difficultés pour terminer l'opération.

MALADES.	AGE.	JOURS DE TRAITEM.	OBSERVATIONS.
Le Cᵗᵉ Las-Cases.	65	int.	Constitution faible épuisée; pierre volumineuse; traitement suspendu; fragments de pierre difficilement expulsés.
Rousset, *médecin.*	66	*id.*	Prostate très-volumineuse; pierre grosse; rétention d'urine et fièvre après la première séance; engorgement du testicule.
Gaivalet.		60	Plusieurs séances, mais très-courtes, pour écraser et extraire une pierre friable.
**Archinard, *négociant.*	63	60	Faiblesse extrême; paralysie, catarrhe de vessie, exaspérés par l'opération; absence de toute réaction vitale.
Meyé, *négociant.*	54	50	Constitution épuisée; souffrances atroces par un calcul engagé dans l'urètre; calculs vésicaux; opération difficile, douloureuse.
De Beaujour, *député.*	sexᵗ.	50	Maladie ancienne, long-temps méconnue; lésion profonde de la vessie; constitution épuisée; pierre volumineuse.
Duval, *employé.*	57	45	Maladie ancienne, méconnue; prostate volumineuse; catarrhe vésical intense.
Bonnejean, *cultivateur.*	66	60	Plusieurs calculs; la vessie se contracte faiblement; expulsion difficile des fragments.
De Louverval, *rentier.*	78	int.	Pierre friable; urètre rétréci; le malade souffre peu; traitement interrompu par un catarrhe pulmonaire; l'opération est terminée par un confrère.
Billordin, *propriétaire.*	37	*id.*	Pierre volumineuse, mais friable; organes très-irritables; urètre rétréci; catarrhe visical.
Desforges, *rentier.*	70	60	Malade rachitique, épuisé par les souffrances; traitement long, mais sans accidents.
Carcy, *maçon.*	35	int.	Pierre dure; organes malades; plusieurs abcès dans le pied droit; accidents généraux fort graves.
Decabrières, *employé.*	adᵗ.	*id.*	Pierre dure et grosse; manœuvre fort douloureuse; séances courtes, éloignées, et sans accidents.
Mouton, *rentier.*	67	45	Santé mauvaise; organes urinaires malades; vessie paresseuse; pierre petite.
Thomas, *cultivateur.*	65	50	Pierre très-grosse, mais friable; santé mauvaise, urine purulente; opération douloureuse; fragment échappé aux premières recherches, écrasé et expulsé.

SIXIÈME SÉRIE.

CAS TRÈS-COMPLIQUÉS.

Pierre au-dessus de 20 lignes de diamètre, ou un très-grand nombre de calculs. Traitement très-long à cause des suspensions.

MALADES.	AGE.	JOURS DE TRAITEM.	OBSERVATIONS.
Lucotte, *chanoine.*	56	int.	Plusieurs pierres dures et grosses ; prostate très-volumineuse ; traitement suspendu à différentes reprises.
Baron de Zach, *astronome.*	74	120	Urètre très-irritable , prostate engorgée ; catarrhe purulent ; paralysie de la vessie ; 40 calculs écrasés ou extraits.
Vivien , *frère ignorant.*	72	90	Constitution forte ; prostate engorgée ; introduction de l'instrument très-difficile ; beaucoup de calculs très-durs.
Vallon, *rentier.*	72	100	Plusieurs calculs très-durs ; paralysie de la vessie ; engorgement de testicule ; accès de fièvre ; traitement interrompu.
Bertugal, *négociant.*	68	int.	Catarrhe de vessie purulent et paralysie incomplète ; santé très-mauvaise , nécessité d'extraire les fragments.
Inisant, *prêtre.*	44	90	C'est une des pierres les plus grosses que j'aie broyées : opération difficile , douloureuse.
Anselin, *négociant.*	65	int.	Constitution épuisée , enflure des extrémités inférieures ; l'état du malade fait suspendre le traitement à Paris ; il est repris et terminé chez lui sans le moindre accident.
Baboin, *administrat.*	66	*id.*	Santé épuisée ; paresse et catarrhe de la vessie ; extraction successive de 120 calculs dont quelques-uns furent écrasés.
Testu, *militaire.*	59	*id.*	Hernie ventrale , suite d'un coup de lance ; abcès du foie ; fistule biliaire ; application de la lithotritie facile ; pierre écrasée en trois séances et sans accidents.
**Leroux, *rentier.*	78	21	Deux pierres ; lésions organiques profondes dans le rein gauche ; méconnues pendant la vie. L'autopsie constate que la mort était étrangère à l'opération.
Bovinet, *rentier.*	60	int.	Conditions très-défavorables ; traitement suspendu plusieurs fois. Les injections dans la vessie ont produit de bons effets.
Dufossé, *comm.-priseur.*	55	60	Constitution affaiblie , prostate tuméfiée , urètre large ; essais répétés pour introduire des instruments droits ; accidents inflamatoire et nerveux. Je suis appelé, et l'opération se termine heureusement.
***Gouzou, *négociant.*	40	int.	Prostate volumineuse ; pendant long-temps on ne trouve pas la pierre ; opération très-difficile ; convalescence longue ; le malade a continué de souffrir.
Cherubin, *tailleur.*	66	*id.*	Catarrhe pulmonaire ; asthme ; santé ruinée , vessie paralysée, plusieurs calculs très-durs ; extraction de tous les fragments avec la pince.

MALADES.	AGE.	JOURS DE TRAITEM.	OBSERVATIONS.
CHAUSSIER, *médecin.*	ad^e.	int.	Vessie très-irritable ; lésion profonde de ses parois et de la prostate, guérison incomplète.
**SIEŸS.	vieil.		Calculs nombreux ; urètre très-irritable ; opération difficile et douloureuse ; rhumatisme, affection pulmonaire qui enlève le malade.
CHARTRET, *chantre.*	69	60	Plusieurs calculs fort durs ; constitution ruinée ; opération difficile ; traitement interrompu par une attaque de goutte.

Ainsi 296 malades ont été guéris complétement par la lithotritie, et 7 sont morts : il n'y en a même que 6 de ma pratique, car M. Arnoux, qui figure dans ce tableau et dans celui des récidives, n'a pas été opéré par moi la seconde fois ; 3 n'ont obtenu qu'une guérison incomplète ; ils ont continué de souffrir, beaucoup moins à la vérité, et d'une autre manière, mais sans pouvoir déterminer la cause de leurs douleurs ; le résultat est demeuré inconnu dans un cas. Tous les malades des deux premières séries ont guéri. Il y a eu, dans la troisième, 1 mort ; dans la quatrième, 1 guérison imparfaite ; dans la cinquième, 4 morts et 1 guérison imparfaite ; dans la sixième, 2 morts, 1 guérison imparfaite, et 1 résultat inconnu.

En comparant, sous le rapport de l'âge, les calculeux que j'ai soumis à la lithotritie, on en trouve :

9	de 7 à 20 ans.
55	de 20 à 40 ans.
105	de 40 à 60 ans.
138	de 60 à 80 ans.

On remarque ici la faible proportion des enfants, qui contraste d'une manière notable avec ce qu'on voit dans les autres faits. Je l'ai attribuée à ce que la lithotritie étant alors moins généralement utile, il s'était présenté à moi moins d'enfants calculeux. Par opposition, il y a, dans mes tableaux, un nombre considérable de vieillards, qui ne contraste pas moins que la faible proportion des enfants avec ce qu'on observe en général. Cette circonstance m'a paru se rattacher à une cause analogue : la cystotomie étant très-dangereuse chez les vieillards, ce sont principalement les malades de cette catégorie qui ont dû réclamer l'emploi de la nouvelle méthode. Mais à cela se rattache une considération fort importante, et dont on n'a pas tenu compte dans l'appréciation des résultats de la nouvelle méthode : c'est dans la classe des malades le plus défavorablement placés, sous le rapport de la réussite des opérations, qu'ont été obtenues les guérisons.

Le terme moyen de la durée du traitement a été :

Pour les malades de la première série, de 11 jours.

de la seconde,	26
de la troisième,	35
de la quatrième,	56
de la cinquième,	56
de la sixième,	63

Ce qui donne, pour la moyenne générale de la durée du traitement, un peu plus de 41 jours.

Il importe de faire observer que cette moyenne ne saurait être prise comme terme de rigueur. Dans beaucoup de cas, le traitement a subi de petites interruptions dont je n'ai pas tenu compte, bien que très-souvent la cause en fût étrangère à l'opération ; or je n'ai noté que les interruptions prolongées. On doit se rappeler aussi que je fais des séances très-courtes, et que je cherche à les éloigner autant que possible, l'expérience m'ayant appris qu'en général l'opération est alors moins douloureuse. Toutes choses égales d'ailleurs, la durée du traitement est déjà moindre de plus d'un quart depuis que les malades sentent la nécessité de se faire opérer au début de l'affection. Car le traitement n'est long que pour les cas dans lesquels la vessie contient ou une très-grosse pierre, ou un grand nombre de calculs; ces cas diminuent tous les jours, mais ils se sont offerts à moi au début de ma pratique, et j'ai dû en tenir compte. Lorsque je publierai une nouvelle série, on remarquera, sous ce rapport et sous plusieurs autres, des améliorations notables.

A cette durée du traitement se rattachent encore d'autres circonstances qu'il importe de noter. D'abord, chez les vieillards, qui sont en très-grand nombre, l'affection calculeuse exerce sur la constitution et sur la santé générale une influence beaucoup plus grande qu'aux autres époques de la vie. En procédant à la destruction de la pierre par la nouvelle méthode, il a fallu combiner un traitement général avec la manœuvre de l'opération, et dans un assez grand nombre des cas, celle-ci n'a été qu'une affaire secondaire, entièrement subordonnée au traitement médical. Je n'hésite même pas à attribuer à cette heureuse combinaison la majeure partie des succès inespérés que j'ai obtenus dans les cas compliqués, tandis que, pour avoir procédé d'une autre manière, on a vu survenir après des manœuvres trop précipitées des résultats fâcheux qu'on a attribués à la lithotritie, et qui n'étaient dus en réalité qu'à la négligence des complications de la maladie calculeuse. Je ferai observer en outre que dans la cystotomie on limite la durée du traitement à la cicatrisation de la plaie, bien que le malade soit encore fort éloigné d'avoir récupéré ses facultés, ses aptitudes. Dans la lithotritie, au contraire, on ne considère le traitement comme terminé, qu'après l'expulsion entière des fragments calculeux. Or, à cette époque, le rétablissement de la santé générale est complet; il n'y a d'exception que pour un petit nombre de cas compliqués.

Pour compléter le tableau des malades qui ont été lithotritiés à Paris, et préciser l'état actuel de la méthode, j'aurais voulu présenter une liste des calculeux opérés par les divers praticiens qui se sont livrés à cette spécialité de la chirurgie.

Mais ici les faits n'ont point été publiés d'une manière assez complète et assez détaillée pour qu'on puisse les classer en tableaux. Je le regrette d'autant plus, qu'en multipliant les preuves de l'utilité de la nouvelle méthode, ils auraient offert un grand intérêt au praticien, et comblé une lacune que la statistique de l'affection calculeuse présente sous le point de vue le plus essentiel, celui du traitement.

Celui de mes confrères qui s'est le plus occupé de la lithotritie, M. Leroy, paraît avoir senti la nécessité de faire disparaître cette lacune. Malgré les irrégularités qu'on remarque dans l'ouvrage publié par lui, il y a quelques mois, et où diverses observations se trouvent reproduites plusieurs fois, malgré d'importantes omissions, puisqu'on y cherche en vain quelques cas venus à ma connaissance et dans lesquels des tentatives d'opération n'ont pas eu le résultat qu'on espérait, on doit d'autant plus le féliciter d'avoir pris ce parti, que la pratique d'aucun autre ne pouvait offrir autant d'intérêt, ainsi que je l'ai déjà dit dans ma cinquième Lettre. C'est par lui, en effet, qu'ont été essayés sur des malades la plupart des instruments dont on a successivement proposé l'emploi pour opérer la destruction des calculs vésicaux. On lui doit par conséquent les résultats d'un grand nombre d'expérimentations que beaucoup d'autres sans doute auraient eu de la répugnance à faire, puisque le mécanisme de presque tous ces instruments ne permettait guère de compter sur des succès. Mais, tout en laissant de vifs regrets, ces résultats ont décidé plus d'une question importante : ils ont prouvé d'abord que les organes des calculeux peuvent supporter sans trop d'inconvénients des chocs que la théorie faisait considérer comme très-dangereux; ils ont établi ensuite que divers accidents présentés comme essentiellement mortels par les détracteurs de la lithotritie, ne le sont point toujours. Ainsi, l'oubli d'introduire de l'eau dans la vessie a bien multiplié les souffrances d'un malade, empêché de saisir la pierre, et rendu les manœuvres inutiles, mais il n'a point occasioné les désordres graves auxquels on aurait pu s'attendre. De même, la fracture des instruments paraît ne pas entraîner d'aussi redoutables accidents qu'on l'a prétendu; car elle a été deux fois la suite de manœuvres hasardées et de l'oubli d'essayer préalablement les instruments; cependant l'un des malades a guéri, et si, dans l'autre cas, on a été forcé de renoncer au broyement, pour recourir à la cystotomie, il est juste de reconnaître que l'accident dont il s'agit n'était entré pour rien dans cette détermination.

On doit convenir néanmoins que les choses ne se sont pas toujours passées aussi heureusement.

Chez beaucoup de malades, la première séance, en général bien plus longue qu'elle ne doit l'être, a produit, tantôt une commotion assez forte pour jeter les opérés dans une sorte de stupeur, dont plusieurs n'ont pu se relever; tantôt une réaction telle que des malades qui avaient peu souffert d'abord ont eu ensuite beaucoup de peine à supporter les opérations; que, chez plusieurs autres, la présence des instruments dans la vessie est devenue insupportable, et que même quelquefois il a été impossible de les réintroduire. Ces faits, trop nombreux pour que je les analyse ici, confirment ce que j'ai dit, soit dans le Parallèle, soit dans la cinquième Lettre, sur les effets de la nouvelle manœuvre, et sur les inconvénients d'y exposer les malades avec trop de précipitation, ou de les y soumettre trop long-temps.

On avait signalé aussi, mais sans les apprécier à leur juste valeur, les lésions organiques qui peuvent dépendre des instruments courbes. Tous les doutes sont levés maintenant à cet égard. Plusieurs malades ont eu des rétentions d'urine plus ou moins prolongées, et qui parfois même ont persisté après le traitement. D'autres, en plus grand nombre, ont souffert d'un catarrhe vésical, avec ou sans atonie de la vessie. Chez quelques-uns de ceux-là, le calcul s'est reproduit en peu de temps; mais comme le nombre de ces reproductions est hors de proportion avec ce qu'on observe ordinairement, on peut croire qu'assez souvent d'imparfaites recherches avaient laissé des fragments de pierre dans la vessie. C'est d'ailleurs ce qui a été constaté par des faits nombreux que j'ai fait connaître et dans le Parallèle et dans ma cinquième Lettre.

Dans trois cas, il est survenu des abcès à la prostate et aux parois de l'u rètre.

A l'ouverture du cadavre d'un malade, on a trouvé trois fausses routes dans la prostate.

Dans un autre cas, il est survenu un paraphimosis, qui a nécessité l'emploi des scarifications.

Mais ce qui étonne le plus, c'est la fréquence des fragments de calcul engagés dans l'urètre, et y produisant les plus grands désordres. J'ai déjà appelé sur cet accident l'attention des praticiens qui veulent se servir des nouveaux instruments. Les faits que j'ai sous les yeux prouvent qu'il est plus commun et plus grave qu'on ne l'avait pensé jusqu'à présent.

M. Leroy n'a pas tenu un compte exact de la durée du traitement; mais l'indication du nombre des séances, dans trois séries de cas, suffira pour en faire juger.

Chez dix malades, l'emploi successif pour commencer l'opération, d'un instrument à trois branches modifié par l'auteur, et de l'instrument de M. Jacobson pour la terminer, a nécessité 104 séances, ce qui donne 10 2/5 pour terme moyen.

Sur onze malades soumis spécialement au procédé de la percussion, il y a eu 120 séances, dont quelques-unes fort longues, ce qui donne 10 10/11 pour terme moyen.

Dans quinze cas où mon confrère a eu recours à l'écrasement au moyen de procédés spéciaux, on compte 124 séances, 8 4/15 pour terme moyen.

Ces faits sont d'une haute importance si l'on se rappelle que les nouveaux moyens qu'on a proposés pour la destruction des calculs vésicaux, avaient été présentés surtout comme abrégeant la durée du traitement et diminuant le nombre des opérations. Or le nombre moyen des séances pour chacun des malades que j'ai opérés est d'un peu plus de 5.

La publicité que M. Leroy a donnée aux résultats de sa pratique ne peut donc manquer d'intéresser sous tous les rapports. Elle nous montre la lithotritie pour ainsi dire en dehors de ses limites et de sa sphère régulière. Or, je ne saurais trop le répéter, de tels faits ont plus d'importance qu'on ne serait tenté de le croire ; car on peut en tirer des inductions qui ne seraient peut-être jamais ressorties d'une pratique moins excentrique. C'en est assez pour faire surmonter la répugnance qu'inspire à chaque page un style qu'on s'étonnerait de trouver même dans les plus obscurs pamphlets.

Quelque extraordinaires que puissent paraître plusieurs des faits propres à l'auteur, on ne saurait douter qu'ils ne soient exacts, surtout en ce qui concerne les omissions ou les maladresses avouées. Mais on ne peut en dire autant de ceux qu'il emprunte à ses confrères, et à l'égard desquels il est tombé dans les plus singulières méprises. Pour ce qui concerne ma pratique, je suis obligé de dire, quelque pénible que soit ce devoir, que mon confrère s'est toujours trouvé à côté de la vérité.

Les autres chirurgiens qui se sont livrés à la pratique de la lithotritie n'ont pas fait connaître les résultats qu'ils ont obtenus, ou du moins les publications faites à ce sujet sont tellement incomplètes, qu'elles deviennent inutiles dans la question qui nous occupe ; elles n'embrassent qu'un certain nombre de cas favorables, tandis que les faits malheureux sont restés inédits. Ce n'est que par des circonstances particulières qu'on en a eu connaissance ; il y en a même un certain nombre dont les détails sont demeurés absolument inconnus. Je me bornerai donc à faire observer que, parmi les cas malheureux, les accidents sont venus, les uns du mauvais emploi des instruments mis en usage, les autres de l'emploi d'appareils imparfaits, dont les combinaisons théoriques avaient fait trop favorablement augurer. Ainsi on a vu la vessie

perforée parce qu'on avait poussé trop avant et avec trop
de force, contre la paroi postérieure de l'organe, un instrument qu'on ne croyait pas encore parvenu dans ce viscère;
le col vésical, et l'urètre dans plusieurs points de son étendue,
ont été distendus outre mesure et même déchirés par des instruments courbes, qu'on n'avait pas eu la précaution de dégager avant de les retirer; dans quelques cas de prostate engorgée, on a manœuvré dans la partie membraneuse de l'urètre,
où l'on a cherché la pierre en vain, sans songer, que par cet
état morbide, le col de la vessie se trouvait refoulé en arrière, et que la partie du canal embrassée par la glande présentait alors une déviation et exigeait une manœuvre spéciale
pour parvenir dans la vessie.

Les déviations et les fractures d'instruments se sont multipliées dans ces derniers temps de manière à fixer l'attention;
quelques chirurgiens se sont même attachés à combiner des
appareils propres à prévenir de tels malheurs. Cependant si
l'on examine la question comme elle mérite de l'être, on ne
tarde pas à découvrir qu'il est toujours possible d'éviter les
accidents de cette espèce en se servant d'instruments bien
faits et préalablement soumis à des essais suffisants, et en
suivant dans leur emploi les règles qui ont été tracées. Au
moyen de ces précautions, on peut, par les instruments courbes aussi bien que par ceux qui sont droits, éviter tout sinis-
tre, et les faits qui ont motivé de pareilles craintes résultent
comme les précédents d'une pratique excentrique.

ARTICLE II.

Considérations générales qui decoulent des faits précédents.

1°. *Rapport entre le nombre des calculeux et la population.*

Nous ne sommes pas en mesure de déterminer d'une manière rigoureuse la proportion des calculeux relativement à la population. La principale difficulté tient à ce qu'on ne connaît guère le nombre des malades que d'après ceux qui réclament les secours de l'art dans les hôpitaux et dans les grandes villes. Mais les résultats des hôpitaux induisent en erreur, parce qu'il s'y glisse toujours des sujets étrangers au pays, et que la différence de réputation des opérateurs les fait souvent varier beaucoup ; c'est probablement même à cette dernière cause qu'on doit attribuer les apparentes diminutions ou augmentations du nombre des calculeux dans certaines localités, à diverses époques. Ainsi, par exemple, tandis que ce nombre diminuait à Amsterdam et à Lunéville, il augmentait à Norwich, d'après les recherches de Marcet. Celles de MM. Smith et Yelloly portent à environ deux cents le nombre de calculeux qu'on traite année commune en Angleterre ; elles donnent en outre à penser que la pierre n'y est pas également fréquente partout. Mes documents constatent la même particularité pour beaucoup de contrées, notamment pour l'Autriche, la Bavière, le Danemarck et le Wurtemberg. Ce dernier royaume surtout en est une preuve frappante ; les calculs vésicaux y sont très-communs en certains endroits, tandis que, dans d'autres, on les connaît à peine : la ville de Tubingue, par exemple, dont la population est de sept à huit mille habitans, n'en offre aucun exemple, tandis que celle d'Ulm en a fourni cent soixante-treize dans l'espace de dix années.

J'ai eu soin, toutes les fois que les documents paraissaient se rapprocher autant que possible d'une évaluation exacte, d'indiquer en même temps la population. Il est facile d'après cela de voir que la fréquence de la maladie varie à un point énorme. Tandis qu'en Bohême, par exemple, on ne compte qu'un calculeux sur environ trente-trois mille habitants, en dix années, il y en a, dans le même laps de temps, un sur six mille aux îles Ioniennes, et un sur trois mille six cents dans le royaume Lombardo-Vénitien.

2°. *Influence des climats sur la production de la maladie calculeuse.*

La pierre est beaucoup plus fréquente dans certaines localités que dans d'autres. C'est un fait avéré. Assez généralement on croit qu'il y a des contrées privilégiées sous ce rapport, et l'on range les climats très-chauds ou très-froids parmi ceux où l'homme serait exempt de la maladie calculeuse. Mais cette opinion est fausse. Il y a des calculeux en Russie, comme aux deux Indes. J'ai opéré des malades de ces différents pays, et j'ai lieu de croire, d'après les rapports qui m'ont été faits, que la pierre n'y est pas rare; car, si l'on n'y pratique la cystotomie que de loin en loin, il ne faut pas conclure de là que ce soit à défaut de sujets qui pourraient y être soumis. Qu'il y ait préjugé de la part des habitants ou manque de chirurgiens habiles, toujours est-il positif qu'un très-grand nombre de calculeux succombent sans que leur maladie ait été reconnue, ou sans qu'on ait eu recours au traitement convenable.

On a vu précédemment que les recherches faites en Suède pour déterminer le nombre des personnes atteintes de l'affection calculeuse, ont constaté quatre-vingt-quatorze cas de pierre, la plupart tirés de la pratique des chirurgiens de Stockholm. Mais il n'a été opéré qu'environ un tiers de ces malades; les autres vivaient avec leur pierre, ou étaient morts par les progrès et les complications de la maladie, sans avoir subi d'opération. Les mêmes remarques s'appliquent au Danemarck, à la Bohême, à la Bavière et à beaucoup d'autres localités. Quant à la Russie, je n'ai reçu de cet empire aucun document officiel; mais plusieurs médecins m'ont assuré que les calculs n'y sont point rares, au moins dans quelques provinces; Hawkins dit même positivement (1) qu'ils y sont très-communs.

Il en est de même des pays chauds; l'affection calculeuse s'y présente fréquemment. Le fait est bien établi pour plusieurs localités. Des familles entières, établies dans les zones intertropicales, par exemple, l'Ile-de-France, où M. Lemarchand (2) nous apprend que la néphrite calculeuse est fort répandue, y éprouvent les atteintes de la maladie; quelques-unes même sont obligées d'abandonner ces contrées brûlantes, et d'aller chercher du soulagement sous un ciel plus tempéré. J'en ai vu plusieurs exemples, et je connais présentement une de ces familles dans laquelle le père est mort de la pierre, le gendre est venu à Paris pour se faire opérer, et deux fils, tourmentés de coliques néphrétiques, souffrent beaucoup moins depuis qu'ils sont en France. D'autres faits encore m'ont prouvé que les coliques rénales sont très-vives dans les pays chauds.

L'existence de la pierre dans les régions équatoriales étant révoquée en doute par l'opinion générale, il me paraît nécessaire d'ajouter quelques remarques sur cette circonstance importante.

(1) *Elements of medical statistics*, p. 110.
(2) *Diss. sur la néphrite*, p. 6.

A Sainte-Croix, dans l'île de Ténériffe, une population de neuf mille habitants a fourni, dans l'espace de dix années, treize cas de pierre ou de gravelle. Là aussi ces deux états sont souvent confondus ensemble par les médecins et par les malades qui ne veulent pas se laisser sonder ; mais, lorsqu'on fait les explorations nécessaires, au lieu de la gravelle qu'on soupçonnait, on trouve souvent de grosses pierres.

En Égypte, la pierre est fréquente, notamment chez les adultes et chez les vieillards. Les documents que j'ai reçus à cet égard ne permettent pas d'en douter. Lorsque l'étude de l'anatomie et de la chirurgie, récemment introduite dans cette contrée, s'y sera propagée et aura produit l'effet qu'on doit attendre d'elle, nous pourrons obtenir des notions plus précises. Quant aux faits que j'ai consignés dans mon tableau général, et que je dois à l'obligeance de M. Clot, ils n'embrassent qu'une période de cinq années et une petite partie de la Basse-Égypte ; ce sont quarante-un cas de tailles faites, par ce praticien, dans les hôpitaux d'Abou-Zabel et du Caire.

Il a été reconnu, dans ces dernières années, que la pierre n'est point rare dans l'Orient, où elle passait autrefois pour n'être pas connue. J'ai appris, par une lettre de l'évêque de Babylone, qu'en 1827 et 1828 il y avait à Bagdad un chirurgien allemand, nommé Martin, qui, pendant son séjour en cette ville, pratiqua douze fois la lithotritie et vit beaucoup de malades de tout âge atteints de la pierre, affection qui paraît être plus commune encore à Moussoul.

J'ai reçu aussi de Calcutta l'histoire de quelques opérations de lithotritie faites par M. Casanova. Le Bengale n'est point à l'abri des atteintes de l'affection calculeuse. L'hôpital de Bénarès reçoit annuellement sept mille malades ; dans un relevé général, de 1826 à 1830, on a trouvé treize individus qui avaient été atteints de la pierre et soumis à la cystotomie. Un avait cinq ans, un sept, un huit, un neuf, deux dix, deux douze, un treize, un quatorze, deux quinze et un seize. Les calculs étaient composés surtout d'acide urique, quelques-uns d'oxalate de chaux, et plusieurs d'urate d'ammoniaque. Outre Bénarès, il est d'autres villes de l'Inde où l'on a rencontré des calculs urinaires.

L'affection calculeuse paraît ne pas être commune à Haïti, mais elle n'y est pas non plus inconnue. Quelques cas de gravelle y ont été observés par M. Jobet, qui a pratiqué en outre la taille, par l'appareil latéral, sur un chanoine de la cathédrale de Santo-Domingo, âgé de soixante ans, et mort des suites de l'opération.

Ce ne sont point là les seules circonstances où des praticiens habiles aient révélé l'existence d'une maladie à peine connue jusqu'alors. On rapporte que Pajola, ayant été appelé à Vienne auprès d'une personne attaquée de la pierre, fut invité par l'empereur à se fixer dans cette ville; la pierre, qu'on y connaissait à peine, devint très-commune dès que l'on put consulter un chirurgien capable de la reconnaître et la traiter convenablement, et l'on y fait encore aujourd'hui un grand nombre d'opérations cystotomiques.

Du vivant de Rau, on croyait que tous les Hollandais avaient la pierre, et cette croyance était en quelque sorte justifiée par le nombre considérable d'opérations qui se pratiquaient alors à La Haye. Soit que la réputation de Rau attirât les calculeux des autres pays en Hollande, soit que l'habileté de ce chirurgien lui fît découvrir des calculs là où d'autres n'en soupçonnaient même pas, la fréquence extraordinaire de la maladie a pour ainsi dire disparu avec le célèbre opérateur. C'est ce que constatent les recherches faites par M. Schultens en 1802. Ce chirurgien s'est assuré qu'à l'hôpital d'Amsterdam, où l'on reçoit annuellement dix-huit cents à deux mille malades, deux cent soixante-dix-sept opérations de taille avaient été pratiquées de 1700 à 1733. Depuis cette dernière époque jusqu'en 1766, le nombre des calculeux n'a été que de cent dix-sept, et il s'est trouvé réduit à soixante-dix-huit pour les trente-trois dernières années, c'est-à-dire de 1767 à 1799. Le même phénomène s'est reproduit dans plusieurs localités et à différentes époques, presque autant de fois qu'il a existé des cystotomistes célèbres. J'ai déjà eu l'occasion de dire qu'il avait été observé aussi à Lunéville et à Troyes. M. Frank nous apprend qu'il a eu lieu également à Deux-Ponts et à Wilna. Kern avait déjà fait remarquer que son prédécesseur à Vienne, le docteur Leber, n'avait rencontré que soixante-quatorze fois l'occasion de faire la cystotomie pendant soixante années de pratique, tandis qu'en dix-neuf années seulement lui-même l'avait exécutée plus de trois cents fois, et il attribue cette différence à l'incertitude des signes fournis par le cathétérisme.

Ces faits, qui se multiplieront encore lorsqu'on aura réuni des observations exactes dans les divers points de la surface du globe, témoignent à la fois contre l'influence de la température (1) et contre celle du régime, puisque les substances azotées n'entrent que pour une faible proportion parmi les aliments dont on fait habituellement usage dans les contrées tropicales. Et ce n'est pas sans dessein que je signale ici le besoin de nouvelles recherches faites avec moins de légèreté que celles qui ont été entreprises jusqu'ici, car il devient manifeste que les médecins sont loin encore de connaître la véritable proportion des calculeux aux diverses latitudes, quand on voit, par exemple, Odier prétendre qu'il n'y en a point à Genève (2), tandis que Marcet compte treize opérations de taille faites en vingt années dans cette ville (3). D'un autre côté

(1) Divers auteurs, par exemple Hales et Morgagni, ont cru que l'été est plus favorable que l'hiver à la formation et à l'accroissement des calculs, parce qu'en cette saison les sueurs diminuent l'abondance de la partie aqueuse dans l'urine.

(2) *Médecine pratique*, p. 264.

(3) *Loc. cit.*, p. 43.

la maladie est commune à Lyon, distante seulement de vingt-cinq lieues. Je n'ignore pas qu'il y a, sous ce rapport, des influences locales qui dépassent nos moyens d'exploration, et que si M. Brodie (1) les a peut-être exagérées, en s'appuyant du fait d'un homme qui rendait des graviers toutes les fois qu'il habitait Norwich, et cessait de souffrir dès qu'il se rendait à Bristol, il serait téméraire de prétendre, comme Kern (2), que la pierre existe à peu près également partout.

3°. Influence de l'âge sur le développement des calculs vésicaux.

Le tableau suivant donne un aperçu de la proportion selon laquelle les calculeux se trouvent répartis, aux trois grandes époques de la vie, dans les principales localités sur lesquelles ont porté mes recherches.

LOCALITÉS.	ENFANTS.	ADULTES.	VIEILLARDS
Autriche.	1 sur 3,58	1 sur 2,14	1 sur 8,56
Bavière.	1 sur 3,32	1 sur 4,02	1 sur 14,29
Bohême. . . , . .	1 sur 3,78	1 sur 2,30	1 sur 3,30
Dalmatie.	1 sur 2,22	1 sur 2,55	1 sur 8,16
Danemarck. . . .	1 sur 20,5	1 sur 3,82	1 sur 5,01
France.	1 sur 2,10	1 sur 2,92	1 sur 5,60
Iles Ioniennes. . .	1 sur 4,83	1 sur 1,96	1 sur 5,62
Irlande.	1 sur 1,33	1 sur 5,53	1 sur 16,00
Lombardie. . . .	1 sur 1,38	1 sur 5,38	1 sur 50,00
Naples.	1 sur 2,58	1 sur 2,08	1 sur 9,93
Romagne.	1 sur 4.90	1 sur 2,23	1 sur 2,72
États Sardes. . . .	1 sur 3,50	1 sur 1,86	1 sur 5,60
Wurtemberg. . . .	1 sur 1,98	1 sur 2,04	1 sur 127,00

On est étonné du grand nombre d'enfants qui sont attaqués de la pierre. En jetant les yeux sur le tableau général des

(1) *Lectures on the diseases of the urinary organs*, p. 202.
(2) *Die Steinbeschwerden*, p. 1.

calculeux et sur la table proportionnelle de la fréquence de l'affection calculeuse selon les âges, placée ci-contre, on voit que près de la moitié des malades n'avaient point atteint l'âge de quatorze ans. Des recherches antérieures avaient déjà établi le fait : celles auxquelles je me suis livré l'ont mis en parfaite évidence, et m'ont fourni de plus quelques données dont on appréciera l'intérêt.

En effet, cette proportion considérable de calculeux chez les enfants n'est point générale. Elle a lieu seulement dans certaines localités, par exemple, dans le Wurtemberg, dans les montagnes de la ci-devant Lorraine, sur le versant des Alpes qui regarde l'Italie, dans les États de Naples et quelques provinces de l'Angleterre, etc., tandis qu'ailleurs, notamment dans les villes, et dans les pays ou très-chauds ou très-froids, les adultes et surtout les vieillards paraissent beaucoup plus exposés à l'affection calculeuse. C'est ce que constatent quelques observations faites dans la Grande-Bretagne, et les documents que j'ai reçus de l'Égypte, de la Romagne, des Iles Ioniennes, de la Bohême, de la Suède et du Danemarck ; c'est ce qu'établissent surtout les faits recueillis à Paris. Cette remarque est d'autant plus importante, qu'elle semble révéler une influence locale. J'ajouterai que les enfants calculeux appartiennent presque exclusivement à la classe indigente, au lieu que les adultes et les vieillards sont répartis dans toutes les classes de la société sans distinction.

Chez les enfants, la production de la pierre est pour ainsi dire instantanée. A cet âge on observe rarement, du moins dans nos climats, soit des coliques néphrétiques, soit du sable dans l'urine, soit des lésions profondes des organes génito-urinaires. La présence du corps étranger dans la vessie se décèle tout-à-coup par des besoins fréquents d'uriner et par les douleurs propres aux calculeux. Ce n'est ordinairement qu'à une terme avancé de la maladie qu'on rencontre des lésions organiques. A toutes les autres époques de la vie, au contraire, la formation et le développement de la pierre sont souvent précédés de coliques néphrétiques, ou d'expulsion de graviers avec l'urine, et accompagnés de divers états pathologiques des organes urinaires qui rendent les signes rationnels de la pierre plus nombreux, plus variables et plus incertains (1).

J'ai cependant rapporté un certain nombre de faits qui montrent que cette règle n'est pas sans exceptions.

Plusieurs des documents que j'ai reçus parlent de malades qui souffrent de la pierre dans les reins. On sait combien sont vagues les sensations produites par les calculs rénaux. Il paraît donc que les malades en question éprouvaient seulement de fortes douleurs néphrétiques, ou que les douleurs lombaires qui ont fait soupçonner l'existence d'un corps étranger dans les reins étaient purement symptomatiques ou de toute autre nature. Au reste, la plupart d'entre eux n'avaient pas même été sondés, soit qu'ils se fussent refusés à toute espèce d'opération, soit qu'un autre motif quelconque eût empêché de recourir au cathétérisme, de sorte qu'on ne sait rien de positif sur leur état réel.

Le tableau ci-contre fera connaître la fréquence proportionnelle de la pierre aux différentes années de la vie.

On voit par ce tableau que, sur 5376 calculeux, il s'est trouvé 2416 enfants, 2167 adultes et 793 vieillards, ou 1946 jusqu'à dix ans, 943 de dix à vingt, 460 de vingt à trente, 330 de trente à quarante, 391 de quarante à cinquante, 513

(1) J'ai noté dans mes tableaux et dans quelques remarques précédentes une disproportion notable dans le nombre des calculeux et des graveleux proprement dits. Cette disproportion frappe surtout en Danemarck et dans quelques localités de l'Allemagne ; elle se retrouve dans les régions équatoriales, et, chose digne de remarque, c'est que la gravelle produit dans les pays chauds les symptômes les plus alarmants. Cette forme qu'affecte l'affection calculeuse dans ces localités me paraît dépendre d'influences spéciales. C'est ce que de nouveaux faits peuvent seuls éclaircir. Je me borne ici à une simple remarque.

AGES.	Autriche.	Bavière. Bengale.	Bohême.	Dalmatie.	Danemarck.	France.	Ilesioniennes.	Lombardie.	Romagne.	Saxe.	Égypte, Malte, Nice, Malaga, Buénos-Ayres, Ténériffe.	Bristol.	Norfolk et Norwich.	FAITS de F. Côme, de Belmas, et de Crosse.	TOTAL.	PROPORTION.
Moins d'un an.		3													3	1 : 1792,00
1 an...		5	2												7	1 : 768,00
2 ans..	3	11		1		25		8				1	16		65	1 : 82,71
3 ans..	2	7		1	1	109	1	40		2		17	40	6	226	1 : 23,79
4 ans..	14	12	1	5	2	154		49				22	59	5	321	1 : 16,75
5 ans..	7	6	2	5		152		33		2	1	20	45	3	274	1 : 19,62
6 ans..	5	10	3	4	4	175		31	1			14	32	3	282	1 : 19,06
7 ans..	9	8	5	1	2	140		19	1	1	1	17	32	3	238	1 : 22,59
8 ans..	2	5	3	2	2	135	1	10	5	1	1	7	18	3	195	1 : 27,57
9 ans..	5	9		1		98		7	2	1	1	25	22	4	174	1 : 30,89
10 ans..	6	6	2			91	1	18	2	1		13	18	1	161	1 : 33,39
11 ans..	1	5	6			60		8	1		1	11	13	1	107	1 : 50,24
12 ans..	10	4	2		2	86		11	1	1	1	16	15	2	150	1 : 35,84
13 ans..	8	6	2	2		59		9	3	1	1	10	9	1	111	1 : 48,43
14 ans..	5	4	3		3	61	1	10			2	5	7		102	1 : 52,71
15 ans..	5	3	2	1		51		5				4	12	2	85	1 : 63,24
16 ans..	5	3	1	3	4	51		2			1	5	3	1	86	1 : 62,51
17 ans..	1	6	3	5	1	41	1	5				2	4	2	71	1 : 75,72
18 ans..	3	4		1		41		3	3	1	4	5	13	1	79	1 : 68,05
19 ans..	7	9	2			45		2	1	1	1	5	8		80	1 : 67,20
20 ans..		5	3		4	38	6	4	1	2	3	2	2	2	72	1 : 74,67
21 ans..	5	3			2	29	1	2			2	7	2		51	1 : 105,41
22 ans..	1	2	2	1	2	34		1			2	3	4	2	55	1 : 97,75
23 ans..	1	1		1		24		4				1	4	1	37	1 : 145,30
24 ans..	3	2	2		1	26		1		1	3	4	8	1	52	1 : 103,38
25 ans..	2	2			2	19	1	3	1		3	4	6	2	47	1 : 114,38
26 ans..	2	1				18		6	1		7	2	6	1	40	1 : 134,40
27 ans..	4	1	2	1	1	13		1	1		2	2	2	1	35	1 : 153,60
28 ans..	2	5		4	1	24		1			2	2	3	3	47	1 : 114,38
29 ans..		3				19		1	1		2	2	8	1	36	1 : 149,33
30 ans..	8	2		2	2	24		1			1	4	7		60	1 : 89,60
31 ans..	1	3			2	12					9	4	2	1	27	1 : 199,11
32 ans..	4		1		1	17		1	1		8	4	6		43	1 : 125,02
33 ans..	2	1			1	14			1			3	8	2	31	1 : 173,42
34 ans..		1	1	1	1	12		1	1	1			1		26	1 : 206,77
35 ans..	3	1		1		14	1	1	1		6	1	3	1	35	1 : 153,60
36 ans..	1	2	1		1	22		1	1		3	5	3	1	40	1 : 134,40
37 ans..	1			2	2	9			2		1	4	8	2	19	1 : 282,95
38 ans..	2	1		2	2	11		2		1	4	4	8	1	35	1 : 153,60
39 ans..						6						3	2	1	12	1 : 448,00
40 ans..	1	3	2	1		57						3	3	1	62	1 : 86,71
41 ans..					1	8				1	2	4	4		17	1 : 316,24
42 ans..		1	1		3	13			1		2	3	4	1	29	1 : 185,38
43 ans..	1	1	1		1	8						4	2		18	1 : 298,67
44 ans..		1	1		2	15				1	2	4	1		26	1 : 206,77
45 ans..	4	1	1		13	39	1	1	1		1	4	6	5	77	1 : 69,82
46 ans..	2		1			8				1		4	5		23	1 : 233,74
47 ans..	2		1			6				1		2	6	2	20	1 : 268,80
48 ans..		1			4	20				1		2	3	1	32	1 : 168,00
49 ans..	1		1		1	9						3	4	1	20	1 : 268,80
50 ans..	3	2	6		20	71	1			3	3	8	11	1	129	1 : 41,67
51 ans..	4					7				1		3	9		24	1 : 224,00
52 ans..	4		3			7									[illegible]	[illegible]
53 ans..	[illegible]	[illegible]	[illegible]	[illegible]	[illegible]	[illegible]	[illegible]	[illegible]	[illegible]	[illegible]	[illegible]	[illegible]	[illegible]	[illegible]	[illegible]	[illegible]
54 ans..	[illegible]	[illegible]	[illegible]	[illegible]	[illegible]	[illegible]	[illegible]	[illegible]	[illegible]	[illegible]	[illegible]	[illegible]	[illegible]	[illegible]	[illegible]	[illegible]
55 ans..	1	7	3		5	21	2			1		1	7	5	47	1 : 114,58
56 ans..		1	2		2	52					1	3	11	1	53	1 : 101,43
57 ans..	1	1			7	11				1		4	13		38	1 : 141,47
58 ans..	2	1	2			21						3	8	5	42	1 : 128,00
59 ans..	1	2	3		3	17				1		3	7	2	37	1 : 145,30
60 ans..	8	3	3		21	115	2		3		3	13	17	4	184	1 : 29,22
61 ans..		1	2			8			3			1	6		21	1 : 256,00
62 ans..	1	2	2			21						2	5	3	46	1 : 116,87
63 ans..	2	5				24		2	2		1	2	8		52	1 : 103,38
64 ans..	1	3	4			20		2	1	2	2	1	8	6	51	1 : 105,41
65 ans..	1	3	3			120	1	1		1		1	12	5	146	1 : 36,82
66 ans..	2	1	2			37				1		1	7	5	61	1 : 88,13
67 ans..		2	1			19			3		3	2	6	2	54	1 : 158,12
68 ans..		3	1		2	34		1	1			1	6	3	51	1 : 105,41
69 ans..						9		1	2		1	1	6	5	24	1 : 224,00
70 ans..	2	8	2		9	49		1	3		5		6	5	91	1 : 59,08
71 ans..	1	1	1			15					1		5		26	1 : 206,77
72 ans..	1	1	2	1		34						1	5	3	41	1 : 131,12
73 ans..		2	1	1		12									20	1 : 268,80
74 ans..		2	1	1		15	1							1	27	1 : 199,11
75 ans..		6	4	1		5					1	1			24	1 : 224,00
76 ans..	2		3			7					1			1	17	1 : 316,24
77 ans..						4									5	1 : 1075,20
78 ans..			1			11	1		1						15	1 : 358,40
79 ans..				1		4									6	1 : 896,00
80 ans..	1		2	2	3	5	1		1		1		1	1	18	1 : 298,67
81 ans..						1						1	1		1	
82 ans..		1	1	1	1	1						1				
83 ans..						1								1	7	1 : 768,00
84 ans..		1				1								1	2	1 : 2688,00
85 ans..						1							1		3	1 : 1792,00
86 ans..						1										
87 ans..														1	2	1 : 2688,00
88 ans..				1											1	
89 ans..						1									1	
TOTAL..............															5,376	

de cinquante à soixante, 577 de soixante à soixante-dix, 199 de soixante-dix à quatre-vingts, et 17 au-dessus de quatre-vingts ans.

On remarque un nombre plus considérable de malades à certaines années, notamment aux numéros 30, 40, 50, 60, 70. Cette différence m'a paru tenir spécialement à l'habitude qu'ont les observateurs d'indiquer par un nombre rond l'âge des malades toutes les fois qu'ils n'ont que des données approximatives.

Le tableau laisse croire que la pierre est très-rare dans les premiers moments de la vie. Ce serait une erreur. J'ai cité dans le chapitre précédent une longue énumération de faits puisés dans les auteurs, et qui constatent que la pierre peut exister même avant la naissance. Ainsi se trouve comblée la lacune que les nouveaux faits ont laissée sous ce point de vue.

4° *Influence des professions sur la production de la pierre.*

On a cherché à déterminer quelle est l'influence des professions sur la production de la pierre.

Les opinions émises à ce sujet sont les unes basées sur une fausse interprétation des faits, les autres hasardées ou reposant uniquement sur des observations isolées, et quelques-unes en oppostion formelle avec les résultats de l'expérience. Il importe d'ailleurs de faire remarquer que la plupart des assertions qui s'y rapportent ont été émises dans l'unique but d'appuyer des théories arbitraires, celle notamment d'une influence, sinon exclusive, du moins toute spéciale, du régime alimentaire sur la production de la maladie calculeuse.

La pierre est fréquente chez les hommes qui mènent une vie sédentaire. On en pourra juger d'après le tableau suivant, présentant une assez longue série de personnages historiques, qui ont été atteints de la maladie calculeuse, à laquelle la plupart d'entre eux ont succombé. Cette liste aurait pu être bien plus étendue si les biographes rapportaient toujours les résultats des ouvertures des corps, quand elles ont eu lieu, et surtout si ces ouvertures n'avaient point été fréquemment omises, soit par préjugé ou négligence, soit même d'après l'injonction formelle des malades. En effet, l'histoire signale un grand nombre de personnages qui ont succombé à des rétentions d'urine, sans qu'on ait cherché à constater la cause de ce symptôme, qui, dans plus d'un cas sans doute, a dû être occasioné par la pierre. Je citerai, entre autres, l'archevêque de Tolède Barthélemy de Carranza (mort en 1576), le jurisconsulte Réné Choppin (1606), le savant Charles Ducange (1688), le cardinal Duperron (1618), le littérateur Louis Dupuy (1795), Saint-Evremond (1703), le théologien Simon Episcopus (1643)., le théologien Auguste Hermann Francke (1727), le médecin Jean Fothergill (1780), l'ingénieur Emilien-Marie Gauthey (1806), le célèbre écrivain anglais Olivier Goldsmith (1774), le savant italien François Mario Grapaldi (1515), Louis Vellez de las Ducnas y Guevara, auteur dramatique espagnol (1646), le philosophe Jules-César Lagalla (1624), le père Mabillon (1707), le poète Jean-Baptiste Marini (1625), le célèbre mathématicien Jean-Ernest Montucla (1799), l'historiographe Jean-Pierre Moret de Bourchenu (1730), le poète Sartorio Orsato (1678), le littérateur Antoine Panormita (1471), le czar Pierre-le-Grand, l'orientaliste Pierre Pinard (1717), le géologue Jean Playfair (1819), l'astronome Etienne-Hyacinthe de Ratte (1805), le célèbre marin Bernard Renau d'Elicigaray (1719), l'historien Beatus Rhenanus (1547), l'architecte Mathieu de Rossi (1695), Jules-César Scaliger (1558), l'illustre Tycho-Brahé (1601), le philologue Joseph Vernazza (1822), l'historien Claude Villaret (1766) (1).

(1) Dodart, Garrick, La Romiguière, Linné, Manuel, Jean-Jacques Rousseau, Vadé, Volney, Voltaire, et une foule d'autres personnages célèbres, ont souffert ou péri d'affections diverses des organes urinaires, dont tant d'exemples suffisent pour démontrer et la fréquence et les dangers.

TABLEAU DE PERSONNAGES CALCULEUX.

MALADES.	ANNÉES DE LA MORT.	OBSERVATIONS.
ABBOT (Robert), *évêque de Salisbury.*	1618	Il mourut de la pierre.
ACCOLTI (François), *littérateur.*	1483	Il mourut de la pierre.
ALEMBERT (Jean le Rond d'), *géomètre.*	1783	Il redoutait tellement les moindres opérations qu'il ne voulut même pas se laisser sonder. Sa pierre était volumineuse, et les douleurs l'avaient réduit au marasme.
AMYOT (Jacques), *littérateur.*	1593	Il mourut au milieu des vives douleurs d'une colique néphrétique.
ARUNDEL (Thomas Howard d'), *Maréchal d'Angleterre.*	1646	On lui trouva une pierre globuleuse dans la vessie.
AVAUX (Jean-Antoine), *diplomate.*	1709	Il fut opéré de la pierre par Maréschal, et guérit.
BACON (Robert), *théologien.*		Sa vessie contenait une pierre semblable à une longue noix muscade.
BARILLON, *évêque de Luçon.*	1699	Il mourut vingt heures après avoir subi l'opération.
BARTHEZ (Paul-Joseph), *médecin.*	1806	Redoutant la taille, il chercha long-temps à se faire illusion sur la nature de sa maladie, et ne se résigna enfin à subir l'opération que quand la vie lui devint insupportable, après qu'il eut fait inutilement usage des prétendus dissolvants ; mais le moment opportun était passé.
BEAUMONT (Christophe de), *archevêque de Paris.*	1781	Il fut taillé par F. Come, et guérit.
BENSERADE (Isaac de), *poète.*	1691	Atteint de la pierre, il voulait se faire tailler, quand il périt d'une hémorragie causée par la piqûre de l'artère brachiale, dans une saignée.
BLACKRIE, *médecin.*		Atteint de la gravelle, il entreprit à cette occasion ses Recherches sur les lithontriptiques, notamment la lessive des savonniers.
BOISSIER (Artus de Gouffier de) *gouverneur de François Ier.*	1519	Il mourut de la pierre.
BORRICH (Olaus), *chimiste.*	1690	Il mourut dans de grandes souffrances, trois semaines après l'opération de la taille, qui ne put être achevée, à cause du volume de la pierre, qu'on ne jugea pas prudent de briser.
BOSSUET (Jacques-Benigne), *évêque de Meaux.*	1704	Atteint de la pierre, sur la fin de ses jours, il y succomba.
BRISSAC (Jean-Paul-Timoléon de Cossé), *maréchal de France.*	1784	A sa mort, on trouva trois petites pierres dans sa vessie.
BUFFON (Georges Louis Leclerc de), *naturaliste.*	1788	Il mourut de la pierre. On trouva cinquante-cinq calculs dans sa vessie.
BUONAROTTI (Michel-Ange), *peintre.*	1564	La gravelle remplit ses derniers jours d'amertume.

MALADES.	ANNÉES DE LA MORT.	OBSERVATIONS.
BURGH (Jacques), *littérateur*.	1775	Il mourut après avoir été long-temps en proie aux douleurs de la pierre.
CALVIN (Jean), *théologien*.	1564	Quelque temps avant sa mort, d'atroces douleurs de gravelle se joignirent aux autres maux qu'il éprouvait.
CAMERARIUS (Joachim), *littérateur*.	1574	Il mourut d'une rétention d'urine occasionée par la pierre, et non-seulement refusa l'opération, mais encore défendit que son corps fût ouvert.
CAPORALI (César), *poète*.	1601	Il mourut de la pierre, qui le fit souffrir pendant long-temps.
CARLETON (Dudley), *diplomate*.	1631	Il fut pendant quelque temps sujet à rendre des urines blanches et sablonneuses.
CASAUBON (Isaac de), *littérateur*.	1614	Sa vessie présentait des cellules, dont une fort grande, et contenant plusieurs calculs arrondis.
CASTELVETRO (Louis), *poète*.	1571	Il mourut de la pierre.
CELLARIUS (Christophe), *philologue*.	1707	Il mourut de la pierre, épuisé par les douleurs, et sans avoir jamais voulu recourir aux médecins, ni se servir de remèdes.
CÉSAROTTI (Melchior), *poète*.	1808	Il mourut de la pierre.
CESTONI (Hyacinthe), *naturaliste*.	1718	Il mourut de la gravelle, à laquelle il était sujet, et qui le fit beaucoup souffrir pendant les dix derniers jours de sa vie.
CHAMFORT (Sébastien-Roch-Nicolas), *littérateur*.	1794	Il mourut après avoir subi l'opération de la taille.
CHARDIN (Jean-Baptiste-Siméon), *peintre*.	1779	Il mourut de la pierre, contre laquelle il n'avait jamais voulu prendre d'autre remède que celui des boissons.
COCCEJI (Henri de), *jurisconsulte*.	1719	A 70 ans, il fut atteint de la pierre, qui le tourmenta cruellement jusqu'à la fin de ses jours.
COLBERT (Jean-Baptiste), *ministre*.	1683	Atteint de la pierre, il souffrit les plus vives douleurs avec une héroïque constance. On lui trouva trois gros calculs arrêtés dans l'un des uretères. Les ennemis de ce grand homme dirent que la pierre qui le tua devait s'appeler pierre philosophale.
COLOT (François), *chirurgien*.		Ce célèbre propagateur d'une opération qui avait illustré sa famille, fut lui-même atteint de la pierre et opéré par son fils : il guérit.
DELRIO (Martin-Antoine), *philologue*.	1608	Il mourut de la gravelle.
DÉSAUGIERS, *chansonnier*.	1827	Un premier essai de lithotritie, par M. Heurteloup, semblait annoncer un succès. Le malade chantait pendant l'opération ; il avait même fait une épitaphe de circonstance, sans présumer qu'elle pourrait lui servir.
DEZ (Jean), *prédicateur*.	1712	Il mourut d'une colique néphrétique.
DICKINSON (Edmond), *médecin*.	1707	Il mourut de la pierre.
DIGBY (Kenelm), *philosophe*.	1665	Il mourut de la pierre.
DONI D'ATTICHY (Louis), *évêque d'Autun*.	1664	Atteint de la pierre vers la fin de sa vie, il se décida trop tard à subir l'opération, qui ne put être pratiquée. Le calcul qu'il portait depuis neuf ans pesait six onces.

MALADES.	ANNÉES DE LA MORT.	OBSERVATIONS.
Drusius (Jean), *hébraïsant.*	1609	Il mourut de la pierre, à l'âge de vingt et un ans.
Dubois (Antoine), *chirurgien.*	1836	Le choix qu'il fit de la lithotritie en 1828, aurait suffi pour fixer les destinées de cette méthode. Le succès de l'opération fut accueilli comme un triomphe par la généralité des médecins, et les détracteurs de la lithotritie ne firent plus que murmurer sourdement.
Dubois (Guillaume), *cardinal.*	1723	Il mourut de l'opération faite par Lapeyronie, et à laquelle il ne se décida que sur les pressantes instances du Régent.
Duc (Fronton du), *théologien.*	1624	Il mourut de la pierre; sa vessie contenait un calcul pesant cinq onces.
Elisabeth, *princesse Palatine.*	1582	L'un des reins était réduit à une mince enveloppe couvrant un gros calcul.
Emerson (Guillaume), *mathématicien.*	1782	Il mourut en proie aux douleurs de la pierre.
Engelbrecht (Philippe), *poète.*	1528	La pierre vésicale, pesant quatre onces, était si grosse, qu'on ne put terminer l'opération.
Erasme (Désiré), *littérateur.*	1536	Il fut tourmenté par la gravelle depuis l'année 1519 jusqu'à la fin de ses jours.
Ernest, *archiduc d'Autriche.*	1595	On trouva de petits calculs dans les reins et les uretères.
Espence (Claude d'), *sorbonniste.*	1571	Il mourut de la pierre, qui le fit souffrir pendant plusieurs années.
Expilly (Claude), *magistrat.*	1636	Atteint de la pierre en 1606, il fut taillé avec succès deux ans après.
Fagon (Guy-Crescent), *médecin.*	1718	Le choix qu'il fit du grand appareil prouve qu'à cette époque la taille lattérale n'était pas en grande faveur.
Falco (Aymar), *chanoine.*	1544	Les cruelles douleurs de la pierre abrégèrent sa vie, et en remplirent les derniers moments d'amertume.
Faria de Sousa (Manuel), *historien.*	1647	Il mourut d'une rétention d'urine, et l'on trouva dans sa vessie cent cinquante pierres de diverses grosseurs.
Fontana (Gaétan), *astronome.*	1719	Il mourut de la pierre.
Fourier (Joseph), *géomètre.*	1830	Rein gauche plus petit que le droit, contenant un petit calcul blanc et une matière noire graveleuse; rein droit parsemé de granulations rouges.
Franklin (Benjamin), *physicien.*	1790	Les souffrances de la pierre le retinrent au lit pendant les derniers mois de sa vie. On l'engageait à se faire opérer; il répondit que d'Alembert, qui savait tant de choses et si bien, et qui était si réservé à l'égard du calcul des probabilités, s'était constamment refusé à subir la taille, parce que les chances n'étaient point en faveur de l'opération. Il ajouta que, par les mêmes motifs, Buffon supportait ses souffrances avec résignation.
Franzoni, *cardinal.*	1699	On lui trouva deux calculs dans l'uretère gauche.
Frédéric III, *électeur de Saxe.*	1525	Il avait un calcul dans le rein droit, et un autre dans l'urètre.
Frédéric, *évêque de Wurzbourg.*	1573	On trouva un calcul pesant un gros et demi dans le rein gauche.

MALADES.	ANNÉES DE LA MORT.	OBSERVATIONS.
Furstemberg (Ferdinand), *évêque.*	1683	Il mourut des suites de la taille par le grand appareil, vingt heures après l'opération.
Georges IV, *roi d'Angleterre.*	1837	A l'ouverture du corps, on trouva une cellule vésicale contenant un calcul de la grosseur d'une aveline.
Gerlac-Patersen', *mystique.*	1411	Les douleurs de la pierre le tourmentèrent à l'excès pendant les dernières années de sa vie.
Giannini (Thomas), *médecin,*	1630	Il mourut de la pierre.
Gilibert (Jean-Emmanuel), *médecin.*	1814	Il mourut de la pierre, après en avoir souffert pendant quatre années.
Goujet (Claude-Pierre), *polygraphe.*	1767	Après avoir fréquemment éprouvé des coliques néphrétiques, un jour, en 1735, qu'on devait le sonder, il rendit sans effort cinq pierres, dont une, armée de pointes, était grosse comme le doigt d'un enfant de six ou sept ans. Goujet attribua cet événement à l'intercession du diacre Paris, auquel il s'était voué ce jour-là.
Hallé (Jean-Noël), *médecin.*	1822	Tourmenté depuis long-temps de la pierre, il se fit tailler au moment où la lithotritie prenait de la consistance ; le résultat de l'opération fit regretter qu'il n'eût pas eu recours à la nouvelle méthode.
Hartley (David), *médecin.*	1757	Il mourut de la pierre après avoir pris plus de deux cents livres pesant du remède Stephens.
Harvey (Guillaume), *médecin.*	1657	Il était atteint de la gravelle.
Heurnius (Jean), *médecin.*	1601	Il souffrit trois ans de la pierre, à laquelle il succomba. Sa vessie contenait sept calculs, gros comme des noix, et pesant chacun deux gros.
Hoornbeck (Jean), *controversiste.*	1666	Les douleurs de la gravelle l'assaillirent de bonne heure, et abrégèrent ses jours.
Innocent XI, *pape.*	1689	Il avait un calcul de neuf onces dans le rein gauche et un de six onces dans l'autre rein.
Ittigius (Thomas), *théologien.*	1710	Les cinq dernières années de sa vie furent tourmentées par les souffrances de la pierre, dont il mourut.
Jurin (Jacques), *médecin.*	1750	Il fut gravement affligé de la pierre pendant plusieurs années.
Lamoignon (Guillaume de), *président du parlement.*	1677	On trouva une pierre dans l'un de ses reins.
Langebeck (Jacques), *philologue.*	1774	Il mourut dans les douleurs violentes d'une colique néphrétique.
Lapeyronie (François de), *chirurgien.*	1747	Ayant soupçonné l'existence d'une pierre dans sa vessie, il se fit sonder à plusieurs reprises, sans qu'on découvrît le corps étranger, qui fut trouvé après sa mort, et qui pesait trois onces.
Lauremberg (Guillaume), *médecin.*	1612	Il prétendait s'être guéri de la pierre par l'usage des cloportes et de quelques autres médicaments dont il a donné la recette.
Lazius (Wolfange), *géographe.*	1565	Les douleurs de la gravelle le tourmentèrent à différentes reprises.
L'Écluse (Charles de), *botaniste.*	1609	Il fut atteint de la gravelle.
Leibnitz (Godefroi-Guillaume), *philosophe.*	1716	Il mourut au milieu d'un accès de colique néphrétique.

MALADES.	ANNÉES DE LA MORT.	OBSERVATIONS.
Leusden (Jean), *hébraïsant.*	1699	Il mourut après quelques semaines d'une colique néphrétique.
Linacre (Thomas), *médecin.*	1524	Il mourut de la pierre, qui tourmenta horriblement ses dernières années.
Lorges (Gui-Alphonse de), *maréchal de France.*	1703	Voulant s'assurer de la valeur du procédé employé par F. Jacques, il fit opérer vingt-deux calculeux indigents réunis dans son hôtel ; tous guérirent de l'opération, à laquelle le maréchal succomba.
Louvois (Camille-Letellier de), *abbé.*	1718	Les souffrances de la pierre lui firent refuser un évêché en 1717 ; l'année suivante il succomba à l'opération ; sa pierre, de nature molle, n'avait pu être extraite que par fragments.
Magati (César), *chirurgien.*	1647	Il mourut des suites de l'opération de la taille, qu'il avait subie à Bologne.
Magini (Jean-Antoine), *astronome.*	1617	Après sa mort, on trouva une pierre de quinze onces dans sa vessie.
Manfredi (Eustache), *géomètre.*	1739	Il fut tourmenté de la pierre pendant les cinq ou six dernières années de sa vie, et succomba au milieu des plus affreuses douleurs, qui furent continuelles pendant dix-huit jours.
Marghetti (Alexandre), *mathématicien.*	1714	Sa vessie contenait une pierre d'une once et demie, grosse comme un œuf.
Marnix de Sainte-Aldegonde (Philippe de), *controversiste.*	1598	On lui trouva sept calculs dans l'un des reins.
Martiany (Jean), *bénédictin.*	1717	Sur la fin de sa vie il fut tourmenté de la pierre.
Martin (Claude), *général.*	1800	Il mourut de la pierre aux Indes. En vain il se procura quelque soulagement à l'aide d'un instrument avec lequel il cherchait à user le calcul, il ne put prolonger sa vie que de quelques mois.
Mascagni (Paul), *médecin.*	1815	Il était atteint de la gravelle.
Melander (Daniel), *astronome.*	1810	Depuis plusieurs années il souffrait de la pierre.
Mentelle (Edme), *géographe.*	1815	Dix ans avant sa mort, à soixante-quinze ans, il avait subi la taille ; immédiatement après il exprima, par un quatrain impromptu, sa reconnaissance au chirurgien.
Mercati (Michel), *médecin.*	1593	On trouva un grand nombre de pierres à l'ouverture de son corps.
Mercuriale (Jérôme), *médecin*	1600	Il avait annoncé que ses reins renfermaient des pierres ; l'ouverture du corps vérifia cette prédiction.
Meursius (Jean), *philologue.*	1639	Il mourut de la pierre, qui le tourmenta beaucoup sur la fin de sa vie.
Mieris (Jean), *peintre.*	1690	Il mourut de la pierre, dont il était tourmenté depuis son jeune âge.
Moisant de Brieux (Jacques), *poète.*	1674	Il succomba quelques jours après l'opération de la taille ; depuis long-temps il était tourmenté de la pierre.
Montaigne (Michel de), *philosophe.*	1592	Il fut très-affligé de la gravelle sur la fin de ses jours.
Napoléon, *empereur.*	1821	Sa vessie contenait des graviers et de petits calculs.

MALADES.	ANNÉES DE LA MORT.	OBSERVATIONS.
Newton (Isaac), *géomètre.*	1727	Atteint d'incontinence d'urine, cinq ans avant sa mort, il ne souffrit beaucoup que pendant les vingt derniers jours, mais il eut alors à supporter de cruels accès de douleurs.
Nicaise (Claude), *antiquaire.*	1701	Les douleurs de la pierre tourmentèrent sa vieillesse.
Nysten (Pierre-Hubert), *médecin.*	1818	Il éprouvait de violentes douleurs néphrétiques.
Ogier (Charles), *poète.*	1654	Il passa plusieurs années dans un état continuel de souffrances. Sa vessie contenait une pierre de la grosseur d'un œuf d'oie.
Palaprat(Jean de Bigot), *littérateur.*	1721	J'étais depuis dix à douze ans, dit-il, nouveau Sisyphe, comdamné à rouler une grosse pierre, quand Mareschal, ce prince des chirurgiens, me fit l'opération.
Panthot (Jean-Baptiste), *médecin.*	1707	A l'âge de soixante-trois ans, il fut, trois fois en six mois, opéré de la pierre par l'un de ses frères.
Paulmier(JacquesLe), *géographe.*	1670	En 1659 on lui tira neuf pierres, dont la moindre était plus grosse qu'une aveline; un an après il fut obligé de subir une seconde fois l'opération.
Don Pedro, *empereur du Brésil.*	1834	Mort d'une maladie de poitrine, il se plaignait aussi de la vessie. Son rein gauche contenait une petite pierre.
Pérrot d'Ablancourt (Michel), *littérateur.*	1664	Tourmenté toute sa vie de la gravelle, comme son père l'avait été, il finit par succomber à cette affection.
Pétau (Pierre), *chronologiste.*	1652	Il était atteint de la pierre.
Pfeil(Jean), *médecin.*	1544	Il mourut des douleurs de la pierre.
Philippe IV, *roi d'Espagne.*	1665	En l'embaumant, on découvrit, dans le rein droit une pierre de la grosseur d'une châtaigne.
Pisanski (Georges-Christophe), *théolog.*	1790	Il périt de la pierre, qui le fit beaucoup souffrir sur la fin de ses jours.
Pison (Guillaume), *médecin.*		Il avait la gravelle.
Portal (Antoine), *médecin.*	1832	Il est mort de la pierre, sans savoir qu'il en était attaqué. On le sondait fort souvent pour une paralysie de vessie, et l'on ne reconnut le corps étranger qu'au bout de quinze mois. Sa vessie contenait deux pierres inégales.
Prideaux(Humphrey), *antiquaire.*	1724	Tourmenté depuis plusieurs années par les douleurs de la pierre, il se soumit, en 1710, à l'opération de la taille, dont jamais il ne put se rétablir entièrement.
Reusner (Nicolas), *philologue.*	1602	Les douleurs néphrétiques le conduisirent au tombeau.
Riccoboni (Antoine), *philologue.*	1599	mourut de la pierre.
Richer (Edmond), *théologien.*	1631	Deux ans avant de mourir il subit la taille, et ne mena plus depuis qu'une existence languissante.
Riolan (Jean), *médec.*	1657	Il subit deux fois la taille dans le cours de sa vie.
Rœmer (Olaus), *astronome.*	1710	Il mourut de la pierre.
Ruyter (Michel de), *amiral.*	1676	Il ressentit souvent les atteintes de la gravelle.
Sachs de Lewenheimb (Philippe-Jacques), *médecin.*	1671	On lui trouva, dans le rein droit, des calculs, dont un pesait deux onces.

MALADES.	ANNÉES DE LA MORT.	OBSERVATIONS.
Saliceti (Christophe), *diplomate.*	1809	Il périt d'un accès de colique néphrétique, à laquelle il était sujet.
Sarrau (Claude), *littérateur.*	1651	Il fut tourmenté par les douleurs de la pierre dans ses dernières années.
Saubert (Jean), *théologien.*	1646	On trouva une pierre de dix onces dans sa vessie.
Scarpa (Antoine), *chirurgien.*	1832	On trouva un gros calcul dans l'un de ses reins.
Seligmann (Gottlob-Frédéric), *jurisconsulte.*	1707	Il est mort avec la pierre.
Séraphin ,. *directeur de spectacle.*		Il subit trois fois la taille, la dernière en 1800; à sa mort on trouva encore une pierre enkystée, du volume d'un marron, qu'on n'avait pu retirer, et qui faisait une légère saillie dans la vessie.
Schilter (Jean), *jurisconsulte.*	1705	Il mourut de la pierre, après de longues années de souffrances.
Simon (Jean-François), *philologue.*	1719	Atteint de la pierre, il fut blessé par la sonde, et mourut d'un abcès qui se forma.
Sperling (Jean), *jurisconsulte.*	658	Il mourut d'une rétention d'urine; les reins et les uretères étaient pleins de calculs.
Streater (Robert), *peintre.*	1680	Pendant les dernières années de sa vie il fut cruellement tourmenté de la pierre. Charles II envoya chercher à Paris un chirurgien assez habile pour le tailler, mais qui n'arriva qu'après la mort du malade.
Toulouse (comte de), *fils de Louis XIV.*	1737	Il mourut à la suite d'un second opération de taille; la première avait été faite en 1711.
Truchsès (Gabhard), *électeur de Cologne.*	1601	On trouva des calculs dans les deux reins, du sable et des pierrettes dans les uretères et la vessie.
Tschirnhausen (Ehrenfried-Walther), *géomètre.*	1708	Il redoutait beaucoup la pierre; pris cependant de violentes douleurs néphrétiques, avec supression d'urine, il fut abandonné des médecins, dont il refusait de suivre les avis, et succomba.
Vergennes (Charles Gravier de), *ministre.*	1787	On trouva dans le rein gauche deux pierres singulières, branchues, recouvertes d'une couche grise.
Vigne (Anne de la), *poète.*	1684	Elle mourut de la pierre, que lui avait causée, disait-on, l'excès de son application à l'étude.
Vignier (Jérôme), *littérateur.*	1661	Il subit la taille faite par Colot, et se rétablit parfaitement.
Vorstius (Adolphe), *médecin.*	1663	Les douleurs de la gravelle, dont il fut atteint sur la fin de sa vie, le conduisirent peu à peu au tombeau.
Walpole (Horace), *diplomate.*	1757	Quoique, pendant huit ans et demi, il eût pris chaque jour trois pintes d'eau de chaux, avec une once de savon, et qu'il se crût guéri, parce que ses douleurs avaient diminué beaucoup, on trouva, après sa mort, deux pierres dans sa vessie, et une autre au commencement de l'urètre.
Wasen (Gaspard), *historien.*	1625	Il fut atteint de la gravelle sur la fin de ses jours.
Wower (Jean de), *littérateur.*	1612	Il mourut après deux ans d'inexprimables douleurs de vessie.

MALADES.	ANNÉES DE LA MORT.	OBSERVATIONS.
Zach (François de), *astronome,*	1832	La réputation dont il jouissait, la position désespérée dans laquelle il se trouvait, le succès de l'opération et l'éclatante publicité qu'il donna au résultat, furent des circonstances très-heureuses pour la propagation de la lithotritie.
Zeno (Charles), *amiral.*	1418	Sa vieillesse fut tourmentée par les douleurs de la pierre.
Ziegler (Gaspard), *jurisconsulte*	1690	On trouva dans sa vessie vingt-deux pierres grosses comme des châtaignes.
Zucchi (Nicolas), *jésuite.*	1670	Il mourut accablé par les plus violentes douleurs de la pierre.

En s'appuyant sur les faits pour établir que l'affection calculeuse est plus fréquente dans cette classe de la société, on a négligé diverses circonstances dont l'omission devait nécessairement conduire à l'erreur. D'abord il n'y a point de parallèle à établir, puisqu'à l'égard des autres classes nous manquons de documents propres à révéler l'existence de la pierre. Il n'y a d'exception que pour les malades opérés dans les hôpitaux, et l'on sait combien les registres de ces établissements ont été mal tenus jusque dans les temps les plus rapprochés de nous. Ensuite, par leur position dans la société, les malades dont il s'agit fixent davantage l'attention du public, et l'on s'occupe beaucoup plus des opérations qu'ils subissent que de celles auxquelles se soumettent les membres des autres classes Les faits tirés de ma pratique sont insuffisants pour rien établir à cet égard. Le nombre des savants, des médecins et en général des hommes instruits, que j'ai opérés, est hors de proportion avec ce qui semblerait résulter des documents tirés d'autres sources. Mais cette différence tient à ma position spéciale. Les médecins et les savants qui sont attaqués de la pierre redoutent beaucoup plus que les autres malades l'opération de la cystotomie, dont tous les dangers leur sont plus ou moins bien connus; il n'est donc pas surprenant qu'ils aient été des premiers à réclamer l'emploi de la lithotritie: il ne l'est pas non plus qu'ils se soient adressés de préférence au chirurgien qui avait le plus d'expérience, puisqu'on sait généralement que l'essai d'une opération nouvelle n'est pas toujours sans inconvénients pour celui qui s'y soumet. Ainsi, la crainte de la taille d'un côté et ma position eu égard à la lithotritie de l'autre m'ont amené plus de malades instruits que de calculeux sans lumières. Je ne puis donc rien inférer de mes faits quant à l'influence des professions.

Les opérations cystotomiques faites dans les hôpitaux et les divers établissements de charité publique sont hors de proportion avec celles qui s'exécutent dans la pratique particulière. On a conclu de là, Van Swieten entre autres, que la pierre était plus fréquente parmi les indigents. Cette opinion n'est pas mieux fondée que celle qui précède. D'abord le nombre des malades indigents l'emporte de beaucoup sur celui des calculeux de la classe aisée. En second lieu, beaucoup de calculeux se font admettre et traiter dans les établissements publics, quoiqu'ils ne soient pas absolument indigents.

D'après la liste des opérations que Martineau a faites dans la ville et dans l'hôpital de Norwich, on voit que, pendant un laps de temps donné, la ville a fourni dix opérations et l'hôpital cent onze. Cette proportion d'un sur onze paraît avoir été la même à Glocester, d'après Brandon Trye. Mon tableau des calculeux de France en présente une bien différente pour Paris; mais il y a certainement des faits omis; d'ailleurs il y manque en particulier le relevé de l'hôpital des enfants malades, et tous les calculeux opérés en ville ne font point partie, à beaucoup près, de la population parisienne proprement dite.

On a prétendu que la pierre était fort rare chez les militaires. A cet égard on se fonde sur ce qu'aucun cas de maladie calculeuse ne s'est présenté dans l'armée anglaise en Espagne, de 1811 à 1814, et sur ce que, pendant les quinze dernières années, il n'a été observé que six calculeux dans cette armée, tant en Angleterre qu'en Irlande, M. Yelloly invoque à l'appui de cette assertion des rapports faits par MM. Delessert, Crampton et Wylie, qui constatent que la pierre est à peine connue dans les armées française et russe. D'après l'un de ces rapports, il n'a été fait aucune opération de taille, à l'hôpital du Val-de-Grâce, dans l'espace de six années, et M. Larrey, dans le courant de trente années, n'a pratiqué que cinq fois cette opération à l'hôpital du Gros-Caillou, sur quatre soldats et sur un enfant de troupe. Je suis loin de vouloir contester ces documents, auxquels j'ajouterai qu'en dix années les hôpitaux militaires de la Bavière n'ont fourni que deux exemples de calculs vésicaux. Mais ils ne me semblent pas établir la proposition à l'appui de laquelle on les allègue. J'ai opéré un certain nombre de militaires de différents pays ; trois fois, depuis peu de temps, j'ai appliqué la lithotritie, soit au Val-de-Grâce, soit aux succursales de la rue Blanche et de celle des Postes. Les opérés d'Abou-Zabel appartenaient tous à l'armée égyptienne, et un nombre assez notable de militaires de tout grade figurent dans les divers documents sur lesquels j'ai dressé mes tableaux. Si ces faits ne sont pas encore suffisants pour permettre d'établir une proportion relative, ils le sont au moins pour constater que la pierre n'est point absolument rare dans la profession des armes. D'ailleurs, de ce qu'on pratique peu la cystotomie dans les hôpitaux militaires, il ne faut pas conclure que les gens de guerre ne sont point exposés à la pierre ; les soldats qui souffrent de cette affection se font souvent réformer, et les officiers prennent des congés afin de s'adresser, pour cette espèce d'opération, aux chirurgiens qui ont l'habitude de traiter les calculeux.

Si l'influence que plusieurs auteurs ont attribuée au régime alimentaire sur la production de la pierre était bien établie, on serait conduit à penser que la maladie est fréquente chez

les marins. Cependant les recherches auxquelles s'est livré
M. Hutchison prouvent qu'elle est, au contraire, fort rare
parmi les gens de mer. On ne compte, en Angleterre, qu'un
ou deux malades par an dans les trois grands dépôts de marins, à Haslar, Plymouth et Deal. On ne fait non plus aucune
opération de taille à Yarmouth , à Peignton, à la Jamaïque ,
aux Antilles, à Gibraltar, à Malte , au cap de Bonne-Espé-
rance, à Madras et dans toutes les possessions britanniques.
De deux cent soixante-cinq calculeux adressés à l'hôpital de
Londres depuis 1761 jusqu'en 1821, douze seulement appartenaient à la marine. Dans le grand nombre des malades qui
ont réclamé mes soins, il ne s'en est trouvé que trois qui
avaient tenu long-temps la mer. Les documents qui me sont
parvenus du littoral de la Méditerranée et de l'Adriatique
témoignent aussi que la pierre n'y est pas plus fréquente
parmi les marins que dans les autres classes.

5°. *Influence de l'hérédité sur le développement des calculs.*

Un certain nombre de faits semblent indiquer l'existence,
dans plusieurs familles, d'une prédisposition héréditaire à
l'affection calculeuse, *insita renum calculosa constitutio,*
comme disait Fernel (1). Je citerai, entre autres, la famille de
M. Lepage, que j'ai opéré par la lithotritie: la mère de ce
malade avait eu la pierre; l'un de ses enfants en est mort, et
un frère de celui-ci en a eu des atteintes. J'ai également lithotritié deux frères , dont le grand-père et deux oncles
avaient été affectés aussi de la pierre. Le tableau du département de l'Aude indique trois calculeux dont les parents

(1) *Pathologia*, l. 6, cap. 12. — *Voyez* aussi Frank, *Epitom.*, l. 6, P. 3.
p. 381.

avaient eu la pierre. Dans celui du Tyrol il y en a un aussi. Prout parle d'une famille dont le grand-père et le père ont été attaqués de pierres d'acide urique, et dont le petit-fils, âgé de treize ans, est très-disposé à la maladie. J'ai cité précédemment plusieurs exemples de frères ayant des calculs d'oxide cystique. Le tableau du département du Tarn, où la pierre est très-rare, rapporte le cas d'un malade tourmenté de coliques néphrétiques, qui rendait de gros graviers par l'urètre, et dont deux parents avaient subi la taille. A Brescia, trois frères ont eu la pierre, mais leurs parents en étaient exempts. Ainsi la pratique de tous les jours fait voir des malades dont les parents ou les aïeux ont été attaqués de la pierre, et la plupart des auteurs citent des cas de ce genre.

Cependant on ne saurait conclure de là que la maladie s'est transmise par voie d'hérédité, puisque tant d'autres faits, d'une valeur moindre, il est vrai, peuvent être invoqués à l'appui d'une opinion contraire. On doit donc attendre encore des données plus positives que celles qu'il m'a été permis de recueillir.

6°. *Proportion de la mortalité après la cystotomie.*

Rien de plus facile, en apparence, que d'arriver à la vérité dans une question qui se réduit, en grande partie, à des chiffres. Il aurait suffi, en effet, de tenir un registre exact de toutes les opérations faites et d'établir une moyenne des résultats, basée sur ces nombreux documents. Quelques observations sur les faits les plus remarquables auraient mis à portée d'apprécier l'influence des états morbides, du sujet, des localités et du procédé opératoire. Mais les choses ne se sont point passées ainsi : par une fâcheuse anomalie dans l'histoire de l'art chirurgical, les fruits de l'expérience des siècles passés sont, pour ainsi dire, perdus ; on n'en a conservé que des fragments incomplets et insuffisants. Aussi n'est-il pas de point en chirurgie à l'égard duquel les opinions présentent plus de partage. Les théories les plus accréditées ne reposent que sur des faits isolés, ou sur des résultats qu'il est impossible de vérifier ; et, par une sorte de fatalité, on semble s'être attaché de préférence aux faits les moins authentiques. Pour démontrer que la cystotomie n'est pas aussi dangereuse qu'on pourrait le croire, ici, on invoque les résultats obtenus au loin, là on s'appuie sur les succès attribués à quelques chirurgiens des siècles passés, partout on se borne à de simples assertions, sans preuves, sans examen. Dans un pareil état de choses, une revue rapide des faits anciens et modernes m'a paru offrir quelque intérêt (1).

On nous a transmis des données si vagues et si incertaines sur les résultats des premières opérations de la taille par le petit et le grand appareil, qu'il est impossible d'en déduire même des probabilités. On sait seulement que cette partie de la chirurgie était alors, comme elle l'est encore aujourd'hui dans quelques localités, confiée à un petit nombre de praticiens qui, pour la plupart, faisaient mystère de leurs procédés. Quelques-uns avaient acquis une grande réputation, et les malades venaient de fort loin se faire opérer par eux Tel était ce Jonnot, dont parle Tolet, et qui pratiqua la cystotomie pendant plus de cinquante ans.

Méry nous apprend que, depuis l'année 1525, la France a possédé un grand nombre de ces opérateurs, et de très-habiles. Tels furent Franco, et notamment les Colot, dont huit générations se transmirent le secret de délivrer les calculeux.

____

(1) J'ai publié, dans le Parallèle (p. 326 et suiv.), un long extrait de ce travail, afin de rétablir une suite de vérités historiques dont quelques partisans de la cystotomie avaient cru pouvoir s'affranchir, ce qui donnait une valeur fictive à leurs assertions.

Mais ces chirurgiens ne nous ont pas donné les résultats de leurs opérations. Quant aux publications que d'autres ont faites, après avoir choisi ce qui pouvait être à la convenance particulière de chacun, elles ont donné lieu d'émettre les opinions les plus contradictoires.

Dans la première moitié du siècle dernier, Covillard nous a conservé l'histoire de quelques observations cystotomiques ; mais ces faits, très-intéressants sous le rapport pratique, ne fournissent aucune donnée propre à faire connaître la proportion de la mortalité après la taille. Il en est de même de ceux que Tolet rapporte.

Tant que les ressources de l'art ne consistèrent qu'en deux procédés, applicables chacun à une série spéciale de cas, il n'y eut pas de motif assez puissant pour déterminer à établir une proportion des résultats obtenus. Mais il n'en fut plus de même lorsque de nouvelles manières d'effectuer la taille eurent été introduites ; on dut alors s'occuper des résultats, puisque c'était le moyen le plus certain d'apprécier l'utilité de chaque procédé.

Méry est l'un des premiers qui fournirent quelques faits propres à élucider la question. Il indique 100 cas de taille, dont 22 par le grand appareil et 78 par le procédé latéral. On compte 34 morts, 33 guérisons complètes, 30 guérisons incomplètes, et 3 cas dans lesquels le résultat n'est point noté. En déduisant ces 33 derniers cas, ce serait donc sur 67 cas seulement qu'il faudrait opérer pour trouver la proportion de la mortalité, qu'on verrait ainsi être de 1 sur 1,97.

A côté de ces faits se placent ceux qu'on trouve dans l'ouvrage de Colot, où l'on voit que 47 opérations de taille, dont 32 faites par le grand appareil, 4 par l'urétrotomie, 1 par le haut appareil, et 4 par la taille en deux temps, ont donné 10 morts, 28 guérisons complètes et 2 guérisons incomplètes ; dans 7 cas le résultat n'est point indiqué. Si l'on déduit ces sept cas, les deux guérisons incomplètes et les quatre cas d'urétrotomie, il reste 34 opérés, ce qui donne une proportion de 1 mort sur 3,40.

Quelques années après, Morand s'attacha, d'une manière plus spéciale, à déterminer le mérite des divers procédés de la taille par les résultats qu'ils donnent. Il publia un relevé des opérations cystotomiques faites à l'hôpital de la Charité et à l'Hôtel-Dieu de Paris, depuis 1720 jusqu'en 1728. Nous y apprenons que, sur 812 malades de tout âge, opérés par le grand appareil, 557 guérirent et 255 succombèrent, c'est-à-dire 1 sur 3,18. Malheureusement ces faits manquent de détails; ils ne forment qu'un document incomplet. Indépendamment de ce résultat, l'auteur donne les détails de 29 autres cas de taille, qui ont produit 9 morts, 14 guérisons complètes et 2 guérisons incomplètes; les autres cas manquent de détails. Ces derniers étant déduits, ainsi que les guérisons incomplètes, il reste 23 opérés donnant, pour la mortalité, une proportion de 1 sur 2,50.

Dans son ouvrage, frère Come a donné les détails de 82 opérations cystotomiques, faites par le haut appareil, sur vingt-trois enfants, trente-neuf adultes, quatorze vieillards et six individus dont l'âge n'est point indiqué; trente-six de ces malades étaient du sexe masculin, et quarante-six de l'autre sexe. On compte 15 morts, 51 guérisons complètes, 3 guérisons incomplètes, et 13 cas dans lesquels le résultat n'est point noté. C'est donc sur 66 cas seulement que peut être établie la proportion de la mortalité, qui, dès lors, s'élève à 1 sur 4,40, et, il importe de noter que ces faits embrassent dix-neuf années de la pratique de l'auteur, qu'ils ne sont qu'un choix d'observations publiées dans l'intention de faire connaître la taille hypogastrique par un procédé spécial, et que, si l'on voulait calculer, d'après le nombre des femmes, celui des opérations que fait supposer la proportion ordinaire des deux sexes, l'un par rapport à l'autre, il n'y en aurait pas moins de neuf cents.

En réunissant tous les faits qui précèdent, on obtient le résultat suivant :

AUTEURS.	NOMBRE DES OPÉRÉS.	NOMBRE DES MORTS.	PROPORTION DE LA MORTALITÉ.
Faits de Méry.	67	34	1 : 1,97
— de Colot.	34	10	1 : 3.40
— des hôpitaux de Paris.	812	255	1 : 3,18
— de Morand.	23	9	1 : 2,50
— de frère Come. . . .	66	15	1 : 4,40
	1002	323	1 : 3,10

Depuis lors, on a attaché plus d'importance à développer les résultats de la taille. Mais le désir d'élever certains procédés opératoires au-dessus des autres a introduit des erreurs nombreuses, notamment dans celles de ces publications qui ne sont pas dues aux chirurgiens à la pratique desquels les faits appartiennent. On est forcé de reconnaître que leurs partisans n'ont mis aucune réserve dans les assertions qu'ils hasardaient. Morand lui - même n'a pas su se garantir d'exagération dans les comptes qu'il a rendus, à l'Académie des sciences, de la pratique de Lecat, de Rau et de frère Jacques. Il est juste, toutefois, de faire observer que lui-même ne con naissait pas les faits dont il parlait, et que ses erreurs ve naient de sa trop grande confiance dans les rapports qu'n lui adressait. Ainsi, les auteurs et surtout les défenseur de chaque procédé s'étant affranchis du devoir de justif les faits qu'ils avançaient, ils les ont invoqués par cen nes, par milliers, et ont assigné des proportions de mortali toutes différentes de celles que constatent les résultat les plu authentiques obtenus en d'autres temps, et spécialement de nos jours. Mais, ce qu'il y de plus remarquable encore, c'est la différence énorme qu'on observe dans la pratique des mêmes chirurgiens, lorsqu'elle est particulière et quand elle est soumise aux investigations du public. Il suffit de rappeler le contraste qu'offrit la pratique de frère Jacques à l'Hôtel-Dieu et à la Charité avec les milliers de succès privés dont il montrait les attestations. On a cherché, de nos jours, à faire revivre cette habitude, reçue dans la pratique ancienne de la cystotomie, de se faire délivrer des certificats, soit par les malades opérés, soit par les médecins qui avaient assisté à l'opération. Mais on a fini par reconnaître que ces sortes de pièces n'étaient pas toujours conformes à la vérité, et que très-souvent elles ne servaient qu'à propager de mauvais procédés, à favoriser des intérêts privés. On doit donc espérer que notre confrère, M. Heurteloup, remplissant les colonnes des journaux d'attestations anglaises, ne trouvera pas plus d'imitateurs que Frère Jacques étalant des liasses de certificats pour accréditer ses merveilles.

Le grand appareil, par l'emploi duquel les Colot se sont immortalisés, aurait produit, suivant Tolet, Louis et d'autres chirurgiens d'un mérite éminent, des succès capables de faire considérer la taille comme l'une des plus sûres opérations de la chirurgie. Lorsque les résultats de ce procédé cystotomique ont été soumis à un examen rigoureux, ils ont prouvé à Morand qu'on perdait près de 1 malade sur 4, tous les âges compris. Au rapport de Sénac et autres praticiens célèbres, la mortalité serait encore plus grande. Le tableau qui précède en fait foi d'ailleurs; car le chiffre de la mortalité serait bien plus élevé si l'on avait tenu compte des guérisons incomplètes, qui, sur un total de huit cent douze opérations, ont dû nécessairement se présenter en certain nombre, puisque, comme on vient de le voir, Méry en a signalé trente sur cent cas de taille.

En examinant les résultats plus récents obtenus par les divers procédés de la taille latérale, on trouve la même incertitude dans la proportion assignée à la mortalité. Ainsi, les succès attribués à la pratique de Cheselden dans l'hôpital de Saint-Thomas, à Londres, dont il était chirurgien, diffèrent notablement de la réalité. On a prétendu que Cheselden ne perdait qu'un malade sur 10 1/2. Mais d'abord ce grand chirurgien s'est toujours abstenu de parler de sa pratique civile, qui était fort étendue, et lui-même le dit formellement. En second lieu, la proportion de 20 morts sur 213 opérés (1 sur 10,65) ne s'applique qu'à une série de malades opérés par un procédé particulier qu'il avait imaginé pour la taille latérale. Ses propres ouvrages témoignent qu'en d'autres temps il perdit 8 malades sur 28 (1 sur 3,50), de sorte que, même en se bornant à réunir cette somme avec la précédente, on trouve pour chiffre de la mortalité, entre ses mains, dans l'hôpital de Saint-Thomas, 8,60 (28 morts sur 241 opérés). On doit remarquer d'ailleurs qu'il n'entrait pas dans son plan de parler des opérations étrangères au point de vue historique sous lequel il envisageait la lithotomie. Aussi ne fait-il mention que de celles qu'il a pratiquées depuis 1722, passant sous silence toutes celles qu'il a exécutées avant cette époque et depuis 1718, année de son installation comme chirurgien d'hôpital. Ses grands succès avaient lieu chez les enfants; car, pour ce qui concerne les calculeux au-dessus de quatorze ans, lui-même porte la mortalité à 1 sur 5 1/2, même dans les cas les plus heureux. Les succès non moins extraordinaires qu'on avait mis sur le compte du lithotome caché, ont subi également de notables diminutions par le fait des investigations auxquelles se sont livrés Lecat, Louis et plusieurs autres membres de l'Académie de chirurgie. La même chose a eu lieu pour les opérations faites d'après le procédé de Lecat; on a constaté que la mortalité dépassait de beaucoup celle qu'avaient assignées les partisans de ce procédé.

Les quatre mille cinq cents opérations attribuées à frère Jacques, les mille cinq cent quarante-sept de Rau, les trois cent seize de Baseilhac, les trois cent dix de Lecat, les cent cinquante de Pouteau, etc., sur lesquelles on s'est si souvent appuyé pour proclamer la supériorité des procédés employés par ces chirurgiens, sont des faits sans authenticité, et par conséquent sans valeur, puisqu'on ne peut les contrôler. C'est à tort qu'on les a invoqués ; ils ne prouvent absolument rien dans la question dont il s'agit ici.

Si ces exagérations, déjà anciennes, sont reléguées aujourd'hui parmi les fables, si on ne les cite même plus que pour montrer les méprises dans lesquelles sont tombés des hommes graves, on n'en a pas moins cherché, de nos jours, à accréditer des faits de même nature. C'est ce que prouvent les discussions qui ont eu lieu dans le sein de l'Académie de médecine, et que j'ai assez précisées dans le Parallèle. Entre les anciennes fables et la plupart des faits allégués dans cette discussion, il n'y a de différence qu'eu égard à la masse. Au lieu de milliers, comme jadis, ce ne sont plus ici que des centaines, et même des *unités*. Aussi, n'y attacherai-je pas plus d'importance que l'Académie elle-même n'en a accordé à ces proportions fantastiques de mortalité après la cystotomie qu'on cherchait à faire adopter, et qui n'étaient pas moins que d'un seul cas funeste sur douze, dix-huit, vingt-cinq, cinquante-six, même soixante-douze opérations. Soutenir de pareils paradoxes, dans des vues particulières, qui sautaient aux yeux de tous, c'était faire abnégation de toute connaissance chirurgicale, et manquer à l'assemblée qui était condamnée à les entendre. En suivant l'exemple de l'Académie, qui rejeta une semblable doctrine, je me borne à rappeler ces indications sommaires, qui suffiront, j'espère, pour faire connaître pourquoi les merveilles qu'elles tendaient à révéler ne figurent pas dans mes recherches statistiques. J'ajouterai cependant que c'est par suite d'exagérations si flagrantes dans l'énoncé des faits, qu'on a vu surgir tant de contradictions manifestes parmi des écrivains d'ailleurs estimables, mais dont les uns cédèrent alors, comme ils cèdent encore aujourd'hui avec trop de facilité, au désir de faire prévaloir des procédés créés ou adoptés par eux, et dont les autres reproduisirent sans examen, sans critique, des rapports inexacts qui leur avaient été adressés, et qu'ils cherchaient ensuite à couvrir de leur autorité.

Les progrès qu'ont faits de nos jours les sciences exactes ont donné une heureuse impulsion aux travaux de la chirurgie. On a senti de plus en plus la nécessité d'éloigner tout ce qui est conjectural, pour ne s'attacher qu'aux faits positifs. C'est à cette impulsion que sont dus les essais de statistique qui semblent promettre une réforme salutaire dans la partie de l'art de guérir à laquelle mon travail se rapporte.

Des recherches entreprises en Angleterre par MM. Marcet, Smith, Yelloly et Crosse, il a jailli quelques vérités utiles.

Marcet a fait connaître les cas de cystotomie à l'hôpital de Norwich, depuis 1772 jusqu'en 1816, c'est-à-dire dans une période de quarante-quatre ans. Le tableau suivant en offre un aperçu.

Table des opérations pratiquées à Norwich,
de 1772 à 1816.

AGE DES MALADES.		NOMBRE DES OPÉRÉS.	NOMBRE DES MORTS.	PROPORTION DE LA MORTALITÉ.
Au-dessous de 14 ans.	Hommes	227	12	1 : 18,91
	Femmes.	8	1	1 : 8
Au-dessus de 14 ans..	Hommes	251	56	1 : 4,43
	Femmes.	20	1	1 : 20
Total des	Hommes. .	478	68	1 : 7,02
	Femmes. .	28	2	1 : 14
	Opérés. .	506	70	1 : 7,22

Parmi les deux cent soixante-onze adultes, cent cinquante étaient âgés de quatorze à cinquante ans, et cent vingt-un de plus de cinquante. En réunissant les femmes aux hommes, dans chacune des deux catégories du tableau, on trouve une proportion de 1 sur 18,07 pour la première et de 1 sur 4,75 pour la seconde.

Outre les documents relatifs à l'hôpital de Norwich, Marcet en a consigné, dans son intéressant ouvrage, d'autres qui sont utiles à cetains égards , mais qui, sous le point de vue dont je m'occupe ici, manquent de précision et de détails, comme l'auteur le déclare lui-même, de sorte qu'on est forcé de les négliger.

A côté du tableau de Marcet se place celui que M. Smith a dressé des calculeux opérés à Bristol, depuis la fondation de l'infirmerie de cette ville, en1735, jusqu'en 1817, période de quatre-vingt-deux ans, pendant laquelle il y a été admis deux cent cinquante-six mille quatre cent trente-neuf malades.

Table des opérations cystotomiques faites à Bristol, de 1735 à 1817.

AGES.	NOMBRE des OPÉRÉS.	NOMBRE des MORTS.	PROPORTION de la MORTALITÉ.
1 à 10 ans.	135	29	1 : 4,68
10 à 20	65	13	1 : 5
20 à 30	35	5	1 : 7
30 à 40	34	7	1 : 4,85
40 à 50	37	11	1 : 3,36
50 à 60	28	6	1 : 4,66
60 à 70	18	7	1 : 2,57
70 à 80	2	1	1 : 1
TOTAUX. . .	354	79	1 : 4,48

Huit autres malades ont été opérés pendant ce laps de

temps; mais, leur âge étant inconnu, on n'a pu les faire entrer dans le tableau. Le nombre des hommes a été de trois cent quarante-huit, et celui des femmes de sept. En ramenant les éléments de ce tableau aux trois grandes divisions que j'ai admises parmi les calculeux, on trouve pour chacune d'elles les proportions de mortalité suivantes : jusqu'à 14 ans, 168 opérés et 38 morts = 1 : 4,42; de 14 à 60, 122 opérés et 32 morts = 1 : 3,81; au-dessus de 60, 14 opérés et 9 morts = 1 sur 1,55. Il y a donc une différence énorme entre les résultats de ce tableau et ceux du précédent, du moins en ce qui concerne les enfants. Mais Marcet n'a fait connaître que des totaux, tandis que M. Smith a donné le nombre des opérés et des morts pour chaque âge de la vie, depuis un an jusqu'à soixante-dix-neuf, ce qui est une circonstance à l'avantage de son travail, qui a été fait sur la collection des calculs de Bristol et sur les renseignements fournis par les divers chirurgiens placés à la tête de cette institution.

M. Smith n'a pas borné ses recherches à une seule infirmerie. Il s'est adressé à la plupart des chirurgiens attachés aux hôpitaux de l'Angleterre, et il a reçu d'eux des documents d'un grand intérêt. La table suivante offre les résultats de l'hôpital de Leeds, établi en 1767, pour une centaine de lits environ, et qui, depuis cette époque jusqu'en 1817, période de cinquante années, a reçu soixante-seize mille trois cent quatre-vingt-six malades.

Table des opérations cystotomiques faites à Leeds de 1767 à 1817.

PÉRIODES.	NOMBRE des CALCULEUX.	NOMBRE des GUÉRISONS.	NOMBRE DES MORTS.
De 1767 — 1777	24	16	2
1777 — 1787	62	32	8
1787 — 1797	23	8	3
1797 — 1807	42	19	7
1807 — 1817	46	29	8
	197	104	28

Parmi ces calculeux, il y en avait quatre-vingt-trois au-dessous de dix ans, vingt-un de dix à vingt ans, vingt-un de vingt à trente, douze de trente à quarante, vingt-huit de quarante à cinquante, vingt-un de cinquante à soixante, neuf de soixante à soixante-dix, et deux de soixante-dix à quatre-vingts; cent quatre-vingt-huit hommes et neuf femmes. Sur ce nombre, cinquante-huit hommes et sept femmes n'ont pas subi d'opération. Les opérés sont donc réduits à 132, ce qui donne, pour la mortalité générale, une proportion de 1 sur 4,71. Ici la mortalité est d'autant plus grande que le nombre des vieillards est peu considérable.

M. Yelloly (1) a fait aussi des recherches sur l'hôpital de Norwich, en opérant sur une période de cinquante-six ans, pendant laquelle vingt-six mille cinq cent vingt-un malades ont été admis dans cet établissement. Il a obtenu les résultats consignés dans le tableau suivant :

(1) MM. Yelloly et Crosse, en reprenant les travaux de Marcet, ne disent pas qu'ils aient été plus heureux que lui quant aux renseignements relatifs aux faits anciens; or j'ai déjà fait remarquer l'absence de détails toutes les fois que les faits appuient une proportion de mortalité différente de celle que constatent les documents authentiques et complets.

Table des opérations cystotomiques faites à Norwich
de 1772 à 1828.

AGES.	NOMBRE des OPÉRÉS.	NOMBRE des MORTS.	PROPORTION de la MORTALITÉ.
Jusqu'à 14 ans. . . .	292	20	1 : 14,60
De 14 à 60.	288	48	1 : 6
Au-dessus de 60. . . .	69	21	1 : 3,28
Total des { Hommes.	618	87	1 : 7,10
Total des { Femmes.	31	2	1 : 15,50
Total des { Opérés. .	649	89	1 : 7,40

Ce tableau diffère beaucoup des deux précédents, et même de celui de Marcet. En calculant la mortalité sur d'autres bases, et sur d'autres éléments que ceux qui ont été adoptés pour le tableau, M. Yelloly a trouvé :

AGES.	NOMBRE des OPÉRÉS.	NOMBRE des MORTS.	PROPORTION de la MORTALITÉ.
Au-dessus de 14 ans. .	357	69	1 : 5,17
Au-dessus de 40 ans. .	202	54	1 : 3,73
De 14 à 50 ans. . . .	196	25	1 : 7,84
Au-dessus de 50 ans. .	161	44	1 : 3,65
Au-dessous de 16 ans.	317	23	1 : 13,78
Au-dessus de 16 ans. .	332	66	1 : 5,03
Au-dessous de 10 ans.	255	18	1 : 14,16
De 10 à 14.	37	2	1 : 18,50
De 14 à 20.	62	7	1 : 8,85
De 20 à 30.	47	5	1 : 9,40
De 30 à 40.	46	3	1 : 15,33
De 40 à 50.	41	10	1 : 4,10
De 50 à 60.	92	23	1 : 4
De 60 à 70.	63	20	1 : 3,15
De 70 à 80.	6	1	1 : 6

On peut juger d'après cela combien la mortalité varie après la cystotomie suivant la manière dont on envisage son rapport avec les âges de ceux qui la subissent. Et, comme le fait observer M. Yelloly, cette circonstance n'est pas la seule qu'on doive prendre en considération : il faut avoir égard aussi à l'état des organes et au volume de la pierre. Sur 52 adultes dont le calcul pesait deux onces et plus, il en périt 31 = 1 : 1,64 ou près de 2 sur 3 ; et sur 282 adultes dont la pierre pesait moins de deux onces, il en succomba 37 = 1 : 7,62. L'influence de cette dernière particularité est connue de tous les cystotomistes : elle a surtout été mise hors de doute par un beau mémoire de M. Earle. J'en reparlerai encore plus loin.

M. Crosse a repris, avec un soin des plus remarquables, le travail de Marcet et de M. Yelloly sur l'hôpital de Norwich. Le tableau suivant présente le résumé des résultats auxquels il est arrivé en opérant sur un nombre de calculeux plus considérable que ses prédécesseurs.

Table des opérations cystotomiques faites à Norwich.

AGES.	NOMBRE des OPÉRÉS.	NOMBRE des MORTS.	PROPORTION de la MORTALITÉ.
De 1 à 10	281	19	1 : 14 15/19
10 à 20	106	9	1 : 11 7/9
20 à 30	48	5	1 : 9 3/5
30 à 40	48	3	1 : 16
40 à 50	47	10	1 : 4 7/10
50 à 60	96	25	1 : 3 21/25
60 à 70	70	20	1 : 3 1/2
70 à 80	8	2	1 : 4
Total des { Hommes.	669	91	1 : 7 32/91
Femmes..	35	2	1 : 17 1/2
Opérés.	704	93	1 : 7 55/93

Si l'on réunit ce tableau avec ceux de Bristol et de Leeds, on obtient un total de 1190 opérés, ayant donné 200 morts, ce qui fait, pour la proportion de la mortalité, 1 sur 5,95.

Dans son ouvrage sur la cystotomie suspubienne, M. Belmas a présenté une série de cent faits, qui peuvent être résumés dans le tableau suivant :

AGES.	NOMBRE des OPÉRÉS.	NOMBRE des MORTS.	PROPORTION de la MORTALITÉ.
Jusqu'à 14 ans. . .	32	1	1 : 32
De 14 à 60.	38	10	1 : 3,80
De 60 à 80.	30	14	1 : 2,13
	100	25	1 : 4,00

Dans un article sur les sujets atteints de calculs urinaires qui ont été admis à l'hôpital de Pensylvanie depuis 1756 jusqu'en 1833, période de soixante-dix-neuf ans, pendant les soixante-quinze derniers desquels le nombre des malades a été d'environ 40,000, M. Coates signale 61 cas, parmi lesquels 56 opérations seulement, qui ont produit 46 guérisons complètes, 3 guérisons incomplètes et 7 morts, c'est-à-dire 1 sur 7,57 (7 morts sur 53 opérés, les infirmités déduites). En parcourant le tableau, on voit que, jusqu'en 1800, il y a eu 16 opérations, toutes heureuses, et depuis lors 40, qui ont fourni les 7 morts. Mais les registres de l'hôpital sont si mal tenus que les détails les plus importants manquent, et qu'on ne trouve point, par exemple, l'indication des âges, ni même du sexe.

Enfin, M. Dudley, de Lexington, sur cent quarante-cinq cas de pierre, a refusé dix malades, comme impropres à l'opération. Des 135 opérés, il en a guéri complètement 128 ; 3 enfants sont restés avec des fistules, et 4 malades seulement sont

morts, un d'une pleurésie, un d'un abcès rénal, un de néphrite, et un d'une maladie du foie, ce qui porte la proportion des morts à 1 sur 33,75, les infirmités déduites.
Entr'autres circonstances extraordinaires que ces faits révèlent, je dois signaler la rareté, chez les calculeux de Lexington, des affections organiques profondes des reins, qui, dans
la plupart des localités, font périr un si grand nombre de
malades opérés : c'est une particularité des plus remarquables, et qui, je n'en doute pas, fixera sérieusement l'attention des médecins d'Amérique. Quant aux heureux résultats
de l'opération, ils ont été attribués entièrement aux soins
préparatoires et au traitement consécutif, qui furent toujours
employés. Or, la cause à laquelle on les rapporte n'est pas
moins surprenante qu'eux-mêmes. Les documents de M. Dudley sont fort incomplets ; comme ils contrastent étrangement
avec la pratique ordinaire, il eût été de la plus haute importance de rattacher un si merveilleux succès à des circonstances capables d'en donner une explication plus satisfaisante. A
tous égards donc, les faits qui nous sont venus de Lexington
et de Pensilvanie peuvent être rapprochés de quelques autres que j'ai indiqués, tant dans cet ouvrage que dans le Parallèle, notamment de ceux qui m'ont été adressés de Naples,
et au sujet desquels il ne sera pas inutile de présenter quelques remarques.

Précédemment j'ai exposé les faits de Naples, tels qu'ils
m'ont été adressés par l'administration napolitaine, sans les
garantir, ni les contester. Mais depuis qu'un journal de Naples et la Gazette médicale de Paris ont publié ces mêmes
faits, avec des additions qui comprennent les années suivantes, il m'a paru nécessaire d'examiner les conséquences qu'on
en a déduites et qui ne me semblent pas justes.

J'ai déjà fait connaître (1) ce qu'il manque de plus important aux documents de Naples. Malgré les explications don-

____

(1) *Gazette médicale,* 1834, p. 92.

nées à cet égard dans les journaux précités, les mêmes lacunes subsistent, les faits sont toujours incomplets sous le rapport de leur exposition, et les commentaires qu'on y a joints sont tout-à-fait impropres à faire disparaître l'espèce de merveilleux qui les entoure. Plus tard, à l'occasion des nouvelles publications faites sur ce sujet par les mêmes journaux, un témoin oculaire a déclaré positivement qu'elles n'étaient point l'expression de la vérité (1). Mon intention n'est pas de m'établir juge d'un pareil débat ; mais, qu'il y ait ou non des omissions d'un côté et des exagérations de l'autre, il convient de faire observer que les documents de Naples invoqués pour établir la proportion ordinaire de la mortalité après la taille, ne réunissent pas les conditions voulues pour faire loi. Ainsi tous les résultats allégués à l'appui d'opinions excentriques, quelle qu'en soit la source, ont à peu près les mêmes caractères. D'une part, l'absence de détails précis, et de l'autre le peu de valeur des circonstances propres à légitimer les succès, laissent craindre qu'on n'ait admis avec trop de précipitation comme prouvé ce qui était loin de l'être. Je rappellerai ici une circonstance qui prouve combien on doit mettre de réserve dans de pareils cas, en même temps qu'elle mettra sur la voie d'une solution pour des cas analogues. Parmi les récriminations que provoquèrent mes premières communications à l'Académie sur les résultats de la cystotomie à Paris, on remarqua quelques lettres de M. Souberbielle. Quoique ce cystotomiste soit à peu près inconnu dans la science, il n'en a pas moins fait un très-grand nombre d'opérations de taille, pendant près d'un demi-siècle, et à l'exemple des Merk, Vitellius, Cordier, Eslinger, Holst, Wred, Meier, Schmaltz, Schœn, Episcopus, Wiedemann, Eisenbarth, Bude, Hess, Jonnot, Rau, F. Jacques, Petrunti, Pajola, etc., il a passé jusque dans ces derniers temps pour un opérateur extrêmement *heu-*

(1) *Ibid.* 1835, p. 735.

reux, qui *sauvait tous ses malades.* Diverses publications partielles et certaines communications aux Académies venaient de temps en temps entretenir cette opinion favorable.

En publiant les faits venus à ma connaissance, je m'étais sévèrement abstenu, à l'égard de M. Souberbielle, comme de tout autre chirurgien, de ce qui pouvait atteindre le mérite de l'opérateur; nul n'était désigné, même indirectement; il n'y avait rien de personnel dans mes observations, qui intéressaient uniquement et exclusivement la science. C'est donc à tort que M. Souberbielle se crut désigné. Quoi qu'il en soit, il réclama, et je dois l'en féliciter au nom de la science, car sa réclamation l'a conduit à nous faire connaître lui-même les résultats qu'il a obtenus. Or, on lit dans le Censeur du 1ᵉʳ juin 1826, que sur 52 malades opérés par M. Souberbielle pendant les années 1824 et 1825, 34 sont guéris : ainsi 18 morts sur 52 opérés, 1 sur 2,88, sans distinction d'âge, ni de condition, est la proportion que l'opérateur indique lui-même, mais qui n'est guère propre à justifier la réputation de *bonheur* dont il jouissait. Il n'y a aucune raison de penser, et M. Souberbielle lui-même ne laisse pas croire qu'il ait obtenu des résultats plus favorables en d'autres temps. Cette proportion dépasse de beaucoup celle qui ressort des nombreux documents que j'ai publiés. On ne perdra pas de vue, je le répète, que, dans ces documents, il se trouve un grand nombre de faits incomplets, et que si l'on était en mesure de les vérifier tous d'une manière scrupuleuse, peut-être, très-probablement même, serait-on conduit à des rectifications semblables à celles que les aveux tardifs de M. Souberbielle ont mis en évidence, comme à celles qu'on fut jadis obligé de faire quand la pratique de Frère Jacques se trouva soumise à une investigation sévère. A la vérité, on revient chaque jour de ces préventions hasardées sur le *bonheur* ou le *malheur* dont l'opinion gratifie bénévolement certains praticiens, et ce retour à des idées plus saines a lieu depuis qu'on a pris la peine de compter et d'analyser les faits, depuis qu'on s'est avisé d'apprécier les circonstances auxquelles les résultats *heureux* ou *malheureux* étaient attribués.

Les tableaux dressés en Angleterre, comme la plupart des relevés qui ont été donnés, présentent de grandes lacunes, que leurs auteurs eux-mêmes ont signalées. Indépendamment des omissions qui peuvent exister, et qui sont inévitables, les faits cités sont incomplets. Comme les tableaux embrassent des périodes considérables, on a été exposé à omettre des circonstances importantes, d'autant plus que, dans la plupart des hôpitaux anglais, il n'était pas tenu de registres réguliers, et que, plus d'une fois, on a été réduit à invoquer les souvenirs de quelques employés subalternes, ainsi que l'avoue Marcet. Voilà pourquoi on n'a noté ni les dispositions dans lesquelles les malades se trouvaient avant l'opération , ni les particularités qui ont dû se présenter, ni la totalité des récidives, dont M. Crosse n'indique que douze , ni enfin les guérisons incomplètes. Cette manière vicieuse de recueillir les faits est une cause principale des erreurs qui se glissent dans ces sortes de recherches ; soit qu'on opère de mémoire, soit qu'on envisage les faits en bloc, il est presque impossible d'approcher de la vérité, comme l'établissent parfaitement les particularités que j'ai rapportées à l'égard de Dupuytren et de M. Souberbielle.

En général, les auteurs considèrent comme guéris tous les malades qui survivent à l'opération. Mais il est constaté que, dans un très-grand nombre de cas, les calculeux conservent, après la taille, des infirmités dont quelques-unes ne sont guère moins graves que la pierre, et rendent, comme l'a dit Scarpa, leur existence aussi pénible, peut-être même plus insupportable encore, qu'avant qu'ils eussent couru le risque de la perdre en se soumettant à la cystotomie. Les principales sont les fistules périnéales, urétro ou vagino-vésicales et recto-vésicales, l'incontinence d'urine, la perte des facultés viriles, et

quelques catarrhes de vessie qu'il devient impossible de guérir.
Or, beaucoup d'auteurs de relevés n'ont tenu aucun compte
de ces infirmités, et la plupart de ceux qui ne les ont pas entièrement négligées, n'ont guères parlé que des fistules et de
l'incontinence d'urine. Cependant elles diminuent singulièrement les chances heureuses de la cystotomie.

Dans les tableaux que je vais présenter des résultats de
mes recherches, j'ai eu soin de déduire du nombre des opérés tous les cas de guérison incomplète que j'ai trouvé signalés,
ceux dans lesquels un ou plusieurs fragments de calculs avaient
été laissés dans la vessie. J'ai également laissé de côté, comme
cas dans lesquels le résultat était ignoré, tous ceux qui se terminent par cette formule, *en voie de guérison*, et dans la plupart desquels on voit que les malades sont sortis de l'hôpital
rendant l'urine en partie ou même en totalité par la plaie.

Comme mes recherches se sont étendues aux diverses parties du globe, qu'elles embrassent un nombre imposant de
cas, et qu'elles reposent sur des documents authentiques,
elles permettent d'apprécier rigoureusement les chances de
la cystotomie. Une si grande masse de faits, tirés de la pratique des premiers chirurgiens de l'époque, et détaillant les
conséquences de l'emploi de la plupart des procédés opératoires actuellement en usage, avec tous les perfectionne-
ments dont la cystotomie est redevable aux travaux des modernes, une telle masse d'observations paraîtra sans doute suffisante pour asseoir un jugement sur cette question, et mettre
un terme aux discussions vagues, quoiqu'en général si passion-
nées, dont elle n'a cessé d'être l'aliment depuis plus d'un siècle et demi.

Pour ce qui concerne la mortalité selon les âges, je l'ai envisagée de deux manières, pour chaque année depuis un an
jusqu'à quatre-vingt-trois, et, pour les trois grandes coupes
de la vie humaine, l'enfance jusqu'à quatorze ans, l'âge
adulte jusqu'à soixante ans, et la vieillesse. Dans ces deux

tableaux, embrassant pour ainsi dire les mêmes faits, mais sous des points de vue différents, on remarquera l'énorme différence qui existe, surtout pour la mortalité, entre les enfants et les adultes; dans celui qui n'embrasse que les faits les plus récents, sur lesquels on possède des renseignements plus précis, la mortalité est plus que doublée.

Le tableau dressé suivant les âges présente, toutes déductions faites, un ensemble de 10 2 opérés, qui ont donné 336 morts : la proportion, pour la mortalité générale, est donc 1 sur 3,19.

La pierre est si rare chez les femmes; qu'il serait difficile d'établir une proportion rigoureuse de la mortalité dans l'un et dans l'autre sexe. Quelques recherches ont cependant été tentées à cet égard, par M. Belmas, qui a conclu que, « chez » les femmes, on ne perd qu'un sixième des malades, tandis » que le tiers des hommes succombe le plus ordinairement. » Le tableau suivant pourra répandre quelque lumière sur cette question.

On ne saurait trop le répéter, chaque fois qu'on se borne à opérer sur des faits d'une authenticité reconnue, dont l'exposition contient tous les détails désirables, on trouve, pour la mortalité, une proportion très-différente de celle qu'on a voulu établir par les faits incomplets recueillis autrefois, ou dans des pays lointains, et jetés pour ainsi dire au hasard dans quelques tables d'observations. Je le redirai aussi, ces faits, en quelque sorte exceptionnels, demandaient à être exposés avec des détails d'autant plus explicites et confirmatifs, qu'ils tendaient à établir une proportion en dehors de la loi commune, et à prouver le contraire de ce que la pratique journalière met chacun à même d'observer. Or les faits dont il s'agit ne réunissent aucune des conditions nécessaires pour cela : je ne parle pas des petites séries de cas, car il est reconnu qu'elles ne prouvent rien.

TABLE PROPORTIONNELLE DE·LA MORTALITÉ APRES LA CYSTOTOMIE SUIVANT LES AGES.

ENFANTS DE 1 A 14 ANS.

LOCALITÉS.	Nombre des opérés.	Guérisons complètes.	Fistules.	Incontinences d'urine.	Récidives.	Total.	Nombre des opérés, les guérisons incompl. déduites.	Morts.	Proportion de la mortalité.
Autriche.	41	35					41	6	
Bavière.	36	23	3	3		6	30	7	
Bohème.	16	14	1			1	15	1	
Buénos-Ayres.	3	3					3		
Dalmatie.	19	14	2			2	17	3	
Danemarck.	6	5	1			1	5		
Egypte.	1						1	1	
France.	97	59	10	6	2	18	79	20	
Iles Ioniennes.	3	2					3	1	
Irlande.	12	10		2		2	10		
Leipzick.	2	2					2		
Lombardie.	292	222		2		2	290	68	
Malaga.	1		1			1			
Malte.									
Nice.	2		1			1	1	1	
Romagne.	9	7		1		1	8	1	
Suède.									
	540	396	19	14	2	35	505	109	:: 1 : 4 69/109.

ADULTES DE 14 à 60 ANS.

LOCALITÉS.	Nombre des opérés.	Guérisons complètes.	Fistules.	Incontinences d'urine.	Récidives.	Total.	Nombre des opérés, les guérisons incompl. déduites.	Morts.	Proportion de la mortalité.
Autriche.	58	43					58	15	
Bavière.	47	25	8	5	4	17	30	5	
Bohème.	18	14	1		1	2	16	2	
Buénos-Ayres.									
Dalmatie.	18	14	1	1	1	3	15	1	
Danemarck.	25	15	1			1	24	9	
Egypte.	40	36	3			3	37	1	
France.	143	79	10	4	3	17	126	47	
Iles Ioniennes.	2	2					2		
Irlande.	3	3					3		
Leipzick.	2	2					2		
Lombardie.	53	30	1			1	52	22	
Malaga.	4		4			4			
Malte.	3	2					3	1	
Nice.	2	2					2		
Romagne.	12	8	1	1	1	3	9	1	
Suède.									
	430	275	30	11	10	51	379	104	:: 1 : 3 67/104.

VIEILLARDS AU-DELA DE 60 A[NS.]

LOCALITÉS.	Nombre des opérés.	Guérisons complètes.	Fistules.	Incontinences d'urine.	Récidives.	Total.	Nombre des opérés, les guérisons incompl. déduites.	Morts.
Autriche.	6	2					6	[illegible]
Bavière.	4		2		1	3	1	[illegible]
Bohème.	4						4	[illegible]
Buénos-Ayres.	3						3	[illegible]
Dalmatie.	4						4	[illegible]
Danemarck.								
Egypte.								
France.	160	49	1	3	1	5	155	106
Iles Ioniennes.	1	1					1	[illegible]
Irlande.								
Leipzick.								
Lombardie.	9	4					9	[illegible]
Malaga.								
Malte.								
Nice.	7	2	2		2	4	3	[illegible]
Romagne.	2						2	[illegible]
Suède.								
	200	58	5	3	4	12	188	[illegible]

TABLE PROPORTIONNELLE DE LA MORTALITÉ DE LA CYSTOTOMIE

SUIVANT LES ANNÉES.

AGES.	NOMBRE des OPÉRÉS.	NOMBRE des MORTS.	PROPORTION de la MORTALITÉ.	AGES.	NOMBRE des OPÉRÉS.	NOMBRE des MORTS.	PROPORTION de la MORTALITÉ.
1	1	1		45	13	4	
2	38	7		46	7	2	
3	132	14		47	7	»	
4	198	39		48	4	»	
5	196	13		49	3	»	
6	197	23		50	20	4	
7	154	12		51	5	2	
8	135	10	1548 } 179 } :: 1 : 8 116/179	52	7	3	
9	105	12		53	2	1	
10	106	18		54	6	1	
11	78	6		55	3	»	
12	100	8		56	9	4	
13	76	9		57	5	3	
14	32	7		58	8	4	
15	52	6		59	7	3	
16	44	7		60	28	19	
17	56	9		61	7	3	
18	48	11		62	8	4	
19	36	3		63	9	5	
20	34	9		64	6	2	
21	25	10		65	11	8	
22	29	6		66	14	8	
23	20	2		67	6	5	
24	22	4		68	6	»	
25	22	5		69	2	1	
26	11	1		70	18	10	
27	15	5		71	4	2	161 } 86 } :: 1 : 1 75/86
28	18	1		72	10	5	
29	12	3		73	6	2	
30	20	5		74	5	2	
31	9	2		75	6	3	
32	17	3		76	3	2	
33	8	3		77	4	1	
34	9	4		78	5	3	
35	13	1		79	1	»	
36	12	3	689 } 141 } :: 1 : 4 125/141	80	»	»	
37	5	5		81	»	»	
38	20	1		82	»	»	
39	3	»		83	1	1	
40	5	»					
41	3	»					
42	6	»					
43	3	»		Tot.	2398	406	:: 1 : 5 184/203
44	6	12					

TALEAU DE LA MORTALITÉ APRÈS LA CYSTOTOMIE , SELON LES SEXES.

HOMMES.

LOCALITÉ.	NOMBRE des opérés.	GUÉRISONS complètes.	GUÉRISONS INCOMPL — Fistules.	Incontin. d'urine.	Récidives.	Total.	Nomb. des opérés, les guér. incomp. déduites.	NOMBRE des morts.	PROPORTION de la mortalité.
Autriche	112	88					112	24	
Bavière	127	74	14	7	4	25	102	28	
Bohême	34	27	2		1	3	31	4	
Buénos-Ayres	5	5					3		
Dalmatie	40	31	3	1	1	5	35	4	
Danemarck	33	20	1			1	32	12	
Égypte	41	36	3			3	38	2	
France	1906	1542	32	12	21	65	1841	299	:: 1 : 5,45
Iles Ioniennes	5	4					5	1	
Irlande	15	13		2		2	13	»	
Leipsick	4	4					4	»	
Lombardie	316	227	1	2		3	313	86	
Malaga	6			5		5	1	1	
Malte	3	2					3	1	
Nice	4	3	1			1	3	1	
Romagne	31	20	4	2	2	8	23	3	
Ulm	120	106	6		1	7	113	7	
Faits de Saint-Côme	28	19	1			1	27	8	
—— de M. Belmas	55	27	1			1	54	27	
	2883	2246	69	31	30	130	2753	507	

FEMMES.

LOCALITÉ.	NOMBRE des opérés.	GUÉRISONS complètes.	GUÉRISONS INCOMPL — Fistules.	Incontin. d'urine.	Récidives.	Total.	Nombre des opérés, les guér. incomp. déduites.	NOMBRE des morts.	PROPORTION de la mortalité.
Autriche	8	8					8		
Bavière	9	5	1	2	1	4	5		
Bohême	3	3					3		
Buénos-Ayres									
Dalmatie									
Danemarck	2	1		1		1	1		
Égypte									
France	90	81	1	1		2	88	7	:: 1 : 8,65
Iles Ioniennes									
Irlande									
Leipsick									
Lombardie	8	3					8	5	
Malaga									
Malte									
Nice	1	1					1		
Romagne	2	1	1			1	1		
Ulm	4	3	1			1	3		
Faits de Saint-Côme	40	35					40	7	
—— de M. Belmas	6	6					6		
	173	145	4	4	1	9	164		

Les résultats de ce tableau sont différents de ceux qu'avait obtenus M. Belmas, puisqu'ils ne portent la mortalité chez les femmes qu'à 1 sur 8,63. Quoique le nombre sur lequel j'ai opéré soit assez faible, puisqu'il ne s'élève qu'à 164, on peut cependant regarder cette proportion comme se rapprochant beaucoup de la vérité.

Il était intéressant aussi de rechercher la proportion de la mortalité suivant les méthodes et procédés employés pour exécuter l'opération de la taille. Le tableau ci-contre en donnera un aperçu.

En parcourant les divers tableaux que j'ai produits jusqu'ici, on aura dû être frappé des singulières différences qui règnent, dans quelques localités, eu égard à la proportion de la mortalité après la taille. Ces différences sont difficiles à expliquer ; mais elles confirment ce que l'expérience a déjà constaté souvent, savoir, qu'on peut opérer un certain nombre de malades sans en perdre un seul, tandis que, dans d'autres circonstances, on perd presque tous ceux qu'on opère. Ainsi, pour citer un exemple assez remarquable, Rigby, chirurgien de l'hôpital de Norwich, débuta d'une manière fort heureuse, car il ne perdit que 3 des 50 premiers calculeux qu'il opéra, tandis qu'ensuite il en vit succomber 12 sur 56, de sorte qu'entre ses mains, la mortalité, qui avait été d'abord de 1 sur 16,66, et qui devint plus tard de 1 sur 4,66, se trouva être, somme totale, de 1 sur 7,06. Martineau, chirurgien du même hôpital, qu'on nous présente comme le lithotomiste le plus éminent et le plus heureux de son époque, perdit 11 malades sur les 50 premiers qu'il opéra (1 sur 4,54), et 6 seulement sur les 97 autres (1 sur 16,16), ce qui porte la mortalité totale entre ses mains à 1 sur 8,64. Cette particularité, qui se reproduit pour ainsi dire tous les jours, est devenue une des principales sources d'erreurs dans la fixation du chiffre de la mortalité après la cystotomie, parce qu'on s'est attaché à faire con-

TABLE PROPORTIONNELLE DES RÉSULTATS DE LA CYSTOTOMIE,

SUIVANT LE PROCÉDÉ EMPLOYÉ.

PROCÉDÉ.	LOCALITÉS.	NOMBRE des opérés — dans chaque localité.	— Total.	GUÉRISONS COMPLÈTES — dans chaque localité.	— Total.	GUÉRISONS INCOMPLÈTES — Fistules.	— Incontin. d'urine.	— Récidives.	— Total.	NOMBRE DES OPÉRÉS, les guér. inc. déduites — dans chaque localité.	— Total.	MORTS — dans chaque localité.	— Total.	PROPORTION de la MORTALITÉ.
petit appareil	Lombardie	16	16	14	14					16	16	2	2	:: 1 : 8
grand appareil	Bavière	3	1918	3	1537				7	3	1911		374	:: 1 : 5 $\frac{41}{374}$
	Lunéville	1103		977		7				1096		119		
	Paris, 1720-1727	812		557						812		255		
de Bromfield	Milan	23	23	18	18					23	23	5	5	:: 1 : 4 $\frac{3}{5}$
de Cheselden	Bavière	4	182	2	136	2			7	2	175		39	:: 1 : 4 $\frac{19}{39}$
	Danemarck	8		7		1				7				
	Irlande	15		13			2			13				
	Lombardie	155		114			2			153		39		
de F. Côme	Bavière	14	127	6	105	1	4	1	6	8	121	2	16	:: 1 : 7 $\frac{9}{16}$
	Lombardie	113		99						113		14		
d'Hawkins	Paris	51	513	50	422				5	51	508	21	86	:: 1 : 5 $\frac{39}{43}$
	Lombardie	95		64						95		31		
	Lunéville	365		327		3	2			360		33		
	Saint-Dizier	2		1						2		1		
de Langenbeck	Bavière	5	5	5	5					5	5			
de Lecat	Udine	49	49	42	42	3			3	46	46	4	4	:: 1 : 11 $\frac{1}{2}$
de Levacher	Milan	50	113	33	77					50	113	17	36	:: 1 : 3 $\frac{5}{36}$
	Venise	63		44						63		19		
de Moreau	Lombardie	39	40	33	34					39	40	6	6	:: 1 : 6 $\frac{2}{3}$
	Paris	1		1						1				
de Pajola	Autriche	4	33	3	28				2	4	31	1	3	:: 1 : 10 $\frac{1}{3}$
	Bohême	25		21		2				23		2		
	Leipzick	4		4						4				
de Quarin	Milan	7	7	4	4					7	7	3	3	:: 1 : 2 $\frac{1}{3}$
sans indication	Autriche	114	1182	91	876				50	114	1126	23	250	:: 1 : 4 $\frac{63}{125}$
	Bavière	95		57		7	5	3		80		23		
	Bohême	9		6			1			8		2		
	Buénos-Ayres	1		1						1				
	Dalmatie	36		29		1	1	1		33		4		
	Danemarck	25		13						25		12		
	Egypte	22		21						22		1		
	France	174		90		7	9	5		153		63		
	Iles Ioniennes	4		3						4				
	Lombardie	171		122				1		170		48		
	Lyon	43		33						43		10		
	Malaga	5				5								
	Malte	3		2						3		1		
	Naples	308		261						308		47		
	Nice	3		2						3		1		
	Romagne	15		8		2	1	2		10		2		
	Suède	36		31						36		5		
	Ulm	120		106		7				113		7		
latéral	Paris	49	49	25	25			1	1	48	48	23	23	:: 1 : 2 $\frac{2}{23}$
recto-vésical	Bavière	8	185	1	131	4			16	4	169	3	38	:: 1 : 4 $\frac{17}{38}$
	Dalmatie	2				2								
	Egypte	14		10		3				11		1		
	Florence	4		3						4		1		
	France	14		5		6				8		3		
	Lombardie	71		57						71		14		
	Lyon	7		4						7		3		
	Malaga	1								1		1		
	Romagne	2						1		1		1		
	Zante	1		1						1				
	Pratique de Vacca	61		50						61		11		
gastrique	Buénos-Ayres	2	230	2	137				10	2	220		83	:: 1 : 2 $\frac{54}{83}$
	Lombardie	2		2						2				
	France	95		48		3	1	2		89		41		
	Pratique de F. Côme	69		51		3				66		15		
	Faits de M. Bélmas	62		34		1				61		27		
	TOTAUX		4672		3591				113		4559		968	:: 1 : 4 $\frac{687}{968}$

naître les séries heureuses, et qu'on a laissé inédites celles qui ne le sont pas. Il sera facile de s'en convaincre en comparant les résultats de mon travail, exécuté sur des faits pris sans distinction aucune, avec les communications partielles que reçoivent chaque jour les Académies. En reproduisant sans réserve les séries heureuses et les séries malheureuses, je suis fort éloigné de vouloir attaquer le mérite des chirurgiens de la pratique desquels ces dernières sont tirées. On sait aujourd'hui, à n'en pouvoir douter, que les succès ou les revers de la cystotomie sont presque toujours indépendants de l'opérateur et des procédés mis de usage. Ainsi, de ce que, dans quelques localités, on a obtenu temporairement des résultats moins satisfaisants qu'en d'autres endroits, il serait injuste de conclure que les opérations y ont été exécutées avec moins de talent et de dextérité, ou que les traitements préliminaires et consécutifs propres à assurer le résultat de ces opérations, y ont été suivis avec moins de soin. De telles suppositions ne sauraient être admises aujourd'hui, que les connaissances chirurgicales relatives à la taille sont si généralement répandues. Il est constant qu'un petit nombre de faits ne prouve absolument rien lorsqu'il s'agit d'apprécier le mérite d'une méthode. C'est parce qu'on ne s'était point assez pénétré de cette vérité, que tant d'erreurs ont été commises dans l'appréciation de quelques instruments et procédés nouveaux ; car, les manœuvres les plus hasardées, je dirai même les plus meurtrières, et les pratiques les plus bizarres ont quelquefois été suivies de la guérison, qui n'était due qu'aux efforts d'une nature heureuse. On a donc eu raison de vouloir que les succès attribués à la pratique de quelques chirurgiens fussent justifiés d'ailleurs par la nature même de l'opération, indépendamment de la régularité et de la précision du mode opératoire. On a voulu surtout qu'il fût possible d'obtenir des résultats analogues en se plaçant dans des circonstances semblables. C'est là, en effet, un moyen certain d'apprécier l'influence des motifs mis en avant pour expliquer des faits extraordinaires : car, à coup sûr, cette influence aurait reparu, au lieu de s'anéantir avec les chirurgiens auxquels on en faisait un mérite : ou bien il faudrait admettre cette triste conséquence, que le seul résultat des nombreux et importants travaux entrepris pour perfectionner la cystotomie a été de la rendre plus meurtrière qu'elle ne l'était entre les mains des Colot, des Lecat, des Pouteau, des Pajola et des Rau.

Au reste, quant aux séries extraordinaires de succès notées dans mes divers tableaux, elles portent presque toutes sur des localités où beaucoup d'enfants ont été opérés. Or, la cystotomie réussit incomparablement mieux chez les enfants que chez les adultes et surtout chez les vieillards.

Il y a d'autres sources d'erreurs dans la manière dont on a fixé la mortalité après la taille.

La première, dont j'ai déjà parlé, consiste dans la manière vicieuse dont on a procédé à l'examen des faits. La plupart des auteurs de recherches statistiques ont présenté les faits en bloc, tant d'opérés, tant de guéris, tant de morts, sans tenir compte des circonstances qui avaient accompagné, précédé ou suivi l'opération. Dans quelques cas même on n'a point défalqué du nombre des opérés celui des calculeux admis dans les hôpitaux qui n'avaient pas été taillés. Ce n'est point avec cette légéreté qu'il faut procéder dans un sujet si grave, où chaque fait doit être soumis à une sorte d'analyse. J'ai dit comment j'avais procédé pour éviter un tel écueil, et cependant je ne doute pas que le nombre des opérés sur lesquels j'ai établi la proportion de la mortalité n'eût encore été réduit, peut-être même de beaucoup, si j'avais eu à ma disposition des observations détaillées sur chaque fait particulier. Je ne crains donc pas de dire que les diverses proportions qu'on trouve dans mes tableaux sont plutôt au-dessous qu'au-dessus de la vérité.

De ce que les auteurs varient tant à l'égard de leur énoncé des résultats qu'ils ont obtenus par la cystotomie, on aurait tort de conclure qu'ils ont cherché à induire en erreur. Les uns, sans avoir tenu de notes spéciales, se sont bornés à indiquer les faits de mémoire. D'autres se sont abstenus de publier les faits malheureux, pour ne pas accroître l'effroi que la cystotomie inspire généralement. Enfin la différence que je signale tient souvent à l'arbitraire avec lequel chacun règle la part qu'on doit, suivant lui, faire à la cystotomie dans les malheurs dont elle est suivie ; or des événements que tel regarde comme étrangers à l'opération, lorsqu'ils n'arrivent pas dans un laps de temps donné, ont souvent, au contraire, une connexité incontestable avec elle, et s'y rattachent plus ou moins intimement.

Ici se rangent surtout la manière dont on a apprécié la cause de la mort et les distinctions qu'on a voulu établir entre les cas où le malade a succombé par suite de l'opération et ceux où la mort a dépendu d'une autre circonstance. J'ai traité ces questions dans le *Parallèle*.

Il résulte des recherches faites en Angleterre, par M. Earle, que la plupart des malades de la vessie desquels sont extraits de grosses pierres ou des calculs nombreux, succombent peu de temps après l'opération. On en pourra d'ailleurs juger jusqu'à un certain point d'après le tableau suivant, dressé par M. Crosse.

Table de 704 cas de taille classés d'après le poids du calcul, avec distinction du résultat de l'opération.

POIDS DES CALCULS.	NOMBRE D'OPÉRÉS.	NOMBRE de MORTS.	PROPORTION de la MORTALITÉ.
1 once et au-dessous.	529	47	1 : 11,25
1 à 2 onces.	119	18	1 : 6,61
2 à 5 onces.	35	16	1 : 2,18
5 à 4 onces.	11	7	1 : 1,57
4 à 5 onces.	5	3	1 : 1,66
5 à 6 onces.	2	»	
6 à 7 onces.	2	2	
8 onces.	1	»	

Il est à remarquer que le calcul de huit onces se trouvait dans le scrotum, et qu'on ne doit pas regarder son extraction comme un cas de cystotomie régulière.

La table ci-contre, également dressée d'après les recherches de M. Crosse sur la belle et riche collection de Norwich, donnera une idée de l'influence que le poids des calculs peut exercer sur la mort plus ou moins prompte après la cystotomie.

AGES.	POIDS DU CALCUL.	JOURS d'intervalle entre l'opération et la mort.	AGES.	POIDS DU CALCUL.	JOURS d'intervalle entre l'opération et la mort.	AGES.	POIDS DU CALCUL.	JOURS d'intervalle entre l'opération et la mort.	AGES.	POIDS DU CALCUL.	JOURS d'intervalle entre l'opération et la mort.
43	13 onces.	4 heures.	50	3 onces 1/2.	4 jours.	61	2 gros.	10 jours.	47	1 gros 20 gr.	20 jours.
4	12 grains.	7 heures.	66	1 once 5 gros.	id.	5	2 gros 20 gr.	id.	3	1 gros.	id.
30	7 onces.	Même jour.	63	1 once 6 gros.	id.	51	6 gros 24 gr.	id.	45	1 once 1 gr.	21 jours.
8	46 grains.	id.	64	3 o. 6 gros 1/2	id.	8	1 o. 2 gros.	11 jours.	60	3 onces.	id.
3	40 grains.	id.	68	5 gros 20 gr.	id.	40	2 onces.	id.	4	1 gros.	id.
3	1 gros.	Un jour.	12	1 ouce 1/2.	5 jours.	5	8 grains.	12 jours.	62	1 once.	22 jours.
51	2 onces.	id.	40	2 onces 1/2.	id.	51	1 o. 2 gros.	id.	3	20 grains.	23 jours.
3	4 gros.	id.	16	6 gros.	id.	68	1 o. 1 gros.	id.	17	2 o. 3 gros.	id.
9	2 gros 50 gr.	id.	65	2 onces	id.	66	3 gros.	13 jours.	67	1 o. 6 gros.	id.
67	1 o. 3 gr. 1/2	1 jour et 1/2	62	1 o. 1 gros 1/2	id.	16	1 o. 2 gros.	id.	54	2 onces 1/2.	25 jours.
50	4 onces 1/2.	2 jours.	54	2 gros.	6 jours.	15	1 o. 5 gros.	id.	14	10 grains.	id.
42	2 onces 1/2.	id.	57	2 onces.	id.	56	6 gros 40 gr.	id.	61	1 o. 5 gros.	28 jours.
60	1 once.	id.	53	2 o. 2 gros.	id.	40	3 gros.	14 jours.	16	6 gros 30 gr.	29 jours.
5	30 gr.	id.	51	3 gros 30 gr.	id.	68	5 onces.	15 jours.	51	1 gros 30 gr.	id.
46	2 gros.	id.	22	6 gros.	id.	5	3 gros 30 gr.	id.	59	2 o. 3 gros.	31 jours.
71	1 once.	id.	70	2 onces 1/2.	id.	67	1 gros 30 gr.	id.	64	1 gros 2 scrup.	32 jours.
4	10 grains.	id.	60	1 gros 1/2.	id.	5	3 gros.	16 jours.	69	2 o. 50 grains	37 jours.
57	1 demi-once.	id.	45	1 once 1/2.	7 jours.	45	4 gros.	17 jours.	57	6 gr. 30 grains	40 jours.
54	4 onces.	id.	59	3 gros 30 gr.	id.	2	1 gros.	id.	54	3 onces 1/2.	41 jours.
50	4 gros 30 gr.	2 jours.	53	1 once 2 gros.	id.	25	2 onces 1/2.	id.	59	2 onces 1/2.	49 jours.
57	4 onces.	3 jours.	65	1 o. 2 gros 1/2	id.	26	2 onces 1/2.	18 jours.	29	3 gros.	51 jours.
62	3 onces.	id.	55	3 gros 20 gr.	id.	49	6 gros.	id.	60	3 onces.	66 jours.
65	6 onces 1/2.	id.	70	3 onces.	8 jours.	52	3 onces.	id.	7	1 demi-once.	89 jours.
67	14 onces 1/2.	4 jours.	75	3 onces 1/2.	id.	19	1 once.	19 jours.	59	2 onces 1/2.	91 jours.
4	gros 10 gr.	id.	72	5 gros.	id.	66	1 demi-once.	20 jours.	61	2 onces.	107 jours.

Parmi ces cent cas, dont quatre-vingt-onze ont été fournis par l'hôpital de Norwich, et neuf seulement par les renseignements particuliers de M. Crosse, il y avait un seul calcul dans quatre-vingt-quatre, deux dans sept, trois dans six, quatre dans deux, et cinq dans un. En les rangeant d'après le poids de la pierre, on en trouve cinquante dans lesquels celle-ci pesait une once et au-dessous, vingt-deux une à deux onces, dix-sept deux à trois onces, cinq trois à quatre onces, trois quatre à cinq onces, deux six à sept onces, et un au-dessus de sept onces.

Je pourrais terminer ici ce paragraphe, dans lequel je crois avoir réuni assez de données pour que chacun puisse se faire une idée précise des chances que la cystotomie fait courir à celui qui la subit. Cependant, quelque nombreuses que soient les proportions diverses que j'ai présentées, et qui naturellement devaient varier suivant le nombre et la nature des cas sur lesquels elles reposaient, il m'en reste encore une à offrir en combinant les faits dont je suis redevable à mes recherches avec ceux de mes prédécesseurs sur l'exactitude desquels on peut plus ou moins compter. Ainsi, en me bornant au seul tableau des résultats de la cystotomie suivant les procédés, parce que c'est celui qui embrasse le plus de faits, j'arrive aux résultats que présente le tableau suivant :

AUTEURS.	NOMBRE des OPÉRÉS.	NOMBRE des MORTS.	PROPORTION de la MORTALITÉ.
Faits de Méry	67	34	
— de Colot	34	10	
— de Morand	25	9	
— de Bristol	354	79	
— de Leeds	132	28	
— de Norwich	704	93	1 : 4,81
— du tableau	4559	968	
	5875	1221	

On voit que, de quelque manière qu'on combine ensemble les faits de cystotomie recueillis sans distinction d'âge ni de sexe, la proportion de la mortalité est toujours à très-peu de chose près la même, et que ses limites extrêmes paraissent êtres renfermées entre 25 et 20 pour 100, c'est-à-dire 1 sur 5 et 1 sur 4 opérés.

7°. *Récidive de l'affection calculeuse.*

Une autre question, non moins importante, qui se lie à celle que je viens de traiter, et dont je me suis déjà occupé dans le *Parallèle,* est relative à la récidive de l'affection calculeuse. Je crois devoir d'autant plus m'y arrêter qu'elle a été fort négligée, et que les observations qui s'y rattachent serviront de complément à l'article qui précède.

Tous les cystotomistes parlent de malades qu'ils ont opérés plusieurs fois; et, parmi les faits qu'ils rapportent, on en trouve de très-remarquables, soit par le nombre des opérations qu'un même individu a subies, soit par la quantité des calculs qui ont été extraits, leur nature, et les circonstances qui ont pu favoriser le retour de la maladie. Les faits que j'ai cités établissent que la pierre peut se reproduire dans un laps de temps fort court, et acquérir un volume considérable. De là deux opinions à l'égard desquelles on ne s'est pas accordé, sans doute parce que des faits mal appréciés ont paru appuyer l'une et l'autre, et qu'en réalité, si la pierre se reproduit quelquefois, il est incontestable que dans d'autres cas des calculs entiers ou des fragments avaient été laissés dans la vessie. Mais c'est à tort qu'on a invoqué cette circonstance pour accréditer ou décréditer un procédé quelconque; car la fréquence des cas prouve que tous les procédés mis en usage pour l'extraction des pierres vésicales exposent à cet accident. On ne saurait mettre en doute nom

plus que la pierre se reproduit souvent d'elle-même, et avec
une rapidité qui peut être appréciée d'après les faits cités
dans cet ouvrage, à l'occasion de la formation des calculs.
Ainsi les malades doivent être rangés dans deux catégories
distinctes : chez les uns la pierre s'est reproduite spontanément; les autres n'avaient point été débarrassés entièrement
par l'opération. Cette distinction n'est ni futile ni arbitraire,
le fait devient même patent aux yeux de l'observateur attentif : il est facile de constater, en effet, que, dans le second cas,
les souffrances et les autres symptômes de la pierre n'ont pas
cessé; dès que les malades ont quitté le lit ou la chambre,
dès qu'ils se sont livrés à quelque exercice, à quelque fatigue,
ils ont éprouvé les mêmes sensations qu'avant le traitement.
Ces sensations ont quelquefois été moins fortes, il est vrai;
mais elles n'ont pas tardé à s'accroître. C'est ce qu'on remarqua principalement chez un maître de forge, opéré à Paris dans
ces dernières années, qui fut obligé de se faire tailler une seconde fois, cinquante-neuf jours après la première. C'est ce que
j'ai vu aussi chez un malade opéré par M. Vignerie, à Toulouse,
et qui ne cessa pas de ressentir les mêmes douleurs, jusqu'à
ce que je l'eusse débarrassé, par les procédés de la lithotritie,
du second calcul que contenait sa vessie. Il ne faudrait pas
confondre les sensations dont je parle ici, et qui sont propres
à l'affection calculeuse, avec d'autres qui résultent plus particulièrement des lésions organiques provoquées par la pierre,
ou par toute autre cause, mais qui, persistant après l'extraction du corps étranger, font souffrir le malade. Dans l'autre
catégorie, au contraire, les douleurs de la pierre cessent entièrement pendant plusieurs mois; le malade en est délivré,
et ce n'est qu'au bout d'un laps de temps plus ou moins long
qu'il commence à ressentir quelque chose de ses anciennes
souffrances.

Colot cite l'exemple d'un homme qui, après avoir subi trois
fois la taille, toujours pour de nombreux calculs, succomba

enfin aux atteintes sans cesse renaissantes d'un mal dont l'opération ne pouvait atteindre que l'effet, la cause étant au-dessus de sa portée. Deschamps a eu l'occasion de voir un homme qui avait été opéré six fois, et à qui l'on avait chaque fois retiré une pierre sablonneuse du poids d'une once et demie à peu près. Il en cite aussi un autre qui mourut avec la pierre dans la vessie, après avoir été taillé quatre fois d'année en année. Delaunay raconte l'histoire d'un jeune homme de quatorze à quinze ans qui fut opéré de la pierre trois années de suite, les deux premières par Tolet, qut lui tira d'abord quatre pierres de la grosseur d'un œuf de pigeon, puis six autres pareilles, et la troisième par Maréchal, qui fit l'extraction de six calculs ; la quatrième année, le malheureux malade fut repris de ses douleurs, mais l'état d'épuisement dans lequel il était ne permit pas de l'opérer encore, et il ne tarda point à périr. Le célèbre Riolan fut taillé deux fois. Pallucci parle d'un enfant chez lequel la pierre se reproduisit deux ans après la taille, Panthot d'un homme qui fut taillé trois fois en six mois, et Dehaen d'un malade qui subit également l'opération trois fois en dix-sept mois. Goodrick cite le cas d'une fille de la vessie de laquelle on retira quatre-vingt-seize pierres ; la maladie reparut, et après la mort, on trouva un calcul vésical du volume de la tête d'un enfant. M. Bignon, l'un des médecins les plus distingués de Rouen, a subi plusieurs fois la cystotomie. Scarpa parle de deux malades qui ont été opérés trois fois. M. Belmas indique aussi plusieurs cas de récidive ; un, entre autres, dans lequel il fut pratiqué deux opérations en sept mois. Séraphin, directeur du théâtre des Ombres Chinoises, fut délivré de plusieurs pierres par la taille, en 1779 ; on l'opéra de nouveau en 1800, et l'on retira deux calculs ; les douleurs ayant reparu peu de temps après, on pratiqua une troisième opération, qui permit d'extraire deux pierres ; mais il en resta une, qui était enkystée, ce qu'on reconnut après la mort. A la Charité, on a vu plusieurs cas remarquables où l'opération a été faite deux, trois et même quatre fois. M. Roux a opéré trois fois un malade dans le cours de l'année 1829, savoir : le 14 février, le 13 juin et le 1er août. M. Menière cite le cas d'un enfant de trois ans, opéré à l'Hôtel-Dieu, et qui l'avait été un an auparavant à l'Hospice de perfectionnement. Le tableau du département de la Haute-Marne signale quatre récidives, celui de Seine-et-Marne en note une, et celui du Var, une. A Lunéville, il y en a eu treize. Plusieurs autres se sont présentées dans les hôpitaux de Paris, et l'on en trouverait un bien plus grand nombre si les registres étaient mieux tenus. Dans la Romagne, il y a eu quatre récidives sur trente-trois opérés, dont une femme. D'autres exemples de reproduction du calcul, à deux et trois reprises, sont consignés dans les documents de Naples, de Rovigo, de Venise, de Vicence et de Suède. Dans plusieurs de ces nouveaux cas, les progrès de la seconde pierre ont été tels, que les malades ont dû recourir à une autre opération au bout de quelques mois ; mais la plupart du temps c'est deux à trois ans après la première taille qu'il a fallu pratiquer la nouvelle. Sous ce point de vue aussi le climat ne paraît pas avoir exercé d'influence. Chez quelques malades la première opération avait eu lieu dans l'enfance, et la pierre n'a reparu qu'à une époque avancée de la vie ; ces nouveaux faits sont confirmatifs de ceux que la science possédait déjà.

Ici se présente une question grave qui, bien qu'en apparence étrangère à la récidive, s'y lie pourtant d'une manière intime : c'est celle de l'époque à laquelle il convient d'opérer les calculeux. J'ai eu plusieurs fois occasion d'insister sur la nécessité de le faire aussitôt qu'on reconnaît la pierre. C'est un point sur lequel il ne saurait y avoir de dissidence, et si des praticiens très-recommandables ont émis une autre opinion, à l'occasion de la taille, s'ils ont conseillé à quelques malades d'attendre, pour se faire opérer, que les accidents fussent plus intenses, ils étaient guidés par la pensée qu'on ne doit pas compromettre une vie encore supportable. Mais, en donnant ce conseil essentiellement humain, ils n'ont pas ignoré que la temporisation diminuait les chances de l'opération ; seulement ils se sont trouvés dans la nécessité de mettre en pratique le précepte qu'entre deux maux on doit choisir le moindre. En 1837 on a donné (1) un autre motif de ce délai : on a voulu faire croire qu'en opérant le malade aussitôt après que le diagnostic est établi, et *avant que le calcul fût arrivé à son entier développement*, la récidive était plus à craindre. Puis on est parti de là pour préconiser les eaux de Vichy. Nous demanderons si c'est dans la vue de faire prendre patience aux calculeux qu'on leur a donné ce dernier conseil. On ne peut voir là qu'un de ces funestes effets des opinions erronées en crédit parmi les malades et même parmi des médecins instruits, qui n'ont pas calculé les conséquences de la malencontreuse doctrine qu'ils émettaient. J'ai démontré, dans ma cinquième Lettre, combien on s'était trompé sur la portée des eaux alcalines ; les nouveaux faits relatés dans ce travail tendent à mettre plus en relief encore les funestes illusions dont tant de malades ont eu à déplorer les suites, car la plupart ont péri victimes de leur crédulité.

Plusieurs auteurs, spécialement Colot, citent des cas dans lesquels les malades, atteints de récidives, avaient conservé des fistules après la taille. Parmi les cas de récidives cités par M. Crosse, il s'en trouve trois où la cystotomie avait laissé des fistules recto-urétrales ou périnéales. A ces faits, j'en pourrais ajouter plusieurs autres, observés de nos jours, et qui m'ont mis à même de m'assurer que la présence d'une fistule et l'emploi des moyens adoptés pour empêcher l'urine de s'écouler par cette voie anormale, entretiennent un état morbide des organes urinaires. Or, j'ai fait voir qu'un pareil

____

(1) *Journ. des connaissances médico-chirurgicales*, novembre, p. 200.

état n'est pas sans influence sur la production des pierres vésicales; il doit donc en avoir aussi sur leur reproduction.

La plupart des calculs se forment dans les reins, d'où ils
passent dans la vessie; presque tous se développent dan s ce
dernier viscère. Aussi long-temps que la vessie demeure saine,
la nature de la pierre, soit qu'elle s'y forme, soit seulement
qu'elle s'y accroisse, n'a rien de constant, car c'est la substance prédominante dans l'urine qui constitue la concrétion,
et l'on sait combien la composition de ce liquide varie. Mais
quand les parois vésicales deviennent malades, et que leur
état morbidé persiste, on observe presque toujours un dépôt
de phosphate calcaire ou ammoniaco-magnésien, et ces deux
sels sont aussi la substance qui constitue les dernière s couches
de la pierre chez les sujets dont la vessie passe à l'état pathologique. Ce qui surtout le démontre, c'est la différence qu'on
observe entre la composition de la gravelle et celle de la
pierre proprement dite; dans les neuf dixièmes au moins des
cas, la première est due à de l'acide urique, tandis que ce
même acide forme à peine le quart des calculs vésicaux. Toutes les fois que la reproduction de la pierre se fait sous l'influence d'une phlegmasie consécutive à la première opération, la dernière pierre diffère de la première; quelle que soit
la nature de celle-ci, le phosphate ammoniaco-magnésien domine dans l'autre, comme il arrive lorsqu'un corps étranger
sert de noyau au calcul.

Au reste, on manque de données suffisantes pour établir
une proportion rigoureuse de la récidive de l'affection calculeuse; car c'est à peine si l'on a tenu compte des faits dans
les anciennes collections. Ce n'est que de loin en loin qu'on
rencontre de petites séries d'observations. Ce qui frappe tout
d'abord, c'est qu'en y regardant de près, on trouve les récidives
beaucoup plus fréquentes que ne semblaient l'indiquer les
documents anciens. Quoi qu'il en soit, ceux que je possède
sont loin de suffire pour juger une question si complexe, et je ne

les donne qu'à titre de simples renseignements. Si l'on en juge
d'après les relevés généraux, la récidive ne paraît pas être
un événement très-fréquent; mon tableau général n'en signale
que 42 cas sur 4446 opérés, ce qui fait 1 sur 105 6/7; mais
cette proportion varie beaucoup. A l'hôpital de Lunéville,
elle a été de 1 sur 116 (13 sur 1592 opérés); dans la Bavière,
de 1 sur 32 2/5 (5 sur 162); en Bohême, de 1 sur 56; en Dalmatie, de 1 sur 53; à la Charité de Paris, de 1 sur 11 2/3
(6 sur 70); dans la Romagne, de 1 sur 16 1/3 (3 sur 49);
à Norwich, de 1 sur 58 2/3 (12 sur 704). Le tableau suivant
donne les détails de ces 12 derniers cas; le malade de soixante-
trois ans fut atteint une troisième fois de la pierre, mais on
ne crut pas devoir l'opérer; ceux de soixante-cinq et de quarante-six ans succombèrent à l'opération; les autres guérirent.

Tableau de douze cas de récidive.

AGE à l'époque de la première opération.	INTERVALLE en mois entre les deux opérations.	CALCUL extrait à la 1re opération.		POIDS du calcul extrait à la seconde opération.
		Etat.	Poids.	
18	8	Entier.	Six gros.	Quatre gros.
48	12	Entier.	Trois gros.	Cinq gros.
26	12	»	»	Quatre gros.
46	12	»	Dix gros.	1 gr., 1 scrup.
3	14	Deux petits.	Un scrupule.	Deux gros.
2 1/2	15	Brisé.	Deux scrup.	Un gros.
15	16	Trois, brisés.	Deux gros.	Trois gros.
8	17	Entier.	Deux gros.	Quatre gros.
3 1/2	24	Entier.	Deux gros.	Deux gros.
7	24	Entier.	Un gros.	Deux scrup.
63	32	Entier.	Quatre gros.	Trois gros.
65	150	Entier.	Une once.	Deux onces.

Quant à la fréquence relative des récidives après la taille
et la lithotritie, les faits prouvent que la pierre se reproduit
plus fréquemment après la première qu'après la seconde.

Mais ici il importe de faire une distinction ; car, la proposition que j'établis n'est vraie qu'autant qu'elle concerne les calculs de phosphates terreux, puisque la plupart du temps ces concrétions tiennent à un état morbide de la vessie, dont la lithotritie amène la cessation plus sûrement que la taille, qui peut même l'alimenter, surtout quand elle laisse des fistules urinaires à sa suite. Cette même proposition, au contraire, n'est plus applicable aux pierres qui viennent uniquement des reins, dont la prédisposition à en produire peut persister après la lithotritie, comme après la cystotomie. Or, comme il est bien constant que la taille finit par enlever, tôt ou tard, le malade, infaillible moyen de mettre un terme à la reproduction de la maladie ; comme, au contraire, la lithotritie n'est point mortelle, et que son application devient chaque fois de moins en moins pénible, il suit de là que la récidive de la pierre, considérée d'une manière absolue, doit nécessairement devenir plus fréquente après la nouvelle méthode.

Les deux tableaux suivants présentent le sommaire des cas de récidives que j'ai observés depuis 1824 jusqu'en 1836, tant après la lithotritie qu'après la cystotomie.

TABLEAU DES CAS DE RÉCIDIVE DE L'AFFECTION CALCULEUSE APRÈS LA CYSTOTOMIE.

Noms.	Professions.	Âges.	Nature des pierres.	Époques.	Récidive. Nature des pierres.	Lithotritie.	Cystotomie.	Résultat de la dernière opération
Bouchart,	Négociant.	76		1828, taille hypogastr.	Grosse pierre friable.	1830		Guérison.
Caillard,	Cultivateur.	24	Grosse pierre dure.	1825, taille périnéale.	Petite pierre friable.	1828		Id.
Calot,	Bijoutier.	70	Petite pierre rugueuse.	1827, et une 1re fois plusieurs années auparav.	Pierre calcaire friable.	Id.		Id.
Clever,	Médecin.	26		Taillé six fois.	Pierre calcaire friable.	1827		Id.
Colinet,	Vigneron.	58		Taillé plusieurs années auparavant.	Petite pierre d'acide urique.	1831		Id.
Daumi,	Rentier.	78		Taillé 3 fois auparav.			1828	Mort.
Dudon,		72		1829. Fistule.	Pierre friable.	1832		Guérison.
Fabre,	Rentier.	66		1827.			1828	Mort.
Gervais,	Négociant.	60	Pierre friable.	1825 et 1826.	Pierre friable.	1827		Guérison.
Hardy,	Pharmacien.	66	Grosse pierre, qui se brisa.	1791.	Grosse pierre.		1830	Mort.
Lemaire,	Aubergiste.	47	Grosse pierre friable, écrasée par la tenette.	Taillé en 1814.	Pierre friable.	1830		Guérison.
Mury,	Portier.	73	Plusieurs pierres.	Taillé trois fois.			1824	Mort.
Soisson,	Rentier.	60		1826.	Pierre friable.	1827		Guérison.

Le premier malade du tableau ci-contre revint à Paris pendant que j'étais à Florence ; l'un de mes confrères l'opéra par les procédés de la percussion, il succomba à la cinquième séance. Chez le troisième, le volume de la pierre et l'état des parties avaient rendu la lithotritie impossible. Chez le quatrième , j'ai broyé la partie de la pierre enkystée qui faisait saillie dans la vessie ; pendant trois ans le sujet a continué de vivre avec la partie enkystée de son calcul. Chez le sixième, les calculs étaient des graviers nouveaux que la vessie n'avait point expulsés. Le huitième fut adressé à l'un de mes confrères pour la seconde opération. Le dixième a eu la pierre une troisième fois en 1835 , et il a été guéri de nouveau par la lithotritie. Chez le baron de Zach, des dépôts calcaires avaient coutume de s'opérer dans la vessie et jusque dans les reins , comme le constata l'ouverture du corps; c'est même cette reproduction opiniâtre de la pierre , malgré tous les traitements prescrits par les médecins les plu s distingués de l'époque, qui détermina le célèbre astrono me à se fixer à Paris, où il mourut du choléra. Le vingt-deuxième malade avait été taillé en 1814, et les tenettes avaient écr asé une grosse pierre friable; quelque temps après les douleurs reparurent et s'accrurent bientôt au point de rendre la vie insupportable ; ce fut cinq ans après l'opération par la lithotritie que le calcul se reproduisit une troisième fois. Quant au vingt-quatrième malade, j'ai publié, dans les *Mémoires de l'Académie de médecine,* les détails de cette observation importante sous plusieurs rapports. Un an après que j'eus opéré M. Oudet, les douleurs reparurent, et il fallut recourir à une nouvelle opération ; on choisit la taille, sous prétexte que la lithotritie avait pu laisser des fragments dans la vessie, et l'on invoqua ce fait pour étayer une opinion fausse qu'on cherchait à accréditer. Mais, un an après la cystotomie, les douleurs se renouvelèrent, et l'on fut obligé de pratiquer une troisième opération. Celle-ci fut faite, pour ainsi dire, à huis-clos, dans la crainte de révéler un fait qui venait renver-

TABLEAU DES CAS DE RÉCIDIVE DE L'AFFECTION CALCULEUSE APRÈS LA LITHOTRITIE.

MALADES.			PREMIÈRE OPÉRATION.		RÉCIDIVE.		SECONDE OPÉRATION.		RÉSULTAT de SECONDE OP...
NOMS.	PROFESSIONS.	AGES	ÉPOQUE.	NATURE DE LA PIERRE.	ÉPOQUE.	NATURE DE LA PIERRE.	LITHOTRITIE.	CYSTOTOMIE.	
Arnoux.	Employé.	60	1829	Pierre d'urate d'ammoniaque.	1835	Grosse pierre.	Emploi du percuteur.		Mo...
Barbot-Duplessis.	Magistrat.	58	id.	Plusieurs calculs d'acide urique.	id.	Plusieurs petits calculs de même nature.	Plusieurs séances d'écrasement.		Géris...
Beaufort.	Avocat.	68	id.	Pierre unique dure.	1832	Grosse pierre calcaire.		Taille.	Mo...
Boutin.	Militaire.	36	1824	Deux grosses pierres d'acide urique.	1834	Pierre friable enkystée.	lithotritie.		Guérison in...
Cailletet.	Rentier.	50	1829	Plusieurs calculs très-durs.	1833	Plusieurs petits calculs.	id.		Guéri...
Choqueux.	Propriétaire.	69	1832	Plusieurs petits calculs d'acide urique.	1835	Plusieurs calculs très-petits.	id.		id.
Clorer.	Médecin.	26	1827	Pierre calcaire.	1828	Pierre calcaire.	id.		id.
Danzell.	Employé.	45	1828	Pierre dure.	1834	De même nature.	id.		id.
Debau.	Prêtre.	29	1829	Petit calcul d'acide urique.	1835	Petite pierre calcaire.	id.		id.
Desiré.	Employé.	61	1826	Pierre friable d'acide urique.	1829,1833	Pierre friable calcaire.	id.		id.
De Zach.	Astronome.	74	1827	Plusieurs calculs d'acide urique.	1829	Pierre calcaire très-friable.	id.		id.
Dolley.	Employé.	62	id.	Plusieurs pierres dures.	1830	Petite pierre friable.	id.		id.
Dufrène.	Propriétaire.	60	1828	Grosse pierre friable.	1835	Plusieurs petits calculs.		Point d'opération.	id.
Érard.	Mécanicien.	75	1825	Plusieurs calculs très-durs:	1829	Pierre unique.	Lithotritie.		Mo...
Ferrand.	Médecin.	63	1829	Plusieurs calculs durs.	1836		id.		Guér...
Gallion.	Rentier.	60	id.	Pierre calcaire dure.	1832	Petite pierre calcaire friable.	id.		id.
Gaivalet.	Propriétaire.	68	id.	id.	id.	Pierre calcaire.	id.		id.
Gobert.	Cocher.	36	1830	Pierre friable d'acide urique.	1833	Petite pierre calcaire.	id.		id.
Janisch.	Négociant.	40	it.	Pierre d'acide uriq. calculs prostatiques.	1836	id.		Point d'opération.	id.
Kelleter.	Fabricant.	56	1827	Plusieurs calculs très-durs dans l'urètre.	1835	Pierre dans la vessie.	Lithotritie.		Mo...
Landoir.	Rentier.	60	1828	Grosse pierre.	1832	Petite pierre friable.	id.		Guér...
Lemaire.	Aubergiste.	53	1830	Pierre dure.	1836	id.	id.		id.
Mourrot.	Prêtre.	66	1826	Plusieurs calculs très-durs.	1835	id.	id.		id.
Oudet.	Chirurgien.	60	1828	Pierre dure.	1835	id.	id.		Guérison i...
Pelicier.	Libraire.	59	id.	Plusieurs petits calculs.	1834	id.	id.		Guér...
Poullard.	Propriétaire.	59	1834	Pierre calcaire friable.	1837	Pierre de même nature.	id.		id.
Rouvier.	Rentier.	50	1828	Plusieurs calculs très-durs.	1834	Plusieurs calculs très-durs.	id.		id.
Vivien.	Père ignorantin	81	id.	id.	1836	id.	id.		id.

ser ce qu'on avait si laborieusement édifié. La première taille avait laissé une fistule dont on prétendait que la seconde délivrerait le malade; mais, loin de là, il y en eut cinq cette fois. Désabusé dès ce moment, M. Oudet revint à la lithotritie, lorsque la pierre se reproduisit pour la quatrième fois. Les détails de ces faits ayant été donnés dans le Parallèle, les Lettres ou ce Traité, il serait inutile d'y revenir.

FIN.

EXPLICATION DES PLANCHES.

Ma première intention avait été de faire représenter la plus grande partie de ma collection, qui s'élève à plus de six cents échantillons ; mais je me suis borné pour le présent à quelques pièces, les moyens ordinaires m'ayant paru ne pas reproduire avec assez de précision les caractères qui m'avaient le plus frappé dans l'examen de chaque cas. Cette insuffisance de l'art devient surtout remarquable en ce qui concerne la structure des calculs granulés, à substance amorphe ou cristalline. Le dessin offre une confusion de couleurs et d'arrangement des molécules qui ne donne qu'une idée faiblement approximative du véritable état des objets dont on a voulu tracer l'image. Dans ceux-ci, en effet, les particularités que j'ai signalées au chapitre troisième ressortent pour la plupart d'une manière saillante, sans même qu'on ait besoin de recourir à des moyens artificiels pour examiner la surface cassée ou sciée des calculs ; mais, en s'armant d'une loupe, on voit s'agrandir toutes les proportions de la miniature qu'apercevait l'œil nu, et l'on ne peut conserver aucun doute sur les dispositions que j'ai décrites, non plus que sur la nécessité de casser ou de fendre les pierres vésicales pour en étudier la structure. Alors apparaissent ces masses de cristaux et de globules, les uns emboîtés, d'autres accolés, quelques-uns simplement juxtaposés, et tous réunis par une sorte de gluten, plus ou moins abondant, d'une couleur et d'une consistance très-variables. Tantôt ce gluten est combiné avec les substances de la pierre, d'où résulte un corps d'apparence homogène, à surface unie et susceptible de prendre un certain éclat par le frottement. Tantôt, au contraire, la matière unissante ne se combine point avec les autres substances ; elle forme des zones séparées, des plaques distinctes, parfois d'apparence cornée, et les globules ou les cristaux, en se rapprochant, laissent entre eux des cavités dont la grandeur varie beaucoup, ainsi que la forme, et à la surface desquelles on voit souvent des masses de cristaux, semblables à celles qui tapissent l'intérieur des géodes. Ces cavités curieuses ne sont pas reproduites par le dessin avec la précision désirable : on en voit des exemples dans les fig. 3 de la pl. I, et dans les fig. 3 et 6 de la pl. III.

L'art n'a pas été plus heureux lorsqu'il s'est agi de représenter et les traits distincts des calculs à texture très-serrée, à grains fins, mais confondus, qui leur donnent une apparence vitreuse, surtout dans les pierres de l'uretère, de l'urètre ou de la prostate, et les caractères de la matière glutineuse desséchée, pour ainsi dire réduite à l'état de corne, qu'il n'est pas rare de trouver, soit à l'intérieur, soit surtout à l'extérieur des calculs urinaires. Or, il y a, entre ces deux états, une nuance qui saute aux yeux, mais que le dessin ne fait pas bien apprécier.

On sait qu'un grand nombre de calculs sont formés entièrement ou en partie de substances dont la couleur se rapproche plus ou moins du blanc terne, tirant sur le cendré ou le gris ; les figures ordinaires rendent cette teinte avec peu d'exactitude.

Il est d'autres particularités également rebelles au dessin, et qui d'ailleurs n'avaient point fixé l'attention des observateurs. Elles résultent des différences que la dessiccation produit dans quelques pierres, celles surtout de nature phosphatique. Ces pierres, si tendres, si friables, si imbibées de liquide au moment où on les retire de la vessie, deviennent dures, légères et poreuses en se desséchant. Si l'on examine leur structure peu de temps après l'extraction, on remarque que les cristaux qui les forment sont brillants, isolés, détachés, tandis que, par l'effet de la dessiccation, ils se ternissent, prennent de l'opacité et se confondent les uns avec les autres ; le sciage ou la fragmentation les brise, les altère, et leur fait perdre une partie de leur brillant, de leur aspect primitif. Ces sortes de pierres, qui ne contiennent souvent qu'une très-faible proportion de matière animale glutineuse, sont celles qui perdent le plus de leur poids en se desséchant.

Dans la plupart des figures représentant l'intérieur de la pierre, on remarque une différence notable de structure et de coloration, suivant que le calcul a été divisé par la scie, cassé par la percussion, ou fendu avec le secours d'un coin. C'est à ce dernier mode, beaucoup trop négligé, qu'il faut recourir pour se faire une idée nette de la structure des pierres, de la disposition des grains et des lamelles superposées, tandis que, pour les stries irradiantes du centre à la circonférence, pour le nombre, l'épaisseur et la forme des lamelles, la division par la scie fournit des données plus exactes.

C'est une opinion généralement accréditée que le noyau est la partie la plus dure de la pierre. Mais le fait n'est pas constant; il y a beaucoup de calculs, au contraire, dans lesquels ce qu'on nomme le noyau est très-friable, soit que cette partie se réduise à des débris de matière animale ou végétale desséchée, altérée, soit qu'il s'agisse d'une agglomération de matière calcaire, ou de granulations à peine consolidées d'acide urique et principalement d'oxalate de chaux. Ces substances se recouvrent, dans quelques cas, d'une couche plus ou moins épaisse et beaucoup plus dense que le noyau proprement dit. Les fig. 1 de la pl. I, 1, 2, 4 et 6 de la pl. II, et 1 de la pl. III, représentent des calculs dans lesquels cette particularité était très-prononcée; le dessin n'en donne qu'une idée approximative, et même l'aspect cribleux par lequel il la rend pourrait induire en erreur, car il y a des pierres criblées qui sont fort dures.

PLANCHE I.

Fig. 1. — Grosse pierre ovoïde, pesant six onces trois gros, d'acide urique et d'oxalate calcaire, moins dure au centre qu'à la circonférence, où, dans une épaisseur de neuf lignes, la structure est plus fine, plus serrée, et en partie lamellée, avec de petites intersections qui apparaissent dans la partie cassée.

A représente la surface extérieure granulée; *B* la surface intérieure.

Fig. 2. — Grosse pierre lamellée, entièrement composée d'acide urique, le plus pur qu'on puisse trouver, à couches fort régulières.

A représente la surface extérieure, qui n'offre rien de particulier. En *b* se voit la surface intérieure; la partie sciée (placée à gauche du lecteur) diffère beaucoup de celle qui a été divisée par le coin.

Quoique cette pierre s'éloigne peu de la précédente par sa nature, elle a une texture toute différente.

Fig. 3. — Calcul lamellé, à noyau d'oxalate calcaire, recouvert d'une couche épaisse d'acide urique, enveloppée à son tour d'un dépôt calcaire régulièrement lamellé et fort dur. Entre les deux dernières substances, et dans les points qui correspondent aux surfaces aplaties de la pierre, sont deux cavités oblongues, dont une a une ligne de diamètre.

Fig. 4. — Grosse pierre trouvée dans la vessie d'un octogénaire.

A. Surface extérieure très-irrégulière, lisse dans certains points, où elle semble recouverte d'un vernis brun, rugueuse et criblée dans d'autres, et présentant, soit des agglomérations de cristaux transparents fort beaux, soit des masses qui offrent des paillettes brillantes au milieu d'une substance terne. L'intérieur *b* n'est pas moins remarquable ; au centre se trouve de l'acide urique, à texture granulée, fine et serrée ; par dessus règne une couche inégalement épaisse de phosphate calcaire, fort dure, à structure très-serrée et de couleur terne ; la partie sciée a un aspect luisant. La majeure partie de cette couche calcaire, associée à de l'acide urique, est recouverte par une autre d'un gris terne, à structure très-serrée : elle fait suite aux cristaux que je viens d'indiquer ; cette couche et ces cristaux sont de phosphate ammoniaco-magnésien. Ainsi, dans cette pierre, que j'ai choisie parmi beaucoup d'autres de même espèce, on suit pas à pas la marche de la phlegmasie de l'appareil urinaire et l'influence exercée par elle sur la nature des calculs. Au centre, et aussi long-temps qu'il n'existe qu'une simple irritation, c'est de l'acide urique pur : la phlegmasie s'étant développée, l'acide s'associe avec du phosphate calcaire ; enfin , la phlegmasie ayant atteint son plus haut degré d'intensité, il se produit du phosphate triple, d'abord associé, puis à l'état de pureté.

PLANCHE II.

Fig. 1. — Pierre d'acide urique , recouverte d'une couche très-mince de phosphate calcaire. *a.* Surface extérieure irrégulière, présentant quelques granulations grises ; dans les intervalles apparaît la dernière couche urique, d'un aspect jaune luisant, très-dure et conpée à pic. *b*. représente l'intérieur de cette pierre, qui est fort dure, d'une texture très-serrée, lamellée à la circonférence, tandis qu'au centre se trouve un amas de la même substance, mais granulée, moins dure et d'une couleur plus foncée.

Fig. 2. — Calcul sphérique très-remarquable. *a* est la couche extérieure, de couleur brune, à grains très-fins et tellement unis qu'on les distingue à peine sous une couche luisante. *b* est la surface intérieure de la pierre divisée par la percussion. On voit au centre un noyau d'oxalate calcaire dur, recouvert de la même substance, associée avec un phosphate, de couleur grise, à grains distincts, faiblement unis, et présentant des cristaux transparents. Au-dessus est une couche linéaire, de couleur plus blanche, et en dehors de celle-ci une série de couches très-dures, très-serrées, d'une couleur terne, brune, tirant sur le vert ; la cassure a un aspect brillant cristallin ; c'est de l'oxalate calcaire, associé à une grande quantité de matière animale. Cette texture et cette apparence s'éloignent beaucoup des caractères qu'on assigne en général à ces sortes de calculs.

Fig. 3 et 5. — Sont deux calculs d'oxalate calcaire, mais avec des particularités diverses de forme et de développement. Dans l'un et dans l'autre la structure est granuleuse. A la surface extérieure *a*, des grains, dont quelques-uns avaient même acquis un certain volume, sont venus s'ajouter à la masse ; mais, au lieu de se placer dans les enfoncements de celle-ci, de manière à les combler, et à donner une forme régulière à la pierre, comme il arrive dans les calculs d'acide urique et de cystine, c'est principalement à l'extrémité des pointes et des aspérités les plus saillantes qu'ils se sont adaptés ; de là résultent les particularités de forme que présentent plusieurs de ces calculs mûraux. La surface intérieure *b* diffère dans l'un et l'autre cas. Au n° 3, la texture est moins serrée ; il y a même des creux, qui n'existent pas dans le n° 5. La texture de celui-ci est plus serrée, plus compacte ; les grains de la matière étaient plus diffluents au moment du dépôt, de sorte que l'adhésion a été plus intime. Dans l'un et l'autre cas, le noyau est fort distinct ; mais dans le n° 3 il n'est pas de même substance, ou plutôt il est entouré d'une couche calcaire, et une couche de même nature recouvre le calcul en dehors.

Fig. 4. — Calcul granuleux, à texture très-fine. Il y a deux noyaux autour desquels s'est opéré, d'une manière fort arbitraire, et sans nulle apparence de couches, le dépôt des grains, qui ont la couleur, les uns de l'acide urique, les autres du phosphate calcaire. Le dessin n'a pas rendu toute la différence de structure dans la partie cassée, et dans celle qui a été sciée, à peine distingue-t-on la ligne de séparation.

Fig. 6. — La différence ressort mieux dans cette figure, qui représente un calcul granuleux d'acide urique, plus dur et plus serré à la circonférence qu'au centre de la cassure. Les grains sont fort distincts ; quelques-uns sont recouverts d'une couche calcaire très-mince. En les détachant, on trouve une petite cavité tapissée de matière grise. A peine distingue-t-on quelques traces de couches.

PLANCHE III.

Fig. 1. *a, b, c.* — Calcul d'acide urique, à structure lamellée au centre et compacte à la circonférence, où elle forme une couche de quatre lignes d'épaisseur. Je me suis borné à faire dessiner la figure extérieure de cette pierre, qui présente plusieurs particularités importantes. D'un côté *b* se voit une surface lisse, avec deux excavations latérales ; celles-ci correspondaient à deux énormes fongosités situées sur les côtés du col vésical, ce qui fut constaté au moment où je retirai le calcul par la cystotomie suspubienne. Dans les *fig. a* et *c*, ces excavations sont vues de face, avec leurs inégalités, leurs rebords saillants, qui sont formés spécialement par de la substance ammoniaco-magnésienne. L'une de ces excavations, *fig. a*, a trois lignes de profondeur ; elle est arrondie d'un côté, comme si la pierre avait été usée par un corps en rotation.

Fig. 2. *a, b, c.* — Calcul de cystine, que j'ai extrait par la cystotomie. *a* est la surface extérieure granulée, qui ressemble sous ce rapport à celle des calculs d'acide urique. En *b* est une coupe qui représente la moitié de la pierre, sciée, avec ses stries irradiantes et ondulées ; on voit ici, et surtout dans la *fig. c*, la différence qu'offre le noyau, qui forme une masse compacte, dans laquelle on ne découvre ni structure, ni cristallisation.

Fig. 3. — Très-grosse pierre, que je dois à l'obligeance de M. le professeur Delmas, de Montpellier, et dans laquelle on voit des couches successives, formées de substances diverses, et emboîtées les unes dans les autres, mais séparées par des intervalles inégaux, et interceptées par des stries divergentes, qui ne comprennent pas l'épaisseur de toutes les couches. La couche extérieure, de matière calcaire, est surtout remarquable par son épaisseur inégale, sa structure confuse et compacte, et le contraste que fait sa blancheur avec la couleur du centre de la pierre : on dirait une couche de plâtre dont celle-ci aurait été revêtue.

Fig. 4. — Pierre d'oxalate calcaire divisée par la percussion. Sa texture est granulée, et elle ne contient qu'une très-faible quantité de matière animale. Au moindre frottement, les grains se détachent et tombent en poussière. Une couche extérieure d'acide urique recouvre le calcul, dont la surface est unie : à peine distingue-t-on quelques granulations arrondies et peu saillantes.

Fig. 5. — Calcul à structure confuse, à surface poreuse et irrégulière, de couleur grise, sans apparence de noyau. Dans l'intervalle de quelques couches peu distinctes se voient des stries, au milieu desquelles brillent quelques cristaux. La surface extérieure est légèrement granulée, avec des inégalités.

Fig. 6. — Calcul très-régulièrement lamellé, d'acide urique, aplati, oblong, recouvert aux extrémités par un dépôt calcaire. Le reste de sa surface est lisse. A l'intérieur, et entre les lames, on découvre des signes de séparation, et des stries divergentes coupent les lames en plusieurs endroits. Cette disposition n'est point rare dans ces sortes de calculs, qui sont même susceptibles de se rompre ou de se disgréger dans la vessie, comme le constate l'observation de tous les jours, prouvant en même temps à quelles illusions se sont laissé entraîner quelques médecins, en attribuant un pareil résultat à l'action de dissolvants.

Fig. 7. — Calcul lamellé, d'acide urique, d'une texture très-serrée, et fort dur. A la partie cassée de la face interne, on remarque de petites plaques et des stries, avec des granulations, qu'on ne verrait pas si le calcul était scié.

Fig. 8. — Calcul mûral quadrilatère, aplati, mamelonné à l'extérieur, *a.* Ce qu'il y a de remarquable, c'est que les mamelons sont très-lisses, arrondis, et d'une couleur bleue, bien prononcée en certains points. Toute la couche extérieure, dans l'épaisseur d'une demi-ligne, présente une teinte plus foncée. La surface intérieure *b* est lamellée, très-serrée, d'une couleur moins foncée au centre, où le noyau est très-distinct. A partir du milieu de l'épaisseur de la pierre, on découvre le commencement des mamelons de la surface; en cet endroit, la lamelle se projette en dehors, pour recouvrir le mamelon, particularité assez fréquente dans les calculs mûraux.

Fig. 9. — J'ai indiqué (p. 70 et suiv.) le calcul qui est représenté ici, et dans lequel se voient très-distinctement deux noyaux; l'un primordial ou marginal, un peu rapproché de la surface plane de la pierre; l'autre qui paraît s'être accollé au calcul déjà volumineux, et sur lequel il fait une saillie qui s'est étalée en tous sens, de manière qu'il aurait fini par disparaître de la surface. Dans le dessin ne se trouve pas la couche postérieure de la pierre, qui se brisa au moment de la division, et qui était beaucoup moins épaisse à l'endroit correspondant au mamelon.

Ces noyaux déjà volumineux, accollés à des calculs encore plus gros, ne sont pas rares; il y en a plusieurs échantillons dans ma collection; j'en ai cité des exemples empruntés à divers auteurs. On en trouve dans les pierres rénales, vésicales, urétrales. C'est un point fort important, car il renverse beaucoup d'opinions accréditées. Lorsque ces noyaux ne se soudent point, il résulte de là les pierres articulées ou emboîtées, que j'ai décrites, et qui ne sont pas rares. J'ai dit que la plupart des pierres dites mûrales et un assez grand nombre de celles d'acide urique grossissent par l'addition successive de grains déjà formés isolément, et qui s'accollent à la circonférence du calcul, auquel ils finissent par adhérer d'une manière si intime que, dans un grand nombre de cas, on ne parvient à distinguer que les derniers produits, ce qui donne à la pierre un aspect chagriné, mamelonné ou tuberculé. Je répète qu'il faut étudier cette disposition sur la nature même; car le dessin ne la rend point exactement : il n'exprime surtout pas le point où s'opère la fusion, la combinaison des grains avec la pierre principale.

PLANCHE IV.

Cette planche est relative à divers faits consignés dans les ouvrages de MM. Ch. Bell et Crosse, et qu'il m'a paru utile de reproduire.

Cinq figures (1 à 5) représentent diverses positions que la pierre peut occuper dans la vessie et l'urètre, et les rapports de la sonde avec ce corps étranger, quand les parois de la poche urinaire sont écartées. J'ai observé plusieurs fois ces particularités, notamment celle que signale la fig. 5, mais j'ai négligé d'en faire prendre des dessins.

Les fig. 1 et 4 représentent les désordres que détermine, à la partie prostatique de l'urètre, le développement des calculs dans cette région du canal et le col de la vessie. D'après elles, on juge combien les explorations peuvent devenir infructueuses, et combien il est facile de se méprendre sur le volume, la situation, l'existence même de la pierre et les désordres produits.

La fig. 4 fait apercevoir une dépression brusque située derrière le col de la vessie, et dans laquelle la sonde ne découvre point le calcul. J'ai cité plusieurs cas dans lesquels cette dépression était beaucoup plus prononcée encore qu'elle ne l'est ici.

Dans la fig. 3 la sonde n'atteint point non plus la pierre, mais par une autre cause : l'engorgement du corps de la prostate change la direction du canal, et fait relever l'extrémité de l'instrument.

La position des pierres au-dessus du col vésical (fig. 2) est contraire aux lois de la gravitation. Cependant on l'observe, et elle est même devenue une source de difficultés dans l'application de la lithotritie : on cherchait la pierre vers le bas-fond de le vessie, tandis qu'elle se trouvait appliquée contre la face antérieure du viscère.

Les fig. 6 et 7, empruntées à M. Crosse, sont relatives à des pierres spontanément fragmentées dans la vessie, et dont les fragments étaient si bien conservés, qu'on a pu reformer le calcul, en les replaçant dans leur situation respective. Ces pierres sont décrites dans le Traité, à la page 161.

PLANCHE V.

Elle représente une vessie hypertrophiée et à cellules. Dans plusieurs de ces cavités anormales, on aperçoit des calculs, même multiples. La saillie de la crête urétrale, la tuméfaction de la prostate et l'épaisseur des parois urétrales sont des particularités qu'on rencontre très-fréquemment chez les calculeux.

TABLE

DES MATIÈRES.

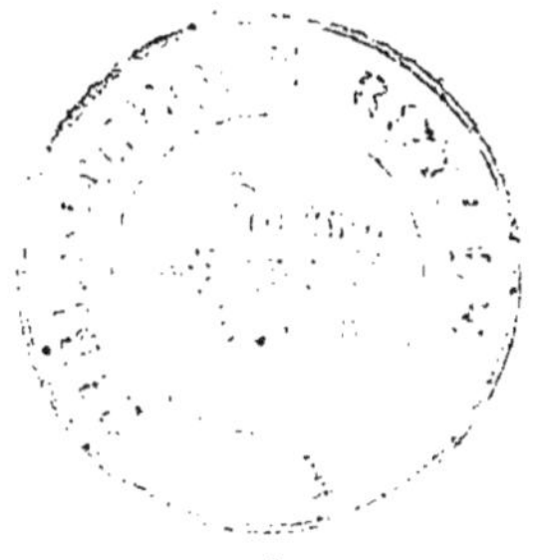

FIN DE LA TABLE.

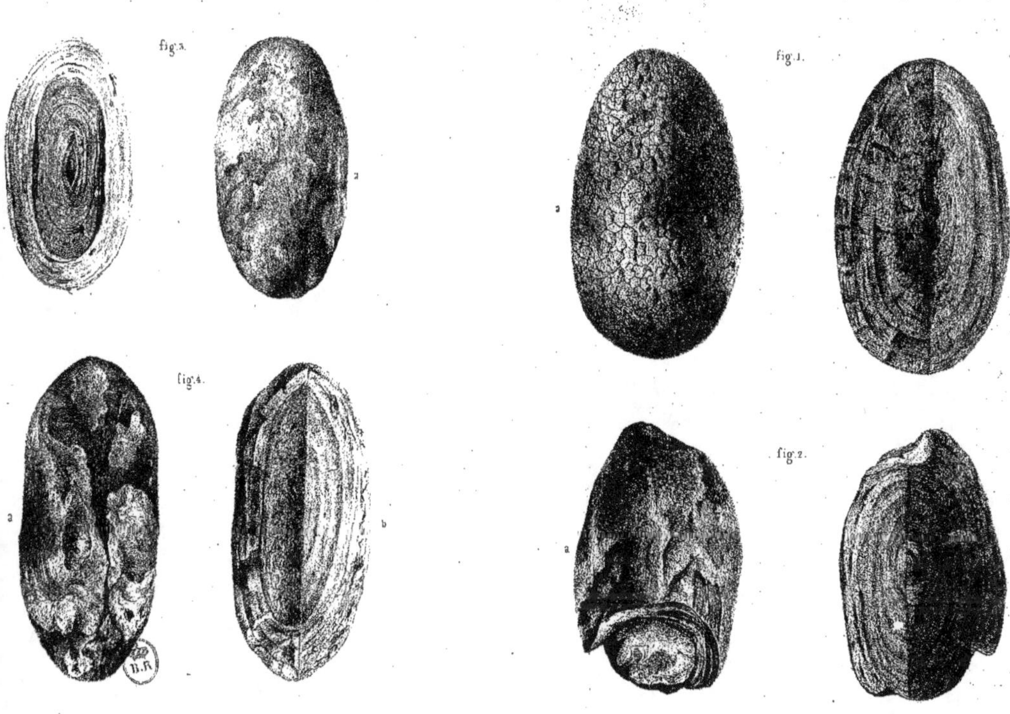

fig.3.
a
fig.1.
a
b
fig.4.
a
b
fig.2.
a
b
B.R.

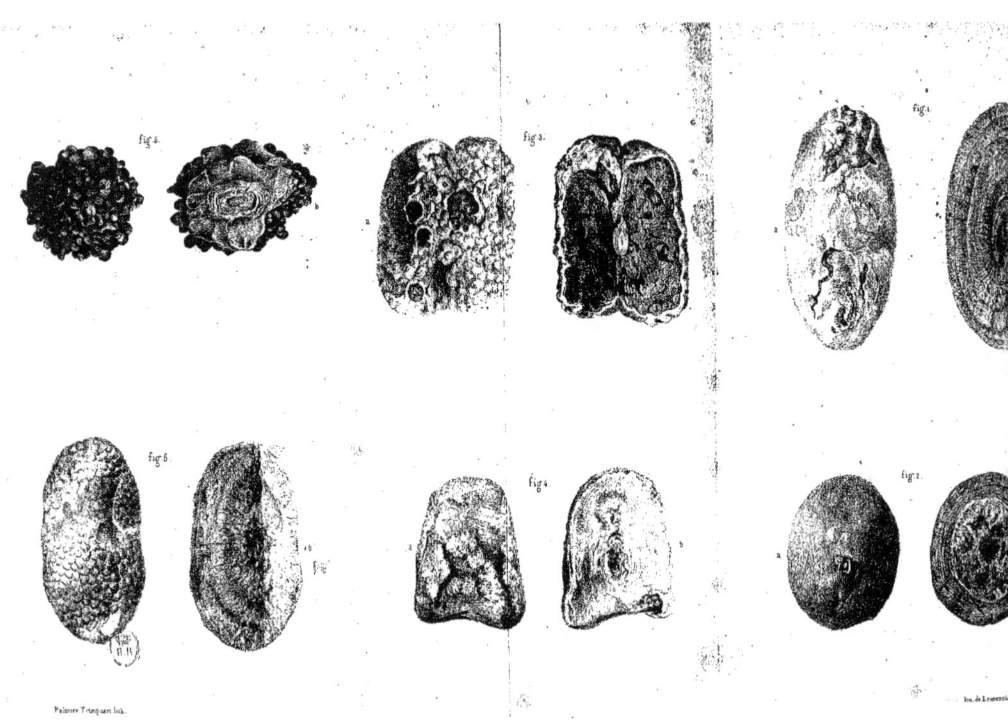

fig. 5.
fig. 3.
fig. 1.
fig. 6.
fig. 4.
fig. 2.
Palmire Trinquart lith.
Imp. de Lemercier

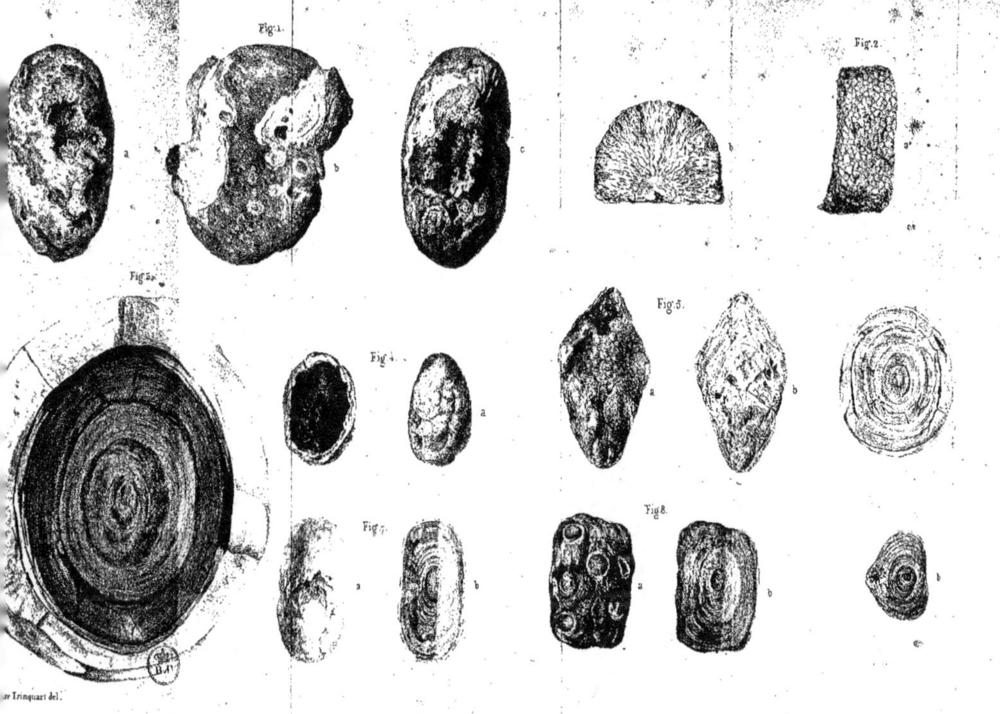

Fig.1.
Fig.2.
Fig.3.
Fig.4.
Fig.5.
Fig.7.
Fig.8.
Trinquart del.

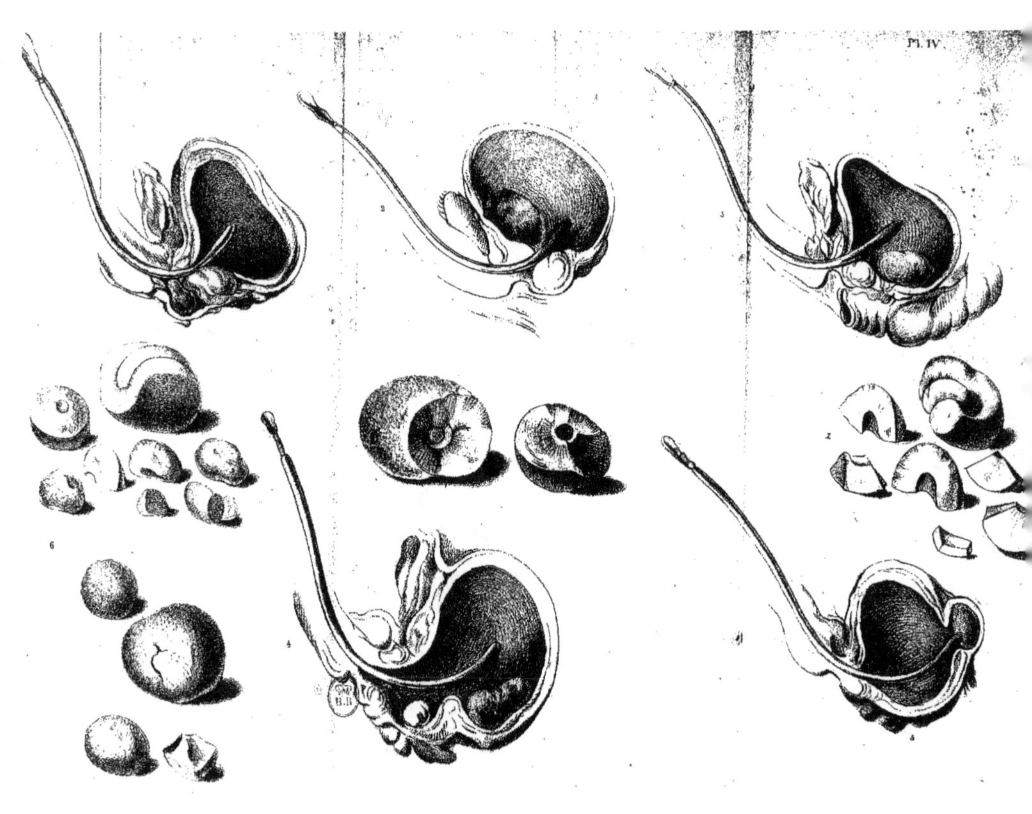
Pl. IV

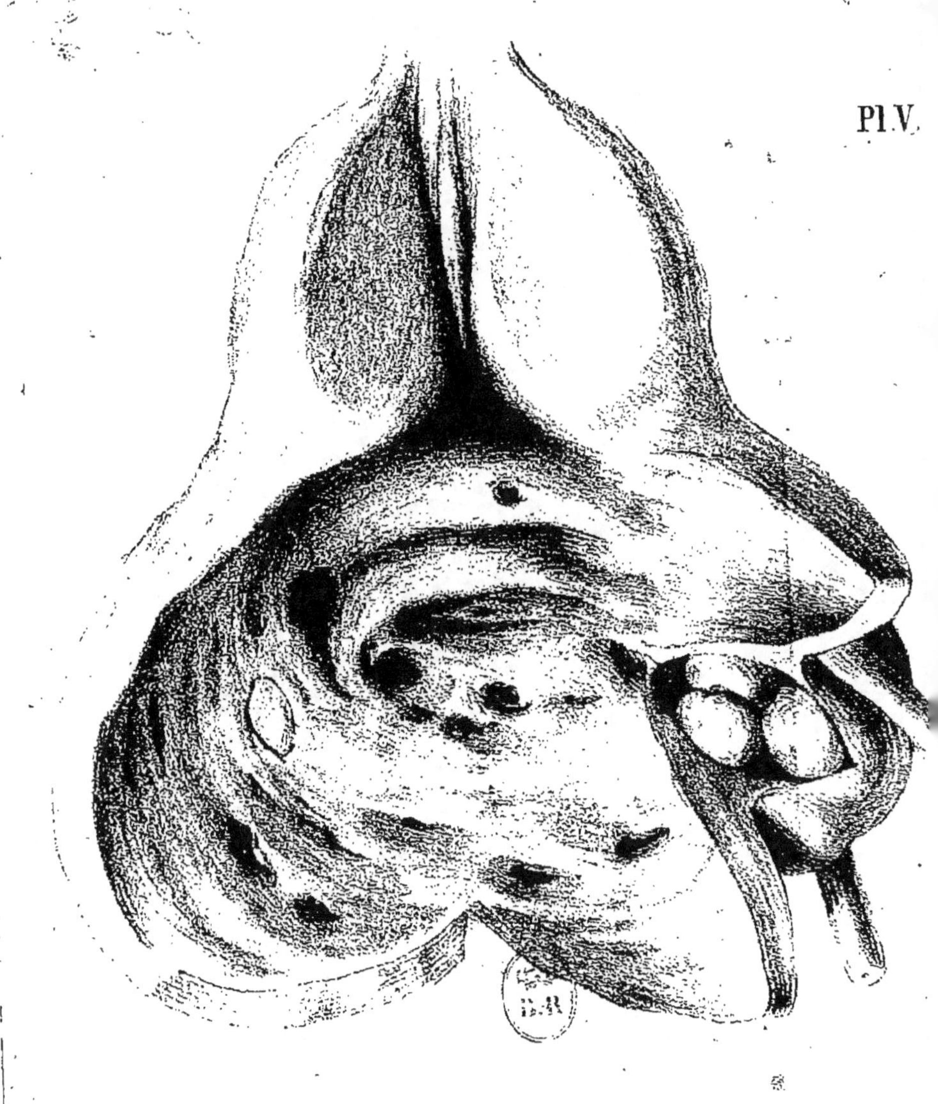

9 782329 120904